U0337259

黄帝内經

中华传世药典

主编◎闫松

綫装書局

中华传世药典

黄帝内经

图书在版编目（CIP）数据

黄帝内经/闫松主编. －北京：线装书局，2009. 10（2021.6）

ISBN 978-7-5120-0006-3

I.①黄… II.①闫… III.①内经－注释②内经－译文 IV.①R221

中国版本图书馆CIP数据核字（2009）第190642号

黄帝内经

主　　编：闫　松

责任编辑：赵安民

出版发行：线装书局

地　址：北京市丰台区方庄日月天地大厦B座17层（100078）

电　话：010-58077126（发行部）010-58076938（总编室）

网　址：www.zgxzsj.com

经　　销：新华书店

印　　制：北京彩虹伟业印刷有限公司

开　　本：710mm×1040mm　1/16

印　　张：112

字　　数：1380千字

版　　次：2021年6月第1版第3次印刷

印　　数：3001−9000套

线装书局官方微信

定　　价：598.00元（全四卷）

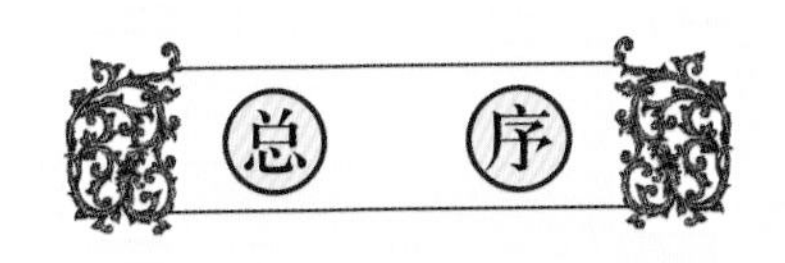

总序

健康对每个人都是最重要的，有健康才会有一切。假设一个人有100000000万，前面的1代表健康，后面的0代表你的房子、车子、妻子、儿子、金子等，如果没有前面的健康1，后面都等于0。可是许多人只有到了病危的时候，才体会到健康和生命的重要。所以我们如何采取积极主动的手段，让自己少生病、不生病，成了摆在我们面前的一个重要课题。

当然，健康不仅包括身体健康，还包括心理健康。世界卫生组织宪章早在1948年就提出了健康的概念："健康不仅仅是不生病，而且是身体上、心理上和社会上的完好状态。"这就是说，健康不是单一的指身体没有疾病，而是包括了人的所有思维、行为等诸多方面。而要保持这一完好状态，就需要科学的健康管理。

实施健康管理，就是变被动的疾病治疗为主动地管理健康，达到节约医疗费用支出、维护健康的目的。健康管理的宗旨是调动个人及集体的积极性，有效地利用有限的资源来达到最大的健康改善效果。

现在，健康与养生已经成为热门话题。健康与养生是两个不同的概念。健康是养生的前提，养生是在健康的基础上提出来的，是对健康更加深入的理解与追求。健康偏重于理念，养生偏重于方法。要理解养生，先要理解健康。

如今，只要有钱什么都可以买到，但有一样东西是绝对买不到的，那就是健康。健康是人生最大的财富。提醒朋友们，不要拿自己的健康开玩笑，努力去理解健康和追求健康，享受生活的乐趣是我们生活中最重要的内容。

那么，如何综合个人、环境等各方面的因素，从整体上把握自己的健康，如何以更加正确的态度来对付疾病，以及改善自己的生活方式，更好地制定健康计划，延年益寿，本套书系——《中华健康管理书系》将为你解决你所遇到的麻烦和问题。本套书系包括《中华国医健康绝学》《中华养生秘笈》《养生大百科》《本草纲目》《黄帝内经》《心理医生》《家庭医生》《中华食疗大全》《中医四大名著》《饮食文化典故》等。

本套书系是由医学和养生专家、学者耗时五年时间编辑而成，是根据中国人的身体特点和生活习惯，专为国人量身定做。书系里提供了一种全新的健康哲学，一套全新的身心健康理念，她所传播的以拥有健康知识为基石的生活方式和对人类保健的全面的看法，必将成为一种全新的健康文化。总之，此套书系对于促进国人整体身体素质的提高，保障国人个人健康以及家庭的幸福将起到重要的作用。

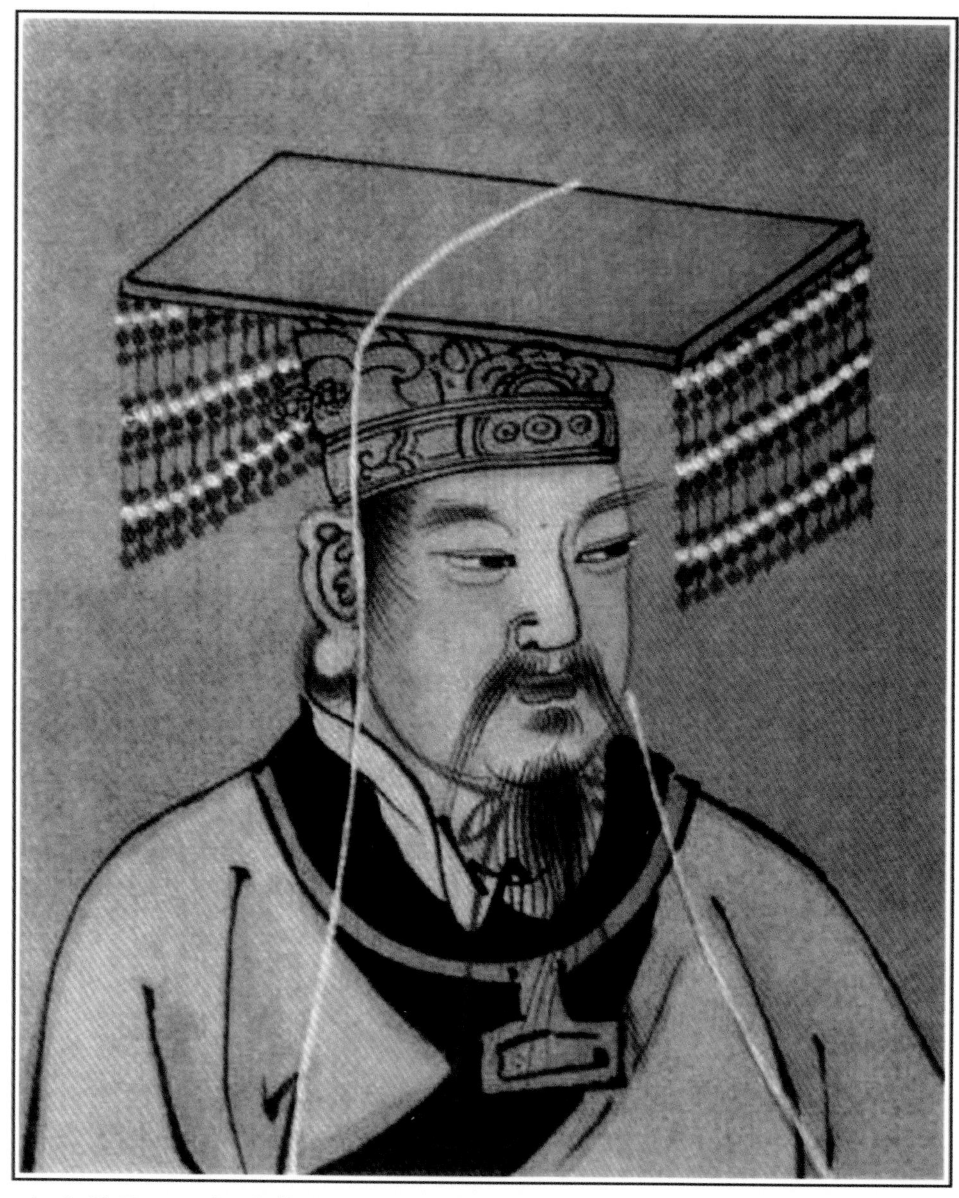

人文始祖——轩辕黄帝

黄帝（前2697～前2599年）少典之子，本姓公孙，长居姬水，因改姓姬，居轩辕之丘(在今河南新郑西北)，故号轩辕氏，出生、创业和建都于有熊(今河南新郑)，故亦称有熊氏，因有土德之瑞，故号黄帝。他首先统一中华民族的伟绩而载入史册。他播百谷草木，大力发展生产，创造文字，始制衣冠，建造舟车，发明指南车，定算数，制音律，创医学等，是承前启后中华文明的先祖。传说中远古时代中华民族的共主，五帝之首。

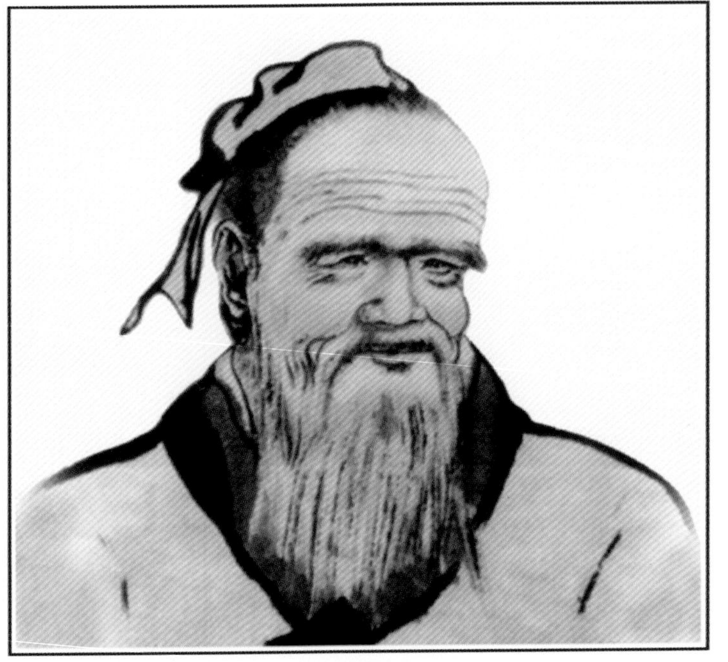

黄帝之师——岐伯

岐伯是我国远古时代最著名的医生，甘肃省庆城县人。多才多艺，才智过人。后见许多百姓死于疾病，便立志学医，四处寻访良师益友，精于医术脉理，遂成为名震一时的医生。黄帝为疗救民疾，尊他为老师，一起研讨医学问题。《黄帝内经》多数内容即以他与黄帝答问的体裁写成。所以，记载“岐伯”的最早的文献是《黄帝内经》。

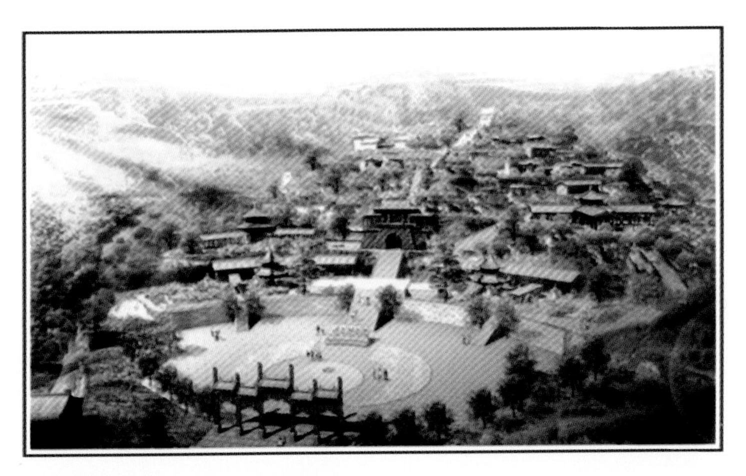

甘肃庆城县岐伯圣景图

甘肃庆城县是我国医学鼻祖岐伯的故乡，庆城县以《黄帝内经》千家碑林为主要内容建造的岐伯圣景工程，包括岐伯大殿及古代十二大名医塑像等景观。

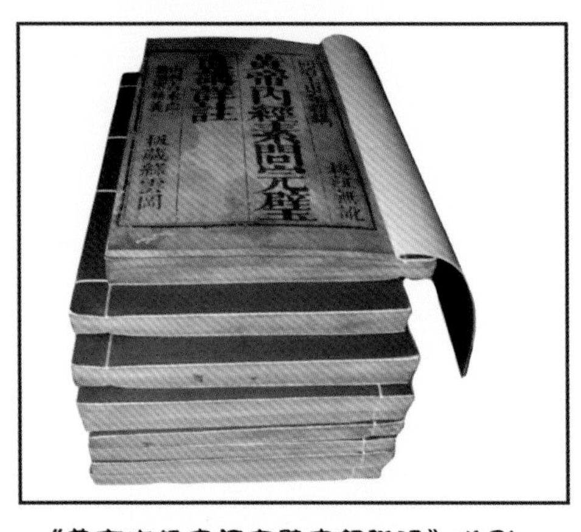

《黄帝内经素问完璧直解详注》书影

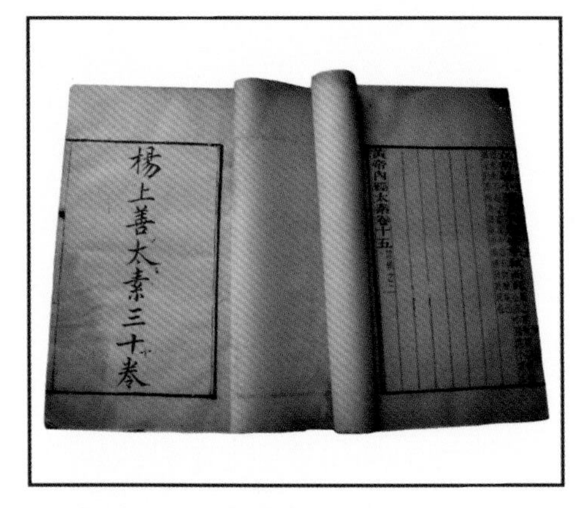

《黄帝内经太素》书影

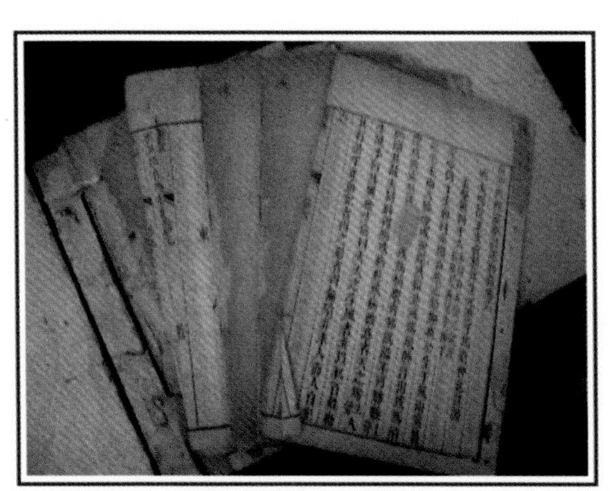

《黄帝内经灵枢》书影

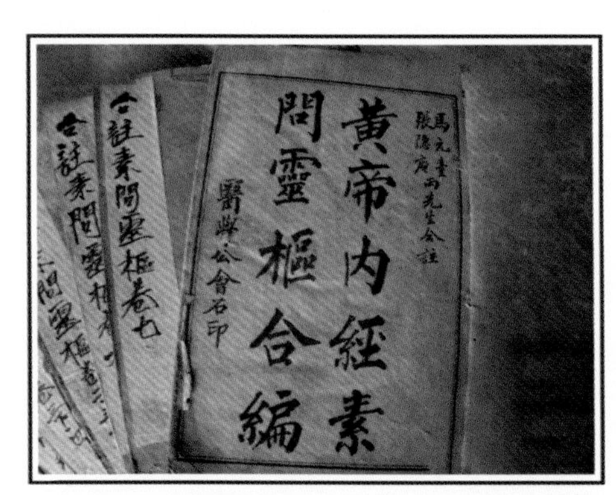

石印版《黄帝内经素问灵枢合编》书影

《黄帝内经》书影

《黄帝内经》是中国传统医学四大经典著作之一(《黄帝内经》《难经》《伤寒杂病论》《神农本草经》)，是我国医学宝库中现存成书最早的一部医学典籍。它是研究人的生理学、病理学、诊断学、治疗原则和药物学的医学巨著。在理论上建立了中医学上的“阴阳五行学说”“脉象学说”“藏象学说”“经络学说”“病因学说”“病机学说”“病症”“诊法”“养生学”“运气学”等学说。其医学理论是建立在我国古代道家理论的基础之上的，反映了我国古代“天人合一”思想。

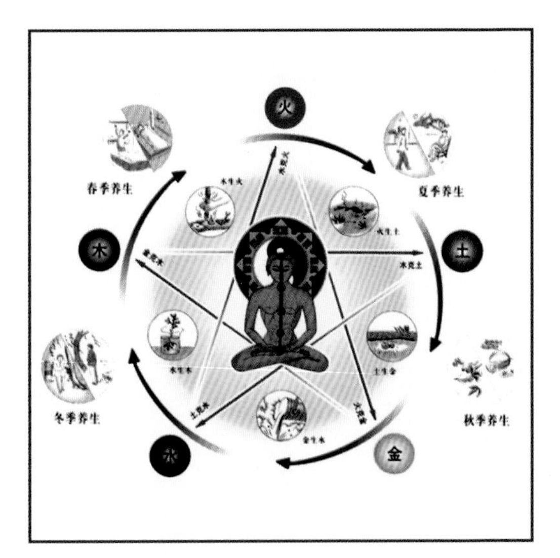

中医阴阳五行相生相克图

《黄帝内经》将阴阳五行学说广泛地运用于医学领域，用以说明人类生命起源，生理现象，病理变化，指导着临床的诊断和防治，成为中医理论的重要组成部分，对中医学理论体系的形成和发展，起着极为深刻的影响。

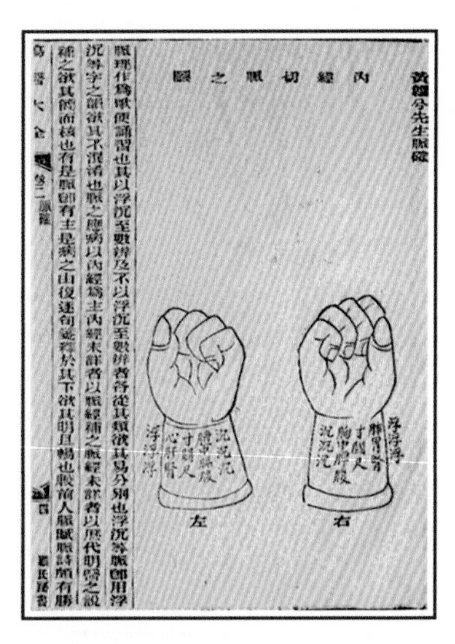

內經切脈之圖

脈理作爲賦便誦習也其以浮沉至數辨及不以浮沉至數辨者各從其類欲其易分別也浮沉等脈部用浮沉等字之韻欲其不混諸也脈之應病以內經爲主內經未詳者以脈經補之脈經未詳者以歷代明醫之說補之欲其備而核也有是脈卽有主是病之由復述句讀釋於其下欲其明且暢也較前人脈賦脈詩頗有勝

左

右

内经切脉图

切脉是医生用指端触按病人的有关动脉，探查脉象，以及了解病情变化的一种方法。

切脉这一诊法，在我国起源很早，但明确的文字记载还得首推《黄帝内经》。

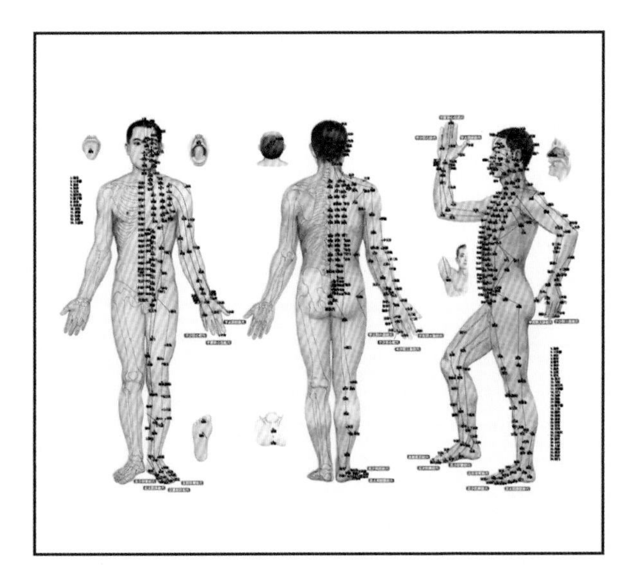

中医经络图

经络是经脉和络脉的总称，是人体联络、运输和传导的体系。

经络内属于脏腑，外络于肢节，沟通于脏腑与体表之间，将人体脏腑组织器官联系成为一个有机的整体；并借以行气血，营阴阳，使人体各部的功能活动得以保持协调和相对的平衡。

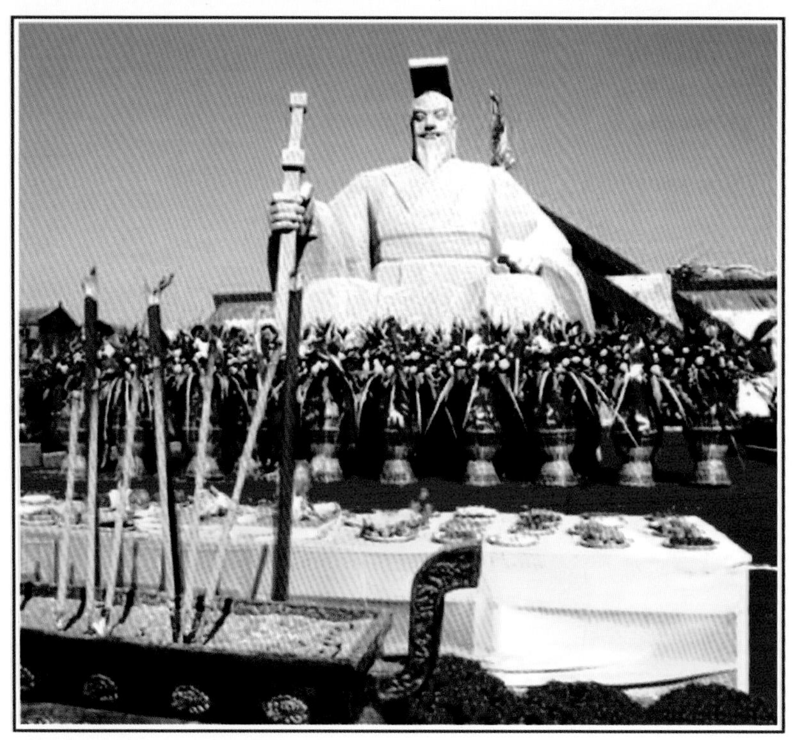

黄帝故里——河南新郑

新郑黄帝故里拜祖大典是第一批国家级非物质文化保护遗产，是国家5A级景区和全国重点文物保护单位，是海内外炎黄子孙寻根拜祖的圣地，也是中国侨联爱国主义教育基地和历年黄帝故里拜祖大典的现场。

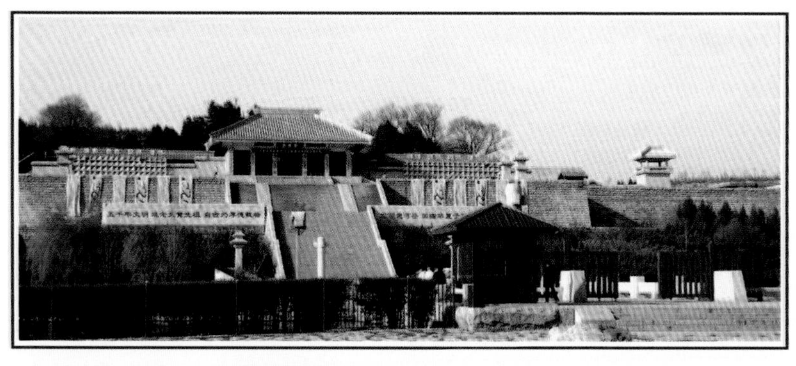

天下第一陵——黄帝陵

黄帝陵是中华民族始祖黄帝轩辕氏的陵墓，相传黄帝得道升天，故此陵墓为衣冠冢。位于陕西延安市黄陵县城北桥山；1961年，国务院公布为全国第一批全国重点文物保护单位，编为“古墓葬第一号”，2014年列入申报世界文化遗产项目，号称“天下第一陵”。黄帝陵古称“桥陵”，为中国历代帝王和著名人士祭祀黄帝的场所。据记载，最早举行祭祀黄帝始于公元前442年。自唐大历五年（770年）建庙祀典以来，一直是历代王朝举行国家大祭的场所。

前　言

黄帝，华夏族的始祖，中华民族的象征。上古的时候，黄帝率领他的部落统一了全国，中华文明从此发源。黄帝不仅长于征战，而且颇懂医术，在闲暇的时候，经常与岐伯、雷公等臣子讨论医学问题，由此传说《黄帝内经》为黄帝所著。

《黄帝内经》简称《内经》，包括《素问》九卷和《灵枢》九卷，共计十八卷。此书是中华传统医药学的现存最早的一部理论经典，至今一直都是地位最高的中医经典理论巨著，是我们的先人对世界医学所做出的伟大贡献。其成书年代大约在战国至西汉的五百年间。从内容上看，该书是战国至秦汉医家将以前历代口耳相传的医学经验进行收集整理汇聚而成的，相当于一部时间跨度很大的中医各家学说的总汇或论文汇编。

《黄帝内经》博大精深，内容丰富，不仅涉及医学，而且包罗天文学、地理学、哲学、人类学、社会学、军事学、数学、生态学等各项人类所获的科学成就。令人叹为观止的是，中华先祖们在《黄帝内经》里所阐述的一些深奥精辟的理论，虽然早在2000年前，却揭示了许多现代科学正试图证实的与将要证实的成就。中国古代最著名的大医家张仲景、华佗、孙思邈、李时珍等均深受《黄帝内经》思想的熏陶和影响，无不刻苦研读之，深得其精要，而终成我国历史上的一代医圣。

《黄帝内经》是中国古人关于天地和生命规律认识的大百科全书，以阐述生命规律和医疗理法为中心，包含人与自然、人身五脏六腑及各部位间互为依存的整体观念。阴阳理论、五行学说、精气学说、藏象学说和运气学说等，是中国文化不可或缺的重要组成部分，特别是贯穿始终的整体观念，迄今仍比西方医学高明。

同时，《黄帝内经》也是一部极其罕见的医学养生巨著，被称为“医家之宗”，与《伏羲卦经》《神农本草经》并列为“上古三坟”。在对待疾病的态度上，《黄帝内经》第一次完整地提出了“养、调、治”的基本原则；在对待寿夭的态度上，《黄帝内经》科学地规范了两个非凡的要点，即“保养和补养”的方法和要领。

《黄帝内经》可谓古代最重大的科学成就，是人类历史上重大的科学成就之一，是自然科学思想的典型代表，在生命科学中中医学作为宏观医学具有永远不可动摇的地位和作用。可以这样说，如果没有《黄帝内经》，也许就不会有中国医学，甚至不会有中国文化的完美体系。

《黄帝内经》作为祖国传统医学的理论思想基础及精髓，在中华民族近二千年的漫漫历史长河中，它在保护中华民族的健康，维护中华民族的繁衍生息中所起的医学主导作用及贡献功不可没。

自问世之日起，《黄帝内经》被尊为“至道之宗，奉生之始”（王冰《黄帝内经素问注》自序），对中医药学的思维方法、学术理论、临床实践、现代应用等诸多方面都产了极其深远的影响并在继续发挥重要而积极的作用。它博大精深的内容，逾越时空的价值，即使我们受益无穷，也使我们热切地期望能将我们结合实际和现代应用而对它所做的研究体会呈诸大方之家与读者诸君。

目　录

第一部分　《黄帝内经·素问》

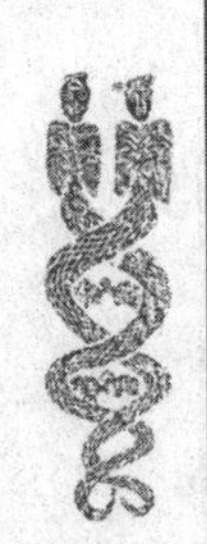

第二部分 《黄帝内经·灵枢》

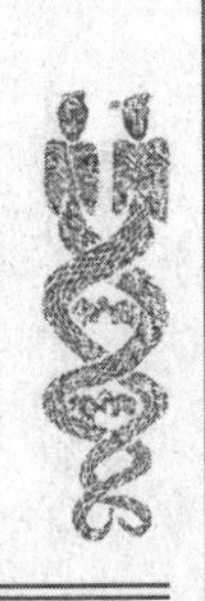

第三部分 《黄帝内经》养生精论

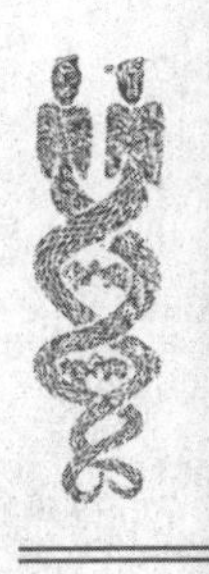

第一部分

《黄帝内经 ·素问》

《黄帝内经 ·素问》是我国现存最早的一部医书。相传是黄帝与岐伯、雷公等六臣讨论医学的记述,实际是反映中国战国时期的医学成就,并非一时一人之作。唐朝王冰根据当时多种传抄不一而又残缺不全、错误不少的本子,煞费苦心地进行大量的增补、校订工作,并加以分类编纂和注释历时 12 年,于宝应元年(公元 762 年)著成《黄帝内经素问注》,给后世学者提供了方便,为整理古典医籍做出了重要贡献。

本书以朴素的唯物主义观点和辩证思想,阐述人与自然以及生理,解剖,病理,诊断和养生防病治病方面的原则问题。成为祖国医学的基石,中医理论体系的源泉,临床各科诊治的依据,指引中医走上科学发展的道路,后世奉为“经典医籍”,为研究中医,防病养生必读之书。

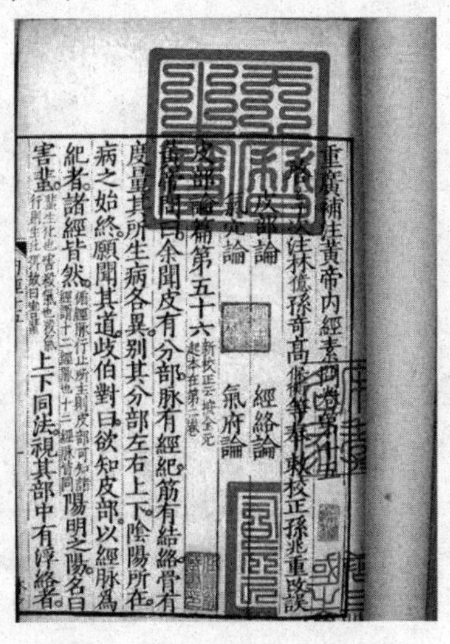

重廣補注黃帝內經素問卷第十五

啟玄子次注林億孫奇高保衡等奉敕校正孫兆重改誤

皮部論　經絡論

氣穴論　氣府論

皮部論篇第五十六 新校正云按全元起本在第二卷

黃帝問曰。余聞皮有分部。脈有經紀。筋有結絡。骨有度量。其所生病各異。別其分部。左右上下。陰陽所在。病之始終。願聞其道。岐伯對曰。欲知皮部以經脈為紀者。諸經皆然。陽明之陽。名曰害蜚。上下同法。視其部中有浮絡者。

《重广补注黄帝内经素问》序

启玄子王冰撰

【内经原典】

夫释缚脱艰，全真导气，拯黎元[①]于仁寿，济羸劣以获安者，非三圣道则不能致之矣。孔安国序《尚书》曰："伏羲、神农、黄帝之书，谓之三坟[②]，言大道也。"班固《汉书·艺文志》曰："《黄帝内经》十八卷，《素问》即其经之九卷也，兼《灵枢》九卷，乃[③]其数焉。"虽复年移代革，而授学犹存，惧非其人，而时有所隐，故第七一卷，师氏藏之，今之奉行，惟八卷尔。然而其文简，其意博，其理奥，其趣深。天地之象分，阴阳之候列，变化之由表，死生之兆彰。不谋而遐迩自同，勿约而幽明斯契。稽其言有征，验之事不忒[④]，诚可谓至道之宗，奉生之始矣。假若天机迅发，妙识玄通，蒇谋[⑤]虽属乎生知，标格[⑥]亦资于诂训，未尝有行不由径，出不由户者也。然刻意研精，探微索隐，或识契真要，则目牛无全。故动则有成，犹鬼神幽赞，而命世奇杰，时时间出焉。则周有秦公，汉有淳于公，魏有张公、华公，皆得斯妙道者也。咸日新其用，大济蒸人，华叶递荣，声实相副，盖教之著矣，亦天之假也。

冰弱龄慕道，夙好养生，幸遇真经，式为龟镜。而世本纰缪[⑦]，篇目重迭，前后不伦，文义悬隔，施行不易，披会[⑧]亦难。岁月既淹，袭以成弊。或一篇重出，而别立二名；或两论并吞，而都为一目；或问答未已，别树篇题；或脱简不书，而云世阙；重《经合》而冠针服，并《方宜》而为《咳篇》，隔《虚实》而为《逆从》，合《经络》而为《论要》，节《皮部》为《经络》，退《至教》以先针，诸如此流，不可胜数。且将升岱岳，非径奚为？欲诣扶桑，无舟莫适。乃精勤博访，而并有其人，历十二年，方臻理要，询谋得失，深遂夙心。时于先生郭子斋堂，受得先师张公秘本，文字昭晰，义理环周。一以参详，群疑冰释。恐散于末学，绝彼师资，因而撰注，用传不朽。兼旧藏之卷，合八十一篇二十四卷，勒成一部。冀乎究尾明首，寻注会经，开发童蒙，宣扬至理而已。

其中简脱文断，义不相接者，搜其经论所有，迁移以补其处。篇目坠缺，指事不明者，量其意趣，加字以昭其义。篇论吞并，义不相涉，阙漏名目者，区分事类，别目以冠篇首。君臣请问，礼仪乖失者，考校尊卑，增益以光其意。错简碎文，前后重迭者，详其指趣，削去繁杂，以存其要。辞理秘密，难粗论述者，别撰《玄珠》，以陈其道。凡所加字，皆朱书其文，使今古必分，字不杂糅。庶厥昭彰圣旨，敷畅玄言[9]，有如列宿高悬，奎张不乱，深泉净滢，鳞介咸分。君臣无夭枉之期，夷夏有延龄之望。俾工徒勿误，学者惟明，至道流行，徽音累属[10]，千载之后，方知大圣之慈惠无穷。时大唐宝应元年岁次壬寅序。

【难点注释】

①黎元：即“黎民”，百姓。古代泛指民众。

②三坟：古书名，相传是指伏羲、神农、黄帝三世之书。

③乃：就是。

④忒：忒（tè），差错。

⑤蒇谋：蒇（chǎn），完成，解决。蒇谋，完备而周密的见解。

⑥标格：风度、风范。此指高深的学识。

⑦纰缪：纰缪（pí，miù），错误。

⑧披会：翻阅领会。

⑨玄言：深奥的理论。

⑩徽音累属：属（zhǔ），徽音累属，即德音连续不断。意为《素问》的理论有益于人类健康，永远流传。

【白话精译】

要解除疾病的缠绕，摆脱痛苦，使人保全真精、通导气机，救助百姓达到长寿的境地，帮助瘦弱多病的人来获得平安，没有伏羲、神农和黄帝这三位大圣人的学说，就不能达到这些目的。孔安国给《尚书》作的序文中说：“伏羲、神农、黄帝的书，叫作‘三坟’，讲的都是大学问。”班固的《汉书·艺文志》中记载说：“《黄帝内经》十八卷。”《素问》就是该经的九卷，加上《灵枢》九卷，便是该十八卷的卷数了。虽然一再岁月变迁、朝代更替，但是对它的传授和学习却依然俱存。只因前代的医家担心弟子不是适当的人选，故而将书中的内容时常有所隐匿，秘而不传，所以《素问》中第七这一卷，就被前代的师傅藏了起来。如今人们遵行的《素问》，只有八卷罢了。尽管这样，可是它的文字却是那样的简要，它的内涵是那样的广博，它的道理是那样的奥妙，它的旨义是那样的深远。天地间的众多事物被区分清楚了，阴阳的节气被序列起来了，变化的根由被揭示出来了，生死的征兆被阐发明白了。并没有与天地人身商讨，可是所讲的远到天地、近到人身的道理却自然同一；也没有与万物约议，可是所论无形的与有形的事理却完全一致。考核其中的言论都有征验，把它们放到实践中检验也没有差错，确实可以说是最高明的医道的渊源，是养生之学的根本啊！

假如一个人天资敏捷，自然能通晓事物的玄妙道理。不过，完备周密的见识虽然属于生来就懂得事理的人，但对经文的规范理解也还要凭借注释，因为从未有行走却不遵从路径、出入房间却不经由门户的道理。这样说来，一个人能专心致志地精心研究，探索其中隐微奥妙的道理，如果认识并领会了其中的精华要旨，那么医术就会达到像目无全牛那样极其熟练、运用自如的境地。所以常常就能取得明显的成就，犹如鬼神在暗中帮助一样，因而闻名于世的杰出人物，便经常不断地出现在世上。比如周代有秦越人先生、汉代有淳于意先生、魏代有张仲景先生、华佗先生，他们都是掌握了医学这种奇妙技术的人，都能日益使医学的作用得到创新发展，广泛地救助众多的百姓，就像花儿和叶子一般相继展现各自的光彩，名声和实际相互完全符合。这乃是教育研习的显著成效，也是上天的成全啊！

我年轻的时候就仰慕医学，很早以来一直爱好养生之道。幸运地遇到了《素问》这部真正的经典，便恭敬地把它作为研习的根本准则。可是世上流传的本子错误很多，比如篇目内容重复，前后没有条理，文字义理中断不通，等等。不要说运用起来并不容易，就是披阅领会也很困难，年代久远以后，相互沿袭下来就形成了严重的问题。有的是一篇内容重复出现，却分别设立了两个名称；有的是将两篇内容合并不分，却归在一起，设立了一个名称；有的是君臣问答还没有结束，下文就被另立了一个篇名；有的是文句脱落不曾补上，却被说成自古以来就有空缺。在重复出现的《经合》篇前标上了《针服》的名称，却把《方宜》篇合并到了《咳篇》之中；分割出论述“虚实”之理的一部分而作为《逆从》篇，又把《经络》篇合并到了《论要》篇；再截取了《皮部》篇的一部分而作为《经络》篇，还有把《至教》篇放到了后边，却把《针》篇放到了前边。诸如此类的问题，不能全部列举出来。打算登上泰山，没有路怎能上去?！想要到扶桑国去，没有船也不能到达。于是专心殷勤地广泛访求名家，找到了一些志同道合的人士。经过了 12 年，才达到了廓清条理、掌握要领的目的。又经与大家商讨取得的成绩，令我深感实现了夙愿。当时在郭先生的书房，还得到了郭先生传给的先师张公秘藏的《素问》珍本，文字明白，条理清晰，意义完整，道理周密。用它逐字逐句地详细参校整理的本子，所有的疑问就像冰雪融化一样全部都解决了。又担心这部书在后学的手中散失，于是就撰写了注释，用来使它永远流传、不致淹没。加上我早先收藏的曾经佚失的卷数，共 81 篇 24 卷，然后刻印成一部书。希望人们能据以探究并弄清《素问》的全部内容，依循注解，领会经义；同时用以启发初学之人，宣传并光大最为高明的医学道理而已。

其中文句脱落、文字中断、意义不相连接的地方，是搜求经典论著中具备的内容，摘取过来用以补到该处；篇中的内容佚失、残缺，以致论述的事理不够明白的地方，是根据其中的旨趣，加上适当的文字来使其意义清楚起来；一篇与另一篇合并不分。意义互不相关，缺漏篇名的，是分辨所论事理的类别，另拟一个篇名标在篇前；君臣问答、礼仪错乱的地方，是考核订正尊卑的关系，增补称谓来使其中的尊卑关系明确起来；文句颠倒错乱、文字残缺与内容前后重复的情况，是详细审辨其中的旨义，删去繁乱的部分，来保留其中的精要；言辞与义理深奥难懂，难以简略阐述明白的地方，是另写了《玄珠秘语》一书，来论述其中的道理。凡是增加的文字，都用朱色写上，使新增的与原有的内容一定分开，各自的文字互不混杂。希望这部书能使圣人的旨意明白光大起来。阐发出《素问》中的玄妙道理，就如众多的星宿高高地悬挂在天上，奎宿张宿等等都确定不乱；又如深深的泉水清澈透明，鱼鳖等等全能分辨。君民没有夭折和横遭不测的危险，四夷和华夏的人们都有长寿的希望。使医生们不出差错，学医者全都明白，最高明的医理流传不断，美好的消息连连相传。千年之后，才会知道大圣人的仁慈恩惠实在乃是无穷无尽的。

大唐宝应元年岁次壬寅序。

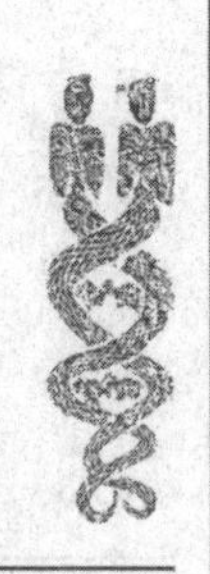

素问卷之一

上古天真论第一

【要点解析】

一、说明养生的积极意义，不仅可以预防疾病，而且是延年益寿的有效措施。

二、具体指出养生的方法：精神上的修养；饮食起居的调节；环境气候的适应；体格的锻炼。

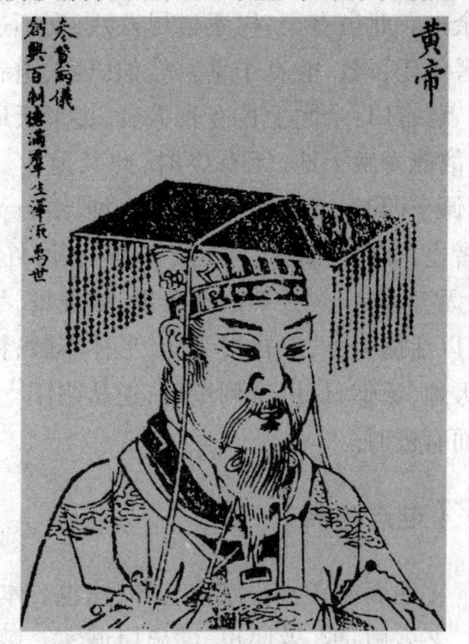

黄帝画像

三、人生的生、长、衰、老过程，以及生育的功能，主要关键都决定于肾气的盛衰。

四、举出四种养生者的不同养生方法和结果，来启示人们注意养生以去病延年。

【内经原典】

昔在黄帝，生而神灵，弱而能言，幼而徇齐[①]，长而敦敏[②]，成而登天。乃问于天师曰：余闻上古之人，春秋皆度百岁，而动作不衰；今时之人，年半百而动作皆衰者，时世异耶？人将失之耶？岐伯对曰：上古之人，其知道者，法于阴阳，和于术数[③]，食饮有节，起居有常，不妄作劳[④]，故能形与神俱，而尽终其天年，度百岁乃去。今时之人不然也，以酒为浆，以妄为常[⑤]，醉以入房，以欲竭其精，以耗散其真，不知持满，不时御神[⑥]，务快其心，逆于生乐，起居无节，故半百而衰也。

夫上古圣人之教下也，皆谓之虚邪贼风[⑦]避之有时，恬惔虚无[⑧]，真气从之，精神内守，病安从来。是以志闲而少欲，心安而不惧，形劳而不倦，气从以顺，各从其欲，皆得所愿。故美其食，任其服，乐其俗，高下不相慕，其民故曰朴。是以嗜欲不能劳其目，淫邪不能惑其心，愚智贤不肖，不惧于物，故合于道。所以能年皆度百岁而动作不衰者，以其德全不危也。

帝曰：人年老而无子者，材力尽邪？将天数然也？岐伯曰：女子七岁肾气盛，齿更发长。二七而天癸至，任脉通，太冲脉盛，月事以时下，故有子。三七肾气平均，故真牙生而长极。四七筋骨坚，发长极，身体盛壮。五七阳明脉衰，面始焦，发始堕。六七三阳脉衰于上，面皆焦，发始白。七七任脉虚，太冲脉衰少，天癸竭，地道不通[9]，故形坏而无子也。丈夫八岁，肾气实，发长齿更。二八肾气盛，天癸至，精气溢泻，阴阳和，故能有子。三八肾气平均，筋骨劲强，故真牙生而长极。四八筋骨隆盛，肌肉满壮。五八肾气衰，发堕齿槁。六八阳气衰竭于上，面焦，发鬓颁白。七八肝气衰，筋不能动，天癸竭，精少，肾藏衰，形体皆极。八八则齿发去。肾者主水，受五藏六府之精而藏之，故五藏盛，乃能泻。今五藏皆衰，筋骨解[10]堕，天癸尽矣。故发鬓白，身体重，行步不正，而无子耳。

帝曰：有其年已老而有子者何也？岐伯曰：此其天寿过度，气脉常[11]通，而肾气有余也。此虽有子，男不过尽八八，女不过尽七七，而天地之精气皆竭矣。帝曰：夫道者年皆百数，能有子乎？岐伯曰：夫道者能却老而全形，身年虽寿，能生子也。

黄帝曰：余闻上古有真人者，提挈天地，把握阴阳，呼吸精气，独立守神，肌肉若一，故能寿敝天地，无有终时，此其道生。中古之时，有至人者，淳德全道，和于阴阳，调于四时，去世离俗，积精全神，游行天地之间，视听八达之外，此盖益其寿命而强者也，亦归于真人。其次有圣人者，处天地之和，从八风之理，适嗜欲于世俗之间，无恚嗔之心，行不欲离于世，被服章，举不欲观于俗，外不劳形于事，内无思想之患，以恬愉为务，以自得为功，形体不敝，精神不散，亦可以百数。其次有贤人者，法则天地，象似日月，辨列星辰，逆从阴阳[12]，分别四时，将从上古合同于道，亦可使益寿而有极时。

【难点注释】

①幼而徇齐：徇，疾也。齐，速也。本句指黄帝智能发育早，思维敏捷。

②敦敏：敦，敦厚也，即忠厚诚实。敏，作勤勉解。

③法于阴阳，和于术数：法，取法也，引申为遵循、顺应之义。阴阳，自然界的变化规律。和，调和也。术数，技术、方法。

④劳：指劳神、劳力和房劳。

⑤以妄为常：妄，妄动或妄为。

⑥不时御神：时，善也。不时御神，即不善于调理精神。

⑦虚邪贼风：泛指四时不正之气。

⑧恬惔虚无：思想清闲安静，少求寡欲。

⑨地道不通：指女子绝经。

⑩解：同“懈”。

⑪常：通“尚”，还也。

⑫逆从阴阳：意为顺从四时的阴阳变化规律。

【白话精译】

从前的黄帝，生来十分聪明，很小的时候就善于言谈，幼年时对周围事物领会得很快。长大之后，既敦厚又勤勉，及至成年之时，登上了天子之位。他向岐伯问道：我听说上古时候的人，年龄都能超过百岁，动作不显衰老；现在的人，年龄刚至半百，而动作就都衰弱无力了，这是由于时代不同所造成的呢，还是因为今天的人们不会养生所造成的呢？岐伯回答说：上古时代的人，那些懂得养生之道的，能够取法于天地阴阳自然变化之理而加以适应，调和养生的方法，使之达到正确的标准。饮食有所节制，作息有一定规律，既不妄事操劳，又避免过度的房事，所以能够形神俱旺，协调统一，活到天赋的自然年龄，超过百岁才离开人世；现在的人就不是这样了，把酒当水浆，滥饮无度，使反常的生活成为习惯，醉酒行房，因恣情纵欲而使阴精竭绝，因满足嗜好而使真气耗散，不知谨慎地保持精气的充满，不善于统驭精神，而专求心志的一时之快，违逆人生乐趣，起居作息，毫无规律，所以到半百之年就衰老了。

古代深懂养生之道的人在教导普通人的时候，总要讲到对虚邪贼风等致病因素，应及时避开，心情要清静安闲，排除杂念妄想，以使真气顺畅，精神守持于内，这样，疾病就无从发生。因此，人们就可以心志安闲，少有欲望，情绪安定而没有焦虑，形体劳作而不使疲倦，真气因而调顺，各人都能随其所欲而满足自己的愿望。人们无论吃什么食物都觉得甘美，随便穿什么衣服也都感到满意，大家喜爱自己的风俗习尚，愉快地生活，社会地位无论高低，都不相倾慕，所以这些人称得上朴实无华。因而任何不正当的嗜欲都不会引起他们注目，任何淫乱邪僻的事物也都不能惑乱他们的心志。无论愚笨的，聪明的，能力大的还是能力小的，都不因外界事物的变化而动心焦虑，所以符合养生之道。他们之所以能够年龄超过百岁而动作不显得衰老，正是由于领会和掌握了修身养性的方法而身体不被内外邪气干扰危害所致。

黄帝说：人年老的时候，不能生育子女，是由于精力衰竭了呢，还是受自然规律的限定呢？岐伯说：女子到了七岁，肾气盛旺起来，乳齿更换，头发开始茂盛。十四岁时，天癸产生，任脉通畅，太冲脉旺盛，月经按时来潮，具备了生育子女的能力。二十一岁时，肾气充满，真牙生出，牙齿就长全了。二十八岁时，筋骨强健有力，头发的生长达到最茂盛的阶段，此时身体最为强壮。三十五岁时，阳明经脉气血逐渐衰弱，面部开始憔悴，头发也开始脱落。四十二岁时，三阳经脉气血衰弱，面部憔悴

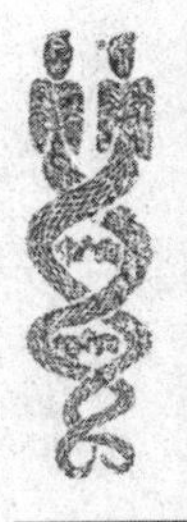

无华，头发开始变白。四十九岁时，任脉气血虚弱，太冲脉的气血也衰少了，天癸枯竭，月经断绝，所以形体衰老，失去了生育能力。男子到了八岁，肾气充实起来，头发开始茂盛，乳齿也更换了。十六岁时，肾气旺盛，天癸产生，精气满溢而能外泻，两性交合，就能生育子女。二十四岁时，肾气充满，筋骨强健有力，真牙生长，牙齿长全。三十二岁时，筋骨丰隆盛实，肌肉亦丰满健壮。四十岁时，肾气衰退，头发开始脱落，牙齿开始枯槁。四十八岁时，上部阳气逐渐衰竭，面部憔悴无华，头发和两鬓花白。五十六岁时，肝气衰弱，筋的活动不能灵活自如。六十四岁时，天癸枯竭，精气少，肾脏衰，牙齿头发脱落，形体衰疲。肾主水，接受其他各脏腑的精气而加以贮藏，所以五脏功能旺盛，肾脏才能外泻精气。现在年老，五脏功能都已衰退，筋骨懈惰无力，天癸已竭。所以发鬓都变白，身体沉重，步伐不稳，也不能生育子女了。黄帝说：有的人年纪已老，仍能生育，是什么道理呢？岐伯说：这是他天赋的精力超过常人，气血经脉保持畅通，肾气有余的缘故。这种人虽有生育能力，但男子一般不超过六十四岁，女子一般不超过四十九岁，精气便枯竭了。

黄帝说：掌握养生之道的人，年龄都可以达到一百岁左右，还能生育吗？岐伯说：掌握养生之道的人，能防止衰老而保全形体，虽然年高，也能生育子女。

我听说上古时代有称为真人的人，掌握了天地阴阳变化的规律，能够调节呼吸，吸收精纯的清气，超然独处，令精神守持于内，锻炼身体，使筋骨肌肉与整个身体达到高度的协调，所以他的寿命同于天地而没有终了的时候，这是他修道养生的结果。中古的时候，有称为至人的人，具有淳厚的道德，能全面地掌握养生之道，和调于阴阳四时的变化，离开世俗社会生活的干扰，积蓄精气，集中精神，使其远驰于广阔的天地自然之中，让视觉和听觉的注意力守持于八方之外，这是他延长寿命和强健身体的方法，这种人也可以归属真人的行列。其次有称为圣人的人，能够安处于天地自然的正常环境之中，顺从八风的活动规律，使自己的嗜欲同世俗社会相应，没有恼怒怨恨之情，行为不离开世俗的一般准则，穿着装饰普通纹彩的衣服，举动也没有炫耀于世俗的地方。在外，他不使形体因为事物而劳累；在内，没有任何思想负担，以安静、愉快为目的，以悠然自得为满足，所以他的形体不易衰惫，精神不易耗散，寿命也可达到百岁左右。再次有称为贤人的人，能够依据天地的变化，日月的升降，星

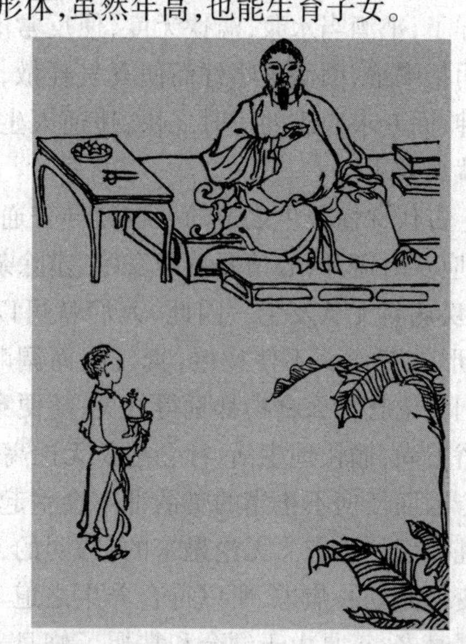

食饮有节，起居有常，恬淡虚无，精神内守

辰的位置，以顺从阴阳的消长和适应四时的变迁，追随上古真人，使生活符合养生之道，这样的人也能增益寿命，但有终结的时候。

【专家评鉴】

本篇是论述养生的专论。篇中详细地讨论了养生的重要意义、具体方法以及保养肾气在养生中的重要作用。

一、养生的重要性

人们知道，随着社会的不断发展，生活条件的改善以及医疗卫生工作水平的提高，人类的寿命也相应地延长。如1929年我国科学家在北京周口店发现北京直立人的化石，根据分析，猿人死于14岁以下占39.5%，30岁左右约占7%，40~45岁约占7.9%，50~60岁约占26%，其余43%，尚不易逐渐做出判断。人类的生命在4000年前平均寿命仅仅18岁，公元前的平均寿命仅20岁，逐渐延长到25岁，到了18世纪末延长到40岁，20世纪80年代达到62岁，一些发达国家平均寿命已超过70岁。我国新中国成立前平均寿命为35岁，1982年已达67.88岁。然本文则指出，上古之时，懂得养生之道，重视并坚持养生的人，可以尽终其天年，长命百岁；“今时之人”，由于忽视养生，不善于养生，反半百而衰。如此，通过反差极大之比较，强调了养生的重要意义。

二、养生的方法

(一)适应自然，外避邪气

“阴阳者，天地之道也”。一年四季春温、夏热、秋凉、冬寒的变化都是阴阳二气相互消长转化运动的结果。人与自然息息相通，阴阳运动，不仅影响着自然界，同时还通过自然界的变化影响着人体。随着一年四季的规律性变化，人体生理机能也发生相应的规律性的变化，这就是人与自然相通。当气候发生异常变化、人体不能适应时，就可能导致疾病的发生。为此就要从各方面进行养生来调节人体的功能，使之符合阴阳变化之道，增加对外界变化的适应能力；同时还要注意避免四时不正之气的侵袭。正如本篇所指出的“法于阴阳，和于术数”，“虚邪贼风，避之有时”。这就不是消极的被动的适应自然，而是具有积极主动的预防思想。

(二)调摄精神，保养正气

原文说：“恬惔虚无，真气从之；精神内守，病安从来。”这是养生中最突出的问题，也是本篇论述养生方法之重点。真气，在此为维持人体生命活动的精微物质的泛称，是抗御外邪、营养机体的基本物质。如《灵枢·刺节真邪》：“真气者，所受于天，与谷气并而充身者也。”“恬惔虚无”讲的是精神、情志要保持安静，是情志调摄的具体措施。情志的产生，是以人体内脏及内脏所化生的精微物质为基础的，《素问·阴阳应象大论》中说:“人有五藏化五气,以生喜怒悲忧恐。”真气虽作为情志产生的物质基础,但情志又可反作用于真气,真气在体内的正常运行与人的精神因素有密切的关系。如果情志恬惔,真气不受外来刺激因素的干扰,其运行就能正常。反之,如果为外界事物所诱惑、所刺激(如嗜欲劳其目,淫邪惑其心),就要影响真气的正常运行。若真气的正常运行紊乱,就为外邪的入侵造成了可乘之机,从而导致疾病的发生。所以就这个意义来说。“恬惔虚无”具有一定的积极作用。因此原文紧接着补充说:“精神内守,病安从来。”这是健康的重要因素,可见调摄精神、保养正气是重要的养生方法之一。

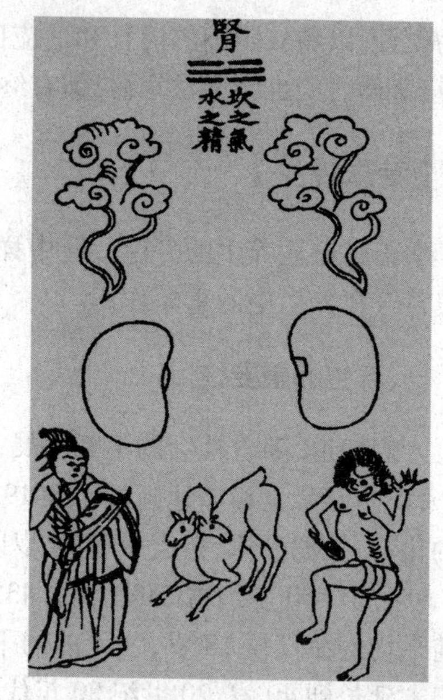

唐代胡愔《黄庭内经五脏六腑图》之肾图

(三)节制饮食,固护脾胃

原文指出要“食饮有节”,不能“以酒为浆”,体现了节制饮食的养生方法。精气血津液是人体赖以生存的营养物质,来源于饮食。它的化生主要靠脾胃的作用。若食饮无节,暴饮暴食,损伤了脾胃,则后天之本不固,气血来源乏竭,正气虚损,成为导致疾病的重要原因之一。这不但是直接的发病原因,还会成为其他疾病的诱因,诚如李杲所言:“内伤脾胃,百病由生”。故如能“节满意之食,省爽口之味,常不至于饱甚,即顿顿必无伤,物物皆为益,糟粕变化,早晚溲便按时,精华和凝,上下津液含蓄,神藏内守,荣卫外固,邪毒不能犯,疢疾无由作矣”。

(四)劳逸结合,不妄作劳

原文指出养生应做到“起居有常,不妄作劳”。如果违逆此道,同样不符合养生法则,故原文将“起居无节”也归之于“半百而衰”的原因之中。“不妄作劳”并不是说不让活动,而是以“形劳而不倦”为标准。要求人们要有劳有逸,过度劳作,有损健康;过度安逸,同样也违背养生之道。如《素问·宣明五气》有“久坐伤肉,久卧伤气”之说。《三国志·华佗传》说:“人体欲得劳动,但不当使极耳。动摇则谷气得消,血脉流通,病不得生。譬如户枢不朽是也。”

(五)慎房事,以维先天

原文认为肾精是人体的精华,是人体各种功能活动的动力,是人体生命活动正常进行的保障,决定人体生、长、壮、老、已的整个过程。因此在养生中要特别注意强调调节情欲,保肾精。否则,房事过度,耗散肾精,伐伤肾气,就从根本上削弱了人体的正气。因此原文说:“以妄为常,醉以入房,以欲竭其精,以耗散其真,不知持满，不时御神，……故半百而衰也。”

上述养生方法，各有其特点及侧重，实际应用必须全面掌握，不可重此轻彼，有所偏颇，如此方能“形与神俱，尽终其天年”，亦即原文中谓“所以能年皆度百岁而动作不衰者，以其德全不危也”。

三、冲任二脉在生殖中的作用

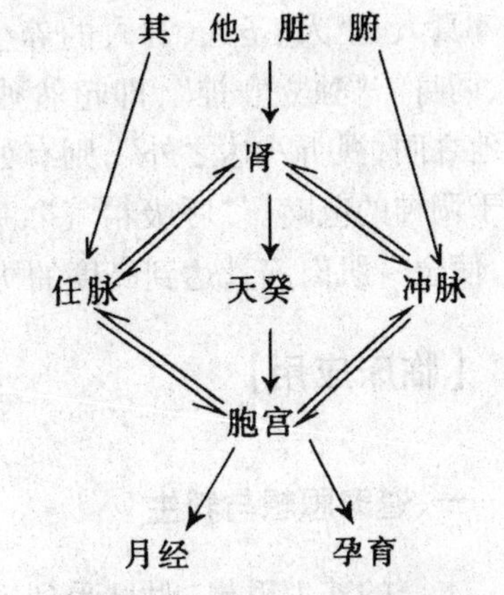

本篇原文中有关肾、冲任、天癸、月经等关系的论述，描绘了中医理论体系中女性生殖生理的概况，它在脏腑经络学说的基础上，较完整、较系统地提出了女性一生生殖生理的活动功能及其演变过程，其中主管生殖生理全过程的是肾，起辅助作用的是其他脏腑，起具体反应作用的是胞宫，联系调节脏腑与胞宫的通道是冲、任二脉，发挥生殖功能重要作用的是天癸。

文中提出的冲、任二脉与月经生殖的关系，对后世中医妇科学的发展有着重要的指导意义。冲、任之血旺盛，才能月事以时下；妊娠期间，月经停止，冲、任之血则供养胎儿；哺乳期间，冲、任之血供乳汁所需，所以仍无月经来潮。因此，冲任理论已成为中医妇科生理、病理的重要理论之一，后世医家把调理冲、任二脉作为治疗妇科疾病的重要原则，即是这一理论的具体应用。

四、养生方法与境界

人生境界是指人们对人生价值的理解、体会并通过自身的修养和实践所达到的某种精神状态。本文所言真人、至人、圣人、贤人的养生方法及结果，即可看作通过不同修炼方法，而形成了四种不同境界。其主要特征，可总括为两个方面：其一，崇尚自然。主张走向自然，回归自然，达到人与自然、人与天地的和谐统一，原文所言“提挈天地，把握阴阳”“和于阴阳，调于四时”“处天地之和，从八风之理”，“法则天地，象似日月”等，即反映了这一思想；其二，崇尚自由。强调打破时空、主客、物我、天人之界限，超越世俗观念的束缚，摆脱外力的阻隔和压迫，以实现精神的绝对自由，即“独立守神”，“游行天地之间，视听八达之外”，

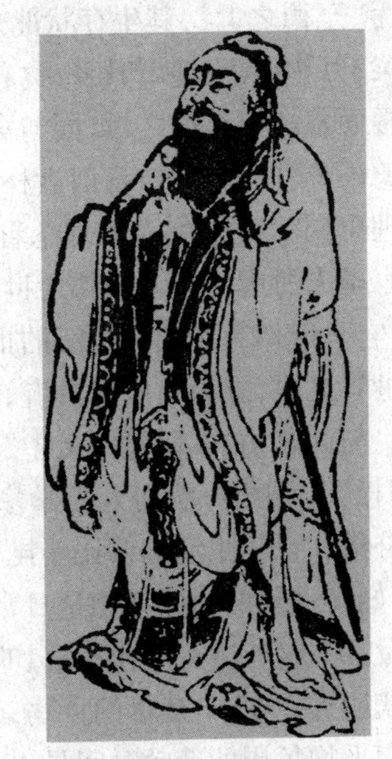
孔子画像

"举不欲观于俗"。此有如《庄子·天下》篇说:"若夫乘天地之正,而御六气之辩,以游无穷者,彼且恶乎待哉!故曰:至人无己,神人无功,圣人无名。""无功""无名"是"无己"的内容和条件,"无己"即突破智巧物欲所局限的小我,而通向宇宙的大我,如此就能"与天地精神往来,而不敖倪于万物。……上与造物者游,而下与外死生、无终始者为友",达到与道融合为一。

真人、至人、圣人、贤人的养生方法,也涉及气功练功的基本方法,即调神、调息、调身。"独立守神",即超然独处,脱离世俗干扰,使神内守而不外驰;而"游行天地之间,视听八达之外",则有如"守外景"之法,将注意力集中于外环境中,此均属于调神的范畴。"呼吸精气",一般认为属于调息之法。"肌肉若一",即通过锻炼,使全身肌肉筋骨达到高度的协调,此属调身之法。

【临床应用】

一、道家思想与养生

本篇的养生思想,明显受到道家的影响。《老子》八十章说:"小国寡人,使有什佰之器而不用,使人重死而不远徙。虽有舟舆,无所乘之;虽有甲兵,无所阵之。使民复结绳而用之。甘其食,美其服,安其居,乐其俗,邻国相望,鸡狗之声相闻,民至老死,不相往来。"本篇的养生思想不仅与道家思想相通,而且文中"故美其食,任其服,乐其俗"的文句与《老子》之言也如出一辙。《庄子·马蹄》篇发挥老子之说为"至德之世",其生存状况是"其行填填,其视颠颠。当是时也,山无蹊隧,泽无舟梁;万物群生,连属其乡;禽兽成群,草木遂长,是故禽兽可系羁而游,乌鸦之巢可攀援而窥。夫至德之世,同与禽兽居,族与万物并,恶乎知君子小人哉!同乎无知,其德不离;同乎无欲,是谓素朴;素朴而民性得矣。"这里庄子把符合自然之道的生存理念同"素朴"的人性理念看成是相辅相成的。这种"至德之世",常被后人视为道家圣人所虚构的乌托邦之世,似乎它只能是一种幻想中的存在,而无任何现实基础;它只能作为对现实生活的批判性反照,而以海市蜃楼的方式闪烁在人的虚空理念世界之中,成为消极避世者、厌世和弃世的隐遁之士自我安慰和欺骗的一剂麻醉药。与此相仿,人们对本文中"上古之人"和"今时之人"的论述,也常冠以"复古""消极"等词语。然而人类学家对在非洲卡拉哈里沙漠地区极为恶劣的环境中过着狩猎和采集生活的多比·昆人的调查发现,在该地区采集的生产力是狩猎的2.4倍,妇女采集的植物食物是日常饮食的主要部分,男人打猎带回的肉食仅占食物消费量的20%~25%。男人每小时打猎可获取近600卡热量的食物,女人每小时采集可获取近2000卡热量的食物,营寨中每人每天摄取2140卡热量,42.1克蛋白质,他们平均每周的劳动时间是12~19小时,即每日平均工作1.7~2.7小时,剩余大量时间从事社交和娱乐活动。由此可见,庄子提倡"至德之世"似乎是对一种原始而纯朴的社会生存状态的复归。

道家以反向思维为特征，最早深刻地领悟到文化对人的异化以及这种异化必将导致人类与自然界疏离，从而构想出依据理性的引导而复归于自然之“道”的理想出路。这无疑与后现代主义思想有相通之处，借用后现代主义科学家的话来说，就是：“总体看来，人类对于自然界中的其他物种来说价值很小。事实上，若不是进化导致了人类的出现，整个生物圈今天也许会更加健康。如果人种在不荼毒大气层或不伤害其他物种的前提下而消失，我们相信，生物圈会渐渐从我们的劫持中恢复过来”。（大卫·格里芬编《后现代科学》，马季方译，中央编译出版社，1995，139页。）

二、返朴归真

本篇以“天真”为名，强调养生应返朴归真，方能“合同于道”，“而尽终其天年”。对于“真”，《庄子·渔父》谓：“真者，所以受于天也，自然不可易也，故圣人法天贵真，不拘于俗。”又说：“真者，精诚之至也。……真在内者，神动于外，是所以贵真也。”“真”即道之精信之表现于人者，它得之于道而内存于人，作为精诚之极至，它构成人的自然原质。这种内存于人的自然原质，老子则以“婴儿”喻之。《老子·二十八章》说：“知其雄，守其雌，为天下蹊。为天下蹊，常德不离，复归于婴儿。”《庄子·庚桑楚》说：“卫生之经，能抱一乎？……能儿子乎？儿子终日嗥而嗌不嗄，和之至也；终日握而手不挽，共其德也；终日视而不瞚，偏不在外也。和不知所之，居不知所为，与物委蛇，而同其波，是卫生之经已。”均是强调要复现婴儿那种纯朴无邪、天真未断的真、善、美。因为“大体人生之初是最具有生命力、最生机勃勃的。我们看婴儿就是肌肤润泽，体骨柔软，声音稚正，那是生命的源初。而婴儿的体状和其心态又是很有关联的，婴儿无知无识，无忧无虑。由两者间的这种关联，不难发现卫生之要就在于经常保持婴儿的样子，延长或者阻止住人体的新陈代谢”（深圳大学国学研究所编《中国文化与中国哲学》三联书店，1988年，564页）。

“朴”，本义指未经雕斫的原木，《说文》：“朴，木素也。”《论衡·贵知篇》：“无刀斧之断者谓之朴。”“朴”与“璞”通用，未成器也，只是在玉曰“璞”，在木曰“朴”，均指浑然未凿之貌，即事物发生的初始状态。故《淮南子·诠言训》说：“浑沌为朴。”返朴是道家养生的重要方法之一。《老子·二十八章》说：“常得乃足，复归于朴。”“五十七章”说：“我无欲，而民自朴。”《庄子·马蹄》篇亦曰：“同乎无欲，是谓素朴，素朴而民性得矣。”老庄均意识到“欲”与“朴”的对立，视“无欲”为“素朴”和使人性得以恢复或复归的根本前提。《素问·上古天真论》中“志闲而少欲，……故美其食，任其服，乐其俗，高下不相慕，其民故曰朴”的论述，正与老庄思想相通。《老子·十九章》又强调：“见素抱朴，少私寡欲。”只有素净单纯，淳厚朴实，才能超凡脱俗，进入一种与道一体的生命境界。这里，“朴”亦是道的一个原型意象，“朴”

是自然之木，道也是自然之物，故可以“朴”称之。“抱朴”犹言“抱一”，就是“得道”之意。诚如张小平说：“老子思维正因为具有艺术精神，所以道名多变，或以连接天地之人（大）来借代，或以未雕琢之原木（朴）喻示，或以天地万物混成为‘一’的形态表明”（张小平《文艺研究》，1992年第6期，49页）。

四气调神大论第二

【要点解析】

一、具体叙述了在一年四季中适应气候变化的摄生法则。而适应气候变化，是养生方法中的关键。

二、指出了违反四时气候的变化规律，是导致疾病发生的因素，从而进一步指出预防思想的重要性。

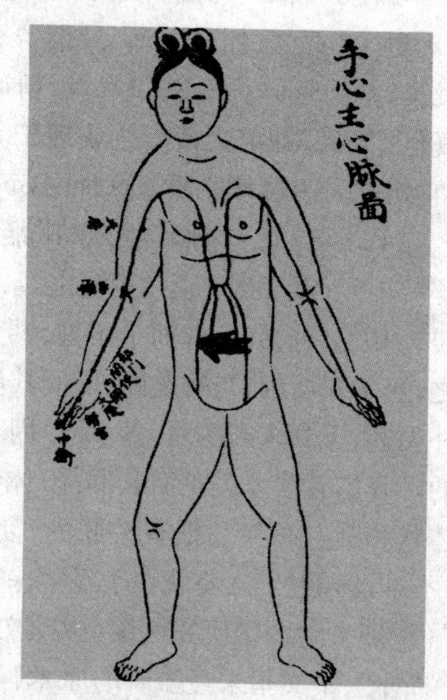

《产经》十脉图中的手心主心脉图

【内经原典】

春三月，此谓发陈[1]。天地俱生，万物以荣，夜卧早起，广步于庭，被发缓形，以使志生，生而勿杀，予而勿夺，赏而勿罚[2]，此春气之应，养生之道也；逆之则伤肝，夏为寒变，奉长者少。

夏三月，此谓蕃秀，天地气交，万物华实，夜卧早起，无厌于日[3]，使志无怒，使华英成秀[4]，使气得泄，若所爱在外，此夏气之应，养长之道也。逆之则伤心，秋为痎疟[5]，奉收者少，冬至重病。

秋三月，此谓容平[6]。天气以急，地气以明，早卧早起，与鸡俱兴，使志安宁，以缓秋刑，收敛神气，使秋气平，无外其志，使肺气清，此秋气之应，养收之道也；逆之则伤肺，冬为飧泄[7]，奉藏者少。

冬三月，此谓闭藏。水冰地坼，无扰乎阳，早卧晚起，必待日光，使志若伏若匿，若有私意，若已有得，去寒就温，无泄皮肤，使气亟夺，此冬气之应，养藏之道也。逆之则伤肾，春为痿厥，奉生者少。

天气清净，光明者也，藏德不止，故不下也。天明则日月不明，邪害空窍，阳气者闭塞，地气者冒明，云雾不精，则上应白露不下。交通不表，万物命故不施，不施则名木多死。恶气不发，风雨不节，白露不下，则菀槁不荣。贼风数至，暴雨数起，天地四时不相保，与道相失，则未央绝灭。唯圣人从之，故身无奇病，万物不失，生气不竭。

逆春气，则少阳不生，肝气内变。逆夏气，则太阳不长，心气内洞。逆秋气，则太阴不收，肺气焦满。逆冬气，则少阴不藏，肾气独沉。

夫四时阴阳者，万物之根本也，所以圣人春夏养阳，秋冬养阴[⑧]，以从其根，故与万物沉浮于生长之门。逆其根，则伐其本，坏其真矣。故阴阳四时者，万物之终始也，死生之本也，逆之则灾害生，从之则苛疾不起，是谓得道。道者，圣人行之，愚者佩[⑨]之。

从阴阳则生，逆之则死；从之则治，逆之则乱。反顺为逆，是谓内格。是故圣人不治已病治未病，不治已乱治未乱，此之谓也。夫病已成而后药之，乱已成而后治之，譬犹渴而穿井，斗而铸锥[⑩]，不亦晚乎！

【难点注释】

①发陈：在为里是指陈展姿容之义。

②生而勿杀，予而勿夺，赏而勿罚：意为春季的三个月主生，因而人们当顺应它调养生发之气，而不能伤害。

③无厌于日：指不要厌恶夏季的昼长天热。

④使华英成秀：《尔雅》："木谓之华，草谓之荣；不荣而实者谓之秀，荣而不实者谓之英。"此句意为夏季应促使草木之花成实以顺应夏气。

⑤痎疟：痎（jiē）疟，疟痰的总称。

⑥容平：自然界万物生长形态已经平定。

⑦飧泄：飧（sūn）泄，即有完谷不化的泄泻。

⑧春夏养阳，秋冬养阴：自然界春季主生，夏季主长，秋季主收，冬季主藏；生与长属阳，收与藏属阴。所以春夏养阳，即养生养长；秋冬养阴，即养收养藏。

⑨佩：通"倍"，反也，即违背之意。

⑩锥：一作"兵"。即兵器。

【白话精译】

春季的三个月，谓之发陈，是推陈出新，生命萌发的时令。天地自然，都富有生气，万物显得欣欣向荣。此时，人们应该入夜即睡眠，早些起身，披散开头发，解开衣带，使形体舒缓；放宽步子，在庭院中漫步，使精神愉快，胸怀开畅，保持万物的生机。不要滥行杀伐，多施与，少敛夺，多奖励，少惩罚，这是适应春季的时令，保养生发之气的方法。如果违逆了春生之气，便会损伤肝脏，使提供给夏长之气的条件不足，到夏季就会发生寒性病变。

夏季的三个月，谓之蕃秀，是自然界万物繁茂秀美的时令。此时，天气下降，地气上腾，天地之气相交，植物开花结实，长势旺盛，人们应该在夜晚睡眠，早早起身，不要厌恶长日，情志应保持愉快，切勿发怒，要使精神之英华适应夏气以成其秀美，使气机宣畅，通泄自如，精神外向，对外界事物有浓厚的兴趣。这是适应夏季的气候，保护长养之气的方法。如果违逆了夏长之气，就会损伤心脏，使提供给秋收之气的条件不足，到秋天容易发生疟疾，冬天再次发生疾病。

秋季的三个月，谓之容平，自然景象因万物成熟而平定收敛。此时，天高风急，地气清肃，人应早睡早起，和鸡的活动时间相仿，以保持神志的安宁，减缓秋季肃杀之气对人体的影响；收敛神气，以适应秋季容平的特征，不使神思外驰，以保持肺气的清肃功能，这就是适应秋令的特点而保养人体收敛之气的方法。若违逆了秋收之气，就会伤及肺脏，使提供给冬藏之气的条件不足，冬天就要发生飧泄病。

冬天的三个月，谓之闭藏，是生机潜伏，万物蛰藏的时令。当此时节，水寒成冰，大地龟裂，人应该早睡晚起，待到日光照耀时起床才好，不要轻易地扰动阳气，妄事操劳，要使神志深藏于内，安静自若，好像有个人的隐秘，严守而不外泄，又像得到了渴望得到的东西，把它密藏起来一样；要躲避寒冷，求取温暖，不要使皮肤开泄而令阳气不断地损失，这是适应冬季的气候而保养人体闭藏机能的方法。违逆了冬令的闭藏之气，就要损伤肾脏，使提供给春生之气的条件不足，春天就会发生痿厥之疾。

天气，是清净光明的，蕴藏其德，运行不止，由于天不暴露自己的光明德泽，所以永远保持它内蕴的力量而不会下泄。如果天气阴霾晦暗，就会出现日月昏暗，阴霾邪气侵害山川，阳气闭塞不通，大地昏蒙不明，云雾弥漫，日色无光，相应的雨露不能下降。天地之气不交，万物的生命就不能绵延。生命不能绵延，自然界高大的树木也会死亡。恶劣的气候发作，风雨无时，雨露当降而不降，草木不得滋润，生机郁塞，茂盛的禾苗也会枯槁不荣。贼风频频而至，暴雨不时而作，天地四时的变化失去了秩序，违背了正常的规律，致使万物的生命未及一半就夭折了。只有圣人能适应自然变化，注重养生之道，所以身无大病，因不背离自然万物的发展规律，故生机不会竭绝。

违逆了春生之气，少阳就不生发，以致肝气内郁而发生病变；违逆了夏长之气，太阳就不能盛长，以致心气内虚；违逆了秋收之气，太阴就不能收敛，以致肺热叶焦而胀满；违逆了冬藏之气，少阴就不能潜藏，以致肾气不蓄，出现狂泄等疾病。

四时阴阳的变化，是万物生命的根本，所以圣人在春夏季节保养阳气以适应生长的需要，在秋冬季节保养阴气以适应收藏的需要。顺从了生命发展的根本规律，就能与万物一样，在生、长、收、藏的生命过程中运动发展。如果违逆了这个规律，就会戕伐生命力，破坏真元之气。因此，阴阳四时是万物的终结，是盛衰存亡的根本，违逆了它，就会产生灾害，顺从了它，就不会发生重病，这样便可谓懂得了养生之道。对于养生之道，圣人能够加以实行，愚人则时常有所违背。

顺从阴阳的消长，就能生存，违逆了就会死亡。顺从了它，就会正常，违逆了它，就会乖乱。相反，如背道而行，就会使机体与自然环境相格拒。所以圣人不等病已经发生再去治疗，而是治疗在疾病发生之前，如同不等到乱事已经发生再去治理，而是治理在它发生之前。如果疾病已发生，然后再去治疗，乱子已经形成，然后再去治理，那就如同临渴而掘井，战乱发生了再去制造兵器，那不是太晚了吗？

【专家评鉴】

本文开宗明义，论述了四时生长收藏的规律，指出人体必须顺应四时的变化而养生调神，才能防止疾病的发生，保证身体健康。重点强调人的精神调摄要顺应四时规律，紧扣主题，突出了论点。四时养生调神的方法虽各有差别，然而不外乎形体活动和精神调养两个方面，为了紧扣原文，使条目清楚，故按春夏秋冬四时养生调神方法为序分述于下：

一、春季养生调神及意义

(一)春季的气象及物象特征

原文："春三月，此谓发陈。天地俱生，万物以荣。"就对冬去春来、万象更新的春三月气象及物象特点做了全面概括。春三月，谓正、二、三月。春从立春日始，《素问·脉要精微论》："是故冬至四十五日，阳气微上，阴气微下。"所以，春季的气候特点是阳气生发渐旺，气温转暖，天地间的万物，皆禀此阳气而萌生，呈现一派欣欣向荣之景象，故曰："天地俱生，万物以荣。"于是，原文用"发陈"表示春季万物生发的景象。所以《素问·玉机真藏论》曰：春，"东方木也，万物之所以始生也。"

(二)春季养生调神方法

春季是阳气升发、万物俱生的节令，养生调神就要顺应这一自然特征。在生活起居方面，要"夜卧早起，广步于庭，被发缓形。"正如吴昆所说："欲阳气升发同于春气也。"精神的调摄，要"以使志生"。在此季节，心情要舒畅，精神要愉快，不能扼杀生机，尽量使精神放松。至于"生而勿杀，予而勿夺，赏而勿罚"，是要求对春季赏赐给予人体的春阳生气，绝不能扼杀折逆。不论是采取调节形体活动，或者调摄精神，都应按这一要求去做，才是适应春天养生的正确方法。因此张志聪说："勿杀，勿夺，勿罚，皆所以养生发之德也。"

(三)逆春季养生调神的危害性

原文指出："逆之则伤肝，夏为寒变，奉长者少。"如果违背了上述养生要求，就会损伤人体正气而发病。此处讲了两种逆时养生的病害：

1."逆之则伤肝"：人与自然界密切相关，体内各脏腑由于各自功能特征不同的原因，各脏都有其相通应的节令。《素问·金匮真言论》说："五藏应四时，各有收受。”各脏都有其“收受”自然之气的节令。而肝脏则应于春季,《素问·六节藏象论》明确指出:肝,“通于春气。”如果违反了春季养生规律,就会损伤肝脏,或使肝气内郁,或使肝气升发太过。所以张介宾注云:“肝属木,王于春,春失所养,故伤肝。”

2.“夏为寒变,奉长者少”:指春季养生方法不当。并未立即发病的一种情况。这是古人对季节性多发病的看法之一,与此内容相仿者还有《素问·生气通天论》说:“春伤于风,邪气留连,乃为洞泻。”《素问·阴阳应象大论》也说:“春伤于风,夏生飧泄。”虽然所论述的前提有所区别,但春季受邪,至夏季发病则无二致。“寒变”属于何病?注家作寒性病症言。何以在盛夏能发生寒性病症?因违逆春阳生发之气的养生规律,致使维持夏季盛长的阳气减少,所以虽到盛夏,仍有寒性病变发生。正如张志聪用五行相生规律所解的那样:“木伤而不能生火,故于夏月火令之时,反变而为寒病。”

二、夏季养生调神及意义

(一)夏季的气象及物象特征

原文:“夏三月,此谓蕃秀,天地气交,万物华实。”这是对春去夏来,万物繁荣茂盛、植物开花结果自然景象的概括。夏三月,谓四、五、六月。夏季从立夏日始。由于盛夏季节,阳气旺盛,天地阴阳之气相交,有利于植物的生长、开花、结果。万物呈现着繁荣秀丽的“蕃秀”景象。故《素问·玉机真藏论》曰:夏,“南方火也,万物之所以盛长也。”

(二)夏季养生调神方法

夏是万物盛长,繁荣秀丽的季节。人必须顺应这一自然特征而养生调神。在形体活动、生活起居方面,要“夜卧早起,无厌于日”。昼长夜短,烈日炎炎是夏季的气候特征,有利于万物的生长,因此就不要厌恶昼长天热。不宜多睡,要多活动,以利于盛长阳气之宣畅。姚止庵:“夏宜宣畅,不可多睡以伤神”,即是此义。“使志无怒”是对夏季阳气呈现盛长宣泄之势的调神要求,过怒则使阳气宣泄升发太过。但也不能抑郁,抑郁则使阳气内滞而不得宣畅发泄。正如高士宗所说:要保持“心志和平”的状态,做到无郁无怒,如此调神,能使神气如同万物“华英成秀”那样充满旺盛的生机。“夜卧早起,无厌于日”,加强户外活动的形体调摄,与“使志无怒”的调神方法,二者相辅相成,方能使体内的阳气,如同其“所爱在外”一般,随时得以发泄,以利于机体的生长。现实生活也是如此,酷热的炎夏,腠理开通,汗液排出畅利,便于体内阳热之气的发散,调节了体温,汗后也倍觉清爽舒服。如果不能汗出,会使热郁于内,或生暑病,或生他病。总之,以阳热之气向外发散为顺。故曰:“此夏气之应,养长之道也。”

(三)逆夏季养生调神的危害

原文说:“逆之则伤心,秋为痎疟,奉收者少,冬至重病。”指出违背上述养生要求,就会有三种病害:

1.“逆之则伤心”:心属火脏,与炎夏通应,禀受夏时阳热之气而长养之,违此规律而养生,体内阳热之气越发宣散不利,违背阳气“所爱在外”之性,就会使阳气内郁而病热。病热则易生热痛疮疡之疾,病机十九条说:“诸痛痒疮,皆属于心。”故此为“伤心”的病症之一。若阳气宣泄太过,“腠理开”,“汗大泄,故气泄”(《素问·举痛论》),心气耗散,故下文有“心气内洞”之症。

2.“秋为痎疟,奉收者少”:指逆夏时养生之法的又一病理。《素问·生气通天论》说:“夏伤于暑,秋为痎疟”。《素问·阴阳应象大论》也有类似记载。《素问·疟论》对这一发病机制作了阐发,指出:“夏伤于大暑,其汗大出,腠理开发,因遇夏气凄沧之水寒,藏于腠理皮肤之中,秋伤于风,则病成矣。”由于逆夏时阳气盛长之规律,阳热之气不得发散,若又感暑邪,一并藏于腠理皮肤之中,又因损伤了秋季收敛之气,此即“奉收者少”,延至于秋,又重受外邪,故痎疟之病成矣。

3.“冬至重病”:此为逆夏时养生之法的又一病理。夏失调养,盛长之阳受损,阴偏盛,故延至冬令,时逢严寒之气,更伤阳气,使之更虚,因此夏时之阳虚阴盛,病可重见。正如张志聪所注:“夫阳气发源于下焦阴脏,春生于上,夏长于外,秋收于内,冬藏于下。今夏逆于上,秋无以收,收机有碍,则冬无所藏,阳不归源,是根气已损,至冬时寒水当令,无阳热温配,故冬时为病,甚危险也。”

三、秋季养生调神及意义

(一)秋季的气象及物象特征

原文说:“秋三月,此谓容平,天气以急,地气以明。”这是说夏去秋来,草木自然成熟。在此季节,秋风劲急,盛长之炎夏已经过去,天气转凉,在这秋时肃杀作用下,植物即将凋落,大地为之色变,一扫盛夏那种繁荣昌盛的长养之象。秋三月,谓七、八、九月,按节令推算,秋当从立秋日始。《素问·脉要精微论》:“夏至四十五日,阳气微下,阴气微上。”所以立秋之后,阳气渐收,阴气渐盛,正如高士宗所言:“天气以急,肃杀将至也。地气以明,草木将凋也。”万物都处于内收的状态。故《素问·玉机真藏论》曰:秋,“西方金也,万物之所以收成也。”

(二)秋季养生调神方法

秋季是阴气渐盛,阳气内敛,万物处于渐收的节令,因此,人必须顺应这一规律养生。在形体活动、生活起居方面,要“早卧早起,与鸡俱兴。”姚止庵说:“秋夜露寒宜早卧,秋清气爽宜早起。”在于养秋收之气。精神调摄要“收敛神气”,使意志安逸宁静,而不随意妄动情感。这样养生的目的在于缓解秋令肃杀之气对人体的不利影响,从而使与之相通应的肺脏能保持清肃之性,故曰:“此秋气之应,养收之道也。”

(三)逆秋季养生调神的危害

原文说:“逆之则伤肺,冬为飧泄,奉藏者少。”指出违背秋令养生规律,就有两种病害:

1.“逆之则伤肺”:肺属金,其性清肃,与秋季相适应,禀受此时自然界阴盛阳收之气而养之,所以违此规律而养生,就会损伤肺。肺既被伤,易受秋令之邪而病肺。如秋令燥邪致病,病位在肺,不论温燥、凉燥所伤,都与秋时养生失当有关。肺脏既伤,失其清肃之性,会有气机郁滞,呼吸障碍之疾发生。当然,不局限于燥邪所伤,如《素问·生气通天论》:“秋伤于湿,上逆而咳”可证。

2.“冬为飧泄,奉藏者少”。飧泄,张介宾注释说:“水谷不化而寒泄也。”逆秋季养生规律,冬时为何有此寒泄之症?因为夏去秋来,阳气收敛,渐入于阴而至冬令而藏之,逆秋季收敛规律而养生,阳气就无法正常地收敛内入而损伤,至冬就无有充足的阳气以藏之,故曰:“奉藏者少。”冬令本寒,所藏阳气又不足,失其蒸化之职,水谷不消,故有寒泄之症。如张志聪言:“肺伤至冬为飧泄之病,因奉藏者少故也。盖秋收而后冬藏,阳藏于阴,而为中焦釜底之燃,以腐化水谷,秋失其收,则奉藏者少,至冬寒水用事,阳气下虚,则水谷不化而为飧泄矣。”

四、冬季养生调神及意义

(一)冬季的气象及物象特征

原文说:“冬三月,此谓闭藏,水冰地坼,无扰乎阳。”冬三月,谓十、十一、十二月。按节令推算,冬季从立冬日始,冬至日以后才有“阳气微上,阴气微下”的气象,所以入冬以后,自然界的阳气入藏于内,阴寒之气最盛,气温低寒,水寒而冰,地冻而裂,万物潜伏闭藏,皆为保养其阳气,以备来春之萌生,可见,闭藏是保养阳气,“无扰乎阳”的本能反应,故《素问·玉机真藏论》:冬,“北方水也,万物之所以合藏也。”可见寒冷是其气候特征,万物闭藏是其物象表现。故王冰对此注解说:冬三月,“草木凋,蛰虫去,地户闭塞,阳气伏藏。阳气下沉,水冰地坼,故宜周密”。马莳也说:“阳气已伏,万物潜藏,故气象谓之闭藏也。”

(二)冬季养生调神方法

冬季是阳气伏、万物藏的季节,养生调神必须顺应这一规律,“无扰乎阳”就是对养生所提出的要求。若遵于此,就必须应时调整生活规律,“早卧”以避入夜的阴寒之气,“晚起,必待日光”,是日出寒气消散,既能避其寒气,又可就其温热,这也是下文“去(避也)寒就温”之意,以利阳气之内藏。还要采取相应的调摄精神之法,“使志若伏若匿,若有私意,若已有得”者是。即使精神意志象有私意又象有所得似的如伏似藏而不外露之状,以使“神气内藏”(张志聪)。上述养生调神的目的,都在于顺应冬令“无扰乎阳”的养生规律,其目的在于“去寒就温”,以得闭藏之阳,不能随意使皮肤开泄而致汗出,以使阳气外泄。能遵此种规律养生,就能保养内藏的阳气，所以说："此冬气之应，养藏之道也。"

(三)逆冬季养生调神的危害

原文说："逆之则伤肾，春为痿厥，奉生者少。"指出违背冬令养生规律，就有两种病害：

1."逆之则伤肾"：肾属水，封闭蛰藏是其生理特征，若逆冬令闭藏规律，就会损伤肾脏。在冬令养生方法中有"无扰乎阳"和"去寒就温"之要求，故"逆之则伤肾"，多指损伤肾阳，据《素问·生气通天论》说："阳密乃固"。今肾阳被伤，其封藏之职失常，故下文说："逆冬气则少阴不藏，肾气独沉"。肾虽为水脏，水中有火。其性为阴，阴中有阳。因此，逆之伤肾，阳虚之症虽居多，但阴虚之症也时有之。

2."春为痿厥，奉生者少"：痿病、厥病在《素问》中都有专论。痿病虽与五脏都有关系，但本篇专从肾论。《素问·上古天真论》：肾"受五藏六府之精而藏之，五脏盛乃能泻。"就指出肾脏既能藏五脏之精，也能随时调节补充五脏精气，今逆冬季养生规律，肾精被伤，至来春肝旺之时，迎奉其滋生之气减少，肝不养筋，故可有痿，此从阴精受损，阐述"逆之则伤肾"的阴虚一面。如马莳："逆冬气则伤肾水，肾水不能生肝木，而至春之时，有痿厥之病。正以肝主筋，筋之不能举者为痿。"至于《素问·至真要大论》所讲的"诸痿喘呕，皆属于上"，及《素问·痿论》"五藏因肺热叶焦，发为痿躄"，则是从"肺者藏之长，心之盖"，可以布散津液于全身的角度论述，与此病机有别，当辨。

【临床应用】

一、四时养生与"脾不主时"的关系

本篇只言四时四脏而未及脾，何也？究其原因，当是"脾不主时"而旺于四季之观点使然。《素问·太阴阳明论》说："脾者，土也，治中央，常以四时长四藏，各十八日寄治，不得独主于时也。脾藏者，常著胃土之精也。土者，生万物而法天地，故上下至头足，不得(《太素》作"别"，义胜)主时也。"脾胃主消化饮食，是后天之本，是气血化生之源，"藏府各因其经而受气于阳明"。脾旺则气血充足，五脏得养，神气旺盛。因此，本篇既含有四时养脾之义，又有应时调节饮食之养生措施之义。饮食有节是一年四季无日不有的养生问题，不独于哪一季节，这也可能是本篇不言养脾的理由。

二、四时养生有关问题的讨论

(一)顺应四时，调神养生

顺应四时，调神养生是本节的中心思想，这一思想是在人与自然密切相关的理论指导下确立的。《内经》作者早已认识到人类依赖于自然界而生存，自然界的运

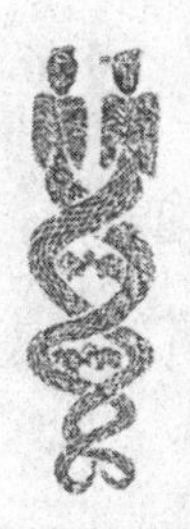

动变化，尤其是四时气候变化对人体的影响更为突出和直接，故《素问·宝命全形论》说：“人以天地之气生，四时之法成。”人的生活起居，生老病死，无不受自然界阴阳变化规律的影响，本篇宗于此旨，强调人体内外环境的协调与平衡，并指出顺应四时气候变化特征而养生的具体方法，这些源于实践的养生原则和养生方法，至今对于养生保健，防治疾病，仍有指导意义。

（二）在强调人体内外环境协调平衡的同时，突出了四时与五脏的关系

一是四时与五脏的对应关系。春三月，“逆之则伤肝”；夏三月，“逆之则伤心”；秋三月，“逆之则伤肺”；冬三月，“逆之则伤肾”，这一精神在本篇体现得很明显，这一五脏应四时的精神在《内经》中有多篇分别从不同角度加以论述。二是逆四时养生，不但可伤对应的内脏，还会波及相关的他脏而致病。这不但说明人体内脏与自然界的密切关系，也体现了人体各脏腑之间亦密切相关。这就既强调人与自然的统一性，也从发病学角度突出了机体的整体性。这一思想对研究人体生理、病理、诊断和疾病的防治，都是应重视的问题。

（三）形与神俱，形神兼养

形与神俱，形神兼养这是本篇的重要思想，篇名曰“调神”，其目的在于强调养神的同时，亦十分重视形体的调养，把形体活动的调养与精神志意的调摄密切结合。就其意义而言，一则是强调形体调节与精神调摄的统一；二则是突出形神相关的辩证关系。精神志意产生于内脏形体，《素问·阴阳应象大论》：“人有五藏化五气，以生喜怒悲忧恐。”但精神活动又能反作用于内脏和形体，影响形体内脏的活动。所以《素问·阴阳应象大论》又说：“喜怒伤气”，“暴怒伤阴，暴喜伤阳”，“怒伤肝”“喜伤心”“思伤脾”“忧伤肺”“恐伤肾”。《素问·宣明五气》：“五藏所藏：心藏神，肺藏魄，肝藏魂，脾藏意，肾藏志，是谓五藏所藏。”这种形神一体，形神相关的思想，不但指导养生防病，而且在病因病机学、临床诊断学，以及在以精神制胜关系为指导、采取以情治情的精神治疗学等方面，都是重要的内容。

三、春夏养阳，秋冬养阴

原文说：“夫四时阴阳者，万物之根本也。所以圣人春夏养阳，秋冬养阴，以从其根，故与万物沉浮于生长之门。逆其根，则伐其本，坏其真矣。”这是原文在论述四时阴阳保持协调平衡的重要性，以及违逆四时阴阳变化规律对人体的危害性之后，进一步强调人与自然界四时阴阳变化规律保持协调关系的重要性。其意在于说明人与万物均生存于自然界之中，自然界有春生夏长秋收冬藏的变化，人能适应这一变化规律即为“春夏养阳，秋冬养阴”。

怎样养阳？怎样养阴？在春夏季节要使机体阳气发泄，以适应生长季节的规律，就叫“春夏养阳。”具体方法是多活动，少休息，多出汗。出汗是阳气旺盛的标志，所以叫养阳。秋冬之时要使机体阴精充足，阳气内敛，以适应收敛季节的气候

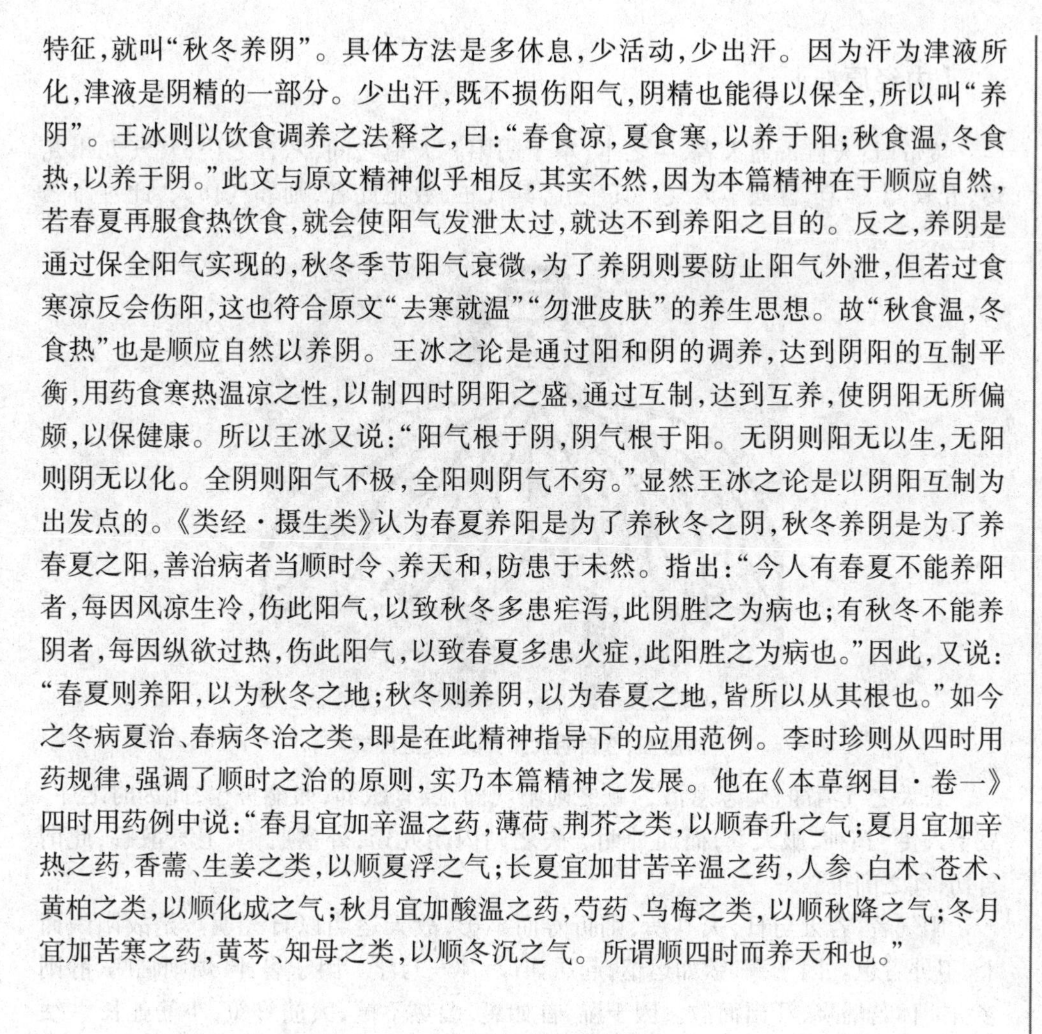

特征，就叫“秋冬养阴”。具体方法是多休息，少活动，少出汗。因为汗为津液所化，津液是阴精的一部分。少出汗，既不损伤阳气，阴精也能得以保全，所以叫“养阴”。王冰则以饮食调养之法释之，曰：“春食凉，夏食寒，以养于阳；秋食温，冬食热，以养于阴。”此文与原文精神似乎相反，其实不然，因为本篇精神在于顺应自然，若春夏再服食热饮食，就会使阳气发泄太过，就达不到养阳之目的。反之，养阴是通过保全阳气实现的，秋冬季节阳气衰微，为了养阴则要防止阳气外泄，但若过食寒凉反会伤阳，这也符合原文“去寒就温”“勿泄皮肤”的养生思想。故“秋食温，冬食热”也是顺应自然以养阴。王冰之论是通过阳和阴的调养，达到阴阳的互制平衡，用药食寒热温凉之性，以制四时阴阳之盛，通过互制，达到互养，使阴阳无所偏颇，以保健康。所以王冰又说：“阳气根于阴，阴气根于阳。无阴则阳无以生，无阳则阴无以化。全阴则阳气不极，全阳则阴气不穷。”显然王冰之论是以阴阳互制为出发点的。《类经·摄生类》认为春夏养阳是为了养秋冬之阴，秋冬养阴是为了养春夏之阳，善治病者当顺时令、养天和，防患于未然。指出：“今人有春夏不能养阳者，每因风凉生冷，伤此阳气，以致秋冬多患疟泻，此阴胜之为病也；有秋冬不能养阴者，每因纵欲过热，伤此阳气，以致春夏多患火症，此阳胜之为病也。”因此，又说：“春夏则养阳，以为秋冬之地；秋冬则养阴，以为春夏之地，皆所以从其根也。”如今之冬病夏治、春病冬治之类，即是在此精神指导下的应用范例。李时珍则从四时用药规律，强调了顺时之治的原则，实乃本篇精神之发展。他在《本草纲目·卷一》四时用药例中说：“春月宜加辛温之药，薄荷、荆芥之类，以顺春升之气；夏月宜加辛热之药，香薷、生姜之类，以顺夏浮之气；长夏宜加甘苦辛温之药，人参、白术、苍术、黄柏之类，以顺化成之气；秋月宜加酸温之药，芍药、乌梅之类，以顺秋降之气；冬月宜加苦寒之药，黄芩、知母之类，以顺冬沉之气。所谓顺四时而养天和也。”

生气通天论第三

【要点解析】

一、人的生命活动与自然界有着密切关系，这是“天人相应”的观点，为全篇的中心思想。

二、指出人身阳气的重要性，并详细讨论由于种种原因而使阳气受伤引起的病变。

三、指出人身的阴阳平衡协调，是维持健康的重要因素。

四、指出四时气候和饮食五味都能影响五脏而致病。

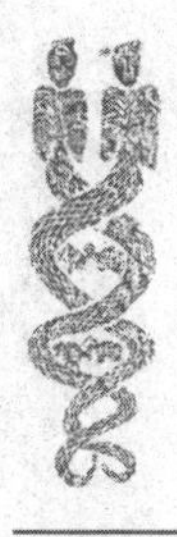

【内经原典】

黄帝曰:夫自古通天者,生之本,本于阴阳。天地之间,六合之内,其气九州九窍、五藏、十二节,皆通乎天气。其生五,其气三,数犯此者,则邪气伤人,此寿命之本也。

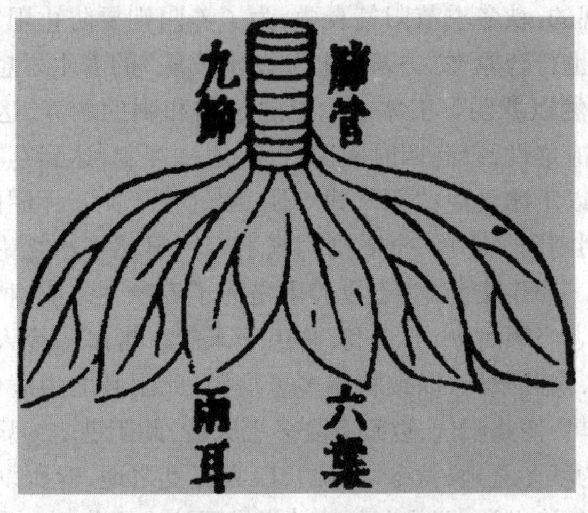

肺脏图,选自明代张介宾《类经图翼》

苍天之气清净,则志意治[①],顺之则阳气固,虽有贼邪,弗能害也,此因时之序。故圣人传[②]精神,服天气,而通神明。失之则内闭九窍,外壅肌肉,卫气散解,此谓自伤,气之削也。

阳气者,若天与日,失其所,则折寿而不彰,故天运当以日光明。是故阳因而上,卫外者也。因于寒,欲如运枢,起居如惊,神气乃浮。因于暑汗,烦则喘喝,静则多言。体若燔炭,汗出而散。因于湿,首如裹,湿热不攘,大筋緛短,小筋弛长[③],緛短为拘,弛长为痿。因于气[④],为肿,四维相代[⑤],阳气乃竭。阳气者,烦劳则张,精绝,辟积于夏,使人煎厥[⑥]。目盲不可以视,耳闭不可以听,溃溃乎若坏都,汩汩乎不可止。阳气者,大怒则形气绝,而血菀于上,使人薄厥[⑦]。有伤于筋,纵其若不容,汗出偏沮,使人偏枯。汗出见湿,乃生痤疿。高梁之变,足生大丁[⑧],受如持虚。劳汗当风,寒薄为皶,郁乃痤。阳气者,精则养神,柔则养筋。开阖不得,寒气从之,乃生大偻。陷脉为瘘,留连肉腠。俞气化薄,传为善畏,及为惊骇。营气不从,逆于肉理,乃生痈肿。魄汗未尽,形弱而气烁,穴俞以闭,发为风疟。故风者,百病之始也,清静则肉腠闭拒,虽有大风苛毒,弗之能害,此因时之序也。

故病久则传化,上下不并,良医弗为。故阳畜积病死,而阳气当隔,隔者当泻,不亟正治,粗乃败之。故阳气者,一日而主外,平旦人气生,日中而阳气隆,日西而阳气已虚,气门乃闭。是故暮而收拒,无扰筋骨,无见雾露,反此三时,形乃困薄。

岐伯曰:阴者,藏精而起亟也;阳者,卫外而为固也。阴不胜其阳,则脉流薄疾,并乃狂。阳不胜其阴,则五藏气争,九窍不通。是以圣人陈阴阳,筋脉和同,骨髓坚固,气血皆从。如是则内外调和,邪不能害,耳目聪明,气立如故。风客淫气,精乃亡,邪伤肝也。因而饱食,筋脉横解,肠澼为痔。因而大饮,则气逆。因而强力,肾气乃伤,高骨乃坏。

凡阴阳之要,阳密乃固,两者不和,若春无秋,若冬无夏,因而和之,是谓圣度。故阳强不能密,阴气乃绝;阴平阳秘[9],精神乃治;阴阳离决,精气乃绝。因于露风,乃生寒热。是以春伤于风,邪气留连,乃为洞泄。夏伤于暑,秋为痎疟。秋伤于湿,上逆而咳,发为痿厥。冬伤于寒,春必温病。四时之气,更伤五藏。

阴之所生,本在五味,阴之五宫,伤在五味。是故味过于酸,肝气以津,脾气乃绝。味过于咸,大骨气劳,短肌,心气抑。味过于甘,心气喘满,色黑,肾气不衡。味过于苦,脾气不濡,胃气乃厚。味过于辛,筋脉沮弛,精神乃央。是故谨和五味,骨正筋柔,气血以流,腠理以密,如是则骨气以精,谨道如法,长有天命。

【难点注释】

①苍天之气清净,则志意治:净,通“静”,即安静。苍天之气清净,则志意治,意为天地之和气,清而不浊,静而不乱,则人的精神情志舒畅条达。

②传:抟,集聚。

③大筋緛短,小筋弛长:此二句为互文,即大筋、小筋或者收缩变短,或者松弛变长。

④因于气:《素问·阴阳应象大论》:“阳之气,以天地之疾风名之。”故气即“风”。因于气,即感受风邪。

⑤四维相代:指上述寒、署、湿、风四种邪气交替伤人。

⑥煎厥:古病名,是阴虚而虚火上炎,阴精竭绝气逆昏厥的一种病症。

⑦薄厥:古病名,因大怒迫使气血上逆所致突然昏厥的一种病症。

⑧高梁之变,足生大丁:高,通“膏”;梁,通“粱”,高梁,即肥甘厚味。变,害处;足为“是”字之误,是,犹“则”;丁,通“疔”。高梁之变,足生大丁,意为过食肥甘厚味,会使人产生疔疮。

⑨阴平阳秘:阴阳平秘,即阴阳平静。

【白话精译】

黄帝说:自古以来,都以通于天气为生命的根本,而这个根本不外天之阴阳。天地之间,六合之内,大如九州之域,小如人的九窍、五脏、十二节,都与天气相通。天气衍生五行,阴阳之气又依盛衰消长而各分为三。如果经常违背阴阳五行的变化规律,那么邪气就会伤害人体。因此,适应这个规律是寿命得以延续的根本。

苍天之气清净,人的精神就相应地调畅平和,顺应天气的变化,就会阳气固密,虽有贼风邪气，也不能加害于人，这是适应时序阴阳变化的结果。所以圣人能够专心致志，顺应天气，而通达阴阳变化之理。如果违逆了适应天气的原则，就会内使九窍不通，外使肌肉壅塞，卫气涣散不固，这是由于人们不能适应自然变化所致，称为自伤，阳气会因此而受到削弱。

人身的阳气，如像天上的太阳一样重要，假若阳气失却了正常的位次而不能发挥其重要作用，人就会减损寿命或夭折，生命机能亦暗弱不足。所以天体的正常运行，是因太阳的光明普照而显现出来，而人的阳气也应在上在外，并起到保护身体，抵御外邪的作用。

因于寒，阳气应如门轴在门臼中运转一样活动于体内。若起居猝急，扰动阳气，则易使神气外越。因于暑，则汗多烦躁，喝喝而喘，安静时多言多语。若身体发高热，则像炭火烧灼一样，一经出汗，热邪就能散去。因于湿，头部像有物蒙裹一样沉重。若湿热相兼而不得排除，刚伤害大小诸筋，而出现短缩或弛纵，短缩的造成拘挛，弛纵的造成痿弱。由于风，可致浮肿。以上四种邪气维系缠绵不离，相互更代伤人，就会使阳气倾竭。

在人体烦劳过度时，阳气就会亢盛而外张，使阴精逐渐耗竭。如此多次重复，阳愈盛而阴愈亏，到夏季暑热之时，便易使人发生煎厥病，发作的时候眼睛昏蒙看不见东西，耳朵闭塞听不到声音，昏乱之势就像都城崩毁，急流奔泻一样不可收拾。

人的阳气，在大怒时就会上逆，血随气升而瘀积于上，与身体其他部位阻隔不通，使人发生薄厥。若伤及诸筋，使筋弛纵不收，而不能随意运动。经常半身出汗，可以演变为半身不遂。出汗的时候，遇到湿邪阻遏就容易发生小的疮疖和痱子。经常吃肥肉精米厚味，足以导致发生疔疮，患病很容易，就像以空的容器接受东西一样。在劳动汗出时遇到风寒之邪，迫聚于皮腠形成粉刺，郁积化热而成疮疖。

人的阳气，既能养神而使精神慧爽，又能养筋而使诸筋柔韧。汗孔的开闭调节失常，寒气就会随之侵入，损伤阳气，以致筋失所养，造成身体俯曲不伸。寒气深陷脉中，留连肉腠之间，气血不通而郁积，久而成为疮瘘。从腧穴侵入的寒气内传而迫及五脏，损伤神志，就会出现恐惧和惊骇的征象。由于寒气的稽留，营气不能顺利地运行，阻逆于肌肉之间，就会发生痈肿。汗出未止的时候，形体与阳气都受到一定的削弱，若风寒内侵，俞穴闭阻，就会发生风疟。

风是引起各种疾病的起始原因，而只要人体保持精神的安定和劳逸适度等养生的原则，那么，肌肉腠理就会密闭而有抗拒外邪的能力，虽有大风苛毒的浸染，也不能伤害，这正是循着时序的变化规律保养生气的结果。

病久不愈，邪留体内，则会内传并进一步演变，到了上下不通、阴阳阻隔的时候，虽有良医，也无能为力了。所以阳气蓄积，郁阻不通时，也会致死。对于这种阳气蓄积，阻隔不通者，应采用通泻的方法治疗，如不迅速正确施治，而被粗疏的医生所误，就会导致死亡。人身的阳气，白天主司体表：清晨的时候，阳气开始活跃，并趋向于外；中午时，阳气达到最旺盛的阶段；太阳偏西时，体表的阳气逐渐虚少，汗孔也开始闭合。到了晚上，阳气收敛，拒守于内，这时不要扰动筋骨，也不要接近雾露。如果违反了一天之内这三个时间的阳气活动规律，形体被邪气侵扰则困乏而衰薄。

岐伯说：阴是藏精于内不断地扶持阳气的；阳是卫护于外使体表固密的。如果阴不胜阳，阳气亢盛，就使血脉流动迫促，若再受热邪，阳气更盛就会发为狂症。如果阳不胜阴，阴气亢盛，就会使五脏之气不调，以致九窍不通。所以圣人使阴阳平衡无所偏胜，从而达到筋脉调和，骨髓坚固，血气畅顺。这样，则会内外调和，邪气不能侵害，耳目聪明，气机正常运行。

风邪侵犯人体，伤及阳气，并逐步侵入内脏，阴精也就日渐消亡，这是由于邪气伤肝所致。若饮食过饱，阻碍升降之机，会发生筋脉弛纵、肠澼及痔疮等病症。若饮酒过量，会造成气机上逆。若过度用力，会损伤肾气，腰部脊骨也会受到损伤。

大凡阴阳的关键，以阳气的致密最为重要。阳气致密，阴气就能固守于内。阴阳二者不协调，就像一年之中，只有春天而没有秋天，只有冬天而没有夏天一样。因此。阴阳的协调配合，相互为用，是维持正常生理状态的最高标准。所以阳气亢盛，不能固密，阴气就会竭绝。阴气和平，阳气固密，人的精神才会正常。如果阴阳分离决绝，人的精气就会随之而竭绝。

由于雾露风寒之邪的侵犯，就会发生寒热。春天伤于风邪，留而不去，会发生急骤的泄泻。夏天伤于暑邪，到秋天会发生疟疾病。秋天伤于湿邪，邪气上逆，会发生咳嗽，并且可能发展为痿厥病。冬天伤于寒气，到来年的春天，就要发生温病。四时的邪气，交替伤害人的五脏。

阴精的产生，来源于饮食五味。储藏阴精的五脏，也会因五味而受伤，过食酸味，会使肝气淫溢而亢盛，从而导致脾气的衰竭；过食咸味，会使骨骼损伤，肌肉短缩，心气抑郁；过食甜味，会使心气满闷，气逆作喘，颜面发黑，肾气失于平衡；过食苦味，会使脾气过燥而不濡润，从而使胃气壅滞；过食辛味，会使筋脉败坏，发生弛纵，精神受损。因此谨慎地调和五味，会使骨骼强健，筋脉柔和，气血通畅，腠理致密，这样，骨气就精强有力。所以重视养生之道，并且依照正确的方法加以实行，就会长期保有天赋的生命力。

【专家评鉴】

本篇内容涉及面很广，其中最重要的是：①人与自然息息相关的理论（即生气通天论）；②阴气在维持正常生命活动中的重要作用；③阴阳之间的相互关系及阴阳失调引起的病理变化等。故本篇先从阴阳与生命的关系开始，深刻地论述了人是自然界的一员，人与自然界的阴阳变化是相通的观点，即“生气通天”观。

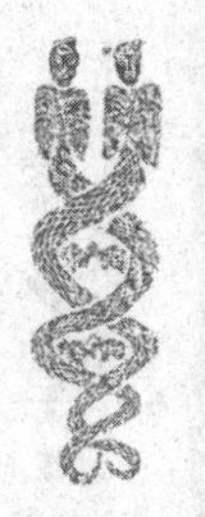

一、"生之本,本于阴阳"的生命衍生观

本文开首便开宗明义地提出:"夫自古通天者,生之本,本于阴阳。"所谓"通天",即人的一切生命活动,都离不开自然。人与自然界息息相通。"天",指自然界。人是自然界的一分子,他不可能脱离自然界而独立存在,人从自然界诞生后又回归自然,自然环境孕育人,人也改造自然以求更好地生存,这就是中医的"天人相应""相通"观。"生之本,本于阴阳"一句中的"本"、有"根""根基""根本"之意,全句的意思是生命的根本在于阴阳的变化。

"天地之间,六合之内,其气九州、九窍、五脏、十二节,皆通乎天气。其生五,其气三,数犯此者,则邪气伤人,此寿命之本也。"这一段中的"六合"《淮南子·时则训》释为:"孟春与孟秋为合;仲春与仲秋为合;季春与季秋为合;孟夏与孟冬为合;仲夏与仲冬为合;季夏与季冬为合"。意即在一年的时间内,同时也寓有阴阳生长化收之意。若与"天地之间"结合在一起理解,则一指时间概念,一指空间概念。"九州",即古代冀、兖、青、徐、扬、荆、梁、雍、豫九州,意即全国范围以内。"九窍",即上五官共七窍,下二阴共两窍,是人体与外界相通的九个孔窍。"十二节",即人体四肢共十二大关节。"其生五,其气三",即阴阳派生出五行及三阴三阳。以上从时间、空间、地域等大的概念到人体的九窍、十二节、五行、六经等小的概念,均受人与自然界之气贯通,受其根本规律所制约。若邪气触犯三阴三阳之生气,就会患病。所以说,此为"寿命之本也"。气,无论是在古代哲学中还是中医学里,都是一个物质的概念,世界是由物质组成的,在中医学中这种物质之一就是气,这与马克思唯物论精神是一致的。本篇认为世界的本原是气,生命的本原也是气,气构成了人体,来源于自然,并与自然界之气息息相通,这就是"生气通天"的主要观点。今人王玉川氏说:"虽然由于它是两千多年前的作品,受着历史的科学发展水平的局限,因而在运用'生气通天'这一观点,对于医学上一系列问题所进行的论证,从今天的要求来看,似乎不免失于过于简朴,但是仍然在字里行间可以看到唯物主义的光辉。"

二、顺应自然,是"寿命之本"

原文"苍天之气"到"此为自伤,气之削也"一段,强调了人要顺应自然,学会养生。"苍天之气清净"指上天之和气,是清而不浊,静而不乱的。"志意治","志意"指人的精神状态及自我调控能力。"治"与"乱"相对,即正常不乱之意。"传精神,服天气,而通神明"中的"传",据俞樾注释,应为"抟"(tuán),即抟聚精神之意。"服天气"的"服",应理解为"遵循","神明"指宇宙阴阳变化之规律。其意思是上天之和气静而不乱,清而不浊,人的精神状态及自我调控能力正常,顺应这个规律,则阳气固密,即使有非时邪气,也不能伤害人。这就要求顺应自然界一年四季或一

日四时的阴阳消长变化规律，抟聚精神不使耗散，适应自然气候之变化，这就是懂得自然阴阳规律的人。如果违背这个规律，就会邪气内闭九窍，外使肌肉壅塞，卫气耗散懈怠。这是因为自己不晓“生气通天”的理论，不会养生而造成的结果。故曰“此为自伤”。人与自然关系非常密切，顺应自然学会养生，对人预防疾病有很重要的意义，故前文说此为“寿命之本”。

三、阳气损伤，就会百病丛生

寒邪、风邪、湿邪、暑邪等六淫之邪，以及情志异常、饮食不节、劳逸失度等原因，均为常见的致病因素，在一定条件下，均可损伤人体阳气，形成多种病症，出现阳气不能固护于外，阻遏气机，饮食积聚，功能虚弱或偏亢等各种病变。从而从病理方面反证了阳气的重要性，也指出了病久难治的不良后果。兹从以下几个方面进行分析。

（一）寒、暑、湿、风伤阳

1.寒邪伤阳。“因于寒，欲如运枢，起居如惊，神气乃浮”；“体若燔炭，汗出而散”；“阳因而上，卫外者也”。这三段原文，从阳气（按马莳注云，“所谓阳气者，卫气也。”）的作用，继而论述了寒邪侵入人体后，由于寒主收引，阳气为寒邪所束闭，无法像运枢那样灵敏，起居不安，出现恶寒发热，甚或高热等症状。当此之时，当以辛温发散为法，使寒从汗解，方如麻黄汤、大青龙汤之类。从原文分析可知，此处的寒，应为表寒。体若燔炭，汗出而热退，显然是寒郁而化热，仍属表证，而非气分之热。

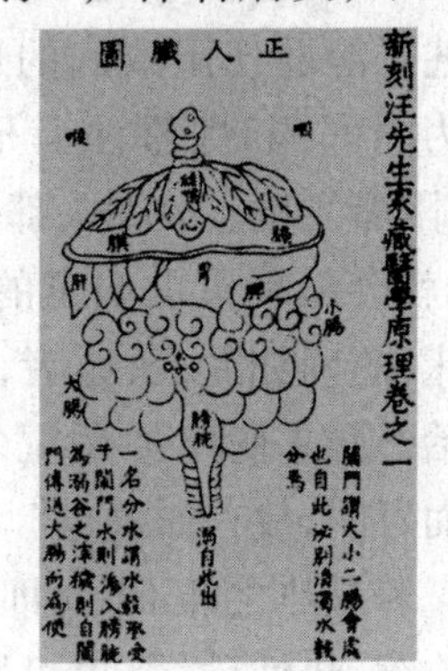

明代汪机《医学原理》中的正人脏图

“开合不得，寒气从之，乃生大偻”一句的“大偻”，吴昆认为是“开合失宜，为寒所袭，则不能柔养乎筋，而筋拘急，形容偻俯矣。”似由于卫阳之开合失司，寒邪乘虚而入，侵犯筋脉致其拘急而产生的短期的弯腰弓背的病症。此与后文“柔则养筋”的生理功能相对应。但大偻为寒邪伤阳致筋脉收引，拘急不伸的短时期表现，若能寒去筋柔，自然会痊愈，而不能理解为小儿营养不良，长期缺钙所致的“佝偻”病。

“陷脉为瘘，留连肉腠，腧气化薄，传为善畏，及为惊骇；营气不从，逆于肉理，乃生痈肿。”这一段中所列疾病，均与寒邪侵袭为害有关。所谓“瘘”，泛指经常漏下脓水，久不收口的瘘管。多由于寒邪深陷血脉之中，“积寒留舍，经脉稽凝，久瘀内攻，结于肉理，故发为疡瘘（王冰注）。”“肉腠”，指肌肉组织的间隙。“腧”，指腧穴，“气”指寒邪，“化”，邪气传化之意，“薄”通“迫”。“腧气化薄”就是寒邪从俞穴处侵入，传化而内迫五脏，损伤或影响神志，引起恐惧或惊骇等一些精神症状。“传为善畏，及为惊骇”就是讲的这种病理。至于“腧穴”的解释，有释为“井、荥、输、经、合”五输穴的，也有释为“背俞穴”，但从引起的病症看，多为五脏及神志的变化，宜从王冰注“若邪中于背俞之气，变化深入而薄（迫）于脏腑者，则善为恐畏及发为惊骇也”为宜。背为阳，为足太阳膀胱经所分布处，五脏六腑皆在背部有相应的俞穴。寒邪若从俞穴而入，内迫脏腑，即可产生一些神志失常的病症，治疗相应的俞穴，使邪外解，常可取得较理想的效果。

“营气不从，逆于肉理，乃生痈肿”一句，是阐明寒邪入侵，遏阻卫气，使营气也迟滞，营卫失调，营气不能循经脉正常运行（营气不从），瘀滞于肌肉经脉之中，瘀久化热，就会生痈肿一类病症。以上举例说明寒邪侵入人体后，由于寒性凝滞，寒主收引，会导致诸如“大偻”“起居如惊”“瘘”“善畏”“惊骇”“痈肿”等各种各样的病症。为防止寒邪引起的病症，就要注意保护阳气，否则会“折寿而不彰”。

2.湿邪伤阳为病。原文说：“因于湿，首如裹，湿热不攘，大筋緛短，小筋弛长。緛短为拘，弛长为痿”。此段论述了湿邪伤阳致病的病理及病症。湿为阴邪，其性重浊有形，易困遏清阳，阻滞气机。故如头部受湿，阻遏清阳，就会出现头重如裹的症状。验之临床，的确如此，头重者，多从湿伤上论治。张志聪曰：“阴湿之邪，上干阳气而冒明，故首如裹也”。此义甚明。

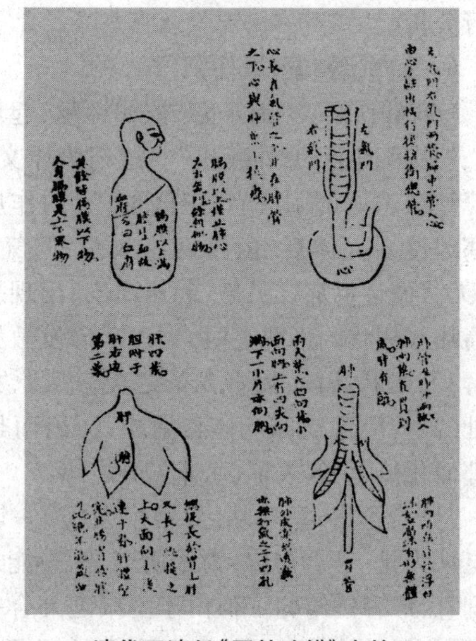

清代王清任《医林改错》中的人体脏器图

若湿热之邪不除（即“不攘”），湿性收缩，热性弛缓，也可因湿热薰蒸，经气不利，表现为收缩为主的“拘”（收缩不伸）或弛缓性的“痿”（痿软无力）。并且不论大筋小筋均可发生。《简明中医辞典》解释说：“指肢体筋脉弛缓，软弱无力，严重的手不能握物，足不能任身，肘、腕、膝、踝等关节如觉脱失，渐至肌肉萎缩，而不能随意运动的一种病症。”现代医学的肌无力症或神经根炎的某些体征有类似于此的表现。

3.风邪所致的风疟。原文“魄汗未尽，形弱而气烁，穴俞以闭，发为风疟”。关于“魄汗”，姚止庵说：“汗何以言魄，魄藏于肺，汗出于玄府。玄府者，皮毛也；皮毛者，肺之合也，故言魄汗”，“未尽者，汗出不已，病之自汗也。”意即自汗不止。“风疟”者，《素问·刺疟篇第三十六》说：“风疟发，则汗出恶风”。可见是由于素体气虚，卫表不固，经常汗出不止，汗多则伤阴，阴伤及阳，卫表更虚，导致风邪从俞穴处乘虚而入,使形体虚弱。阳气耗散,正虚邪陷,不能外达,至秋而发,这就是“风疟”。

“劳汗当风,寒薄为皶,郁乃痤”一句,其病机是由于过劳汗出,正虚不固,又感受风寒之邪,郁于肌腠,所以“寒薄(搏)为皶(粉刺)”,寒郁则为痤疮。

4.暑邪为病的症状。“因于暑、汗,烦则喘喝,静则多言”一段,阐述了暑邪致病的机理和症状,暑为阳邪,本质为火,其性酷热,暑也可兼寒、兼湿,若暑兼寒,则易郁闭卫阳而无汗,或汗出不畅;若暑热蒸腾,迫津外泄则易致津液外泄而大汗,汗出本伤阴,但阳气也随之外泄,故易导致气津两伤。《素问·举痛论》说:“炅则腠理开,营卫通,汗大泄,故气泄矣。”气津两伤,肺气欲脱,神气失养,或暑热太胜,内迫心神,就可见“烦则喘喝”(气津两伤,肺气欲脱),或“静则多言”(心神失养)。

以上列举了寒、湿、风、暑四种邪气,均可伤及阳气,产生疾病。虽然性质不同,但都对阳气有损害作用。其中尤其以寒邪为最。因为寒为阴邪,易伤阳气。反过来讲,为了防止疾病,就必须处处注意保护阳气,防止因各种原因使阳气耗散。

(二)情志过激伤阳

情志的剧烈变化,容易导致多种疾病,是内伤杂病的主因之一,而且也可以影响阳气的正常敷布和运行,产生“薄厥”的病症。原文说:“阳气者,大怒则形气绝,而血菀于上,使人薄厥,有伤于筋,纵,其若不容。”“薄厥”的“薄”,郭霭春认为与“暴”通,谓发病急骤之厥症。其病形成的原因是“大怒”,大怒则阳气逆乱,为肝之病。大怒气机逆上,血气随之上涌,就可发生突然的四肢厥冷。厥者气机逆而不相顺接。主要表现为因怒而头痛,眩晕,一时性的昏厥,不省人事,四肢冰凉,脉伏等。由于肝主筋,暴怒气血上逆于脑,筋脉失于濡养和阳气的温煦,使筋伤而弛缓不收。张志聪说:“筋伤而弛纵,则四肢有若不容我所用也。”此乃紧接上文,似指薄厥以后四肢乏力,弛缓不收的症状。

此段举大怒的情志剧烈变化引起薄厥为例,说明七情的过激,也会使阳气逆乱而生病,其他情志变化虽未明言,但也可举一反三。

(三)烦劳过度伤阳

原文说:“阳气者,烦劳则张,精绝,辟积于夏,使人煎厥,目盲不可以视,耳闭不可以听,溃溃乎若坏都,汩汩乎不可止”。这一段主要阐述了烦劳过度引起的病症及症状表现。烦劳,指过度劳累疲倦,动伤神气,耗竭天真,张者,阳气独亢于上而外浮。精绝,系阳气偏亢,耗伤真阴;煎厥,因平素阴精亏损,阳热亢盛,复感暑热,症见耳鸣、耳聋、目盲、甚则突然昏仆等的一种症候(《内经词典·煎厥》)。因此可知,由于烦劳伤阳,或素体肾亏,使阴虚阳亢于上,加之夏季气候炎热,使体内阳愈偏亢,更伤阴精,阴不制阳,两阳煎熬,发生的突然昏倒,耳鸣耳聋,视力障碍等为主要表现的“煎厥”。其耳聋、目盲,皆因肾精亏虚,肝血不足所致,加之夏季炎暑蒸迫煎熬成病。故其病势急迫,就像洪水决堤一样快速和凶险。其病本虚标实,下虚上实。煎厥和薄厥都是突然昏厥的病症,但其病机不同。

(四)饮食不节伤阳

"高梁之变,足生大丁,受如持虚"一句,是讲倘若平素恣食肥甘厚味("高梁"同"膏粱","丁"同"疔",姚止庵说:"膏粱者,肥甘物也,久食肥甘,后必生变,其为变也,多生丁毒。丁者,火也;大丁,毒热也,毒热伤人,无处不到,岂必在足。注言丁生于足,误矣。足生,谓足以生丁毒也。")或恣食精米白面,不但对健康无益,久食反而发生疔毒一类疮疡。其产生的原因,因膏粱厚味,多指肥肉油腻煎酢鱼蟹之类,最易生湿生热生痰,生热则使人阳气偏旺,阳胜则热;生湿生痰则易困滞脾胃,阻遏阳气的正常运行,湿、痰郁久化热,与阳胜之热薰蒸而成毒,毒热浸淫血脉肉腠,久之而火毒凝聚而成疔疮。《灵枢·痈疽》所说:"大热不止,热盛则肉腐,肉腐则为脓,故名曰痈",虽然讲的是痈,但与疔疮的病因相同。这就是"高梁之变,足生大丁"的道理。至于"受如持虚"一句,注家有两种认识,均可参考。其一是认为恣食肥甘之人极易得火毒疔疮,就像手持空器受物一样容易。如张介宾所注:"热伤阳分,感发最易,如持空虚之器以受物。"其二,刘河间说:"内结而发诸外,未知从何道而出,皆是从虚而出。假令太阳经虚,从鬓而出,阳明经虚,从髭而出,督脉经虚,从脑而出。"近人郭霭春也赞同此说,认为"受如持虚",应作"受持如虚",并解释说"多食肥肉精米厚味的害处,是能够生大疽,人的哪条经脉虚,大疽就从哪条经脉发生。"这第二种解释,与第一种解释在病机上并无不同,异在对疔疮易发部位上,认为在恣食膏粱厚味的前提下,虚处易生大疔。验之临床,细菌感染除与肥甘之人有关外,也与局部血运不良与不洁有关。

(五)疾病的病程中也易损伤阳气

临床所见,许多原因,如过服寒凉药物、大汗出、久病、饮食不节等,均可损伤阳气而发生多种病症。同样,在一些疾病过程中,也可损伤阳气而加重疾病。"肿""偏枯"就是举例说明某些疾病过程中可以损伤阳气。

原文"因于气,为肿,四维相代,阳气乃竭。"此句中的"气",即指"阳气"。"四维"指四肢,"竭"指耗伤之甚之意。全句的意思是浮肿病产生的原因是由于阳气虚,气化失常,使水湿壅滞肌肤,浮肿严重者,阳气虚衰亦相对较重;另一方面,水肿过甚反过来又易阻遏阳气,二者互为因果。至于手肿、腿肿,如何互相影响,当视病因病机而定。所以姚止庵说:"气,即阳气也,阳气既不能卫外,不特寒、暑、湿相因为患,即气亦能自病,是亦谓之因于气也。气周密则默运而流通,气疏泄则偏壅而浮肿。四维者,四肢也。四肢者,诸阳之本也,阳气盛,则四肢实而挥霍扰乱。阳气虚,则手足浮肿,或手已而足,或足已而手,是相代也。凡病此者,非阳气匮乏不至此,而实则卫外不固所致也。竭字宜活看,勿竟作竭绝,盖甚言之,以见阳之不可不固也。"此段注解,较详尽地解释了四维相代的本义,有参考价值。

"汗出偏沮,使人偏枯"一句中的沮(jǔ 举)字为汗出之意"偏枯"即半身瘫痪。张志聪曰:"沮,湿也。"马莳说:"人当汗出之时,或左或右,一偏阻塞而无汗,则无

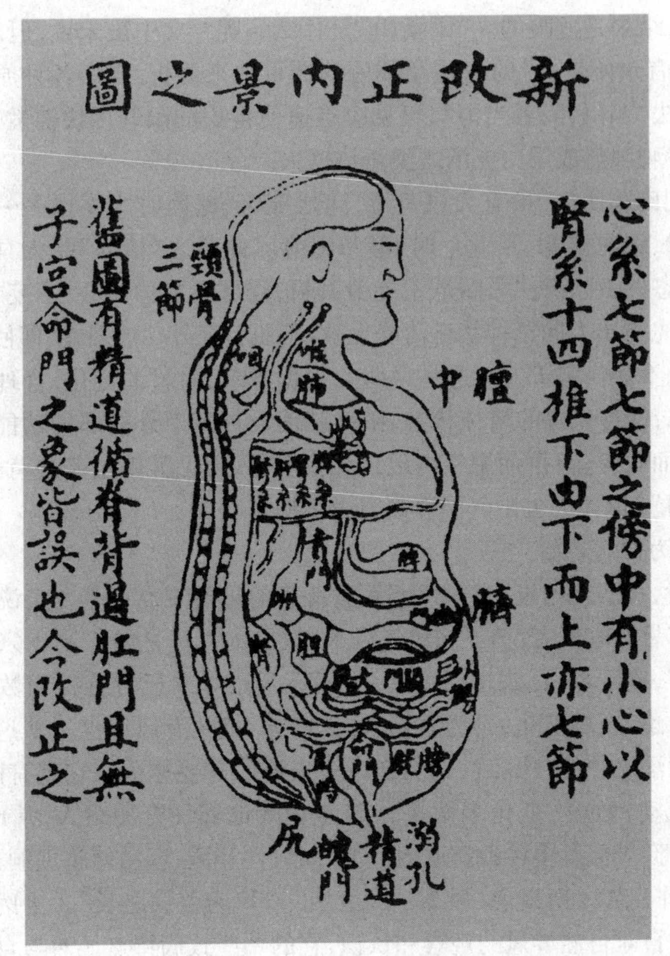

《类经图翼》中的“新改正内景之图”

汗之半体，他日必有偏枯之患，所谓半身不遂者是也。”整句乃是说明，如果临床上有半身出汗，半身不出汗的表现时，预示着有可能出现偏瘫之症。其引起原因在于汗出过多，阳气受伤，半身出汗，则半身阳气外泄，而另半身无汗，则阴阳平衡失调，阳气虚失去温煦温通作用，则可能出现气虚血瘀之半身不遂，约相当于中风中经络之早期表现。治疗当补阳气活血，用补阳还五汤加减有效。

（六）阳气病变的预后、治法

原文“故病久则传化，上下不并，良医弗为”一句，指明了久病伤阳的不良预后。“病久”，指阳气损伤之类的病日久不去，“传化”指久病后病情逐渐向深向严重方面转化。“上下不并”，指阳气上下阻塞失于交通联系。整句是说明如果久病阳气受损而未及时正确的治疗，就可能向严重传变或转化，再加之上下阳气阻塞不相交通，则即使良医也没有好办法（良医弗为）。强调了阳虚日久的不良后果。

“阳蓄积病死，阳气当隔，隔者当泻”一句的意思是，对一些阳蓄积不通的危重之症的预后，结果是危险的。"阳蓄积"是什么病呢？文中虽未说，但从古人有"阳盛则热""气有余便是火"的论述及预后的严重性来分析，当属各种原因引起的高热。治疗方法"当隔，隔者当泻"，可见应迅速使蓄积的阳气尽快消散，具体办法是泻法，可用针刺泻热或用白虎汤之类清热泻火。

"清静则肉腠闭拒，虽有大风苛毒，弗之能害，此因时之序也……是故暮而收拒，无扰筋骨，无见雾露，反此三时，形乃困薄。"此段之"清静"指人具有的安闲无欲的精神状态。王冰说："夫嗜欲不能劳其目，淫邪不能惑其心，不妄作劳，是谓清静。"此段首先指出人的精神状态清静无欲，则肌腠卫外功能强盛，即使有强烈或细小的邪气，也不能伤害于人。这是说明要根据季节、时日的变化，合理安排生活起居，调节情志，保持正常的精神状态，阳气就能发挥其卫外御邪的功能。同时要学会养生，"暮而收拒（日落而阳气内敛），无扰筋骨，无见雾露"，若违背这些规律，就会"形乃困薄"（形体失去阳气温养而乏力消瘦）。

（七）风为百病之始

"故风者，百病之始也"是对风邪致病特点的重要观点。张介宾说："凡邪伤卫气，如上文寒暑湿气风者，莫不缘风气以入，故风为百病之始。"高士宗说："六淫之气，风居其首，故风者，百病之始也。"《素问·风论》："风者善行而数变……故风者，百病之长也，至其变化，乃为它病也，无常方，然致有风气也。"从这些论述可以看出，作为六淫之一的"风邪"，是引起许多疾病的首要原因。它具有阳性的性质，善行（善于流动）数变（变化多而快），容易和其他邪气合而袭入，常形成风寒、风热、风湿、风毒、风痰等多种致病原因。另外，风性开泄，容易使腠理洞开，从而为其他邪气进入作先导。所以说"风为百病之始"，"风为百病之长"。中医学中风的病因说，固然来自对自然界风的观察和认识，它的一些致病特点显然与自然界风的特点相似，但它作为六淫之一的病因说以后，又赋予了新的内容。从现代医学的观点看，风邪似指各种致病性病原微生物（如感冒、流感病毒，各种细菌等）及得病后具有发病快、变化快，易抽搐等表现者。

（八）阴阳的关系及阴阳平衡的重要性和作用

"阴者，藏精而起亟也，阳者卫外而为固也"一句，阐述了阴阳的生理关系。亟（qì，气），屡次之义。即阴精不断地化气与表相应，从而使阳气起到固护卫表的作用；阳气固表卫外，使邪气不可以进入体内，保证了阴精的正常化生。这种阴阳的相互为用，相互制约，相互消长转化的关系，与《素问·阴阳应象大论》的阴阳的相互关系的观点是一致的，可以互相联系和印证。本篇还从病理上的相互影响所产生的某些病理现象，反证了阴阳之间这种互相制约消长关系。所谓"阴不胜其阳，则脉流薄疾（脉象数而急促）并乃狂（阴并于阳则神志狂乱）；阳不胜其阴，则五脏气争（阳虚阴凝，九窍闭阻），九窍不通。"其病理主要为阴虚生内热，则脉象疾数；阳虚阴气凝滞，九窍乏阳之温通则不通。而会养生的人，则善调和阴阳，使之平衡，即"圣人陈阴阳"。这种人筋脉柔和,骨髓坚固,血气流畅,内外调和,邪气不能伤害,则耳目聪明,气机升降出入正常。

原文还对阴阳失衡之病症进行了举例说明:

风客淫气,精乃亡,邪伤肝(风邪过胜,伤耗阴津,易伤肝)。

饱食,筋脉横解,肠澼为痔(伤食,筋脉弛缓,易患痢疾痔疮)。

大饮,则气逆(大饮伤胃,胃气上逆)。

因而强力,肾气乃伤,高骨乃坏(强力入房,肾气受伤,腰骨受损)。

阴阳之间还常处于动态平衡之中,如有阴阳偏胜、偏衰、相损、离绝等病理变化,就会产生多种疾病。所以阴阳相互平衡关系非常重要。原文极其精辟地论述了阴阳平衡的重要性以及五味与阴阳平衡的关系。

"凡阴阳之要,阳密乃固,两者不和,若春无秋,若冬无夏,因而和之,是为圣度。故阳强不能密,阴气乃绝,阴平阳秘,精神乃治,阴阳离绝,精气乃绝。"这一段是对阴阳平衡关系的重要论述。兹详细分析如下:

"阴阳之要,阳密乃固",《太素》作"阴密阳固"虽不无道理,但与原义不甚相合。《内经》作者对阴阳双方的作用都很重视,但尤其强调阳气的作用。本句乃偏正句式,即阴阳二者的关键,是阳气致密乃固,强调阳气的重要作用,其义甚明。如阴阳双方失去平衡(即"两者不和")就像自然界四时只有春天而无秋天,只有冬天而无夏天一样。因此,保持其平衡,是最佳的养生保健法则("圣度")。李念莪注曰:"阴血平静于内,阳气固秘于外,阴能养精,阳能养神,精足神全,命之曰治。"阴阳的这种平衡关系,是保持生命活动的最重要的保障,如果阴不胜其阳,或阳不胜其阴,双方平衡被打破,就会出现阴阳平衡失调的各种病理现象,严重者可危及生命,出现阴阳离绝,或"精气乃绝"的严重后果。

正因为阴阳平衡如此重要,所以在养生方面,要求"因而和之,是谓圣度。"在治疗时要"谨察阴阳所在而调之,以平为期。"在诊断时,要"察色按脉,先别阴阳。"《内经》中其他篇章也都贯穿了这种阴阳平衡的重要思想。但是这种平衡是动态的平衡,是运动和变化的,是动态的,不是一成不变的。因各种致病原因,平衡被打破,经过治疗调正,使之恢复平衡,如此反复,构成人生命活动的基本规律。因此本文精辟地指出:"阴平阳秘,精神乃治"这一重要观点,它不仅在养生方面,在辨证、治疗用药诸方面,都是纲领性的名言,具有广泛的指导意义。这句话的意思是,阴气内敛阳气固秘,阴阳平衡,人的物质和精神意识思维活动才会正常。

"阴之所生,本在五味,阴之五宫,伤在五味"一段,是阐述了五味(泛指各种饮食)与阴阳平衡的关系。意即人体阴精之化生,源于饮食五味;而饮食过量或五味偏嗜,又会成为损伤五脏的病因。张志聪说:"神气生于阴精,五脏之精生于五味,故首论气而末论味。"就注明了这个意思。姚止庵说:"因五味以生,亦因五味以损,正为好而过节,乃见伤也。"进一步阐释了本段含义。人体的阴精,来源于饮食五味所化，后人称为“后天之本”，这容易理解。为什么“阴之五宫，伤在五味”呢？这是因为从阴阳属性来分，五味中“辛甘发散为阳，酸苦涌泄为阴，咸味涌泄为阴”（《素问·至真要大论》），亦即五味可以分阴阳。在正常情况下，五味是人体生命活动的物质基础，是化生精气的原始物质，但若过量或长期偏嗜五味，就会打破人体的阴阳平衡而引起疾病。另外根据五味入五脏的理论，五味偏嗜，会破坏五脏间的平衡，因而要“谨和五味”。下表举例五味偏嗜引起的病变，可参阅表3-1。

表3-1 五味偏嗜所致病变表

五味偏嗜	病变	分析
味过于酸	肝气以津 脾气乃绝	味过于酸，肝气偏盛，木盛克土
味过于咸	大骨气劳 短肌，心气抑	过咸伤肾损骨，肌肤干燥失濡水克火，可使心气不畅
味过于甘 （《太素》作苦）	心气喘满 色黑肾气不衡	过苦，心气实生喘满，可致肾气无力（火侮水）
味过于苦 （《太素》作甘）	脾气不濡 胃气乃厚	过甘，易致脾气壅滞失运，不能为胃行津，则胃气易虚（厚乃薄意）
味过于辛	筋脉沮弛 精神乃央	过食辛味，金克木则筋脉弛缓而败坏（沮弛），精神受损

【临床应用】

一、原文中注释有分歧的几点讨论

（一）“因于寒，欲如运枢，起居如惊，神气乃浮”及“因于暑……体若燔炭，汗出而散”两段原文的理解问题

历代注家对此段原文的认识，有云位置不当者，有云错简者，有云衍文者，应如何理解呢？

朱丹溪在《格致余论·生气通天论病因章句辨》中认为：“因于寒，欲如运枢以下三句与上文意不相属，皆衍文也”，主张将“体若燔炭，汗出而散”移至“因于寒”后。并改为“因于寒，体若燔炭，汗出而散”。并主张将属于衍文“欲如运枢，起居如惊，神气乃浮”删去。从临床实践看，如感受寒邪较重，寒邪束表，卫气宣发受阻，腠理闭塞，邪郁而化热，常可见“体若燔炭”的热势颇高的表现。因起病因为寒郁肌表所致，故用

辛温解表的麻黄汤重剂强力发汗解表，汗出邪随汗而解，即可收到“体若燔炭，汗出而散”的效果。朱丹溪进一步解释说：“夫寒邪客于肌表，邪郁而为热，有似燔炭，汗出而解，此仲景麻黄汤之类是也”。我们认为朱氏此解，从理论和临床两方面讲，都是符合经旨和临床实际的，是可取的。

若按“因于暑……体若燔炭，汗出而散”来分析，暑病其本质是火，暑热外袭，蒸腾升散，暑热内迫，阳胜则热，虽然也有“体若燔炭”之症状，但“汗出而散”却不尽可能。暑天若感受寒邪而内有暑热，用“香薷散”“新加香薷饮”之类方剂，固可寒去热退，但不一定有“体若燔炭”表现。“白虎汤症”有高热，但必有汗，再汗出虽可退热，但多热势复炽，不一定会“汗出而散”。其他温热病初起之高热，也非一汗可解。如是反证刘河间之解甚为有理。

至于“欲如运枢”一句，《太素》将“运”作“连”解。全元起《新校正》说：“阳气定如连枢者，动系也。”动，指阳气温煦运动，系指系住、闩住。据此注分析，“欲如运枢”当作“定如连枢”解。全句意思是阳气被寒邪郁闭，不能温煦运动，有如户枢被闩住开关不得。此解较为符合寒邪束表的病机。

关于“起居如惊，神气乃浮”一句，近人王玉川认为：“起居者，坐卧动静也，起居如惊，形容感受寒邪后，全身不适，恶寒发冷，因而坐卧不宁之状，即现代医学所说‘应激状态’。神气指血气。《灵枢·营卫生会》云：‘血者神气也，血之与气，异名同类也。’神气乃浮，于是血气浮出肌表，这里说的是发热的病机。”简而言之，此句说的是阳气被寒邪束缚后，失于温煦，人体出现怕冷不适的症状的病理过程。此说虽然有一定道理，但也有一些不全面之处。我们认为，第一，理解此句，应该从上下文义及张志聪注释去分析。因此句是在“因于寒”后，当从受寒后症状表现及病理去理解，第二，“起居如惊”，是说生活起居不慎，如同受惊一样发病突然，神气（指五脏之阳气，张志聪说：“神气，神藏之阳气”，也包括经脉之气）应激而浮，出现脉浮、恶寒发热等卫表证状。意即感受寒邪后的发病特点、病理表现及主要症状等。

（二）对“因于暑，汗”的讨论

周学海《内经评文》认为“汗”字下当有“不出”之字。即“因于暑，汗不出”，联系下文，虽甚有理，但证据不足。王玉川认为：“汗，可以理解为无汗，也可以理解为汗出不止。”于鬯《香草续校书》以下文有“汗出而散”句作为依据，认为此“汗”字乃衍文。其实原文并无矛盾，暑作为六淫之一，其性酷烈，本质属热，暑热过胜则伤津耗气，蒸迫于肺，则为喘喝（张着大嘴呼吸）。暑邪过胜，迫津为汗，汗泄过多，津伤气耗，汗也作为一种伤津的病因，与暑并列。汗多伤津，津伤气也随之而伤，则神气失养，可见谵语等神志症状。故此句应为感受暑热，或暑热过盛蒸津迫液而汗出，可出现暑热迫肺的喘喝欲脱症状，也可因汗泄太过，神气失养而见神志失常的表现。

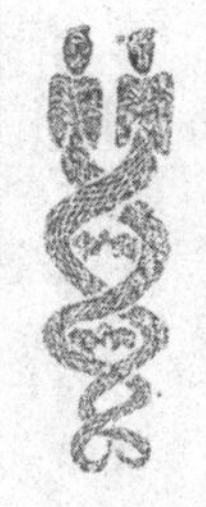

（三）关于“阳气者，烦劳则张，精绝，辟积于夏，使人煎厥”的讨论

王冰注曰：“烦扰阳和，劳疲筋骨，动伤神气耗竭天真。”对于煎厥，王冰说：“故当于夏时，使人煎迫而气厥。厥，为气逆也。”张介宾则说：“煎厥者，即热厥之类，其因烦劳而病积于夏。亦今之云暑风是也。”后人多从之。张山雷《中风斠诠》认为煎厥属中风之类。他说：“人之阳气，以烦劳而其势愈张，明是阳升之病也。更遇夏令阳盛之时，则阳气辟积，发而为厥。盖与《调经论》之大厥相近。”王玉川氏解释说：“因为这里的厥是发生在夏季，为暑热之气煎迫而发生的‘煎厥’。从下文描述的症状来看，与现代医学所说的‘热虚脱’颇为一致”（《陕西中医》1981，(3)：39）。综上所论，煎厥实为两种疾病：其一为暑热过胜，蒸迫津液，暑热煎熬，人在其中，最后出现的大汗虚脱之中暑；另一种所谓与大厥相近，而大厥是气之与血，并走于上出现的神昏厥冷（脑血管意外之类疾病），且发生在夏季。从其表现看，“目盲不可以视，耳闭不可以听”，显然指夏季因高热煎迫而出现的一时性昏厥（即中暑）。故我们认为本篇所论煎厥，实属指此而言，乃夏季常见病，白虎加人参汤似属对症之方。另《素问·脉解》亦有“煎厥”一名，从其症状病因病机看，似属肝郁善怒而言，与本篇所论不同。

二、关于伏邪问题

关于伏邪，《内经》中凡见两处。其一即本篇“冬伤于寒，春必温病”一段；另一处见于《素问·阴阳应象大论》，内容大同小异。现将本篇的伏邪理论和内容归纳如下表。

表3-2 四时伏邪发病表

四时邪气	感而即发	伏而后发
冬伤于寒	体若燔炭	春必温病
春伤于风	乃生寒热	（夏）乃为洞泄
夏伤于暑	汗，喘喝	秋为痎疟
秋伤于湿	首如裹，大筋软短，小筋弛长	上逆而咳发为痿厥（冬）

此表所谓“伏而后发”，即指过时而发的伏邪。有关伏邪的见解分歧很大，其源就在本篇。争论最多的是“冬伤于寒，春必温病”一句。首先引申其义的是晋代王叔和。他在《伤寒论》中首先提出：“冬时严寒……中而即病者，名曰伤寒，不即病者，寒毒藏于肌肤，至春变为温病，至夏变为暑病。”其后人多依此说，遂成为伏邪理论的依据。明代王安道在《伤寒总病论》中又有进一步发挥：“伏气为病，谓非时有暴寒中人，伏毒气于少阴经，始虽不病，旬月乃发。”不过他认为邪气是伏于少阴，与王叔和所论邪气伏于肌肤不同。明代吴又可《温疫论·行邪伏邪辨》又说：“所谓温疫之邪，伏于膜原，如鸟栖巢，如兽藏穴……至其发也，邪毒渐张，内侵于府，外淫于经，营卫受伤，诸证渐显，然后可得而治之。”至清代温病大家叶天士有《三时

伏气外感篇》,讨论春温等伏邪的专著。综上所述伏邪理论源于《内经》,砥定于王叔和,发展于吴又可,成熟于叶天士。它的产生,乃是从患病后所产生的症状,对病机的反推而形成的。即感寒而即发病者,名曰新感,如冬之伤寒。而有些疾病,一发病就表现于口苦尿赤,甚则高热、神昏、抽风、谵语等里热偏盛症状,无表证期,或有表证而很短暂,于是人们推理是冬受于寒,当时不发病,寒邪藏于少阴,至春天郁久而暴发,故出现上述症状。这就是温病学说的春温。结合现代医学来分析,颇类似于春天的暴发性流感,流行性脑脊髓膜炎等疾病。这种病发生快,变化快,初起表证极短暂,实事求是地讲,它还是属于新感病,只不过阴伤症状很突出。虽然如此,伏邪理论在临床上仍然有积极的指导意义。对于辨证分型,指导用药都有参考价值。另外,伏邪是一个特定的病机理论概念,它不能等同于西医的潜伏期。

三、关于"溃溃乎若坏都,汩汩乎不可止"的理解

因此句是接在"阳气者,烦劳则张,辟积于夏,使人煎厥,目盲不可以视,耳闭不可以听"一句之后,显然是形容煎厥之大汗淋漓的,马莳注曰:"都,所以防水,溃溃坏貌。汩汩,流貌,盖言疾势不可遏也。"张志聪又别有解释:"膀胱者,州都之官,精液藏焉,而又属太阳之府,太阳为诸阳之主气,阳气伤,则坏其府也,溃,漏也。言其府都之坏而不能藏精。汩,流貌,言其阴寒精出而不可止也。"王玉川氏认为:"都。为水中可居之地。《尔雅·释水》云'水中可居曰州,小州曰都,'盖训都为渚。溃,坏也。溃溃,形容坏都之状。汗出之时,一小块一小块干燥的皮肤,逐渐被汗液所淹没,故云'溃溃乎若坏都'。汩汩,水波涌出之貌,是对大汗淋漓不止的描写。历代各家注释都以这二句原文,只是病势危急的形容词。但是稍加分析就会发现这个解释是不够妥当的。首先病势危急而用坏都水溢来形容,已觉不甚确切。而且更为重要的是临床所见,夏天中暑病人之'热虚脱'者,在出现目视不见,耳听不闻,神志昏厥的同时,多有大汗淋漓不止的症状。因此,'溃溃乎若坏都,汩汩乎不可止'二句,正是对腠理开泄,不能闭阖,全身皮肤无处不被汗液所淹没,故以坏都来形容之。大汗不止,所以说'汩汩乎不可止'。如此解释不仅文理通顺,且与临床实践相符。从《内经》理论来讲,亦无不合。《灵枢·决气》有云'精脱者耳鸣,气脱者目不明,津脱者,腠理开,汗大泄,'与本节经文'煎厥'之状对照,岂不是丝丝如扣,天衣无缝吗?而煎厥即是中暑病之热虚脱,亦可确信无疑的了"。

四、五味入五脏的理论及其应用

本篇最后一段,论述了五味入五脏及五味偏嗜引起的病症。前面"析义"一栏中对其做过分析归纳。兹再结合其他篇章的内容做一探讨。

原文"阴之所生,本在五味,阴之五官,伤在五味",明确地论述了人体阴精靠饮食五味以化生,五味偏嗜,可以引起许多病症。并从五行生克乘侮方面,阐述了

这些病症的机理。在《素问·宣明五气》提出了五味分入五脏的观点："五味所入，酸入肝，辛入肺，苦入心，咸入肾，甘入脾。"《灵枢·五味》又提出五味各走其所喜："五味各走其所喜，谷味酸，先走肝；谷味苦，先走心；谷味甘，先走脾；谷味辛，先走肺，谷味咸，先走肾。"在《素问·阴阳应象大论》中又提出五味相胜的理论："辛胜酸，咸胜苦，苦胜辛，甘胜咸，酸胜甘。"《素问·宣明五气》又提出五味所禁："五味所禁，辛走气，气病无多食辛；咸走血，血病无多食咸；苦走骨，骨病无多食苦；甘走肉，肉病无多食甘；酸走筋，筋病无多食酸，是为五禁，无令多食。"综上所述，正常饮食五味，是人体所必须的营养成分，所谓"味归形"，五味入五脏各走所喜之脏，五味可以相互胜负，五味偏嗜可致多种病症，临床上治疗应遵循五味所禁理论。这些就是五味理论的主要观点。

五味入五脏的理论在药味功效分类及临床方面用途甚广。五味入五脏归某经，为张元素、李东垣等药物归经理论影响很大，如酸入肝，凡有酸味的药物多归足厥阴肝经；辛入肺，肺经病可选择辛味药来发散和宣肺；咸入肾，多食盐易损肾，肾病宜少盐食物；五味偏嗜可引起一些病症，如儿童多嗜甘，可损齿、肥胖，导致其他维生素缺乏或缺钙等。这些理论还有效地指导临床及用药。

五、重阳气的理论及对后世的影响

本篇中有一著名观点，即"凡阴阳之要，阳密乃固"，"阳气者，若天与日，失其所，则折寿而不彰"。两句均明确强调阳气在阴阳平衡中的重要作用。虽然在本篇中也强调阴气的作用及保持阴阳平衡的重要作用，但更重要的是强调阳气的功能。姚止庵对此也有明论："本篇专重阳气，至阳气者卫外为固，阴者藏精起亟一段，始平论阴阳，及至阴阳之要，阳密乃固一段，则仍归重于阳矣。"明代著名医家张介宾在《类经附翼·大宝论》中也强调了这一观点，他说："可见天之大宝，只此一丸红日；人之大宝，只此一息真阳。凡阳气不足，则生意不广，故阳畏其衰，阴唯畏其盛，非阴能自盛也，阳衰则阴盛矣。凡万物之生由乎阳，万物之死亦由乎阳，非阳能死物，阳来则生，阳去则死矣。"以上这些论述，均强调阳气在人身中的重要作用，对于指导治疗一些阳虚的疾病，很有参考价值。后世有关补脾阳、补心阳、壮肾阳的理论，均在此基础上发展而来。作者认为这种重阳理论，来源于对自然界太阳、太阴(月亮)功能的观察，亦受夫权、男子中心论的影响。虽有其偏颇的一面，但也有积极的意义。在养生中的春夏养阳论，医学理论中的命门论，如李中梓的"气血俱要，而补气在补血之先；阴阳并需，而养阳在滋阴之上"(《医宗必读·水火阴阳论》)，以及方剂中的当归补血汤，右归丸、右归饮等，均体现了这种思想。

金匮真言论第四

【要点解析】

一、从四时气候与五脏的关系，阐述季节性的多发病。

二、从一日之间的变化、体表部位以及脏腑位置等，来说明阴阳学说在医学上的灵活运用。

三、从四时阴阳五行为中心来演绎、讨论人体脏腑功能和自然界气候变化的有机联系。

【内经原典】

黄帝问曰：天有八风，经有五风，何谓？岐伯对曰：八风发邪，以为经风[①]，触五藏邪气发病。所谓得四时之胜者，春胜长夏，长夏胜冬，冬胜夏，夏胜秋，秋胜春，所谓四时之胜也。

东风生于春，病在肝，俞在颈项；南风生于夏，病在心，俞在胸胁；西风生于秋，病在肺，俞在肩背；北风生于冬，病在肾，俞在腰股；中央为土，病在脾，俞在脊。故春气[②]者病在头，夏气者病在藏，秋气者病在肩背，冬气者病在四支。故春善病鼽衄，仲夏善病胸胁，长夏善病洞泄寒中[③]，秋善病风疟，冬善病痹厥[④]。故冬不按跻，春不鼽衄[⑤]，春不病颈项，仲夏不病胸胁，长夏不病洞泄寒中，秋不病风疟，冬不病痹厥，飧泄[⑥]而汗出也。夫精者，身之本也。故藏于精者，春不病温。夏暑汗不出者，秋成风疟。此平人脉法也。

故曰：阴中有阴，阳中有阳。平旦至日中，天之阳，阳中之阳也；日中至黄昏，天之阳，阳中之阴也；合夜至鸡鸣，天之阴，阴中之阴也；鸡鸣至平旦，天之阴，阴中之阳也。故人亦应之。夫言人之阴阳，则外为阳，内为阴。言人身之阴阳，则背为阳，腹为阴。言人身之藏府中阴阳，则藏者为阴，府者为阳。肝心脾肺肾，五藏皆为阴，胆胃大肠小肠膀胱三焦，六府皆为阳。所以欲知阴中之阴。阳中之阳者何也？为冬病在阴，夏病在阳，春病在阴，秋病在阳，皆视其所在，为施针石也。故背为阳，阳中之阳心也；背为阳，阳中之阴肺也；腹为阴，阴中之阴肾也；腹为阴，阴中之阳肝也；腹为阴，阴中之至阴脾也。此皆阴阳表里内外雌雄相输应[⑦]也，故以应天之阴阳也。

帝曰：五藏应四时，各有收受乎？岐伯曰：有。东方青色，入通于肝，开窍于目，藏精于肝，其病发惊骇，其味酸，其类草木，其畜鸡，其谷麦，其应四时，上为岁星，是以春气在头也，其音角，其数八，是以知病之在筋也，其臭臊。南方赤色，入通于心，开窍于耳，藏精于心，故病在五藏，其味苦，其类火，其畜羊，其谷黍，其应四时，上为荧惑星，是以知病之在脉也，其音徵，其数七，其臭焦。中央黄色，入通于脾，开窍于口，藏精于脾，故病在舌本，其味甘，其类土，其畜牛，其谷稷，其应四时，上为镇星，是以知病之在肉也，其音宫，其数五，其臭香。西方白色，入通于肺，开窍于鼻，藏精于肺，故病在背，其味辛，其类金，其畜马，其谷稻，其应四时，上为太白星，是以知病之在皮毛也，其音商，其数九，其臭腥。北方黑色，入通于肾，开窍于二阴，藏精于肾，故病在溪[8]，其味咸，其类水，其畜彘。其谷豆，其应四时，上为辰星，是以知病之在骨也，其音羽，其数六，其臭腐。故善为脉者，谨察五藏六府，一逆一从，阴阳表里，雌雄之纪，藏之心意，合心于精，非其人勿教，非其真勿授，是谓得道。

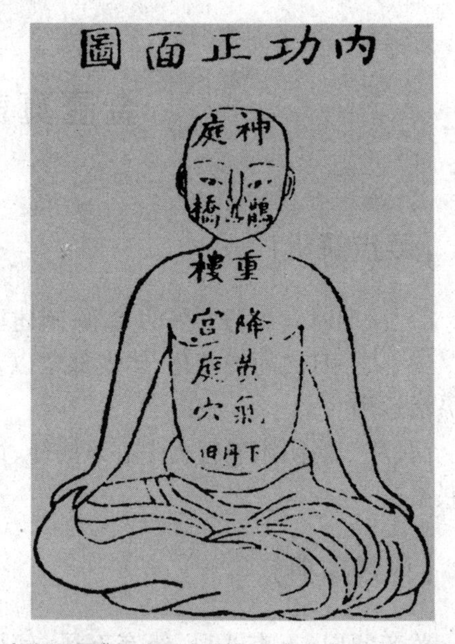

清代潘霨《却病延年导引图》中的内功正面图

【难点注释】

①经风：即五脏之风。

②春气：此处指春季不正常的气候变化，即致病的邪气。下述夏气、秋气、冬气义仿此。

③寒中：寒邪直中于里。

④痹厥：指手足麻木逆冷的病症。

⑤鼽衄：鼽，鼻塞。衄，鼻中出血。

⑥飧泄：指泄泻清稀，完谷不化。

⑦输应：输，联系。应，对应。

⑧溪：《气穴论》：“肉之小会为溪。”亦指腕、肘、踝、膝关节。

【白话精译】

黄帝问道：自然界有八风，人的经脉病变又有五风的说法，这是怎么回事呢？岐伯回答说：自然界的八风是外部的致病邪气，它侵犯经脉，产生经脉的风病，风邪还会继续循经脉而侵害五脏，使五脏发生病变。一年的四个季节，有相克的关系，如春胜长夏，长夏胜冬，冬胜夏，夏胜秋，秋胜春，某个季节出现了克制它的季节气候，这就是所谓四时相胜。

东风生于春季，病多发生在肝，肝的经气输注于颈项。南风生于夏季，病多发生于心，心的经气输注于胸胁。西风生于秋季，病多发生在肺，肺的经气输注于肩背。北风生于冬季，病多发生在肾，肾的经气输注于腰股。长夏季节和中央的方位属于土，病多发生在脾，脾的经气输注于脊。所以春季邪气伤人，多病在头部；夏季邪气伤人，多病在心；秋季邪气伤人，多病在肩背；冬季邪气伤人，多病在四肢。春天多发生鼽衄，夏天多发生在胸胁方面的疾患，长夏季多发生腹泻等里寒症，秋天多发生风疟，冬天多发生痹厥。若冬天不进行按跻等扰动阳气的活动，来年春天就

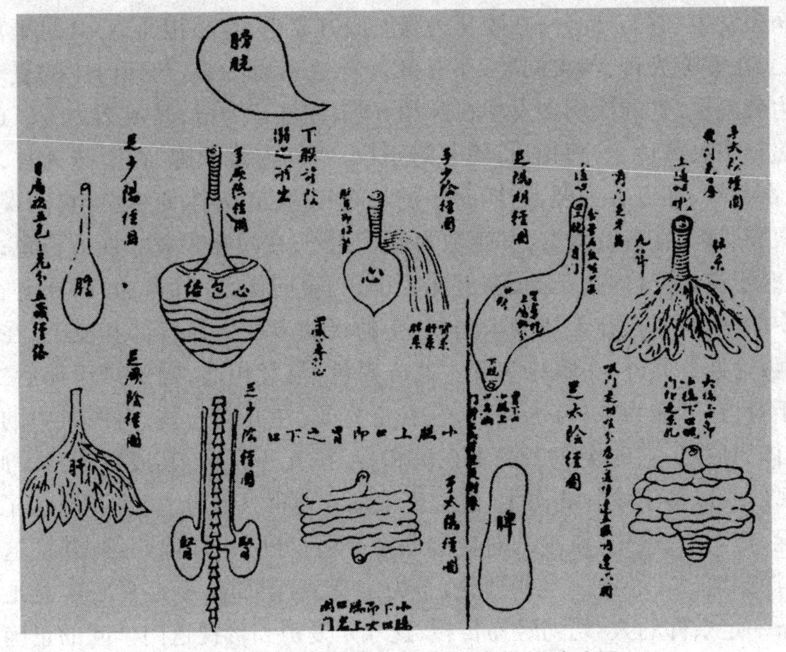

清代俞培林、滕千里《相络相法》中的脏腑图

不会发生鼽衄和颈项部位的疾病，夏天就不会发生胸胁的疾患，长夏季节就不会发生腹泻一类的里寒病，秋天就不会发生风疟病，冬天也不会发生痺厥、飧泄、汗出过多等病症。精，是人体的根本，所以阴精内藏而不妄泄，春天就不会得温热病。夏暑阳盛，如果不能排汗散热，到秋天就会酿成风疟病。这是诊察普通人四时发病的一般规律。

所以说：阴阳之中，还各有阴阳。白昼属阳，平旦到中午，为阳中之阳。中午到黄昏，则属阳中之阴。黑夜属阴，合夜到鸡鸣，为阴中之阴。鸡鸣到平旦，则属阴中之阳。人的情况也与此相应。就人体阴阳而论，外部属阳，内部属阴。就身体的部位来分阴阳，则背为阳，腹为阴。从脏腑的阴阳划分来说，则脏属阴，腑属阳，肝、心、脾、肺、肾五脏都属阴。胆、胃、大肠、小肠、膀胱、三焦六腑都属阳。了解阴阳之中复有阴阳的道理是为什么呢？这是要分析四时疾病的在阴在阳，以作为治疗的

依据，如冬病在阴，夏病在阳，春病在阴，秋病在阳，都要根据疾病的部位来施用针刺和砭石的疗法。此外，背为阳，阳中之阳为心，阳中之阴为肺。腹为阴，阴中之阴为肾，阴中之阳为肝，阴中的至阴为脾。以上这些都是人体阴阳表里、内外雌雄相互联系又相互对应的例证，所以人与自然界的阴阳是相应的。

黄帝说：五脏除与四时相应外，它们各自还有相类的事物可以归纳起来吗？岐伯说：有。比如东方青色，与肝相通，肝开窍于目，精气内藏于肝，发病常表现为惊骇，在五味为酸，与草木同类，在五畜为鸡，在五谷为麦，与四时中的夏季相应，在天体为岁星，春天阳气上升，所以其气在头，在五音为角，其成数为八，因肝主筋，所以它的疾病多发生在筋。此外，在嗅味为臊。南方赤色，与心相通，心开窍于耳，精气内藏于心，在五味为苦，与火同类，在五畜为羊，在五谷为黍，与四时中的夏季相应，在天体为荧惑星，它的疾病多发生在脉和五脏，在五音为徵，其成数为七。此外，在嗅味为焦。中央黄色，与脾相通，脾开窍于口，精气内藏于脾，在五味为甘，与土同类，在五畜为牛，在五谷为稷，与四时中的长夏相应，在天体为镇星，它的疾病多发生在舌根和肌肉，在五音为宫，其生数为五。此外，在嗅味为香。西方白色，与肺相通，肺开窍于鼻，精气内藏于肺，在五味为辛，与金同类，在五畜为马，在五谷为稻，与四时中的秋季相应，在天体为太白星，它的疾病多发生在背部和皮毛，在五音为商，其成数为九。此外，在嗅味为腥。北方黑色，与肾相通，肾开窍于前后二阴，精气内藏于肾，在五味为咸，与水同类，在五畜为彘，在五谷为豆，与四时中的冬季相应，在天体为辰星，它的疾病多发生在溪和骨，在五音为羽，其成数为六。此外，其嗅味为腐。所以善于诊脉的医生，能够谨慎细心地审察五脏六腑的变化，了解其顺逆的情况，把阴阳、表里、雌雄的对应和联系，纲目分明地加以归纳，并把这些精深的道理，深深地记在心中。这些理论，至为宝贵，对于那些不是真心实意地学习而又不具备一定条件的人，切勿轻易传授，这才是爱护和珍视这门学问的正确态度。

【专家评鉴】

一、外邪致病的成因及侵犯途径

篇首指出“八风发邪，以为经风，触五藏，邪气发病。”明确提示自然界四时不正常的气候变化，在一定的条件下可以成为外感病的致病因素。外邪侵犯内脏的途径是：八风发邪（即致病因素）首先侵犯体表而影响经脉，因为经脉外络肢节，内连脏腑，进而循经而入，触犯内脏，引起疾病。八风能否成为致病因素，在于四时之气的所胜和所不胜。如张志聪说：“所谓得四时之胜者，如春时之西南风，长夏之北风，冬之南风，夏之西风，秋之东风，此得四时所胜之气，而不为风所触。盖五藏因时而旺，能胜其所不胜也。上节言八风发邪者，发所胜之风，而克贼所不胜之时也。此言得四时之胜者，得四时所胜之气，而能胜所不胜之邪风也。”由此说明外邪侵犯内脏,既有一定的途径,又有一定的规律。了解这些内容,对临床实践有一定的指导价值。

二、五时五脏病变规律

本文对不同季节中五脏病变的规律进行了阐发。首先指出五时气候变化使各随其相应的五脏发病,如春时病在肝,夏时病在心等,而其受邪的部位则春在头部(颈项),夏在胸胁。这不仅说明了“各随其藏气之所应”的发病规律,而且指出各脏受邪的部位。同时,以春气者病在头,秋气者病在肩背等,进一步阐明五时五脏的病变部位,并指出了其常见的病症,如春善病鼽衄,长夏善病洞泄寒中等季节多发病。现据原文所叙,归纳如下:

表 4-1 五时五脏病变表

方位	五时	五藏	病位	疾病
东	春	肝	颈项、头	鼽衄
南	夏	心	胸胁、脏	胸胁
中央	长夏	脾	脊	洞泄寒中
西	秋	肺	肩背	风疟
北	冬	肾	腰股、四肢	痹厥

三、藏精以养生

“夫精者,身之本也。故藏于精者,春不病温。”文中首先强调了精在人体的重要性。继而指出摄生保精,可以增强正气,防御外邪侵袭,预防五时多发病的发生。至于保精的方法,原文虽仅提出“冬不按跷”四字,然其寓意却深。张介宾说:“人身之精,真阴也,为元气之本。精耗则阴虚,阴虚则阳邪易犯,故善病温。此正谓冬不按跻,则精气伏藏,阳不妄升,则春无温病,又何虑乎鼽衄颈项等病?”后世有人将本句与“冬不藏精,春必病温”联系起来,作为伏气温病的理论根据。但有否定伏气温病者,则认为藏于精者,不仅春不病温,而且也不发生四时季节性疾病。如果冬不藏精,不仅会引起春季的病温,同样也会引起四时季节性疾病,所以上文才说:“夫精者,身之本也。”亦有人认为本文中所说的病温,是概指感受外感六淫之病而言。与后世的所谓“温病”的概念不同,且文中只谈到冬季的藏精与不藏精的问题,毫无邪气潜伏的含义。故此,认为以此作为伏气温病的理论根据,似属牵强。

四、昼夜阴阳消长变化

经文以昼夜为例论述了阴阳消长运动规律,由此揭示两个问题,其一,说明阴阳之中,又可分阴阳,事物的阴阳两方是相对的,而不是绝对;其二,阐明了自然界阴阳消长变化对人体的影响，人体一昼夜阴阳之气消长运动，与自然界一昼夜阴阳的消长运动，必然相应。故文中指出“人亦应之”。

昼夜阴阳消长变化规律是：平旦至日中，阳气由渐生到隆盛，称阳中之阳；日中至黄昏，阳气由盛极而渐衰，阴气始生，谓阳中之阴；合夜至鸡鸣，阳气已衰，阴气由始生到盛极，称阴中之阴；鸡鸣至平旦，阴气由盛极而渐衰，阳气始生，谓阴中之阳。

昼夜阴阳消长规律，在《内经》中多处论及到，如《素问·生气通天论》《灵枢·顺气一日分为四时》等篇，可参照学习。

五、阴阳可分性在划分人体组织结构上的运用

阴阳是万物之纲纪，所以人体组织结构、上下内外部位均可以阴阳加以区分说明。

- 人体阴阳
  - 外（体表）—阳
  - 内（内脏）—阴
    - 六腑（阳）—胆、胃、大肠、小肠、三焦、膀胱
    - 五脏（阴）
      - 背（阳）
        - 心（牡脏）阳—阳中之阳
        - 肺（牝脏）阴—阳中之阴
      - 腹（阴）
        - 肝（牡脏）阳—阴中之阳
        - 肾（牝脏）阴—阴中之阴
        - 脾（牝脏）阴—阴中之至阴

六、人体各组织结构紧密相连并与自然界息息相关

人体各组织结构及五脏六腑，虽然部位及功能可用阴阳属性加以区分，但是各组织结构及各脏腑之间又是紧密联系、互为影响的，由此组成了人体的有机整体。同时，人之阴阳和自然界的阴阳息息相应，进一步阐明了中医的整体观念。正如经文所说：“此皆阴阳、表里、内外、雌雄相应也，故以应天之阴阳也。”张志聪注云：“盖脏腑之经脉，互相连络，表里外内，循环无端，与天之昼夜四时，出入相应，故以应天之阴阳。”

七、视其病之所在而施治

经文指出：“冬病在阴，夏病在阳，春病在阴，秋病在阳，皆视其所在，为施针石也。”张志聪认为，肾为阴中之阴，故冬病在阴；心为阳中之阳，故夏病在阳；肝为阴中之阳，故春病在阴；肺为阳中之阴，故秋病在阳。从其总的精神上来看，根据五行、五时、五脏相应的理论，不同的季节气候异常变化，往往导致相应的内脏发病。故在临症时，应根据不同季节，不同脏腑发生的不同病变，采取相应的方法进行治疗。所以不仅“三因制宜”是中医治病的重要治则，同时，因病之所在而施治，亦应为中医治病的原则之一。

八、事物的五行属性归类

经文又以五行学说对事物的不同属性，进行了五行分类。从而说明人体五脏、

五行与内外环境的关系和疾病变化的关系。古人将这种关系概之为“五藏应四时，各有收受”。这分类的方法是古人分析、归纳、认识复杂事物的重要方法之一，也是祖国医学“天人相应”“四时五藏阴阳”的整体观念的具体体现。这些理论是指导临床实践的基础，所以原文最后强调，在临症时要“谨察五藏六府，一逆一从，阴阳、表里、雌雄之纪……是谓得道。”为了进一步理解本节内容，现将事物属性五行分类列表于下：

表 4-2　事物属性五行分类表

代表的事物		五行名称				
		木	火	土	金	水
天	方位	东	南	中	西	北
	季节	春	夏	长夏	秋	冬
	气候	风	热	湿	燥	寒
	星宿	岁星	荧惑星	镇星	太白星	辰星
	生成数	八	七	五	九	六
地	五类	草木	火	土	金	水
	五畜	鸡	羊	牛	马	彘
	五谷	麦	黍	稷	稻	豆
	五音	角	徵	宫	商	羽
	五色	青	赤	黄	白	黑
	五味	酸	苦	甘	辛	咸
	五臭	臊	焦	香	腥	腐
人	五脏	肝	心	脾	肺	肾
	九窍	目	耳	口	鼻	二阴
	五体	筋	脉	肉	皮毛	骨
	五声	呼	笑	歌	哭	呻
	五志	怒	喜	思	忧	恐
	病变	握	忧	哕	咳	栗
	病位	颈项	胸胁	脊	肩背	腰股
备注		颈项又可作头	忧或作嗳气逆			腰股又作四肢

【临床应用】

一、关于季节性多发病

关于季节性多发病，即指疾病的发生与四时气候变化有关的一些疾病。这些内容，在《内经》中有不少论述。如《素问·生气通天论》指出：“是以春伤于风，邪气留连，乃为洞泄。夏伤于暑，秋为痎疟。秋伤于湿，上逆而咳，发为痿厥。冬伤于寒，春必温病。四时之气，更伤五藏。”《素问·阴阳应象大论》亦指出：“冬伤于寒，春必温病；春伤于风，夏生飧泄；夏伤于暑，秋必痎疟；秋伤于湿，冬生咳嗽。”在“七篇大论”中也涉及有关内容。这些论述，是古人从天人相应的认识观点出发，讨论人体疾病的发生与外界环境、四时气候变化的相关性，揭示了不同季节的气候变异对人体的影响，从而阐明了季节多发病和时令性流行病的发病规律。在本篇中所论述的春、夏、长夏、秋、冬其病在肝心脾肺肾，以及产生的相应疾病症候，这些规律性的认识和揭示是古人长期临床经验的总结，仍有重要的现实意义。古人研究这些规律的目的，在于寻求预防疾病的有效措施，更好地与疾病做斗争。2000 年后的今天，所兴起的医学气象学，是研究气候对人体影响及气象因素与疾病内在联系的学说，是一门新的边缘科学。在这方面，《内经》提供了大量丰富的资料和内容，需要我们用现代科学方法加以研究和探讨。本篇所论述的关于季节性多发病规律，至今对我们临床诊断、治疗、预防疾病仍有现实的指导意义。

二、关于人之阴阳与天之阴阳相应的问题

人之阴阳与天之阴阳变化相应，属于“人与天地相参”的主要内容之一。也是阴阳学说在医学中的具体运用。正因为天与人的阴阳气升降消长运动是相应的，因而自然界阴阳消长运动所形成的气候变化，对人体的生理活动、病理变化必然有着密切关系。兹摘录《素问今释》《黄帝内经注评》有关昼夜阴阳变化与人体关系的论述，以供学习参考。

其一，昼夜晨昏气温变化与人体生理的关系：《内经》认为不仅四时气候变化对人体生理有其影响，而且昼夜晨昏气温变化对人体亦产生相应的影响。本篇原文说：“平旦至日中，天之阳，阳中之阳也；日中至黄昏……故人亦应之。”《素问·

生气通天论》说："阳气者，一日而主外，平旦人气生，日中而阳气隆，日西而阳气已虚，气门乃闭。"这就指出了人体卫阳之气，在白昼趋于体表，它的过程是与自然界气温的转化关系相一致的。早晨气温温和，卫阳之气亦逐渐由内向外升发；中午气温较高，卫阳之气由生而旺；太阳西下之时，气温由热而转清凉，人体阳气内收，表阳之气已虚，故腠理毛孔逐渐闭密。人体阳气白天多趋向于表，夜晚多趋向于里的现象，反映了人体在昼夜晨昏自然变化过程中生理活动的适应性。《灵枢·营卫生会》还谈道："卫气行于阴二十五度，行于阳二十五度，分为昼夜，故气至阳而起，至阴而止。故曰：日中而阳陇为重阳，夜半而阴陇为重阴。"近年曾有人观察到，同一经穴在不同的时间内，其生物电测值表现不同，也从一个方面说明人体十二经五腧穴在不同时间里有不同的生理反应。经生理学家和生态学家研究，今天我们知道动植物随昼夜的往复，有一种近于24小时的节奏，如绿藻的细胞分裂，果蝇的脱皮，提琴蟹的变色，以至于人类血液中铁素多少、体温升降、血压高低等，都有24小时的节奏，这些节奏是内在的，而且是世世代代遗传的。近20年来，自然科学的发展，尤其是内分泌学、激素测定方法的进展形成了一门新的边缘学科，称为"时间生物学"（chrono-biology），它研究生物在各方面受时间的影响而发生的节律性变化，包括每日的节律和每月、每年四季的改变等，过去认为身体内在环境是稳定不变的，通过研究，目前认为：随着周日的改变或睡、醒节律，神经内分泌也有节律性波动，可能所有激素分泌都有节律性改变。周日节律和中枢神经系统及下丘脑有关，可能在人体内有几个"生物钟"在起控制作用。国内张家庆氏将皮质醇（ACTH）等主要激素的分泌同日节律做了介绍，认为祖国医学把一天24小时分成几个部分，有阴阳周期和节律性的周期改变是辩证的。近十多年来，生物节律、睡眠生理学、神经内分泌学的发展，证明激素分泌和其他生理功能在一天24小时内也是波动的，远不是过去认为稳定的内在环境。这些发现，从某个角度来说，可用最现代化的观点说明2000年前的学说。《内经》的作者，限于当时的条件，虽只看到一些现象，未及本质，但从机体生理对气候环境适应的角度去理解，是颇有启发的。

其二，昼夜变化与疾病的关系。《灵枢·顺气一日分为四时》篇在论述一日分为四时之后，接着谈到"朝则人气始生，病气衰，故旦慧；日中人气长，长则胜邪，故安；夕则人气始衰，邪气始生，故加；夜半人气入藏，邪气独居于身，故甚也。"解释了人的病理活动随着昼夜更替而有变化。因此，在病理情况下，随着外界气温的变化，人体阴阳消长就会有不同的反应状态。前已述及，关于人体对昼夜节律的反应,已引起国外学者的重视,有人观察到脉搏、体温、氧的消耗量、二氧化碳的释放量、通气量、排尿量及尿中氮含量等有昼夜起伏的不同。激素分泌也有 24 小时节奏等,这些描述对探讨昼夜病理变化的实质无疑是有益的。

素问卷之二

阴阳应象大论第五

【要点解析】

一、阐释了阴阳五行的基本规律,并指出它们在各方面的运用情况。

二、取法阴阳,阐明人体生理病理及调治大法。

三、取法阴阳,论述诊治大法。

四、概述阴阳、气血、上下、表里等病变的治疗原则。

【内经原典】

黄帝曰:阴阳者,天地之道也,万物之纲纪,变化之父母,生杀之本始,神明之府也[①]。治病必求于本。故积阳为天,积阴为地。阴静阳躁,阳生阴长,阳杀阴藏[②]。阳化气,阴成形。寒极生热,热极生寒。寒气生浊,热气生清。清气在下,则生飧泄;浊气在上,则生䐜胀[③]。此阴阳反作,病之逆从也。

故清阳为天,浊阴为地;地气上为云,天气下为雨;雨出地气,云出天气。故清阳出上窍,浊阴出下窍;清阳发腠理,浊阴走五藏;清阳实四支,浊阴归六府。水为阴,火为阳,阳为气,阴为味。味归形,形归气,气归精,精归化,精食气,形食味,化生精,气生形,味伤形,气伤精,精化为气,气伤于味。阴味出下窍,阳气出上窍。味厚者为阴,薄为阴之阳。气厚者为阳,薄为阳之阴。味厚则泄,薄则通。气薄则发泄,厚则发热。壮火之气衰,少火之气壮。壮火食气,气食少火[④]。壮火散气,少火生气。气味辛甘发散为阳,酸苦涌泄为阴。

阴胜则阳病,阳胜则阴病。阳胜则热,阴胜则寒。重寒则热,重热则寒。寒伤形,热伤气。气伤痛,形伤肿。故先痛而后肿者,气伤形也;先肿而后痛者,形伤气也。风胜则动,热胜则肿,燥胜则干,寒胜则浮,湿胜则濡泻。天有四时五行,以生长收藏,以生寒暑燥湿风。人有五藏化五气,以生喜怒悲忧恐。故喜怒伤气,寒暑伤形。暴怒伤阴,暴喜伤阳,厥气上行,满脉去形。喜怒不节,寒暑过度,生乃不固。故重阴必阳,重阳必阴。故曰:冬伤于寒,春必温病;春伤于风,夏生飧泄;夏伤于暑，秋必痎疟；秋伤于湿，冬生咳嗽。

帝曰：余闻上古圣人，论理人形，列别藏府，端络经脉，会通六合，各从其经，气穴所发各有处名，溪谷属骨[5]，皆有所起，分部逆从，各有条理，四时阴阳，尽有经纪[6]，外内之应，皆有表里，有信然乎？

岐伯对曰：东方生风，风生木，木生酸，酸生肝，肝生筋，筋生心，肝主目。其在天为玄，在人为道，在地为化。化生五味，道生智，玄生神，神在天为风，在地为木，在体为筋，在藏为肝，在色为苍，在音为角，在声为呼，在变动为握，在窍为目，在味为酸，在志为怒。怒伤肝，悲胜怒；风伤筋，燥胜风；酸伤筋，辛胜酸。

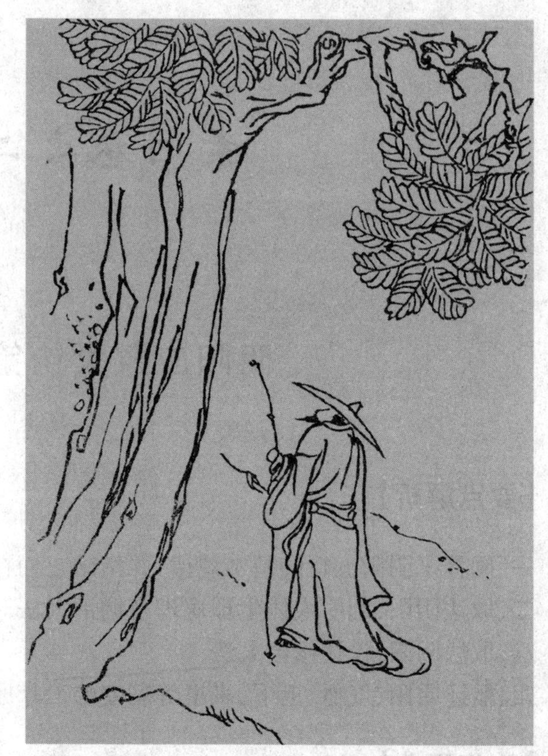

无形的清阳上升于天，有形的浊阴下归于地，所以天地的运动与静止，是由阴阳的神妙变化为纲纪，而能使万物春生、夏长、秋收、冬藏，终而复始，循环不休。

南方生热，热生火，火生苦，苦生心，心生血，血生脾，心主舌。其在天为热，在地为火，在体为脉，在藏为心，在色为赤，在音为徵，在声为笑，在变动为忧，在窍为舌，在味为苦，在志为喜。喜伤心，恐胜喜；热伤气，寒胜热，苦伤气，咸胜苦。中央生湿，湿生土，土生甘，甘生脾，脾生肉，肉生肺，脾主口。其在天为湿，在地为土，在体为肉，在藏为脾，在色为黄，在音为宫，在声为歌，在变动为哕，在窍为口，在味为甘，在志为思。思伤脾，怒胜思；湿伤肉，风胜湿；甘伤肉，酸胜甘。

西方生燥，燥生金，金生辛，辛生肺，肺生皮毛，皮毛生肾，肺主鼻。其在天为燥，在地为金，在体为皮毛，在藏为肺，在色为白，在音为商，在声为哭，在变动为咳，在窍为鼻，在味为辛，在志为忧。忧伤肺，喜胜忧；热伤皮毛，寒胜热；辛伤皮毛，苦胜辛。

北方生寒，寒生水，水生咸，咸生肾，肾生骨髓，髓生肝，肾主耳。其在天为寒，在地为水，在体为骨，在藏为肾，在色为黑，在音为羽，在声为呻，在变动为栗，在窍为耳，在味为咸，在志为恐。恐伤肾，思胜恐；寒伤血，燥胜寒；咸伤血，甘胜咸。

故曰：天地者，万物之上下也；阴阳者，血气之男女也；左右者，阴阳之道路也；

水火者，阴阳之兆徵也；阴阳者，万物之能始[⑦]也。故曰：阴在内，阳之守也；阳在外，阴之使也。帝曰：法阴阳奈何？岐伯曰：阳胜则身热腠理闭，喘粗为之俯仰，汗不出而热齿干，以烦冤腹满死，能冬不能夏[⑧]。阴胜则身寒汗出，身常清，数栗而寒，寒则厥，厥则腹满死，能夏不能冬。此阴阳更胜之变，病之形能[⑨]也。帝曰：调此二者奈何？岐伯曰：能知七损八益，则二者可调，不知用此，则早衰之节也。年四十，而阴气自半也，起居衰矣。年五十，体重，耳目不聪明矣。年六十，阴痿，气大衰，九窍不利，下虚上实，涕泣俱出矣。故曰：知之则强，不知则老，故同出而名异耳。智者察同，愚者察异，愚者不足，智者有余，有余则耳目聪明，身体轻强，老者复壮，壮者益治。是以圣人为无为之事，乐恬憺之能，从欲快志于虚无之守[⑩]，故寿命无穷，与天地终，此圣人之治身也。

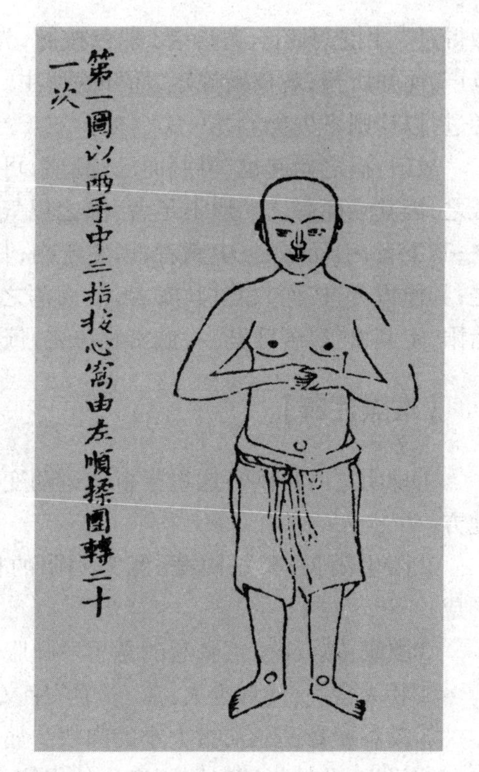

清代潘霨《却病延年导引图》中的第一图——却病延年法

天不足西北，故西北方阴也，而人右耳目不如左明也。地不满东南，故东南方阳也，而人左手足不如右强也。帝曰：何以然？岐伯曰：东方阳也，阳者其精并于上，并于上则上明而下虚，故使耳目聪明，而手足不便也。西方阴也，阴者其精并于下，并于下则下盛而上虚，故其耳目不聪明，而手足便也。故俱感于邪，其在上则右甚，在下则左甚，此天地阴阳所不能全也，故邪居之。故天有精，地有形，天有八纪，地有五里，故能为万物之父母。清阳上天，浊阴归地，是故天地之动静，神明为之纲纪，故能以生长收藏，终而复始。惟贤人上配天以养头，下象地以养足，中傍人事以养五藏。天气通于肺，地气通于嗌，风气通于肝，雷气通于心，谷气通于脾，雨气通于肾。六经为川，肠胃为海，九窍为水注之气。以天地为之阴阳，阳之汗，以天地之雨名之；阳之气，以天地之疾风名之。暴气象雷，热气象阳。故治不法天之纪，不用地之理，则灾害至矣。故邪风之至，疾如风雨，故善治者治皮毛，其次治肌肤，其次治筋脉，其次治六府，其次治五藏。治五藏者，半死半生也。故天之邪气，感则害人五藏；水谷之寒热，感则害于六府；地之湿气，感则害皮肉筋脉。故善用针者，从阴引阳，从阳引阴，以右治左，以左治右，以我知彼，以表知里，以观过与不及之理，见

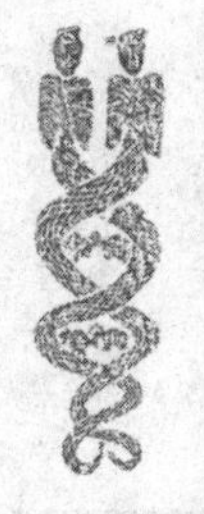

微得过[11]，用之不殆。善诊者，察色按脉，先别阴阳；审清浊，而知部分；视喘息，听音声，而知所苦；观权衡规矩，而知病所主。按尺寸，观浮沉滑涩，而知病所生；以治无过，以诊则不失矣。

故曰：病之始起也，可刺而已；其盛，可待衰而已。故因其轻而扬之，因其重而减之，因其衰而彰之。形不足者，温之以气；精不足者，补之以味。其高者，因而越之；其下者，引而竭之；中满者，泻之于内；其有邪者，渍形以为汗；其在皮者，汗而发之；其慓悍者，按而收之；其实者，散而泻之。审其阴阳，以别柔刚，阳病治阴，阴病治阳，定其血气，各守其乡，血实宜决之，气虚宜掣引之。

【难点注释】

①神明之府：神明，这里指事物运动变化的内在动力及外在表现。府，指处所、地方。

②阳生阴长，阳杀阴藏：意为阴阳的相互作用，促成了万物生长收藏过程的形成。

③䐜胀：䐜（chēn），胀起的意思。䐜胀，即胀满。

④壮火食气，气食少火：前一“食”字义为消蚀；后一“食”字音义同“饲”。

⑤溪谷属骨：溪谷，指大小的肉块。属骨，与骨相连接的组织。

⑥经纪：此处指四时阴阳变化的规律。

⑦能始：能为“胎”之借字，胎始也。故能始为“胎始”，即原始之意。

⑧能冬不能夏：能（nài），音义同“耐”，耐受的意思。下“能夏不能冬”同此。

⑨形能：能（tài），通“态”。形能，即形态。

⑩守：守当作“宇”，宇，居也。

⑪见微得过：见到疾病的萌芽，就可以知道疾病的发展变化。

【白话精译】

黄帝道：阴阳是宇宙间的一般规律，是一切事物的纲纪，万物变化的起源，生长毁灭的根本，有很大道理在乎其中。凡医治疾病，必须求得病情变化的根本，而道理也不外乎阴阳二字。拿自然界变化来比喻，清阳之气聚于上，而成为天，浊阴之气积于下，而成为地。阴是比较静止的，阳是比较躁动的；阳主生成，阴主成长；阳主肃杀，阴主收藏。阳能化生力量，阴能构成形体。寒到极点会生热，热到极点会生寒；寒气能产生浊阴。热气能产生清阳；清阳之气居下而不升，就会发生泄泻之病，浊阴之气居上而不降，就会发生胀满之病。这就是阴阳的正常和反常变化，因此疾病也就有逆症和顺症的分别。

所以大自然的清阳之气上升为天，浊阴之气下降为地。地气蒸发上升为云，天气凝聚下降为雨；雨是地气上升之云转变而成的，云是由天气蒸发水气而成的。人体的变化也是这样，清阳之气出于上窍，浊阴之气出于下窍；清阳发泄于腠理，浊阴内注于五脏；清阳充实于四肢，浊阴内走于六腑。

水分为阴阳，则水属阴，火属阳。人体的功能属阳，饮食物属阴。饮食物可以滋养形体，而形体的生成又须赖气化的功能，功能是由精所产生的，就是精可以化生功能。而精又是由气化而产生的，所以形体的滋养全靠饮食物，饮食物经过生化作用而产生精，再经过气化作用滋养形体。如果饮食不节，反能损伤形体，机能活动太过，亦可以使精气耗伤，精可以产生功能，但功能也可以因为饮食的不节而受损伤。

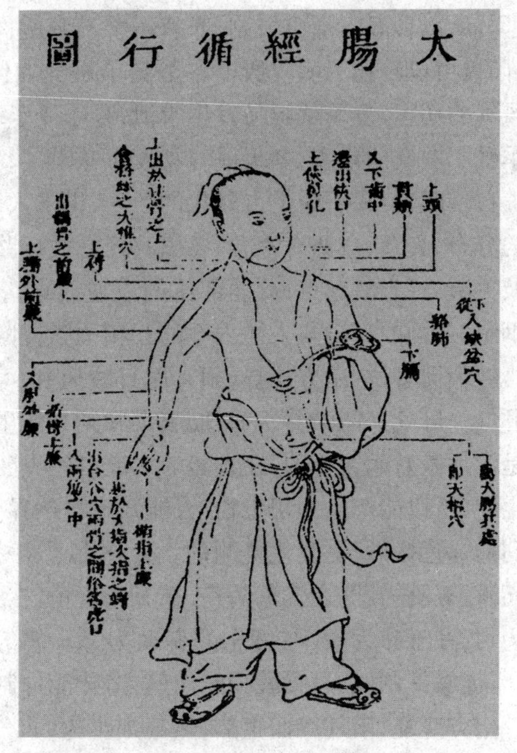

《刺灸心法要诀》中的大肠经循行图

味属于阴，所以趋向下窍，气属于阳，所以趋向上窍。味厚的属纯阴，味薄的属于阴中之阳；气厚的属纯阳，气薄的属于阳中之阴。味厚的有泻下作用，味薄的有疏通作用；气薄的能向外发泄，气厚的能助阳生热。阳气太过，能使元气衰弱，阳气正常，能使元气旺盛，因为过度亢奋的阳气，会损害元气，而元气却依赖正常的阳气，所以过度亢盛的阳气，能耗散元气，正常的阳气，能增强元气。凡气味辛甘而有发散功用的，属于阳，气味酸苦而有涌泄功用的，属于阴。

人体的阴阳是相对平衡的，如果阴气发生了偏胜，则阳气受损而为病，阳气发生了偏胜，则阴气耗损而为病。阳偏胜则表现为热性病症，阴偏胜则表现为寒性病症。寒到极点，会表现热象，热到极点，会表现寒象。寒能伤形体，热能伤气分；气分受伤，可以产生疼痛，形体受伤，可以发生肿胀。所以先痛而后肿的，是气分先伤而后及于形体；先肿而后痛的，是形体先病而后及于气分。

风邪太过，则能发生痉挛动摇；热邪太过，则能发生红肿；燥气太过，则能发生干枯；寒气太过，则能发生浮肿；湿气太过，则能发生濡泻。

大自然的变化，有春、夏、秋、冬四时的交替，有木、火、土、金、水五行的变化，因此，产生了寒、暑、燥、湿、风的气候，它影响了自然界的万物，形成了生、长、化、收、藏的规律。人有肝、心、脾、肺、肾五脏，五脏之气化生五志，产生了喜、怒、悲、忧、恐

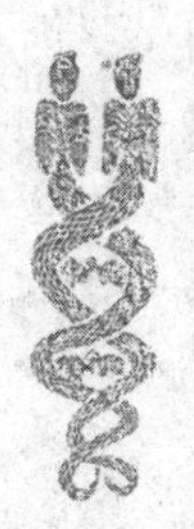

五种不同的情志活动。喜怒等情志变化,可以伤气,寒暑外侵,可以伤形。突然大怒,会损伤阴气,突然大喜,会损伤阳气。气逆上行,充满经脉,则神气浮越,离去形体了。所以喜怒不加以节制,寒暑不善于调适,生命就不能牢固。阴极可以转化为阳,阳极可以转化为阴。所以冬季受了寒气的伤害,春天就容易发生温病;春天受了风气的伤害,夏季就容易发生飧泄;夏季受了暑气的伤害,秋天就容易发生疟疾;秋季受了湿气的伤害,冬天就容易发生咳嗽。

黄帝问道:我听说上古时代的圣人,讲求人体的形态,分辨内在的脏腑,了解经脉的分布,交会、贯通有六合,各依其经之循行路线;气穴之处,各有名称;肌肉空隙以及关节,各有其起点;分属部位的或逆或顺,各有条理;与天之四时阴阳,都有经纬纲纪;外面的环境与人体内部的互相关联,都有表有里。这些说法都正确吗?

岐伯回答说:东方应春,阳升而日暖风和,草木生发,木气能生酸味,酸味能滋养肝气。肝气又能滋养于筋,筋膜柔和则又能生养于心,肝气关联于目。它在自然界是深远微妙而无穷的,在人能够知道自然界变化的道理,在地为生化万物。大地有生化,所以能产生一切生物;人能知道自然界变化的道理,就能产生一切智慧;宇宙间的深远微妙,是变化莫测的。变化在天空中为风气,在地面上为木气,在人体为筋,在五脏为肝,在五色为苍,在五音为角,在五声为呼,在病变的表现为握,在七窍为目,在五味为酸,在情志的变动为怒。怒气能伤肝,悲能够抑制怒;风气能伤筋,燥能够抑制风;过食酸味能伤筋,辛味能抑制酸味。

南方应夏,阳气盛而生热,热甚则生火,火气能产生苦味,苦味能滋长心气,心气能化生血气,血气充足,则又能生脾,心气关联于舌。它的变化在天为热气,在地为火气,在人体为血脉,在五脏为心,在五色为赤,在五音为徵,在五声为笑,在病变的表现为忧,在窍为舌,在五味为苦,在情志的变动为喜。喜能伤心,以恐惧抑制喜;热能伤气,以寒气抑制热;苦能伤气,咸味能抑制苦味。

中央应长夏,长夏生湿,湿与土气相应,土气能产生甘味,甘味能滋养脾气,脾气能滋养肌肉,肌肉丰满,则又能养肺,脾气关联于口。它的变化在天为湿气,在地为土气,在人体为肌肉,在五脏为脾,在五色为黄,在五音为宫,在五声为歌,在病变的表现为哕,在窍为口,在五味为甘,在情志的变动为思。思虑伤脾,以怒气抑制思虑;湿气能伤肌肉,以风气抑制湿气;甘味能伤肌肉,酸味能抑制甘味。

西方应秋,秋天气急燥,燥与金气相应,金产生辛味,辛味能滋养肺气,肺气能滋养皮毛,皮毛润泽则又能养肾,肺气关联于鼻。它的变化在天为燥气,在地为金气,在人体为皮毛,在五脏为肺,在五色为白,在五音为商,在五声为哭,在病变的表现为咳,在窍为鼻,在五味为辛,在情志的变动为忧。忧能伤肺,以喜抑制忧;热能伤皮毛,寒能抑制热;辛味能伤皮毛,苦味能抑制辛味。

北方应冬,冬天生寒,寒气与水气相应,水气能产生咸味,咸味能滋养肾气,肾气能滋长骨髓,骨髓充实,则又能养肝,肾气关联于耳。它的变化在天为寒气,在地为水气，在人体为骨髓，在五脏为肾，在五色为黑，在五音为羽，在五声为呻，在病变的表现为战栗，在窍为耳，在五味为咸，在情志的变动为恐。恐能伤肾，思能够抑制恐；寒能伤血，燥（湿）能够抑制寒；咸能伤血，甘味能抑制咸味。

所以说：天地是在万物的上下；阴阳如血气与男女之相对峙；左右为阴阳运行不息的道路；水性寒，火性热，是阴阳的象征；阴阳的变化，是万物生成的原始能力。所以说：阴阳是互相为用的，阴在内，为阳之镇守；阳在外，为阴之役使。

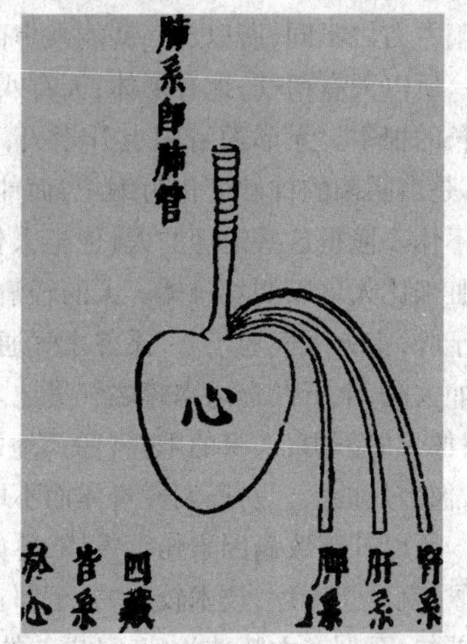

明代张介宾《类经图翼》脏腑图中的心脏图

黄帝说：阴阳的法则怎样运用于医学上呢？岐伯回答说：如阳气太过，则身体发热，腠理紧闭，气粗喘促，呼吸困难，身体亦为之俯仰摆动，无汗发热，牙齿干燥，烦闷，如见腹部胀满，是死症，这是属于阳性之病，所以冬天尚能支持，夏天就不能耐受了。阴气胜则身发寒而汗多，或身体常觉冷而不时战栗发寒，甚至手足厥逆，如见手足厥逆而腹部胀满的，是死症，这是属于阴胜的病，所以夏天尚能支持，冬天就不能耐受了。这就是阴阳互相胜负变化所表现的病态。

黄帝问道：调摄阴阳的办法怎样？岐伯说：如果懂得了七损八益的养生之道，则人身的阴阳就可以调摄，如其不懂得这些道理，就会发生早衰现象。一般的人，年到四十，阴气已经自然地衰减一半了，其起居动作，亦渐渐衰退；到了五十岁，身体觉得沉重，耳目也不够聪明了；到了六十岁，阴气萎弱，肾气大衰，九窍不能通利，出现下虚上实的现象，会常常流着眼泪鼻涕。所以说：知道调摄的人身体就强健，不知道调摄的人身体就容易衰老；本来是同样的身体，结果却出现了强弱不同的两种情况。懂得养生之道的人，能够注意共有的健康本能；不懂得养生之道的人，只知道强弱的异形。不善于调摄的人，常感不足，而重视调摄的人，就常能有余；有余则耳目聪明，身体轻强，即使已经年老，亦可以身体强壮，当然本来强壮的就更好了。所以圣人不做勉强的事情，不胡思乱想，有乐观愉快的旨趣，常使心旷神怡，保持着宁静的生活，所以能够寿命无穷，尽享天年。这是圣人保养身体的方法。

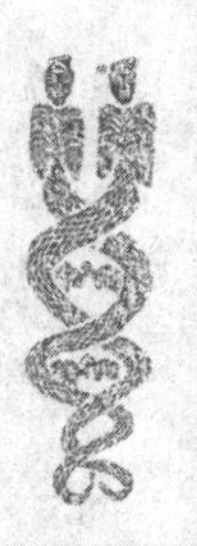

天气是不足于西北方的，所以西北方属阴，而人的右耳目也不及左边的聪明；地气是不足于东南方的，所以东南方属阳，而人的左手足也不及右边的强。黄帝问道，这是什么道理？岐伯说：东方属阳，阳性向上，所以人体左侧的精气集合于上部，集合于上部则上部聪明而下部虚弱，所以使左侧耳目聪明，而手足不便利；西方属阴,阴性向下,所以人体右侧的精气集合于下部,集合于下部则下部强盛而上部虚弱,所以右侧耳目不聪明而手足便利。如虽左右同样感受了外邪,但在上部则身体的右侧较重,在下部则身体的左侧较重,这是天地阴阳之所不能全,而人身亦有阴阳左右之不同,所以邪气就能乘虚而居留了。

所以天有精气,地有形体;天有八节之纲纪,地有五方的道理,因此天地是万物生长的根本。无形的清阳上升于天,有形的浊阴下归于地,所以天地的运动与静止,是由阴阳的神妙变化为纲纪,而能使万物春生、夏长、秋收、冬藏,终而复始,循环不休。懂得这些道理的人,他把人体上部的头来比天,下部的足来比地,中部的五脏来比人事以调养身体。天的轻清之气通于肺,地的水谷之气通于嗌,风木之气通于肝,雷火之气通于心,溪谷之气通于脾,雨水之气通于肾。六经犹如河流,肠胃犹如大海,上下九窍以水津之气贯注。如以天地来比类人体的阴阳,则阳气发泄的汗,像天的下雨;人身的阳气,像天地的疾风。人的暴怒之气,像天有雷霆;逆上之气,像阳热的火。所以调养身体而不取法于自然的道理,那么疾病就要发生了。

所以外感致病因素伤害人体,急如疾风暴雨。善于治病的医生,于邪在皮毛的时候,就给予治疗;技术较差的,至邪在肌肤才治疗;更差的,至邪在筋脉才治疗;又其差的,至邪在六腑才治疗;又更差的,至邪在五脏才治疗。假如病邪传入到五脏,就非常严重,这时治疗的效果,只有半死半生了。

所以自然界中的邪气,侵袭了人体就能伤害五脏;饮食之或寒或热,就会损害人的六腑;地之湿气,感受了就能损害皮肉筋脉。

所以善于运用针法的,病在阳,从阴以诱导之,病在阴,从阳以诱导之;取右边以治疗左边的病,取左边以治疗右边的病;以自己的正常状态来比较病人的异常状态,以在表的症状,了解里面的病变;并且判断太过或不及,就能在疾病初起的时候,便知道病邪之所在,此时进行治疗,不致使病情发展到危险的地步了。

所以善于诊治的医生,通过诊察病人的色泽和脉搏,先辨别病症的属阴属阳;审察五色的浮泽或重浊,而知道病的部位;观察呼吸,听病人发出的声音,可以得知所患的病苦;诊察四时色脉的正常是否,来分析为何脏何腑的病,诊察寸口的脉,从它的浮、沉、滑、涩,来了解疾病所产生之原因。这样在诊断上就不会有差错,治疗也没有过失了。

所以说:病在初起的时候,可用刺法而愈;及其病势正盛,必须待其稍为衰退,然后刺之而愈。所以病轻的,使用发散轻扬之法治之;病重的,使用削减之法治之;其气血衰弱的,应用补益之法治之。形体虚弱的,当以温补其气;精气不足的,当补之以厚味。如病在上的,可用吐法;病在下的,可用疏导之法;病在中为胀满的,可用泻下之法;其邪在外表,可用汤药浸渍以使出汗;邪在皮肤,可用发汗,使其外泄;病势急暴的,可用按得其状,以制伏之;实症,则用散法或泻法。观察病的在阴在阳,以辨别其刚柔,阳病应当治阴,阴病应当治阳;确定病邪在气在血,更防其血病再伤及气,气病再伤及血,所以血实宜用泻血法,气虚宜用导引法。

【专家评鉴】

本篇是有关我国古代哲学的特有概念——阴阳的最重要篇章。它从自然界到人体,对阴阳的基本概念与阴阳学说的基本内容,对用阴阳学说说明生理、解释病理,指导诊断、针刺用药、预防养生等等,都做了全面深入的论述。兹从以下十个方面进行分析。

一、阴阳的概念

本篇开始即开宗明义地论述了阴阳的基本概念,说:“阴阳者,天地之道也,万物之纲纪,变化之父母,生杀之本始,神明之府也。”强调指出阴阳不是一般事物的名称,而是自然界一切事物发生、运动、变化的总规律,是一个高度抽象概括的概念。它是自然界万事万物变化的基础与总纲,是万事万物发生、生长、衰亡的动力与根源。在自然界中,一切事物从产生到死亡,从兴盛到衰亡的全过程,包括人在内,都受阴阳的主导和制约,是不可抗拒的自然界内在力量在起作用。所以,探讨阴阳的概念和规律,也就认识了自然界万事万物发展变化的内在规律,包括疾病的发生发展规律,因此,最后一句“治病必求于本”,即画龙点睛指明讨论的主旨,治病也必须根据自然界规律(阴阳)来做指导。

“治病必求于本”的“本”,本意为草木的根,引申为根基、根本的东西,在本篇中的“本”,就专指阴阳。为什么要以阴阳作为治病的根本呢?从生理角度讲,人体是自然界的一员,人体之本就来源于阴阳。人体的阴阳平衡,就是“阴平阳秘”,才能“精神乃治”。故《素问·生气通天论》说:“生之本,本于阴阳。”从人体结构上讲,人体各器官组织也是由阴阳构成的,所以《素问·宝命全形论》说:“人生有形,不离阴阳”。从病理角度讲,人体的疾病的产生,就是阴阳平衡失调的结果,如具体表现为“阳盛则热”热象症状为外在表现,其内在根源为“阳盛”,治病时就要用苦寒或辛寒之品清泄亢盛之阳,这就是治病求本的具体应用。所以本篇讨论阴阳的目的,并非是单纯探讨其哲理,而是从自然界到人,用这种哲理来分析生理,探讨病理,指导治疗。所以“治病必求于本”,是《内经》中指导辨证论治的最重要原则,是业医者必须遵循的箴言之一。

二、阴阳的性质、功能、转化

(一)天地衍生的原因,是世界各国科学家探讨的重要课题

秦汉时代的《内经》也论述了对这个问题的观点:“积阳为天,积阴为地”。积者,聚也。天地之生成,是阴阳二气长期积聚的结果。阳气轻清上浮而为天,故天为阳,阴气重浊而下降为地,故地为阴。宇宙一切事物皆由阴阳聚结而成,天地之

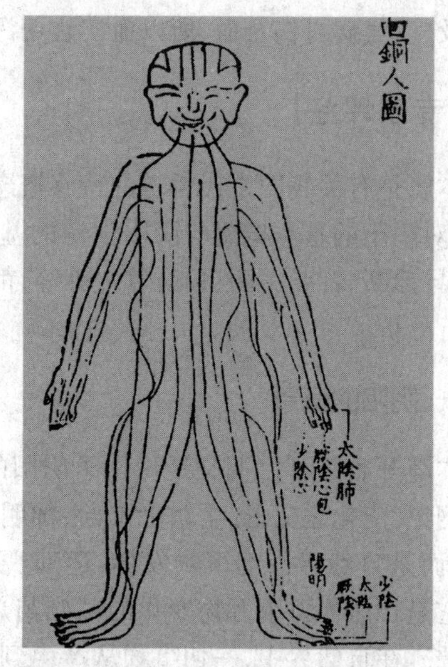

明嘉靖《针灸聚英》三铜人图中的正面铜人图

特性，即阴阳之特性，人乃天地中的一员，概由阴阳所化生。所以，第二段首先从天地生成的原理这个大道理，来讨论世界一切事物所具有的作用、性质、转化关系。

（二）阴阳的性质

“阴静阳躁”，静者，动之对，高士宗谓：“静，止也，息也”；躁者，动也。阴的属性为静止不动，阳的属性为运动，这是阴阳的最基本的属性，用此属性可以区分万事万物的阴阳，与《素问·阴阳别论》的“静者为阴，动者为阳”意同。

（三）阴阳的作用

“阳生阴长，阳杀阴藏，阳化气，阴成形”，是对阴阳作用的理论概括。“阳生阴长”是说明阴阳相互为用，在一定的条件下，阴阳可以使物体生长，待其发展到一定阶段，在阴阳的作用下，又可以促使其杀藏（衰亡）。此处之阴阳是互文，不能孤立地看待阳何以会生，阴何以会长，阴阳皆以对方的存在为自己存在的前提，离开了任何一方，另一方就不能单独存在而发挥作用。明代张介宾对此段原文阐释尤为深刻：“阳生阴长，言阳中之阳阴也；阳杀阴藏，言阴中之阴阳也。盖阳不独立，必得阴而后成……阴不自专，必因阳而后行……此于对待之中而复有互藏之道，所谓独阳不生，独阴不成也。”“阳化气，阴成形”是说明阳主化气，气者属阳；阴主成形，形者属阴。李中梓释曰：“阳天形，故化气；阴有质，故成形。”此句说明事物的生、长、杀、藏等，都是阴阳作用的具体表现。

（四）阴阳的转化

“寒极生热，热极生寒”，是阴阳转化的根本规律。极，极点之意，此句是论述了阴阳双方在一定的条件下，可以互相转化。如自然界的四季转换：夏季炎热到极点时可以转化为冬日之严寒；冬季严寒到极点时可以转化为夏天之炎热。在临床上多指寒热的假象，如姚止庵所说：“阴盛之极，格阳于外，虚火浮动，躁扰如狂，阴证似阳之类，非真热也，寒之极也；阳盛于内，火闭不通，四肢厥冷，甚或战慄，阳证似阴之类，非真寒也，热之极也，所以者何？物极则变，病似乎异而理则不易，此从治之法所由起也。”所以“寒极生热，热极生寒”这种转化是有条件的，并非所有寒极均要生热，热极均要生寒。

三、阴阳的升降

“寒气生浊，热气生清”，是阴阳的发生、升降、演化规律之一。张介宾认为：“寒气凝滞故生浊，热气升散故生清。”自然界的一般规律是寒主收引、凝滞，其气下沉而生浊阴；热主升散、流动，其气上升而生清阳。故寒性的、重浊的属阴，热性的、轻清的属阳。

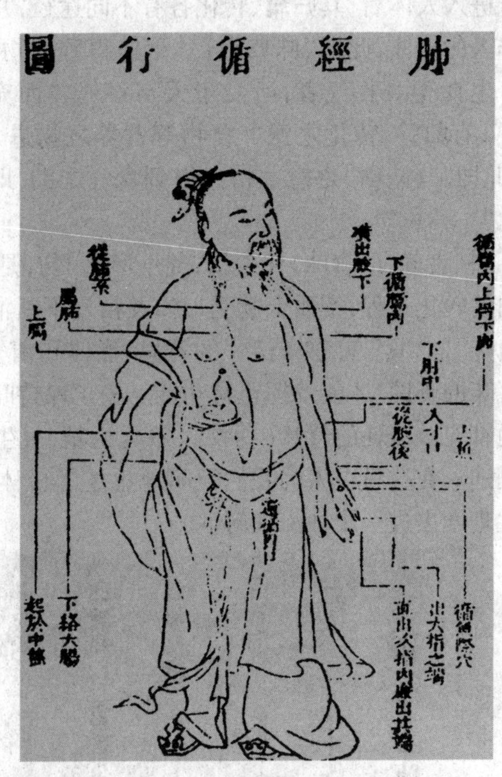

《刺灸心法要诀》中的肺经循行图

“阴阳反作，病之逆从”是阴阳的异常规律之一。自然界的正常规律是阳升阴降。如果因某些原因破坏了正常的升降规律，阳应升而反下降，阴应降而反上升，这就是“阴阳反作”。这种异常规律在病症方面的表现如清气应升而反降者，则生飧泄；浊气应降而反升者，则生䐜胀。这就是“病之逆从”。清气具体指脾之清阳之气，在正常情况下，脾气主升以敷布于全身，其性温煦，可使水谷腐熟而蒸腾上升。飧泄，完谷不化的泄泻。王冰曰：“飧泄者，食不化而泄出也”。由于脾之清阳之气不足，不能腐熟水谷之气而上行，反而下注大肠，就会形成虚寒性的飧泄。选药宜用炙黄芪、人参、葛根、破故纸等，补中益气汤加干姜、破故纸可用。李东垣说：“气属于阳，性本上升，胃气注迫，辄尔下降，升、柴、羌、葛之类，鼓舞胃气上腾，则注下自止”，也可作为用药参考。“浊气在上”之浊气似指阴寒凝滞之气；䐜胀，胀满。张介宾：“䐜胀，胸膈满也。”由于阴凝之气闭阻胸阳，阳气不能宣通则气滞而为胀。药如瓜蒌、薤白、檀香、枳壳等可选，方如瓜蒌薤白白酒汤之类可用。

四、气味的阴阳属性、转化及作用

（一）气味的阴阳属性

水为阴，火为阳，阳为气，阴为味。以自然界最为常见的水火分阴阳，引申到气味分阴阳。因中药理论中有四性（四气）五味的理论，故气属阳，味属阴，也就指出

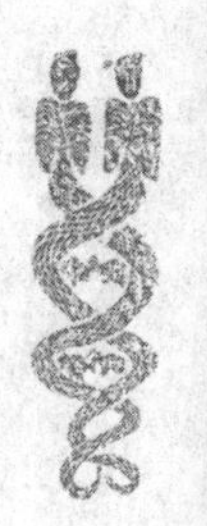

了药性可以分为阴阳。

（二）气味在人体内的转化

“味归形，形归气，气归精，精归化”，此四句，主要论述气味的相互关系及在人体内的转化关系。气、味，此处主要指食物之气味，也可以进一步理解为药物的功能，与后文气味之厚薄以及“形不足者温之以气，精不足者补之以味”前后对应。气味进入人体后，其归属、转化各有不同途径，并产生不同的功能，食物之味主要能滋养人的形体，此即“味归形”。形体得到食物滋味的补养，可以资助先天之元气而产生真气，“真气者，所受于天与谷气并而充身者也”，故曰“形归气”，此处的“归”，有归并、转化之意。食物等营养之物进入人体后，主要功能是资助转化精气，此即“气归精”之意。精气得到食气之助，即可产生人体的各种功能，故曰“精归化”。

“精食气，形食味；化生精，气生形”四句，是紧接上句，进一步论述了气味在形体内的转化过程，实质上就是形体及精气不断消耗气味（食物）的过程。“精食气，形食味”的“食”就是“消耗”的意思，形体和精气以不断消耗气、味以获得能量，得到气味的资助，才能发挥正常功能。为了保持旺盛的精力和健全的身体，就需要不断地补充被消耗的气味（食物）。“化生精，气生形”是对“精归化，形归气”的进一步阐述。在这里古人为我们简明地论述了机体能量代谢的一般规律，可以结合现代生理学去进一步加深理解。

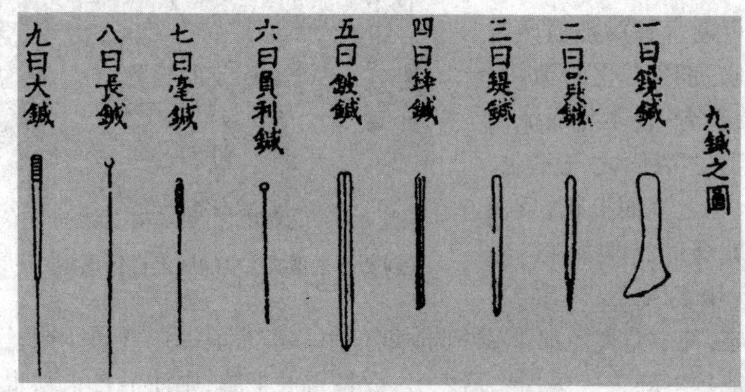

明代马莳《灵枢注证发微》中的九针图

“味伤形，气伤精；精化为气，气伤于味”一段，则从病理角度论述气味太过（可以引申为食物偏嗜和饮食过量），则可以损伤形体和精气。《素问·生气通天论》中所说：“阴之五宫，伤在五味”与《素问·至真要大论》所说“久而增气，物化之常也，气增而久，夭之由也”两句，也说明了同样的观点。马莳针对“精化为气，气伤于味”两句注释云：“凡物之味，既能伤人之形，独不能伤人之气乎？”是说明了气味之偏盛亦可以互为损伤。总之，此段从生理和病理两个方面论述了形体精气与食物气味之间的辩证关系。

(三)气味的阴阳属性规律及功能

“阴味出下窍,阳气出上窍”中的气味属性运动规律,是与气味的阴阳属性相一致的,“阴味”“阳气”指药物中的浓浊厚味之品和轻清甘温之品在人体内的作用趋向;“下窍”指前后二阴,“上窍”指头面口鼻眼耳诸清窍。出下窍不仅仅指排泄,也应包括药物在体内的作用趋向。属于阴的浓浊厚味之品,由于重而有形,其性下降,故以走下养下而从前后二阴排泄;气属阳,轻清上浮,故濡养口鼻等上部清窍并排出体外。

“味厚者为阴,薄为阴之阳;气厚者为阳,薄为阳之阴”一句,是对药性理论的重要论述,即用药性的气味厚薄进行阴阳分类,并指导临床用药。“厚”“薄”非指药物形态,而是药物味道浓浊、纯厚或轻清、浅淡之意。清吴仪洛《本草从新·药性总论》说:“凡寒热温凉,气也。酸苦甘辛咸淡,味也。气为阳,味为阴,气无形而升,故为阳,味有质而降,故为阴。气厚者为纯阳,薄为阳中之阴。味厚者为纯阴,薄为阴中之阳。气薄则发泄,厚则发热。阳气上行,故气薄者能泄于表,厚者能发热。味厚则泄,薄则通。阴味下行,故味厚者能泄于下,薄者能通利。”对气味厚薄的性质和作用有了比较明确的论述。《中华本草·中药药性》中说:“阳为气,阴为味,性气无形,为治疗作用、性质的概括;药味属阴,有形质,是药物治疗疾病的精微物质基础,可以感知或直接认证。”

根据本段的论述,其内容可以归纳如下:

气(阳)
- 厚(纯阳)——发热(助阳增热,如附子)
- 薄(阳中之阴)——发泄(发散表邪,开泄腠理,如麻黄)

味(阴)
- 厚(纯阴)——泄(降泄通便,如大黄)
- 薄(阴中之阳)——通(渗泄通利,如茯苓、通草)

(四)火的生理功能及亢害作用

“壮火之气衰,少火之气壮;壮火食气,气食少火,壮火散气,少火生气”是本篇对火的生理病理的主要论述。“壮火”,有两种解释:一指气味淳厚的药物或食物,马莳说“气味太厚者,火之壮也,用壮火之品,则吾人之气不能当之而反衰也,如用乌附之类。”第二种认为机能过于亢盛的病理之火。李中梓说“亢烈之火则害物,故火太过则气反衰。”两种解释均可从,即无论过于辛热的药物或过于亢盛的病理之火,均对人体是有害的。“少火”可以认为是生理之火,即人体正常的阳气,是生命活动的原动力,也指药食气味温和者。李中梓说:“火者,阳气也,天非此火,不能发育万物;人非此火,不能生养命根。是以物生必本于阳,但阳和之火则生物,亢烈之火则害物。故火太过则气反衰,火和平则气乃壮。”整句话的意思是“壮火”具有耗散、伤损元气的作用,李东垣称之为“贼火”或“阴火”,张介宾称之为“邪火”,均是指此。也可以引申为过于燥热之品久服也可耗伤正气。而生理之“少火”,则可以温养和产生气,是人体不可缺少的,似与现代医学甲状腺等内分泌功能和能量代谢相关。也有注家以药物性味来加以解释的,如马莳说:“气味之温者,火之少也,用少火之品，则吾人之气，渐尔生旺而盖壮也，如用参归之类，而气血渐旺者是也。何以壮火之气衰也，正以壮火能食吾人之气，故壮火之气自衰耳。何以少火之气壮也，正以吾人之气，能食少火，故少火之气渐壮耳。唯壮火为能食人之气，此壮火所以能散吾人之气也。食则必散，散则必衰，故曰壮火之气衰。唯吾人之气为能食少火之气，此少火所以能生吾人之气也。食则必生，生则必壮，故曰少火之气壮。"

（五）药物的气味功能属性

"气味辛甘发散为阳，酸苦涌泄为阴"一句，是药物性味属性的重要论述。辛味药（多具麻、辣、芳香味）主散，具有发散、理气、理血及芳香化湿作用，如麻黄辛微苦温，可以发汗解表，木香辛苦温，可以理气，乳香辛温可以理血（活血），藿香辛温芳香可以化湿醒脾。甘味药其性缓，主守，能缓急补中，如党参、甘草等，均有甘味，可以益气补中缓急。辛甘之品，具有发散化生阳气作用，故属阳。苦味药主泄性多下行，如杏仁降泄，大黄通泄，栀子清泄，三者均有苦味，作用趋向于下，属阴。酸味主收敛，入脏腑随脏气所喜及配伍而为泄为敛。苦酸相伍，多趋于下，故属阴。对此理论，后世多有论述和发挥。

五、阴阳偏盛及其转化

"阴胜则阳病，阳胜则阴病"，是说明阴阳对立双方，在一定条件下，可以向相反的方向转化。这里的"阴胜""阳胜"均指病理状态。"阴胜"系机体阴寒偏胜后所表现出的症候，如形寒肢冷，恶寒踡卧，脉微欲绝等，由于阴寒过胜，必然阻遏或消耗人体的阳气，就会造成"阳病"。相反，如果阳热偏胜，如高热烦渴，神昏痉抽，大汗便结等，就会消耗阴津，这就是"阳胜则阴病。""阴胜则寒，阳胜则热"，是对"阴胜则阳病，阳胜则阴病"症候表现属性的进一步说明。

"重寒则热，重热则寒"，则是说明阴阳双方到了极点可以向相反方面转化的现象。是量变基础上的质变。《素问·天元纪大论》说："物生谓之化，物极谓之变。"《灵枢·论疾诊尺》也说："四时之变，寒暑之胜，重阴必阳，重阳必阴。故阴主寒，阳主热。故寒甚则热，热甚则寒。故曰寒生热，热生寒，此阴阳之变也。"此处的"重寒则热，重热则寒"与"寒极生热，热极生寒"意思相同。但"重"与"极"是必备的转化条件，寒在"重"和"极"的条件下才有可能向热的方向转化；热性亦然。在这里条件是主要的，没有一定的条件便不能转化。另据前人论述，结合临床实践来看，此处的"寒"与"热"有时是假寒假热，不是真寒真热。如姚止庵云："重寒之热非真热，可用桂附以引火归原；重热之寒非真寒，发散其火则寒自去。"似类似于《伤寒论》中之"阴盛格阳证"或"热厥证"。

六、外因与内因引起病症的病理特征

(一)寒热与肿痛的关系

关于"寒伤形,形伤肿"的原因,一般认为寒邪外袭,人体的阳气内敛,形体在外,首先受之,故寒邪先伤人形体;寒主收引,性阴而凝,可抑阳而气血流行不畅,气血郁滞则形伤为肿。"热伤气,气伤痛"是说热邪侵袭时,蒸迫津液外泄,人的阳气外溢而泄,随着出汗津液外泄,阳气也随之而泄,如夏天暑热邪气伤人,既出汗而伤津,也因汗泄过多而气伤,这就是热伤气之义。气伤津液失濡,或津气两伤,正气受损,则会出现困痛,这就是气伤痛。至于"先痛而后肿者,气伤形也;先肿而后痛者,形伤气也"一句,则是指痛与肿发生先后的诊断价值及二者的辩证关系,临床上可以分标本而治,如系先痛而后肿,则痛为病因为本,而肿在痛后为标,肿因痛所致,治宜先治其痛,痛除肿自消。如益气活血通则不痛。如果先肿而后痛,则肿为本,痛为标,痛因肿而生,消其肿则痛自止。

(二)风、热、燥、寒、湿太过引起的病症

"风胜则动,热胜则肿,燥胜则干,寒胜则浮,湿胜则濡泄"五句,简述了风、热、燥、寒、湿五种邪气太过引起的主要病症。五种邪气分别是春、夏、秋、冬、长夏四季的不正之气。"胜"有"太过""亢盛"之意。春季温暖多风,风邪太过就会引起抽动(抽风)的病症;夏季炎热,热邪过亢就会肿胀或热毒盛而得痈肿;燥为秋季主气,过胜则津伤而出现口鼻干燥、干咳等症状;冬季寒冷,寒邪太过则上逆而吐;长夏多湿,湿盛下迫则多泄泻之症。

(三)喜怒悲忧恐等情志所伤的病理、病症

"人有五藏化五气,以生喜怒悲忧恐。"人的精神情志活动,与心肝脾肺肾五脏密切相关,但主要归属于心主神明的功能。在生理上、心在志为喜,喜属于良性刺激,有益于心主血脉等功能。肝在志为怒,怒一般属于不良刺激,可以使气血上逆,阳气升泄。肺在志为忧(悲),二者均属于非良性刺激。脾在志为思,思虽为脾之志,但与心主神明密切相关,在正常情况下,思对机体无不良影响,但若过度,就会"思则气结"而致病。恐为肾之志,是对机体的非良性刺激,与心也有密切关系,"恐则气下",对人的气机影响较大。以上一句,主要讲述了情志的产生与五脏的生理关系。

"暴怒伤阴,暴喜伤阳",是以"怒"和"喜"为例,论述其过度的突然的情志刺激,可以造成人体内的阴阳受损,从而产生相应的病症。此句的"暴怒""暴喜",是喜怒忧思悲恐等情志活动的举例,故其他无"暴忧""暴恐"的论述。有的注家认为"暴怒伤阴,是伤人之肝阴;暴喜伤阳,是伤人心阳,"此种解释虽然甚合医理,但亦失之偏颇。因为下句"厥气上行,满脉去形"及"生乃不固"之意,显然是继续说明情志所伤,引起的气逆上行,神气浮越等阴阳失衡而紊乱的病症。王冰对此句注曰:"厥,气逆也,逆气上行,满于经络,则神气浮越,去离形骸矣。"就说明了此句属举例说明神志异常引起的病理。

(四)关于重阳、重阴与伏邪

"重阴必阳,重阳必阴"的"重"字作"重迭"解,如阴时(秋冬)感受阴邪(寒湿),即为"重阴"。阳时(春夏)感受阳邪(热暑),即为"重阳"。张志聪注曰:"秋冬,时之阴也;寒湿,气之阴也,冬伤寒,秋伤湿,谓之重阴。"

"冬伤于寒,春必病温;春伤于风,夏生飧泄;夏伤于暑,秋必痎疟;秋伤于湿,冬生咳嗽"一段,是对"重阴必阳、重阳必阴"的进一步举例说明。冬属阴,又伤寒邪也属阴,二阴叠加,则到春季产生温病(属阳);春属于阳,所伤风邪也属阳,二阳重迭即为"重阳",到了夏天就会产生飧泄(完谷不化的泄泻属阴证)。其他所举病症亦然。此段说明阴证阳证到了极端,可以向相反的方面转化。这段也是后世温病学说中有关"伏邪"问题的最早论述。

七、五行生成的理论及在医学中的应用

从"帝曰:余闻上古圣人,论理人形,列别藏府"到"咸伤血,甘胜咸"这一大段,从东、南、中央、西、北五个方位与六气的生理关系到病理联系,论述了五行的生成理论及其在医学的应用与联系。其内容有以下两个方面:

(一)论理人形

人体是一个的整体,内有脏腑,由经络相互联系,其十二经脉之间的阴阳配合,经气由穴位发生,各有部位和名称;肌肉之大会与小会,皆与骨骼相联系;分属部位顺逆,各有条理;如四时阴阳变化,皆有一定规律;内外相互对应联系,均有表里之不同。这一切,就是讨论人体结构之间关系的大致情况。此即"论理人形"。

(二)关于五行生成与其他事物的的联系

用五段内容论述了"东方生风,风生木,木生酸,酸生肝,肝生筋,筋生心,肝主目"及其他他四方与自然各种事物的联系。这种五行生克规律与自然界方位、六气、五味、五脏、五色、五音的关系有重要的意义。现将其内容归纳于下。(见表5-1):

表5-1 五行生克规律与自然界方位、六气、五味、五脏、五色、五音的关系

方位	五气	五行	五味	五脏	形体	五官	五色	五化	五音	五志	五声
东	风	木	酸	肝	筋	目	青	生	角	怒	呼
南	热	火	苦	心	脉	舌	赤	长	徵	喜	笑
中	湿	土	甘	脾	肉	口	黄	化	宫	思	歌
西	燥	金	辛	肺	皮毛	鼻	白	收	商	悲	哭
北	寒	水	咸	肾	骨	耳	黑	藏	羽	恐	呻

八、阴阳的互根关系及相对性

“天地者，万物之上下也”一段是说明阴阳是两个比较抽象的概念，而天地、男女、水火等是容易被人们理解的概念，故用来解释阴阳的抽象概念。上下、男女等均是借这些易明的概念来形容阴阳的相对意义。“血气之男女也”中的血气、男女，都是论述阴阳的相对意义，正像张志聪所注：“春在人则为男为女，在体则为气为血。”“水火者，阴阳之症兆也”，水为阴、火为阳，是揭示阴阳性质最明显的征象。“阴阳者，万物之能始也”中的“能”一般认为是“胎”的通假字，与“始”义同，即阴阳是宇宙生成变化的原始物质。“阴在内，阳之守也；阳在外，阴之使也”是阴阳之间相互关系一段重要论述。在内的阴是在外的阳的物质基础，在外的阳又能守护内在的阴。二者相互为用，互以对方为存在的条件。张介宾对此有明确的解释：“阴性静，故为阳之守；阳性动，故为阴之使。守者，守于中，使者运于外。以法家言，则地守于中，天运于外。以人伦言，则妻守于中，夫运于外。以气血言，则营守于中，卫运于外。”

【临床应用】

一、关于篇名的解释

阴阳，是我国古代哲学家对宇宙万事万物变化规律认识的科学抽象，也是对自然界相互关联的事物对立双方的概括，并用阴阳来解释宇宙、自然界、人体的生理病理现象，指导疾病的诊断和治疗。应，有对应、匹配、应答之意；象，指形象、征象、表象。应象，指各种物象之间相互对应的联系，意即事物内部阴阳双方的运动变化有其相应的表象与之相应。如《素问吴注》卷二注曰：“应乎天象，而配乎阴阳五行也。”总之，阴阳应象，指大到自然界的天地日月，万事万物，小到人体生命活动规律及五脏六腑气血精形的活动规律，均与自然界四时五行阴阳的消长变化规律相通相应。由于本篇内容是取法于自然界阴阳之气变化的道理来讨论人体阴阳脏腑之气的运动变化，所以用“阴阳应象”名篇。此即张志聪在《素问集注》卷二所解释：“此篇言天地水火，四时五行，寒热气味，合人之藏府身形，清浊气血，表里上下，成象成形者，莫不合于阴阳之道。之于诊脉察色，治疗针砭，亦皆配法于阴阳，故曰‘阴阳应象大论’”。

至于篇名中冠以“大论”之意，综合“四气调神大论”、关于运气的七篇大论之意，是说明本篇内容广博而重要，是系统讨论阴阳学说大道理的专篇，是《内经》中阐发阴阳五行学说内容最完整而又重要的篇章，故冠以“大论”之名。

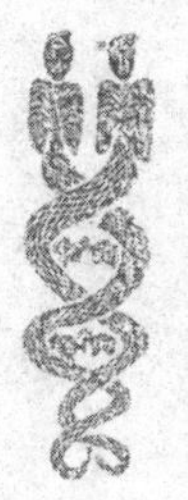

二、关于“阴阳者，天地之道也”的认识问题

关于“阴阳者，天地之道也”的认识，历代注释各有所本，解释略有出入，归纳

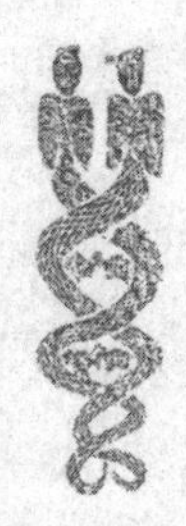

起来主要有四：

（一）阴阳的对立统一是自然界事物的普遍规律

王冰说："（此）谓变化生成之道也。"张介宾也说："天生于动，地生于静，故阴阳为天地之道。"王、张二氏认为道即规律、法则，即阴阳的对立统一是自然界的普遍规律。

（二）阴阳是宇宙中的道路

《黄帝内经素问校注语释》注："《圣济经》卷五第一也作'路'"，即阴阳是宇宙中的道路。

（三）阴阳是天地间的基本物质

《素问疑识》认为"道非规律，实为本原"，进而阐明"阴阳者，天地之道"乃是指阴阳之气是构成天地的基本物质。

（四）阴阳即是寒暑

胡天雄在《素问补识》中指出，阴阳即是寒暑，一岁当中，寒暑往来，以成天地之道。他说："古人认为春温夏热属阳，秋凉冬寒属阴，故有四时阴阳之说，四时阴阳的推移变化，促使自然界的生长和衰老，所以说阴阳是万物之纲纪，变化之父母，生杀之本始，这就是阴阳的本原涵义。"

以上四说究竟何种解释更接近原义呢？考究古籍，"道"常被释为本源的物质。如《易·系辞》："一阴一阳之为道"。《正义》注曰："一为天也，天阴天阳乃为之道，一得为无者，无是虚无，虚无是大虚，不可分别，唯一而已，故以一为无也。"《老子·道德经》又做了进一步解释："有物混成，先天地生……可以为天下母，吾不知其名，字之曰道。"老子把"有物混成"的世界本原认为是"道"，这与古代浑天说的观点是一致的，本篇的作者亦认同此种造天说，并表露在"积阳为天，积阴为地"的论述上。在开天辟地之时，本无阴阳之气，一片混沌的宇宙，经过漫长岁月的运动变化，轻清之气升腾于上，重浊之气沉降于下，自此才有了天地之分。另外，从本篇阴阳应象所论述的内容看，阴阳是指人体阴阳之气，"象"指自然界阴阳之气显露于外的征象，"阴阳应象"是论人之阴阳与天地之阴阳相应贯通之理。结合本篇内容分析可知，全篇以阴阳为纲，从自然界到人体，从养生到治疗，都十分强调阴阳二气的重要作用。所以说，阴阳之气是天地的本源，万物赖以生杀，寒暑赖以变换，把阴阳理解为本源更为合理。

另外，阴阳二字在《内经》中应用十分广泛。有人统计，此词出现在《内经》中有 234 次之多，在不同篇章，不同段落所指内涵不同。大致有：指日光的向背，《灵枢·五变》："木之阴阳尚有坚脆"；指四时气候的往复变化，《素问·气交变大论》："阴阳往复，寒暑相随"；指男女两性，《素问·上古天真论》："阴阳和故能有子"；指男女生殖器《素问·阴阳类论》："阴阳皆壮，下之阴阳"；指房事，《素问·调经论》："其生于阴者，得之饮食居处，阴阳喜怒"；有作说明人体脏腑属性的，《素问·金匮真言论》:"夫言人之阴阳则外为阳,内为阴,言人身之阴阳则背为阳,腹为阴,言人身藏府之阴阳,则藏为阴,府为阳……"也有指经络的,《灵枢·营卫生会》:"阴阳相贯,如环无端";有指病症之阴证阳证的,《素问·阴阳应象大论》:"善诊者察色按脉,先别阴阳";有指脉象者,《素问·阴阳别论》:"所谓阴阳者,去者为阴,至者为阳,静者为阴,动者为阳,迟者为阴,数者为阳";又有作归纳药物性味的,《素问·至真要大论》:"辛甘发散为阳,酸苦涌泄为阴,咸味涌泄为阴,淡味渗泄为阳",等等。综上所述,可知阴阳在《内经》中是一个应用十分广泛的概念。在探讨其本意时,必须把它放在相应的篇章讨论的具体内容中去解释,结合上下文意才能准确。

三、关于治病必求于本的问题

什么是"本"？治病为什么要求本？怎样求本？历代医家对此的认识可谓见仁见智,精见纷呈,归纳起来,主要有以下几种观点:

(一)《内经》原义的"本"指阴阳

本篇原文说:"阴阳者,天地之道也,万物之纲纪,变化之父母,生杀之本始,神明之府也,治病必求于本。"此处虽未明言"本"的含义,但从上下文意可以分析出,"本"就是指阴阳。因为此句"治病必求于本"是在"阴阳"的大前提下提出的。阴阳既然是万事万物运动变化的基本规律和普遍法则,是认识万事万物应遵循的纲领,是事物发生壮大衰退消亡的根本,而疾病的发生发展变化也离不开这个规律和法则,故而医者在治病时也必须把握住这个阴阳运动变化的规律,这个规律和法则就是"本",这就是治病必求于本的原意。正如王冰在注释中所说:"本为阴阳与万物生杀变化,而与人身同相参合,故治病之道,必求其本。"《素问集注》卷一也明确地指出:"本者,本于阴阳也",人之脏腑气血,表里上下。皆本乎阴阳;而外淫之风寒暑湿,四时五行,亦总属阴阳二气,至于治病之气味,用针之左右,诊别脉色,引越高下,皆不出乎阴阳之理,故曰"治病必求于本。"

(二)后世医家从临床实践的扩充和阐发

后世临床医家认为"阴阳"释"本"固然正确,但指导临床则比较笼统,缺乏针对性,故而从不同角度进行解释和阐发,赋于"治病必求于本"以新的内容和丰富的内涵,这些新的观点有:

1."本"指肾阴肾阳。清代冯兆张在《锦囊秘录》中指出,"本"应为肾阴肾阳。他说:"人之有生,初生两肾……真阴真阳者,所以为先天之本,后天之命,两肾之根,疾病安危,皆在乎此。学者仅知本气,而不知乘乎内虚;仅知治邪,而不知调其本气;仅知外袭,而不穷其藏府;仅知藏府,而不知根于两肾;即知两肾,而不知由于两气,是尚未知求其本者也。"

2.本为脾肾。《医宗必读》说:"经曰:治病必求于本,本之为言,根也,源也。世未有无源之流，无根之木，澄其源则流自清，灌其根而枝乃茂，自然之经也。故善为医者，必责其本，而本有先后之辨，先天本在肾，肾应北方之水，水为天一之源。后天之本在脾，脾为中宫之土，土为万物之母。"

3.本为脾胃。《素问·平人气象论》："人以水谷为本，故人绝水谷则死，脉无胃气亦死"；《素问·玉机真藏论》："五藏者，皆禀气于胃，胃者五藏之本也。"黄承昊更明确地指出："治病必以脾胃为本……胃为水谷之海，六府之大源也，故人生以胃气为本。"金元时代李东垣在《脾胃论·脾胃虚实传变论》中进一步发展了脾胃为本的理论，他说："元气之充足，皆由脾胃之气所生，而后能滋养元气，若胃气之本弱，饮食自倍，则肠胃之气既伤，而元气亦不能充，而诸病之所以由生也。"李氏在临床诊治中，十分强调胃气的重要性，常把保胃气作为重要的治则，并创制了许多补胃气之方，对此理论贡献良多。

4.病因为本。《丹溪心法》以阴阳之邪立论，说："将以施其疗疾之法，当以穷其受病之源。盖疾病之源，不离乎阴阳二邪也，穷此而疗之，厥疾弗瘳者鲜矣。"此是根据病邪是疾病发生之源，无源则病症无由以生，故倡病因为本之说。

5.病机为本。病机为本说，近人倡其说者甚众，如规划教材《中医基础理论·治则》中说："治病求本，是指在治疗疾病时，必须寻求疾病的本质，并针对其本质进行治疗。"并说"治病必求于本，虽然前人对病本之涵义表述不一，但结合临床实际看，'本'当指疾病的病机而言，病因、病性、病位、邪正关系等，均是病机的要素。换言之，病机包含着病原、机体体质因素及其反应性等因素，被看作为对疾病的本质某一方面的概括。"

6.八纲为本。《景岳全书·求本论》曰："万物之本，只此表里、寒热、虚实六者而已"；"或因外感者，本于表也；或因内伤者，本于里也；或因热病者，本于火也；或病冷者，本于寒也；邪有余者，本于实也；正不足者，本于虚也。"

7.症候为本。印会河主编的《中医基础理论》认为"症候"是疾病的本质，是治疗疾病所寻求的根本，而症候是疾病过程某一阶段病变的部位、病因、性质、邪正关系等因素的综合反映。该书说："证，是机体在疾病发展过程中某一阶段的病理概括，由于它包括病变的部位、原因、性质以及邪正关系，反映出疾病发展过程中某一阶段病理变化的本质，因而它比症状更全面、更深刻、更正确地揭示了疾病的本质。"

上述六种观点，从不同时期不同医家不同侧面和对"本"的认识所发表的六种看法，既带有时代的烙印又有各自认识深度，均有一定参考价值。我们认为，"治病必求于本"的"本"，理解为"病机"或"症候"似更有意义，虽然两说不尽相同，究其实质无大的区别，而且对临床具有较大的指导意义。

四、关于"阳生阴长，阳杀阴藏"的问题

历代医家对于"阳生阴长，阳杀阴藏"的认识颇不一致，以至于引起现代学者

的争鸣。此语在《素问·天元纪大论》亦有同样的论述。归纳历代注家的意见，主要有两种认识：第一是认为“阳生阴长，阳杀阴藏”为阴阳之治，即事物在四时的春生、夏长、秋收、冬藏的正常发展规律。如《素问集注》卷二注曰：“春夏者，天之阴阳也，故主阳生阴长；秋冬者，地之阴阳也，故主阳杀阴藏”。春夏何以为天之阴阳，秋冬何以为地之阴阳？《素问集注》认为，天之阴阳是指上半年的司天之气，地之阴阳是指下半年的在泉之气。这种解释虽然从运气学说立论，但与上文“积阳为天，积阴为地，阴静阴躁”之义不相接续，对“阴长”“阳杀”的含义也未能解释清楚。故不可从。

对阴主长，阳主杀的含义也有两种解释：其一是根据八卦的方位解。如《新校正》说：“详阴长阳杀之义，或者疑之。按《周易》八卦有四方之意，则可见矣。坤者，阴也，位西南隅，时在六、七月之交，万物之所盛长也，安谓阴无长之理。乾者阳也，位戊亥之分(西北)，时在九、十月之交，万物之所收杀也，孰为阳无杀之理，以是明之，阴长阳杀之理可见矣。”这里所说的阴长，即事物在六七月的盛长。其所以言阴，是指坤卦而言；阳杀，即指事物在八九月后的肃杀，其所以称阳，是指乾卦而言，虽然阴和阳指八卦中的坤卦和乾卦，然从月份季节上看，与夏长、秋收的含义一致。另一种解释，从阴阳中又含有阴阳立论。如《素问注证发微》卷一注曰：“然天虽主阳，而阳中有阴，故其于万物之生长也，阳生之而阴长之；地虽主阴，其于万物之杀藏也，阳杀之而阴藏之”。并且还进一步指出“杀者肃杀之杀，非杀戳之谓也。”这就明确地指出“阳杀阴藏”即是秋收冬藏的意思。

阴和阳，是事物对立双方的概括，这两方面的对立、统一运动，是世界万物产生、运动、发展、变化、消亡的根源，所以阴阳既相互对立制约，又相互依存，相互为用，有阴无阳，或者有阳无阴，事物本身就不能存在，所以《类经·阴阳类》解释说：“此即四象之义，阳生阴长，言阳中之阴阳也；阳杀阴藏，言阴中之阴阳也。盖阳不能独立，必得阴而后成，如发生赖于阳和，而长养由于雨露，是阳生阴长也；阴不自专，必因阳而后行，如闭藏因于寒冽，而肃杀出乎风霜，是阳杀阴藏也，此于对待之中，而复有五藏之道，所谓独阳不生，独阴不成也。”《医贯·阴阳论》进一步发挥说：“阴阳又可互为其根，阳根于阴，阴根于阳，无阳则阴无以生，无阴则阳无以化。”四象，指太阳、少阳、太阴、少阴，亦即四时，此处指春生、夏长、秋收、冬藏而言，据此分析，“阳生阴长，阳杀阴藏，”是对上文“阴阳者，天地之道也”的进一步说明，以万物在四时之中的春生、夏长、秋收、冬藏的发展变化，来进一步论述阴阳互根的道理。

对“阳生阴长，阳杀阴藏”的第二种认识是：“阳生阴长”是阴阳之治，“阳杀阴藏”是阴阳之乱。如《类经·阴阳类》说：“一曰阳之和者为发生，阴之和者为成实，故曰阳生阴长；阳之亢者为焦枯，阴之凝者为固闭，故曰阳杀阴藏。此以阴阳之淑慝言，于义亦通。”《素问经注节解》卷一亦从此说，并结合临床实践进行了论证，注曰:“阳杀者,盛夏之酷烈,烁石流金,万物焦枯,阳极而亢,人之为病,邪热火炽,纯阳无阴,若伤寒之阳邪内传,杂病之风盛火焰。又若饮食辛热之人,火邪痰结,二便硬燥,并属亢阳,失此不治,杀人甚速,急宜苦寒之类也。”此说承上文“阴阳者,生杀之本始”之后,似是对其义理的进一步说明,于义亦通。然从全段文义分析,当以“阴阳之治”更为贴切。

上述“阳生阴长,阳杀阴藏”中蕴藏的阴阳互根互用,互相转化的理论,对后世启发很大,在临床上很有指导意义。以气血关系为例,阳为气,阴为血,气与血即阴和阳的关系在生理方面的相互依存,相互为用尤为明显。气旺则血充,血衰则气损,气虚则血凝,血瘀则气滞。所以《内外伤辨惑论》中所载之当归补血汤,就是气血相互为用的具体应用,由于有形之血生于无形之气,故方中重用黄芪大补脾肺之气,更用当归补血和营,以使阳生阴长,气旺血生。全方目的是为了补血,但补气的黄芪用量是补血的当归用量的5倍,显示了制方者深谙气血互相资生的关系。

五、关于“少火生气”“壮火食气”的问题

火,在《内经》中是一个应用得十分广泛的概念。据《中医词典·火》载,有217次之多。它的最早的本义,第一似指直观的燃烧的火。如本篇所论:“水火者,阴阳之征兆也。”(水与火,是阴阳最明显的象征)。第二后来逐渐引申到分析类似于火的事物的特性。即凡具有温热的、炎上的、升腾的、亢奋的事物和病症,均可归属于五行的“火”(构成世界的最基本的五种物质之一)。第三,指心脏,如《灵枢·热论》说:“索皮于肺,不得索之于火。火者,心也。”第四,指六淫之一的“火邪”。如《素问·至真要大论》“夫百病之始生也,皆生于风寒暑湿燥火。”第五,指脏腑功能亢盛的症候,如心火、肝火等。也有指五运六气中之“君火”(热气)、“相火”或暑气;或维持人体正常体温的阳气;或治法中的“清热泻火”“泻火解毒”等。

温、热、火、暑,其本质相同而程度有别。据历代注家分析,本篇所论的“少火生气,壮火食气”,可有两种解释。其一,认为本义指药食的阴阳性能。《素问注证发微》卷一注曰“气味太厚者,火之壮也,用壮火之品,则吾人之气不能当之而反衰矣,如用乌、附之类,而吾人之气不能胜之,故发热。气味之温者,火之少也,用少火之品,则吾人之气,渐尔生旺而益壮矣,如用参、归之类,而气血渐旺者是也。”意即气味纯阳如乌头、附子之品,服之易过热而耗伤人体正气,而气味温和的人参、当归,服之能使人正气渐旺。

其二,认为少火为人体生理的热气,壮火为亢盛的病理之火。《素问集注》卷二曰:“阳亢则火壮而生气反衰,阳和则火和平而气壮盛矣”。《类经·阴阳类》注曰:“火,天地之阳气也。天非此火,不能生万物;人非此火,不能有生。故万物之生,皆由阳气,但阳和之火则生物,亢烈之火反害物,故火太过则气反衰,火和平则气壮。壮火散气,故云食气,犹言火食此气也。少火生气,故云食火,犹言气食此火

也。此虽承气味而言，然造化之道，少则壮，壮则衰，自是如此，不特专言气味者”。这种将壮火解为阳热亢盛的病理之火，少火解释为生理的阳热之气的观点，多为后世所尊崇。但究其本质，实是对前义的开拓与发挥。

无论理解为温燥的药物过食能耗伤人体正气，温和补益之品服食可补人之正气；或从生理功能、病理变化而言，在中医理论中均有参考价值和指导意义，关键在于择善而从。

六、应如何理解“左右者，阴阳之道路也”

此语在《内经》中凡二见，除本篇外，《素问·五运行大论》中也有同样的论述。本篇中“左右者阴阳之道路也”一句，是指自然界天体运动规律。古代宇宙观中的浑天说认为，天体是由东向西旋转的，人们站在地球上仰观天象，太空众星日月是由东向西运行，东方为人体之左，故曰“天左旋”。人所站立的地球在相对运动中是自西向东旋转，西方为人体之右，故曰“地右动”。张志聪在《素问集注》卷二注曰：“在天地六合，在南为左，西北为右，阴阳二气，于上下四旁，昼夜环转，而人之阴阳，亦同天地之气，昼夜循环，故左右为阴阳之道路。”《素问补识·第五》进一步阐述说：“面南而立，子半以后，太阳从左边上升；午半以后，太阳从右边下降。上升则阳气渐盛，下降则阴气渐盛，人气应之，故平旦而阳气生，日夕而阳气虚，这就是所谓‘左右者，阴阳之道路也’。”《类经·藏家类》在此基础上进一步发挥，从而引申出“阳左而升，阴右而降”的升降说，在临床上颇有指导意义。

至于《素问·五运行大论》中的“左右者，阴阳之道路也”一句，与上述意义不同。该处是指司天、在泉、左右四间气的运行情况，此处不做讨论，可参阅该篇。

“左右者，阴阳之道路也”一句，从自然界天体运行规律到人体气机升降，在中医基本理论中有较广泛的指导意义。第一，用以解释人体的气机升降运动。《内经》中其他篇章在解释人体气机运行规律时认为，人体的气机与自然界阴阳二气一样，是不断地升降运动着的。在下的气要不断地上升，上升时沿人体左侧上行；人体上部的气要不断下降，下降时沿人体右侧下行，人体左右两侧是气机上下升降的道路，此即常说的左升右降理论。如《素问·六微旨大论》中说：“气之升降，天地之更用也……升降息则气立孤危”；“故非出入，则无以生长壮老已；非升降，则无以生长化收藏，是以升降出入，无器不有”。

第二，用以解释肝肺两脏的气机升降运动的道路，相互作用。肺脏位置在上，功能主气司呼吸，主宣发与肃降，其气机以肃降为顺，其下降的道路是以右侧下行；肝位于下焦，其气宜疏畅条达和升发，故肝气的运行以升为主要形式，其道路以左侧为上升之路，肺肝二脏左升右降，调节着体内气机的升降运动。故《素问·刺禁论》说：“肝生于左，肺藏于右，”其“左右”是以气机升降的道路而言。它如脾气主升，胃气主降，更是脾胃学说一重要理论，在临床上很有指导意义。

阴阳离合论第六

【要点解析】

一、阐明了自然界的阴阳虽变化万千，无限可分，但其要领只有一个，即一阴一阳的道理。

二、论述了三阴三阳经的离合和所行部位及起讫点。

三、指出了三阴三阳经的作用特点——开、阖、枢。

【内经原典】

黄帝问曰：余闻天为阳，地为阴，日为阳，月为阴，大小月三百六十日成一岁，人亦应之。今三阴三阳，不应阴阳，其故何也？岐伯对曰：阴阳者，数之可十，推之可百，数之可千，推之可万，万之大不可胜数。然其要一也。天覆地载，万物方生，未出地者，命曰阴处，名曰阴中之阴；则出地者，命曰阴中之阳。阳予之正，阴为之主。故生因春，长因夏，收因秋，藏因冬，失常则天地四塞[1]。阴阳之变，其在人者，亦数之可数。

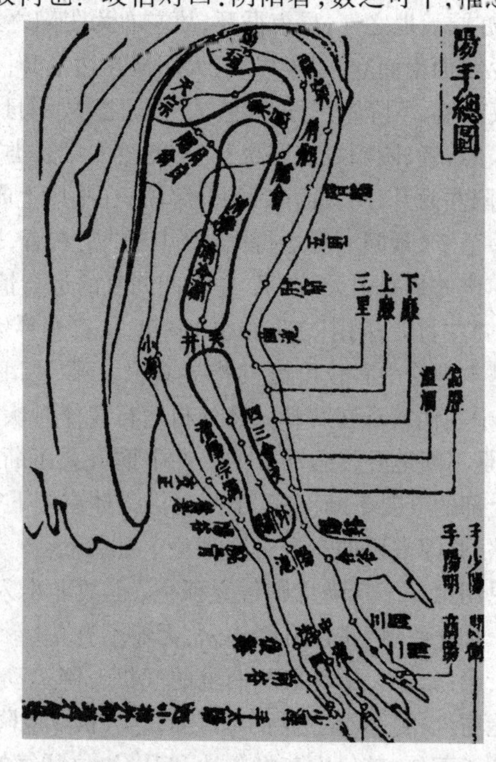

明代张介宾《类经图翼》中的阳手总图

帝曰：愿闻三阴三阳之离合也。岐伯曰：圣人南面而立，前曰广明[2]，后曰太冲[3]，太冲之地，名曰少阴，少阴之上，名曰太阳，太阳根[4]起于至阴，结于命门[5]，名曰阴中之阳。中身而上，名曰广明，广明之下，名曰太阴，太阴之前，名曰阳明，阳明根起于厉兑，名曰阴中之阳。厥阴之表，名曰少阳，少阳根起于窍阴，名曰阴中之少阳。是故三阳之离合也，太阳为开，阳明为阖，少阳为枢。三经者，不得相失也，抟而勿浮，命曰一阳。

帝曰：愿闻三阴。岐伯曰：外者为阳，内者为阴，然则中为阴，其冲在下，名曰太阴,太阴根起于隐白,名曰阴中之阴。太阴之后,名曰少阴,少阴根起于涌泉,名曰阴中之少阴。少阴之前,名曰厥阴,厥阴根起于大敦,阴之绝阳,名曰阴之绝阴。是故三阴之离合也,太阴为开,厥阴为阖,少阴为枢。三经者不得相失也。抟而勿沉,名曰一阴。阴阳𩅛𩅛[⑥],积传为一周,气里形表而为相成也。

【难点注释】

①四塞:四时阴阳之气阻隔不通。

②广明:广,大也。广明,即大明——阳气盛的意思。在自然界,南方阳气旺盛;在人身之中,心脏阳气旺盛。

③太冲:冲脉与肾脉相合,阴气旺盛,故谓之太冲。

④根:指经脉的下端。

⑤结于命门:结,指经脉在上的一端。命门,此处指眼睛。

⑥阴阳𩅛𩅛:𩅛𩅛(zhāng),往来不止。阴阳𩅛𩅛,阴阳之气往来运转不息。

【白话精译】

黄帝问道:我听说天属阳,地属阴,日属阳,月属阴,大月和小月合起来三百六十天而成为一年,人体也与此相应。如今听说人体的三阴三阳和天地阴阳之数不相符合,这是什么道理?岐伯回答说:天地阴阳的范围,极其广泛,在具体运用时,经过进一步推演,则可以由十到百,由百到千,由千到万,再演绎下去,甚至是数不尽的,然而其总的原则仍不外乎对立统一的阴阳道理。天地之间,万物初生,未长出地面的时候,叫作居于阴处,称之为阴中之阴;若已长出地面的,就叫作阴中之阳。有阳气,万物才能生长,有阴气,万物才能成形。所以万物的发生,因于春气的温暖,万物的生长,因于夏气的炎热,万物的收成,因于秋气的清凉,万物的闭藏,因于冬气的寒冷。如果四时阴阳失序,气候无常,天地间的生长收藏的变化就要失去正常。这种阴阳变化的道理,在人来说,也是有一定的规律,并且可以推测而知的。

黄帝说:我愿意听你讲讲三阴三阳的离合情况。岐伯说:圣人面向南方站立,前方名叫广明,后方名叫太冲,行于太冲部位的经脉,叫作少阴。在少阴经上面的经脉,名叫太阳,太阳经的下端起于足小趾外侧的至阴穴,其上端结于睛明穴,因太阳为少阴之表,故称为阴中之阳。再以人身上下而言,上半身属阳,称为广明,广明之下称为太阴,太阴前面的经脉,名叫阳明,阳明经的下端起于足大趾侧次趾之端的厉兑穴,因阳明是太阴之表,故称为阴中之阳。厥阴为里,少阳为表,故厥阴经之表为少阳经。少阳经下端起于窍阴穴,因少阳居厥阴之表,故称为阴中之少阳。因此,三阳经的离合,分开来说,太阳主表为开,阳明主里为阖,少阳介于表里之间为枢。但三者之间,不是各自为政,而是相互紧密联系着的,所以合起来称为一阳。

黄帝说:愿意再听你讲讲三阴的离合情况。岐伯说:在外的为阳,在内的为阴,所以在里的经脉称为阴经，行于少阴经前面的称为太阴，太阴经的根起于足大趾之端的隐白穴，称为阴中之阴。太阴的后面，称为少阴，少阴经的根起于足心的涌泉穴，称为阴中之少阴。少阴的前面，称为厥阴，厥阴经的根起于足大趾之端的大敦穴，由于两阴相合而无阳，厥阴又位于最里，所以称之为阴之绝阴。因此，三阴经之离合，分开来说，太阴为三阴之表为开，厥阴为三阴之里为阖，少阴位于太、厥表里之间为枢。但三者之间。不能各自为政，而是相互协调紧密联系着的，所以合起来称为一阴。阴阳之气，运行不息，递相传注于全身，气运于里，形立于表，这就是阴阳离合、表里相成的缘故。

【专家评鉴】

一、三阴三阳之数与天地阴阳

"余闻天为阳，地为阴，日为阳，月为阴"。这是从最明显的天地、日月分阴阳开始，讨论人与阴阳的关系。一年365日为一岁，人也与之相应，这是自然界的一般规律。文中提出"三阴三阳不应阴阳"是何道理呢？因为黄帝认为天地为一阴一阳，日月为一阴一阳，皆为一对一相应，为何人却有三阴三阳之说呢？"不应阴阳"就是指人体有三阴三阳，与天地、日、月的一阴对一阳不一致。其原因，就是后文中所说的，阴阳之中又可分阴阳，阴阳之数虽不可胜数，或不尽相同，但其实质是一样的，即"其要一也"。阴阳是对事物对立统一关系的概括。"阴阳者，数之可十，推之可百，数之可千，推之可万，万之大不可胜数，然其要一也。"这段原文明确指出了宇宙间一切相对的事物都可以用阴阳来概括和说明，而任何一种事物的内部，又都可以再分阴与阳两个方面，如五脏为阴、六脏为阳；五脏之中，心、肝属阳，肺、脾、肾属阴；肾中又有肾阴、肾阳可分，这就是阴阳学说中阴阳可以无限可分的理论。三阴三阳之数亦是在这种理论指导下产生的，主要是根据经脉中所行阴阳之气的多少，以及表里层次的深浅而分得更具体更精细一些而已，如同样是阳，有太阳（三阳），阳明（二阳），少阳（一阳）之分，但归根结底仍不出阴阳的范围，所以说"其要一也"。文中还提出"今三阴三阳，不应阴阳，其故何也"的问题，岐伯在回答时虽然没有直接说明三阴三阳应不应阴阳的问题，但实际上从"万之大不可胜数"和"其要一也"等句中已明确表示，对阴阳的应用不能机械地认为阴阳只能一分为二，那么三阴三阳之数显然不是一阴一阳，但从具体的三阴三阳分解来看，它也是从一阴一阳之中再分解出来的。因此，人体中的三阴三阳经脉仍是与阴阳理论相符的，故说三阴三阳亦应阴阳。

二、三阴三阳的分布及离合关系

关于三阴三阳经脉的循行和起始部位，一般是阳经在表，阴经在里。因为从部位分阴阳来看，一般是“外者为阳，内者为阴”。阳经又根据其所居部位、路线的前后、深浅分为太阴、厥阴、少阴三经。这是三阴经、三阳经在部位上的“离”。所谓“离”就是三阴三阳经分布路线、部位和功能不同，即张介宾所说：“分而言之谓之离”。但三阴经与三阳经又有表里联系，“厥阴之表，名曰少阴”；“太阴之前，名曰阳明……”。如此，组成了六经系统，阴阳之气血运行于中，如环无端，把整个人体联系起来，故篇末说：“阴阳䨲䨲，积传为一周，气里形表而为相成也。”这就是三阴经三阳经在部位上的“合”，这也就是张介宾所说“并而言之谓之和，表里同归一气耳。”

三、三阴经、三阳经相互协调，不得相失

三阴经、三阳经在作用上也是可以分之为三的，如三阳经，其太阳经如门户之开，阳明经如门户之阖，少阳经如门枢之运，此三者作用虽各有别，但须协调一致，才能使阳气出入运转正常，所以原文强调指出三者的作用是“不得相失也”，相失则疾病丛生。同样，三阴经的作用离合也是同一意思，这就是三阴经三阳经在作用上的离合论的观点。

【临床应用】

一、关于三阴三阳的命名和顺序问题

对于这个问题，历来注家认识均不一致，王冰、张志聪、马莳虽都以阴阳之气的多少来解释三阴三阳的命名，但意见也不统一，如少阴、厥阴的命名，张志聪认为厥阴为二阴，少阴为一阴，而马莳则认为厥阴为一阴，少阴为二阴。张介宾对此问题避而不论。周学海对此问题另有见解，他认为本篇中的三阴三阳是根据经脉在人体的表里部位而定的。他说：“人身三阴三阳之名，因部位的分列而定名，非由气血之殊性而取义也。《素问》之叙阴阳离合也，曰：‘圣人南面而立，前曰广明，后曰太冲……少阴之前，名曰厥阴。’由此观之，三阴三阳以人身之部位而定名也，不昭之乎。部位既定，由是经络血气之行于太阳之部者，命曰太阳经。行于少阳、阳明之部者，命曰少阳、阳明经。行于三阴之部者，命曰太阴、少阴、厥阴经。故膀胱为寒水之经。水，阴也，而曰太阳，以其行于太阳之部也。而小肠之为太阳无论矣，心为君火经，火，阳也，而曰少阴，以其行于少阴之部也，而肾之为少阴可知矣。若血气之行于经脉者。则三阳之气血亦运行于三阴，三阴之气血亦运行于三阳，岂有阴阳截然画界者哉。是故，经得之于三阴三阳，止以定人身前后左右表里部分之名者也。”（《读书随笔·三阴三阳命义》），从原上下文义分析，周氏所论比较符合原义。即三阴三阳之顺序是从人面南而立之前后表里部位而定的。

二、关于开、阖、枢的问题

这个问题是由于校勘而出现的争议。本篇与《灵枢·根结》及今本《甲乙经·根结》均作"开、合、枢"。但校之《太素·阴阳合》及同书的《经脉根结》、右本《甲乙经》,却均作"关、阖、枢"。历代注家大多数是将其作"开、阖、枢"解释。关,《正韵》:"门牡也",即门闩;阖,双扇门曰阖。关、阖、枢。就是将三阴经、三阳经的作用比作门闩、门及门枢的作用,这三者分之则为三,合之则为一的道理。我们认为"开、阖、枢"与"关、阖、枢"两解可以并存,是从不同角度观察经脉的作用的两种说法,本质是相同的。

三、关于"其要一也"的含义

历代注家对此问题有不同的解释。王冰:"一,谓离合也。"张介宾注:"一,即理而已。"吴昆、张志聪认为:一,即一阴一阳。王注系从篇名悟出,但对于正文内容所论,殊有不合;张介宾"一即理"的观点,可能受程朱理学的影响,不合经旨;吴、张之论较为契合原文。岐伯曰:"阴阳者,数之可十、推之可百,数之可千、推之可万,万之大不可胜数,然其要-·也。"这是一个判断句,阴阳就是一,一就是阴阳。万事万物皆有阴阳,可以有千种阴阳,万种阴阳的变化,但其根本,只能归结为一个阴阳,所以释义以吴注较为切合原义。也就是说,在分阴阳时,有分有合,阴阳中又可分阴阳,但其最高的概括和归纳仍然离不开阴阳两个字,这两个字是对宇宙间万事万物发生发展规律的总概括,故"其要一也"。

阴阳别论第七

【要点解析】

一、指出四时正常脉象和十二经脉的变化,与四时十二月的自然变适,是必须顺应的。

二、以阴阳学说来辨别脉象、诊断疾病、推测预后。

三、说经发病的常见脉象、症状及其预后。

【内经原典】

黄帝问曰:人有四经十二从,何谓?岐伯对曰:四经[1]应四时,十二从应十二月,十二月应十二脉。脉有阴阳,知阳者知阴,知阴者知阳。凡阳有五,五五二十五阳。所谓阴者,真藏也,见则为败,败必死也;所谓阳者,胃脘之阳[2]也。别于阳者,知病处也；别于阴者，知死生之期。三阳在头，三阴在手，所谓一也。别于阳者，知病忌时；别于阴者，知死生之期。谨熟阴阳，无与众谋。

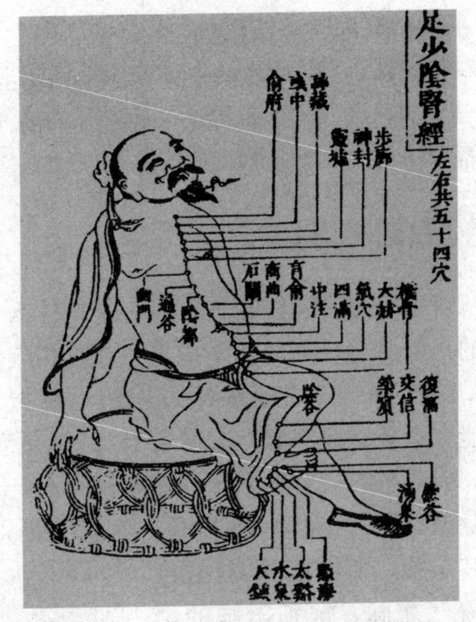

明代张介宾《类经图翼》经穴图之足少阴肾经

所谓阴阳者：去者为阴，至者为阳；静者为阴，动者为阳；迟者为阴，数者为阳。凡持真脉之藏脉[③]者，肝至悬绝急，十八日死；心至悬绝，九日死；肺至悬绝，十二日死；肾至悬绝，七日死；脾至悬绝，四日死。曰：二阳之病发心脾，有不得隐曲[④]，女子不月；其传为风消，其传为息贲者，死不治。曰：三阳为病，发寒热，下为痈肿，及为痿厥腨痟[⑤]；其传为索泽[⑥]，其传为颓疝。曰：一阳发病，少气善咳善泄；其传为心掣，其传为隔。二阳一阴发病，主惊骇背痛，善噫善欠，名曰风厥。二阴一阳发病，善胀心满善气。三阳三阴发病，为偏枯痿易，四支不举。鼓一阳曰钩，鼓一阴曰毛，鼓阳胜急曰弦，鼓阳至而绝曰石，阴阳相过曰溜。阴争于内，阳扰于外，魄汗未藏，四逆而起，起则熏肺，使人喘鸣。阴之所生，和本曰和。是故刚与刚，阳气破散，阴气乃消亡。淖则刚柔不和，经气乃绝。死阴之属，不过三日而死；生阳之属，不过四日而死。所谓生阳死阴者，肝之心，谓之生阳，心之肺，谓之死阴。肺之肾，谓之重阴。肾之脾，谓之辟阴，死不治。结阳者，肿四支[⑦]。结阴者便血一升，再结二升，三结三升。阴阳结斜，多阴少阳曰石水，少腹肿。二阳结谓之消，三阳结谓之隔，三阴结谓之水，一阴一阳结谓之喉痹。阴搏阳别谓之有子。阴阳虚肠澼死。阳加于阴谓之汗。阴虚阳搏谓之崩。

三阴俱搏，二十日夜半死。二阴俱搏，十三日夕时死。一阴俱搏，十日死。三阳俱搏且鼓，三日死。三阴三阳俱搏，心腹满，发尽不得隐曲，五日死。二阳俱搏，其病温，死不治，不过十日死。

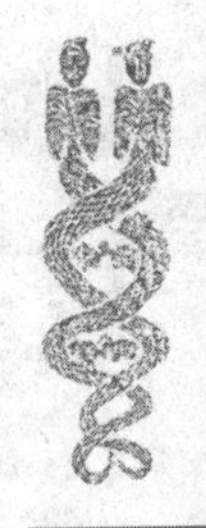

【难点注释】

①四经：指四时脉象，即春脉弦，夏脉洪，秋脉浮，冬脉沉。

②胃脘之阳：胃脘之阳，这里指胃气。

③真脉之藏脉：即真脏脉。

④隐曲：指前后二阴的病变。

⑤腨痛：即腓肠肌酸痛。

⑥索泽：皮肤失去水分濡养而干枯不润。

⑦结阳者，肿四支：结，气血郁滞不畅，阳，指四肢。四肢为诸阳之本，四肢气血郁滞不行，即见其肿。

【白话精译】

黄帝问道：人有四经十二从，这是什么意思？岐伯回答说：四经，是指与四时相应的正常脉象，十二从，是指与十二月相应的十二经脉。

脉有阴有阳，能了解什么是阳脉，就能知道什么是阴脉；能了解什么是阴脉，也就能知道什么是阳脉。阳脉有五种，就是春微弦，夏微钩，长夏微缓，秋微毛，冬微石。五时各有五脏的阳脉，所以五时配合五脏，则为二十五种阳脉。所谓阴脉，就是脉没有胃气，称为真脏脉象。真脏脉是胃气已经败坏的象征，败象已见，就可以断其必死。所谓阳脉，就是指有胃气之脉。辨别阳脉的情况，就可以知道病变的所在；辨别真脏脉的情况，就可以知道死亡的时期。三阳经脉的诊察部位，在结喉两旁的人迎穴，三阴经脉的诊察部位，在手鱼际之后的寸口。一般在健康状态之下，人迎与寸口的脉象是一致的。辨别属阳的胃脉，能知道时令气候和疾病的宜忌；辨别属阴的真脏脉，能知道病人的死生时期。临症时应谨慎而熟练地辨别阴脉与阳脉，就不致疑惑不决而众议纷纭了。

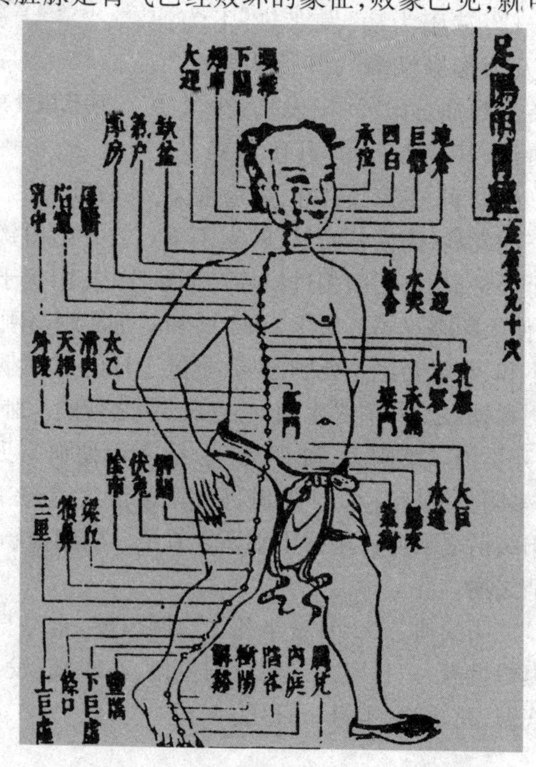

明代张介宾《类经图翼》经穴图之足阳阳胃经

凡诊得无胃气的真藏脉，例如：肝脉来的形象，如一线孤悬，似断似绝，或者来得弦急而硬，十八日当死；心脉来时，孤悬断绝，九日当死；肺脉来时，孤悬断绝，十二日当死；肾脉来时，孤悬断绝，七日当死；脾脉来时，孤悬断绝，四日当死。

一般地说，胃肠有病，则可影响心脾，病人往往有难以告人的隐情，如果是女子就会月经不调，甚至经闭。若病久传变，或者形体逐渐消瘦，成为“风消”，或者呼吸短促，气息上逆，成为“息贲”，就不可治疗了。

一般地说，太阳经发病，多有寒热的症状，或者下部发生痈肿，或者两足痿弱无力而逆冷，腿肚酸痛。若病久传化，或为皮肤干燥而不润泽，或变为颓疝。

一般地说，少阳经发病，生发之气即减少，或易患咳嗽，或易患泄泻。若病久传变，或为心虚掣痛，或为饮食不下，隔塞不通。

阳明与厥阴发病。主病惊骇，背痛，常常嗳气、呵欠，名曰风厥。少阴和少阳发病，腹部作胀，心下满闷，时欲叹气。太阳和太阴发病，则为半身不遂的偏枯症，或者筋骨松弛而痿弱无力，或者四肢不能举动。

脉搏鼓动于指下，来时有力，去时力衰，叫作钩脉；稍无力，来时轻虚而浮，叫作毛脉；有力而紧张，如按琴瑟的弦，叫作弦脉；有力而必须重按，轻按不足，叫作石脉；既非无力，又不过于有力，一来一去，脉象和缓，流通平顺，叫作滑脉。

阴阳失去平衡，以致阴气争盛于内，阳气扰乱于外，汗出不止，四肢厥冷，下厥上逆，浮阳熏肺，发生喘鸣。

阴之所以能生化，由于阴阳的平衡，是谓正常。如果以刚与刚，则阳气破散，用气亦必随之消亡；倘若阴气独盛，则寒湿偏胜，亦为刚柔不和，经脉气血亦致败绝。

属于死阴的病，不过三日就要死；属于生阳的病，不过四天就会痊愈。所谓生阳、死阴：例如肝病传心，为木生火，得其生气，叫作生阳；心病传肺，为火克金，金被火消亡，叫作死阴；肺病传肾，以阴传阴，无阳之候，叫作重阴；肾病传脾，水反侮土，叫作辟阴，是不治的死症。

邪气郁结于阳经，则四肢浮肿，以四肢为诸阳之本；邪气郁结于阴经，则大便下血，以阴络伤则血下溢，初结一升，再结二升，三结三升；阴经阳经都有邪气郁结，而偏重于阴经方面的，就会发生“石水”之病，少腹肿胀；邪气郁结于二阳（足阳明胃、手阳明大肠），则肠胃俱热，多为消渴之症；邪气郁结于三阳（足太阳膀胱、手太阳小肠），则多为上下不通的隔症；邪气郁结于三阴（足太阴脾、手太阴肺），多为水肿膨胀的病；邪气郁结于一阴一阳（指厥阴和少阳），多为喉痹之病。阴脉搏动有力，与阳脉有明显的区别，这是怀孕的现象；阴阳脉（尺脉、寸脉）俱虚而患痢疾的，是为死征；阳脉加倍于阴脉，当有汗出，阴脉虚而阳脉搏击，火迫血行，在妇人为血崩。

三阴（指手太阴肺、足太阴脾）之脉，俱搏击于指下，大约到二十天半夜时死亡；二阴（指手少阴心、足少阴肾）之脉俱搏击于指下，大约到十三天傍晚时死亡；一阴（指手厥阴心包络、足厥阴肝）之脉俱搏击于指下，大约十天就要死亡；三阳（指足太阳膀胱、手太阳小肠）之脉俱搏击于指下，而鼓动过甚的，三天就要死亡；三阴三阳之脉俱搏，心腹胀满，阴阳之气发泄已尽，大小便不通，则五日死；三阳（指足阳明胃、手阳明大肠）之脉俱搏击于指下，患有温病的，无法治疗，不过十日就要死了。

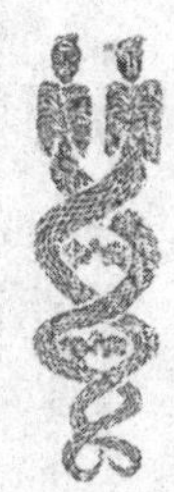

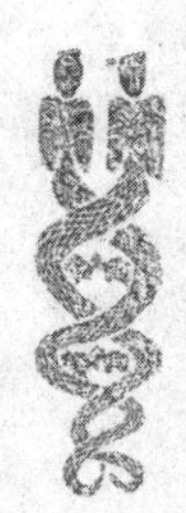

【专家评鉴】

一、脉分阴阳的理论

原文从“人有四经十二从”到“四日死”,主要用阴阳理论归纳分析脉象。“四经”,王冰:“经谓经脉。”又曰:“春脉弦,夏脉洪,秋脉浮,冬脉沉,谓四时之经脉也。”“十二从”,王冰:“从谓顺从。”指十二经脉与十二月相应。“凡阳有五”,张介宾:“阳者,如下文所谓胃脘之阳,即胃气也。五者即五脏之脉。”即五脏之脉均有胃气。

“五五二十五阳”,张志聪:“所谓二十五阳者,乃胃脘所生之阳气也。胃脘者,中焦之分,主化水谷之精气以滋养五脏者也。四时五脏之脉皆得微和之胃气,故为二十五阳也。”指五脏在春、夏、长夏、秋、冬各有正常脉象。

“凡持真脉之脏脉者”,张介宾:“阴者,无阳之谓。无阳者,即无阳明之胃气而本脏之阴脉独见,如但弦、但钩之类是为真脏。”即真脏脉,本脏不应该出现的脉象反而出现,是谓克伐之脉,故险。

“别于阳者,知病处也。别于阴者,知死生之期”,张介宾:“能别阳和之胃气,则一有不和,便可知病之所。能别纯阴之真脏,则凡遇生克,便可知死生之期也。”《素问·玉机真脏论》:“别于阳者,知病从来。别于阴者,知死生之期。”两段注释均说明乘克之脉现,可以判断预后好坏。

“三阳在头,三阴在手,所谓一也”:“三阳在头”指头部人迎脉,“三阴在手”指手部寸口脉。“所谓一也”,王冰:“两者相应,俱往俱来,若引绳大小齐等者名曰平人,故言所谓一也。”“谨熟阴阳,无与众谋”,张志聪:“言审别阴阳之脉,谨熟之于心,应之于手,无与众相谋论也。”“悬绝急”,张志聪:“悬绝者,真脏孤悬将绝,无胃气之阳和也。急者,肝死脉来急益劲,如张弓弦也,”即脉见孤悬无根或弦硬如弓而无柔和之象,皆属预后不佳之脉。

(一)脉分阴阳的方法

用阴阳观念分析自然,分析人体,解释生理功能和病理现象的整体观的学术思想渗透于《内经》各个篇章,本篇首先指出人体的经脉与脉象要与四时、十二月自然变化相应,然后进一步用“脉有阴阳”之分的理论观点对脉象进行分类:

以胃气的有无分阴阳:《内经》中十分重视脉象有无胃气。篇中以有胃气者为阳脉,无胃气者属阴脉,即真脏脉。并认为见真脏脉者预后不佳。

按脉象的形态分阴阳:凡脉搏涌起而至为阳,脉搏平伏而去者为阴,即“至者为阳,去者为阴”。

据脉象的强度分阴阳:脉来躁动数急有力者为阳,平静缓和无力者为阴。即篇中所说的“动者为阳,静者为阴”。

凭脉象的速率分阴阳：即篇中指出的“迟者为阴，数者为阳”。

这种运用阴阳学说，依据胃气的有无，脉象的形态、强度、速率等几方面来区分归纳脉象的方法，在诊断学上有提纲挈领、执简驭繁的作用，并对诊察疾病判断预后有着重要的意义。故篇中说：“别于阳者，能知病处”，“能知病之忌时”；“别于阴者，则知死生之期”。并提醒人们要熟练地掌握和运用。

(二) 诊脉的部位及取人迎、寸口以诊脉的道理

《内经》脉诊多以全身遍诊法为主，本篇就诊脉部位提出“三阳在头，三阴在手”的方法。为何三阳要取头部人迎脉，三阴要取手部寸口之脉呢？《素问·太阴阳明论》曰：“阳明者，表也……亦为之行气于三阳。”可见三阳之气以胃为本，而阳明动脉是人迎，故三阳在头之人迎。《素问·太阴阳明论》又曰：“足太阴者，三阴也……为之行气于三阴。”可见三阴之气又以太阴为主，而气口虽属太阴肺脉，但肺脉起于中焦，肺朝百脉，尤其与脾关系密切，故有寸口“亦太阴”之说。因此说三阴之脉可独取寸口。明确诊脉部位后，篇中又强调人迎、气口以协调一致为佳，即“所谓一也”。若不调则为有病之征兆。本篇所论诊脉的部位结合《素问·太阴阳明论》的内容可以较清楚地看出《内经》时代诊脉部位的理论及特点。关于诊脉部位，《素问·三部九候论》已有三部九候的分部方法。为何本篇却只讲人迎、寸口两部分类方法呢？因为本篇是用阴阳来归类脉象，故只举阳脉、阴脉两类脉象的代表。

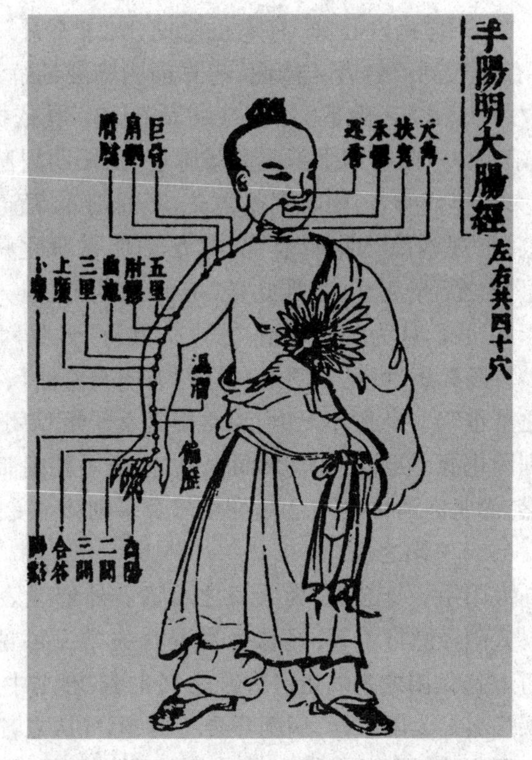

明代张介宾《类经图翼》经穴图之手阳明大肠经

二、三阴三阳经脉及其脏腑的病变举例

从“二阳之病，有不得隐曲”到“不过十日死”这一大段，主要论述了三阴三阳经脉及其脏腑的病变。文中所论“二阳”即指阳明，“一阳”指少阳，“三阳”指太阳。兹按文中顺序分析如下：

(一) 二阳之病

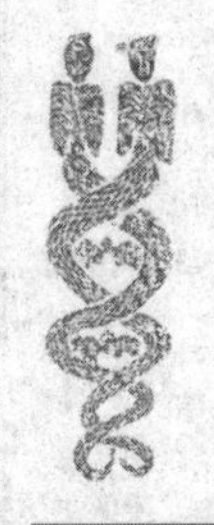

“二阳之病发心脾，有不得隐曲，女子不月”，这一段历代医家认识不一，“心脾”有作“心痹”解者，“隐曲”有作前阴隐蔽处解者。我们认为杨上善《太素》之注可取。《太素》认为是“二阳之病发心痹。”其依据有二：其一，如杨上善曰：“二阳者，阳明也。阳明谓手阳明大肠脉也，足阳明胃脉也。阳明所发，心痹等病也。隐曲，大小便。”痹者，闭阻不通之义，不通则痛，故心痹即心痛。心者心窝处，实指胃脘也，纵观本篇当指胃脘痛，属足阳明胃脉之病症。其二，从文体上看，后文在“发”字之后皆言病症，唯此言“心脾”，属部位。若作发心痹则前后文体相同。有鉴于此，我们认为“脾”当作“痹”。胃乃“五脏六腑之海”，后天之本，气血生化之源。胃肠久病，可见二便不利（即“有不得隐曲”，“隐曲”作大小便。王冰：“隐蔽委曲之事也”）。化源不足，血海空虚则女子可见闭经之症。即“不月”。若进一步发展则因化源不足，血枯气衰而生风，血虚风胜则肌肉消灼而呈风消（高士宗：“血虚风盛，而肌肉消枯也”）。病变由母及子则肺金受损，肺虚气逆而喘息急迫。

（二）三阳之病

太阳主一身之表，为人身之蕃篱。外邪袭表，太阳受之。正邪相争故恶寒发热。太阳经脉行于下，经脉受邪开合失常又可见痈肿、痿厥、腨痟等症。张志聪：“三阳者，太阳之为病也。太阳之气主表，邪之中人始于皮毛，邪正相搏，发为寒热之疾病矣。太阳主开，病则开合不得，邪气从之，逆于肉理，乃生痈肿。太阳为诸阳主气而主筋，筋伤则为痿，气伤则为厥也。腨，腘股也。此皆太阳筋脉之为病也。太阳之气主表，而经脉发源于下，是以始病寒热之在上在表，而渐为痈肿、痿厥、颓疝之在内在下也。太阳之经气生于膀胱。膀胱者，主藏津液，气化则出。太阳之气病热于表，传之于里，则水津枯索而泽竭矣。”张氏对其病机阐发甚为透彻详尽准确，可从。

（三）一阳发病

一阳指少阳而言。张介宾：“胆属风木，三焦属相火，其为病也，壮火则食气伤肺故少气为咳。木强则侮土故善泄。”由于胆火灼肺金，清肃失常则为咳。木乘脾土，脾失健运则经常泄泻。

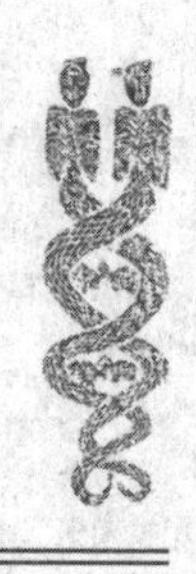

（四）二阳一阴发病

王冰析其病机曰：“一阴谓厥阴心包及肝之脉也。心包之脉起于胸中，出属心。经曰膺背肩胛间痛，又在气为噫，故背痛善噫。心气不足肾气乘之。肝主惊骇，故惊骇善欠。夫肝气为风，肾气凌逆，即风又厥，故名风厥。”

（五）二阴一阳发病

二阴当为少阴心肾，一阳为少阳胆及三焦。经云肾气实则胀，加之三焦阻滞气机不行，故善胀而满，满则太息以伸出之，故“善气”（张志聪：“善气者，太息也，心系急则气道约，故太息以伸出之”）。

（六）三阴三阳发病

为脾、肺、膀胱、小肠四经同病而致偏枯、痿易（张介宾：“痿易者，痿弱不支，左右相掉易也。”）、四肢不举。张志聪曰：“太阳为诸阳主气而主筋。阳气虚则为偏枯，阳虚不能养筋则为痿，脾属四支故不举。此水腑为病而逆乘脾土也。”

（七）结阳与结阴的概念及症候

“结者气血不畅也”（马莳），若三阳经气结于表，气血不畅不达四肢则可见四肢肿。若三阴经气内结而不畅则血亦留聚而下泄。若气血为邪所扰，纠结于阴阳之间，血不利则为水，可为石水。张志聪：“石水，肾水也。肾者胃之关，关门不利，故聚水而从其类也，此多偏于肾，故为多阴少阳而少腹肿也。”若阳明气结则水谷之津液不生以致为消。又太阳经气贯膈而行于表。若气结于表而不贯膈通于内则可见饮食膈塞不下，故三阳结谓之膈。三阴结则脾肺气结而津液不行为水矣。厥阴、少阳为风火之化，风火气结，则肺金伤而见喉痹。

上述六经不同症候发生的主要原因是阴阳平衡失调。文中为强调阴阳平衡的重要性，又分别以卫表不固，魄汗外泄，阳气内竭而见喘渴；阴不藏精，刚柔不和，经气乃绝为例，告诫人们和调阴阳平衡是生命活动最重要的形式。防病要阴阳协调平衡，不要轻易破坏；有病治疗要使之恢复平衡，这是医者最重要的观点之一。

（八）运用五行生克规律判断预后

《内经》不仅用五行生克乘侮规律解释人体的生理、病理，也用于对疾病预后的分析。篇中的生阳、生阴、重阴、辟阴即属于此。所谓生阳者即相生而传，死阴者即相克而传，重阴者为从阴传阴，辟阴者当属反克。这种以五行学说推断预后的方法，从临床实践来看，尚有一定的片面性，推测死亡时日也过于机械，仅可参考，不可拘泥。

三、四时常脉的辨别及寸口诊脉意义

（一）四时常脉即春弦、夏钩、秋毛、冬石、长夏柔软。原文从脉位浅深及脉与四时关系方面做了论述

从脉位深浅分：“鼓一阳曰钩”即指脉搏部位较浅，浮取可得；“鼓一阴曰毛”系指脉搏部位较深介于中、沉取之间；鼓阳盛极是指脉搏比一阳更盛，脉在浮中取之间；鼓阳至而绝则是脉来极盛；阴阳相过指脉在中部，中取可得。

从脉与四时关系分：“鼓一阳曰钩”系指少阳春开之脉为弦；一阴指阴气初升之脉为毛；阳盛极为阳气正盛，故其脉来盛去时悠应夏之钩；阳至而绝为阳气伏藏而应冬之石；阴阳相过为阳气微下，阳气微上应长夏之柔软。

以上说明脉搏的浅深与浮沉，均与四时气候变化相应，随四时气候而变化的脉象是常脉，必须掌握。

（二）寸口脉诊病举例

原文不仅以人迎气口协调与否作为诊断的依据，而且以寸口脉作为诊病之主

要依据，如“阴搏阳别”即指尺脉滑疾有力明显异于寸脉，为气血旺盛妇人妊子之兆。若尺寸俱虚即阴阳虚，属气血不足，久痢见之则更为化源方竭之症，预后当为不良。若尺脉盛于寸脉，属阴虚火盛蒸迫阴液外泄，故外可见汗。若尺脉虚而无力、寸脉搏击有力，属阴虚阳盛可迫血妄行而见崩证。

【临床应用】

一、本篇内容中关于三阴三阳经的命名及其意义问题

(一)三阴三阳的命名，究竟何以为据

历代医家的认识不同，分歧意见较大。主要有两种看法：其一，以经脉阳气之多少命名，如王冰、张志聪、马莳都以阴阳之气的多少来解释三阴三阳的命名，但意见也不尽统一，王冰说：“一阴为心主之脉”，而少阴、厥阴的命名，张志聪认为厥阴为二阴，少阴为一阴，而马莳则认为厥阴为一阴，少阴为二阴。张介宾说：“一阴足厥阴肝也，二阴少阴肾经也”。其二，根据经脉在体表部位命名，如周学海认为本篇中的三阴三阳是根据经脉在人体的表里部位而定的。他说：“人身三阴三阳之名，因部位的分列而定名，非由气血之殊性而取义也。”《素问》之叙阴阳离合也，曰：“圣人南面而立，前曰广明，后曰太冲……少阴之前，名曰厥阴。”由此观之，三阴三阳以人身之部位而定名也，不昭之乎。部位既定，由是经络血气之行于太阳之部者，命曰太阳经。行于少阳、阳明之部者，命曰少阳、阳明经。行于三阴之部者，命曰太阴、少阴、厥阴经。故篇中说：“别于阳者，能知病处”，“能知病之忌时”；“别于阴者，则知死生之期”。并提醒人们要熟练地掌握和运用，结合《素问·阴阳离合论》的论述，周学海的论述较为允当，可从。但之所以命太、少、厥者，与相应的季节及阳气的旺盛与否也不无关系。《汉书·律历志》：“太阳者南方，于时为夏”，《素问·六节脏象论》说：“心者生之本，为阳中之太阳，通于夏气。”可见太阳之名，与旺盛的阳气夏季阳热多少有关。

(二)诊脉先辨阴阳的问题

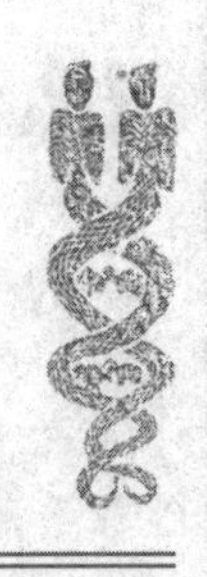

《内经》脉诊多以全身遍诊法为主，本篇就诊脉部位以阴阳为纲提出“三阳在头，三阴在手”的方法。为何三阳要取头部人迎脉，三阴要取手部气口之脉呢？《素问·太阴阳明论》曰：“阳明者，表也……亦为之行气于三阳。”可见三阳之气以胃为本，而阳明动脉是人迎，故三阳在头之人迎。《素问·太阴阳明论》又曰：“足太阴者，三阴也……为之行气于三阴。”可见三阴之气又以太阴为主，而气口虽属太阴肺脉，但肺脉起于中焦，与脾关系密切，《素问·五藏别论》说：“五味入口藏于胃以养五脏气，气口亦太阴也，是以五脏六腑之气味皆出于胃，变见于气口”，因此曰三阴在手之气口。明确诊脉部位后，篇中又强调人迎、气口以协调为贵，即“所谓一也”。若不调则为有病之征兆。总之，关于诊脉部位问题，《内经》中论述很多。但

《素问·三部九候论》中的三部九候是上部太阳、耳门、巨髎，中部寸口、合谷、神门，下部五里太冲、箕门冲阳、与太溪。与《难经》中以寸口的寸关尺三部浮中沉九候不同。本篇所强调的辨脉先辨阴阳，与《素问·阴阳应象大论》中的"察色按脉先别阴阳"的观点是一致的。

（三）关于真脏脉的问题

关于真脏脉，在第二段文中强调有胃气之脉属阳，而无胃气之真脏脉则属阴。并言"见则为败，败必死矣"。然后又分别描述了五种真脏脉所显现的孤悬断绝之象及其死期。从而进一步说明了胃气在脉学上的重要地位。查脉有无胃气的重要性，《素问》中有关脉诊的内容多处强调，做了全面论述。《素问·平人气象论》说："平人之常气禀于胃，胃气者，平人之常气也，人无胃气曰逆，逆者死。""人绝水谷则死，脉无胃气亦死，所谓无胃气者，但得真脏脉不得胃气也。"但对真脏脉预后的死期，注家从五行的成数、或以干支方面推理，但总觉过于机械、牵强，临症不必拘泥。

（四）以阴阳理论对脉象分类的意义

1.对后世脉学发展影响：本篇以阴阳理论对脉象进行了分类归纳，对后世脉学的发展影响颇大，尤其以胃气的有无来判断预后，对脉诊具有重要指导意义，篇中不仅强调了脉贵有胃气这一传统认识，而且以无胃气之真脏脉为阴，认为见之为败，败则必死。提示医者临症若见到真脏脉应该引起高度警惕，它预示着胃气衰败，预后不良。本篇从脉象的形态速率等方面把脉象分为阴阳两大类。这种执简驭繁的分类方法，时至今日仍有一定意义。另外，某些脉象的论述对后世也颇有启发。如"阴搏阳别，谓之有子"就为《脉经》所遵循，并以"血气和调，阳施阴化"进一步进行了解释，使之更易明了。

2.关于疾病的分类：对复杂多变的疾病进行分类，既有助于把疾病系统化，也有助于临床上的运用。《内经》对疾病的分类基本上以五脏为主，将不同的症候分属于心、肝、脾、肺、肾五脏。但也有其他分法，如本篇就采用三阴三阳经脉的分类法。这不仅补充了五脏分类法的不足，对后世也有所启发。

二、关于"隐曲"的问题

篇中述及隐曲之处有二，一为"二阳之病发心脾，有不得隐曲。"杨上善曰："隐曲，大小便。"王冰为："隐蔽委曲之事。"一为"三阴三阳俱搏，心腹满，发尽不得隐曲"。王冰注为："隐曲，谓便泻也。"先后二注当宗何者？俞樾论述说："王注前后不照，当以后注为长。"并说："不得隐曲为一病，女子不月为一病，二者不得并为一谈。不得隐曲，从下注训为不得便泻正与脾病相应矣。"据考"隐曲"二字在《内经》中凡五见，在不同篇章，所指不同。如《素问·至真要大论》说："湿客下焦，发为濡泻，及为肿隐曲之疾。"张志聪认为此处"隐曲者，乃男女之前阴处，故曰隐曲。"《素问·风论》:"肾风之状,多汗恶风……隐曲不利,诊在肌上。"王冰对此注曰:"隐曲者,谓隐蔽委曲之处也。肾藏精,外应交接,今藏被风,精气内微,故隐蔽委曲之事,不通利所为也。"而本篇之"二阳之病发心、脾,有不得隐曲,女子不月"诸句中的"隐曲",杨上善认为是大小便。可见"隐曲"二字在《内经》中不同出处,含义不同。本篇似指大小便,俞氏所论可遵。

灵兰秘典论第八

【要点解析】

一、以当时政府官职做比喻,论述了人体六脏六腑的功能特点,说明人体内脏机能既分工又合作的相互关系。

二、指出心主神明和在十二脏中的主宰地位,强调"主明则下安","主不明则十二官危"的重要作用。

【内经原典】

黄帝问曰:愿闻十二藏之相使[①],贵贱何如?岐伯对曰:悉乎哉问也,请遂言之。心者,君主之官也,神明[②]出焉。肺者,相傅之官,治节[③]出焉。肝者,将军之官,谋虑出焉。胆者,中正之官,决断出焉。膻中者,臣使之官,喜乐出焉。脾胃者,仓廪之官,五味出焉。大肠者,传道之官,变化出焉。小肠者,受盛之官,化物出焉。肾者,作强之官,伎巧出焉。三焦者,决渎之官,水道出焉。膀胱者,州都之官,津液藏焉,气化则能出矣。

凡此十二官者,不得相失也。故主明则下安,以此养生则寿,殁世不殆,以为天下则大昌。主不明则十二官危,使道[④]闭塞而不通,形乃大伤,以此养生则殃,以为天下者,其宗大危,戒之戒之。至道在微,变化无穷,孰知其原;窘乎哉!消者瞿瞿[⑤],孰知其要;闵闵之当[⑥],孰者为良。恍惚之数,生于毫厘,毫厘之数,起于度量,千之万之,可以益大,推之大之,其形乃制。

黄帝曰:善哉!余闻精光之道,大圣之业,而宣明大道,非斋戒择吉日,不敢受也。帝乃择吉日良兆,而藏灵兰之室,以传保焉。

【难点注释】

①十二藏之相使:藏,即脏。十二藏,六脏六腑总为十二,合则皆可称为脏;分言之,则阴为脏,阳为腑。相使,泛指官员,相为百官之长,使即臣使。

②神明:此指精神意识,情志思维活动。

③治节:治理、调节。

④使道:各脏腑之间相互联系的道路。

⑤消者瞿瞿:消,有人作“肖”。消者,指优秀人才;瞿瞿,勤谨研讨。

⑥闵闵之当:指理论深奥难明。

【白话精译】

黄帝问道:我想听你谈一下人体六脏六腑这十二个器官的职责分工,高低贵贱是怎样的呢?岐伯回答说:你问得真详细呀!请让我谈谈这个问题。心,主宰全身,是君主之官,人的精神意识思维活动都由此而出。肺,是相傅之官,犹如相傅辅佐着君主,因主一身之气而调节全身的活动。肝,主怒,像将军一样的勇武,称为将军之官,谋略由此而出。膻中,围护着心而接受其命令,是臣使之官,心志的喜乐,靠它传布出来。脾和胃司饮食的受纳和布化,是仓廪之官,五味的营养靠它们的作用而得以消化、吸收和运输。大肠是传导之官,它能传送食物的糟粕,使其变化为粪便排出体外。小肠是受盛之官,它承受胃中下行的食物而进一步分化清浊。肾,是做强之官,它能够使人发挥强力而产生各种技巧。三焦,是决渎之官,它能够通行水道。膀胱是州都之官,蓄藏津液,通过气化作用,方能排出尿液。以上这十二官,虽有分工,但其作用应该协调而不能相互脱节。所以君主如果明智顺达,则下属也会安定正常,用这样的道理来养生,就可以使人长寿,终生不会发生危殆;用来治理天下,就会使国家昌盛繁荣。君主如果不能明智顺达,那么,包括其本身在内的十二官就都要发生危险,各器官发挥正常作用的途径闭塞不通,形体就要受到严重伤害。在这种情况下,谈养生续命是不可能的,只会招致灾殃,缩短寿命。同样,以君主之昏聩不明来治理天下,那政权就危险难保了,千万要警惕再警惕呀!

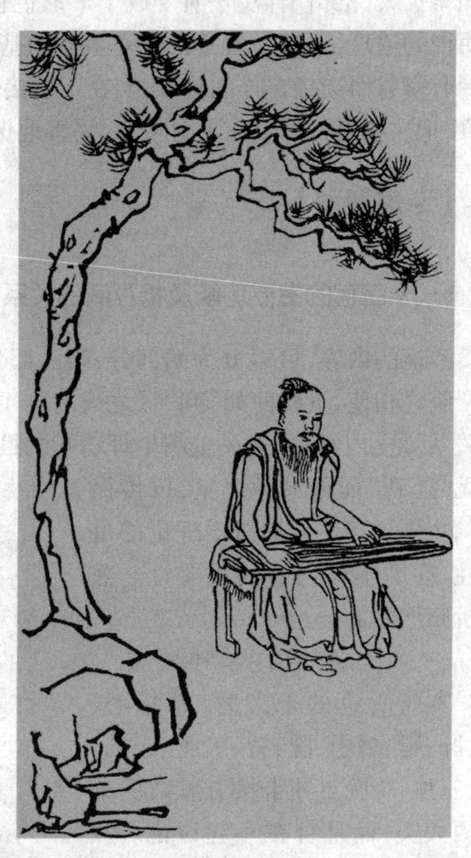

心主宰全身,是君主之官,人的精神意识思维活动都由此而出。肺是相傅之官,犹如相傅辅佐着君主,因主一身之气而调节全身的活动

至深的道理是微妙难测的，其变化也没有穷尽，谁能清楚地知道它的本源？实在是困难得很呀！有学问的人勤勤恳恳地探讨研究，可是谁能知道它的要妙之处！那些道理暗昧难明，就像被遮蔽着，怎能了解到它的精华是什么！那似有若无的数量，是产生于毫厘的微小数目，而毫厘也是起于更小的度量，只不过把它们千万倍地积累扩大，推衍增益，才演变成了形形色色的世界。黄帝说：好啊！我听到了精纯明彻的道理，这真是大圣人建立事业的基础，对于这宣畅明白的宏大理论，如果不专心修省而选择吉祥的日子，实在不敢接受它。于是，黄帝就选择有良好预兆的吉日，把这些著作珍藏在灵台兰室，妥善地保存起来，以便流传后世。

【专家评鉴】

一、十二官的主要功能及相互间的关系

本篇的内容，可以分为两部分，第一部分也是最重要内容，从“黄帝问曰，愿闻十二脏之相使，贵贱何如”到“戒之戒之”，主要论述了十二官的主要功能及相互间的关系，是《内经》中有关脏腑生理功能的最主要内容；第二部分，从“至道在微，变化无穷”到“而藏灵兰之室，以传保焉”，主要论述了掌握医学理论的重要性，亦即本篇内容的重要性。兹分析归纳如下：

（一）十二官的主要功能

本篇所论的十二官，系指心、肺、肝、胆、膻中、脾、胃、大肠、小肠、肾、三焦、膀胱。并未按五脏六腑分属两大类，而且合在一起讨论。脾胃这一脏一腑，由于其功能密不可分，在此处也是合在一起的，但其每一官的功能，却是准确无误的。

原文中的“十二脏”就是上述十二官。张介宾说：“脏，藏也，犹言库藏之藏，所以藏物者。”即十二脏器皆藏于体内。“相使”，言此十二脏腑的相互关系。“贵贱”，张介宾说：“贵贱者，君臣上下之分。”即十二个脏腑有主有从，有君有臣之意。

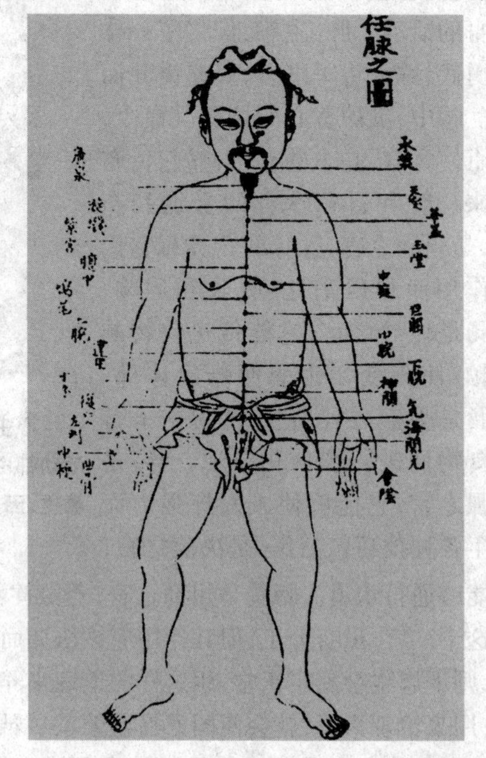

清·乾隆年间佚名氏所绘《凌门传授铜人指穴》中的任脉之图

1.“心者，君主之官，神明出焉”

的含义及与主神明的关系。“心为君主之官”是说明心是人体的最高统帅，是“五脏六腑之大主”（《灵枢·邪客》），好像是一国的君主。这一比喻，通俗生动地说明了心在五脏六腑中的作用和地位，是通过长期实践和临床观察得出的结论，是中医以五脏为中心，五脏中以心为中心的主要思想，至现在仍是指导临床辨证治疗的重要理论。

心为什么为君主之官？要从心主宰全身去理解，心通过神主宰全身。《素问·宣明五气篇》：“心藏神。”即是说心主神明。心通过神来支配和协调全身脏腑组织的功能，故为全身主宰。又通过血主宰全身。《灵枢·本神》：“心藏脉，脉舍神。”脉即血脉。血流全身，这也是心主宰全身的重要原因。《灵枢·平人绝谷》：“血脉和利，精神乃居。”说明血是神的物质基础之一，心藏神和心主血的关系极为密切，二者相互为用。因为心能主宰人的精神，意识和形体两方面，故为君主之官。

神明怎样出于心？神明，即指人的精神意识思维活动。《灵枢·本神》“所以任物者谓之心”，心接受外界事物并进行分析归纳综合，就叫“任物”。有“心”这个物质基础，再加外界环境反映于心，二者结合，心才能产生思维活动而使“神明出焉”。现代医学认为，人的意识思维是大脑的功能。《内经》把它归之于心，此处的心，并非是仅指解剖学的心脏，而是把大脑的一部分功能，归属于心脏的功能中，中医学把心分为：“血肉之心”与“神明之心”，如明代李梴《医学入门》记载：“心者一身之主，君主之官。有血肉之心，形如未开莲花，居肺下膈上是也；又有神明之心，神者，血气所化之本也，主宰万事万物灵敏不昧是也。”此处的血肉之心，与循环系统的心脏相近，而神明之心就是大脑的一部分功能。心主神明，主要指神明之心对全身的主宰作用，但与血肉之心也密切相关。

2.“肺者，相傅之官，治节出焉”的含义及与治节的关系。肺为“相傅之官”的相，即宰相；傅，傅佐。相傅，指辅佐君主的宰相。肺的功能，好比辅佐君王的宰相一样，故称“相傅”。

肺何以称之为相傅之官？张介宾说：“肺与心皆居膈上，位高近君，犹之宰辅，故称相傅之官。”可见位高近君是称为相傅的一个重要原因。另一方面，应从肺主治节的功能去理解。张氏又说：“肺主气，气调则营卫脏腑无所不治，故曰治节出焉。”这说明治节功能是通过肺主气来实现的，因为肺主气，心主血，气为血帅，血为气母，气血相依，相互为用，共同管理、调节人体阴阳平衡，保持气血流通。这就是肺主治节的本义和称为相傅之官的原因。

肺怎样治节呢？治，调理；节，节制。治节出于肺可从两方面理解：一方面肺主气，司呼吸，主管全身之气的输布。另一方面气的输布又依赖肺的宣发肃降。宣降之间，既有协调，又有节制，既保证气机通畅，又维持水、气之间的平衡，从而使体内外环境协调统一。

3.“肝者，将军之官”的含义及与谋虑的关系。所谓肝为“将军之官”是因为肝为刚脏，属风木，性动而急，与将军的决断勇猛相似。故以将军来比喻肝的功能。

肝何以为将军之官？其一将军性刚直且能谋虑。肝为刚脏，喜条达而恶抑郁，其气易亢与将军的刚直。勇猛、威严相似。其二，《灵枢·师传》：“肝者，主为将，使之候外。”是说肝有深谋远虑、筹划策略、防御外侮的功能，所以为将军之官。

谋虑怎样出于肝？是一个比较难理解的问题，综合前人论述，可以从三方面理解：其一，谋虑是神的活动之一。《灵枢·本神》：“肝藏血，血舍魂。”说明肝也协同心参与神的活动。其二，从五行归类看，张介宾认为：“木主发生，故为谋虑所出。”即是说，肝应春木。主升发之气，蕴藏着无穷生机，而人的思想谋虑亦无穷尽，所以谋虑出于肝。其三，从病理反证生理：恽铁樵《君经见智录》中说：“肝主怒，拟其似者，故曰将军。怒则不复有谋虑，是肝病也，从病之失职，以测不病时之本能，故谋虑归于肝。”

4.“胆者，中正之官，决断出焉。”胆为什么是“中正之官”？理由有二：其一，可从胆的性能理解。王冰：“刚正果决，故官为中正；直而不疑，故决断出焉。”其二，可从肝胆互为表里的关系理解。张介宾说：“胆附于肝，相为表里。肝气虽强，非胆不断，肝胆相济，勇敢乃成。”

决断怎样出于胆？决断仍为神的表现之一。胆虽为六腑之一，但又列入奇恒之腑中，说明与六腑又有不同，它与肝相表里，协同心参与精神活动。故《素问·奇病论》说：“肝者，中之将也，取决于胆。”又说：“此人数谋虑而不决，故胆气上逆而为之口苦。”从生理、病理两方面说明肝胆相济，肝主谋虑，胆为中正。从整个脏腑来看，胆主决断，不仅对于肝，而且对整个脏腑，机体的气血、阴阳的升降，皆有决断作用，故《素问·六节脏象论》说：“凡十一脏取决于胆也。”说明《内经》中把决断的功能，归类于胆的功能中来认识。

5.“膻中者，臣使之官，喜乐出焉。”膻中何以为臣使之官呢？理由有二：一是位置临近于心，是心的外围。心包络与心最近，是心的外围。保护心脏，代心行令。故李中梓《内经知要》说：“贴近君主，故称臣使。”二是病理受邪。《灵枢·邪客》：“故诸邪在之于心者，皆在于心之包络。”清代叶天士提出：“温邪上受，首先犯肺，逆传心包。”这一理论就是据此而来。说明心包不仅代君行令，且代君受邪，这是臣使的职责，故称臣使之官。

喜乐怎样出于膻中呢？心在志为喜，喜伤心，故喜的正常和过度，均是心的功能，而膻中（心包）是心的外围具有代君行令的作用，故心之喜乐由膻中传出。薛雪说：“凡心之所乐，必自膻中传出。”即明确地指出了膻中是传出喜乐的一个器官。因此必须指出：膻中是为君行令而传出喜乐，喜乐并非膻中本身所产生。另外，喜乐不能看成单一的喜。心虽主喜，但由于心主神，其他情志活动皆统属于心，故喜乐应看作总的情志活动中的一种与心密切相关的一种代表。

6.“脾胃者，仓廪之官，五味出焉。”脾胃为“仓廪之官”的含义：“谷藏曰仓，米藏曰廪”（《荀子·富国篇》扬注）。仓廪之官，即管理粮食仓库的官吏。此指脾胃受纳、运化水谷的功能。

脾胃何以为仓廪之官？从脏腑功能看，因胃受纳水谷，犹如仓库，谓仓廪之官是恰当的，但为什么把脾也作仓廪之官呢？这是因为脾与胃同居中焦，脾主运化，为胃行其津液，共同完成水谷消化、输布等功能，胃纳脾运，二者功能虽有分工，但密不可分，故一并讨论。

五味怎样出于脾胃？饮食五谷，进入人体，首先由胃受纳，由脾胃运化生成精微物质，按其气味所属，分别输送于五脏六腑，营养四肢百骸。故张介宾说：“五味入胃，由脾而散，故曰五味出焉。”另外，五味归于脾胃还有各走其所喜的特点，即五味归于五脏，如《灵枢·五味》云：“胃者，五脏六腑之海也，水谷皆入于胃，五脏六腑皆禀气于胃。五味各走其所喜，谷味酸，先走肝，谷味苦，先走心，谷味甘，先走脾，谷味辛，先走肺，谷味咸，先走肾。”

7.“大肠者，传道之官，变化出焉。”大肠为“传道之官”的“道”，通“导”，为传送导下之意。王冰注曰：“传道，谓传不洁之道。”“不洁”，指食物的糟粕。高士宗：“糟粕所出，犹之传道之官。”此指大肠具有传送糟粕的功能。

大肠为何是传道之官？马莳：“大肠居小肠之下，小肠之受盛者，赖以传导。”说明大肠接受来自小肠的糟粕部分，变化成形排出体外，故称传道之官。但就人体的整个消化过程分析，大肠的传导功能是整个消化系统功能的一部分，传导糟粕是其主要功能，它还有一定的吸收功能。

变化怎样出于大肠？王冰曰：“变化谓变化物之形。”大肠接受小肠分清别浊的糟粕，吸收其水分，使糟粕变化成形，排出体外。故高士宗说：“食化而变粪，故变化由之而去。”据《灵枢·营卫生会》：“故水谷者，常并居于胃中，成糟粕，而俱下于大肠，而成下焦，渗而俱下，济泌别汁，循下焦而渗膀胱焉”说明糟粕到了大肠，还有一个分清别浊的过程。清者循下焦渗入膀胱，浊者变化成形，排出体外，这种认识，与现代医学对大肠的认识基本一致。

8.“小肠者，受盛之官，化物出焉。”“盛”，容纳之意。高士宗：“盛音成。”受盛，是以器盛物的意思。故张介宾曰：“小肠居胃之下，受盛胃中水谷而分清浊。”

小肠何以为受盛之官？马莳：“小肠居胃之下，脾之运化者，赖以受盛。”张志聪：“小肠居胃之下，胃之运化赖以受盛。”把两家之注结合起来，说明小肠盛受来自脾胃初步消化的饮食，进一步消化，分清别浊，故为受盛之官。

关于化物出焉中的“化物”，指小肠俱有受盛饮食水谷而分清别浊的消化作用，张介宾曰：“小肠居胃之下，受盛胃中水谷而分清浊，水液由此而渗于前，糟粕由此而归后，脾气化而上升，小肠化而下降，故曰化物出焉。”由此可见，小肠的泌别清浊，还与小便的量有关。后世的“利小便以实大便”，就是这个原理在临床的具体应用。

9.“肾者，作强之官，伎巧出焉”的含义及功能。肾藏精而生髓，髓充于骨腔，有滋养骨骼的作用。若肾精充足，精髓盈溢，则骨骼强健，动作矫捷而灵巧，故称“作强(将作)之官，伎巧出焉。”

10.“三焦者，决渎之官，水道出焉。”关于三焦为“决渎之官”的含义，张介宾曰：“决，通也。渎，水道也。”决渎，即疏通水道之义。《灵枢·本输》亦曰：“三焦者，中渎之府也。”这些前人的论述，说明三焦具有疏通水道的功能。现代有关三焦的讨论甚多，有脏腑三焦、部位三焦、三焦辨证等不同说法。此处是把三焦作为一个腑来论述的，与其他三焦概念不能混淆。

三焦何以为决渎之官？张志聪：“三焦主气，气化则水行，故为决渎之官也。”张介宾又从病症反证生理：“上焦不治则水泛高原，中焦不治则水留中脘，下焦不治则水乱二便，三焦气治，则脉络通水道利，故曰决渎之官。”

水道怎样出于三焦？水道，即水液运行的道路，此谓三焦具有通利水道之功能主要依靠三焦的气化作用。三焦为人体气机运行的通道，又是人体气化的场所，故有主持诸气，总司全身气机和气化的功能。饮入于胃，中焦脾胃受纳运化，上归至上焦肺，再由肺的宣发肃降作用，使水气下行，至下焦再由肾阳的蒸化升清降浊，清者上升，浊者流入膀胱而排出体外，整个水液代谢过程中，都离不开三焦的气化作用。《中藏经·论三焦虚实寒热生死顺逆脉症之法》曰：“总领五脏六腑，营卫经络、内外左右上下之气也；三焦通，则内外左右上下皆通，其余周身灌体，和内调外，荣左养右，导上宣下，莫大于此者也。”《素问·经脉别论》也说：“饮入于胃，游溢精气，上输于脾，脾气散精，上归于肺，通调水道，下输膀胱，水精四布，五经并行。”

11.“膀胱者，州都之官，津液藏焉，气化则能出焉。”“州都”，即洲渚，原指水中露出的小滩，这里作水液会聚的地方解。

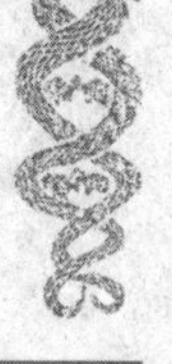

膀胱何以为州都之官？主要是因为膀胱藏津液。这里的津液不能单纯理解为尿液，有部分还可以重吸收，在肾阳的作用下清轻的上升而成为人体所需的水液，只有浊的部分排出体外而为尿。故张志聪说：“膀胱为水腑乃水液都会之处，故为州都之宫，水谷入胃，济泌别汁，循下焦而渗入膀胱，故为津液之所藏。”

小便是怎样出入膀胱的？水饮从口入胃，经过脾的转输，肺的宣发肃降，下降于膀胱，通过膀胱的气化，清者上升。浊者排出体外。张介宾云：“膀胱有下口无上口。津液入者为水，水之化者为气，有化而入，而后有出，是谓气化则能出矣。《营卫生会篇》曰：‘水谷俱下而成下焦，济泌别汁，循下焦而渗入膀胱’，正此谓也。”

二、"大圣之业"的重要性

原文从"至道在微,变化无穷"至"藏灵兰之室,以传保焉。"属于议论性文体,论述了"精光之道,大圣之业"的理论的重要性。

(一)原文的基本含义

原文"至道在微":至,最大,道,道理;微,微妙。至道在微:即最重要的道理是非常深奥微妙的。"孰知其原":王冰:"孰,谁也,言至道之用也,小之则微妙而细无不入,大之则广远而变化无穷,然其渊源,谁所知察。""消者瞿瞿":张志聪注:"消者消息,其道之微。瞿瞿,惊顾貌,视其道之要妙。""闵闵之当":张志聪:"忧也,忧其理之切当。""窘乎哉……孰者为良":吴考槃:"自窘乎哉以下,至孰者为良十九字与上下字句不贯,当属衍文,可删。"新校正亦云:"详此四句,与《气交变大论》文重,则可知为错简无疑矣。""其形乃制":形,事物的容貌;制,规模体制,或作显著解。张介宾:"积而不已,而形制益多矣,喻言大必由小,著必始于微。""精光之道":精,精辟;光,明确;精光,精辟明确的理论。"大圣之业":指医道和治道,是圣人之崇高伟大神圣的事业,传保:妥善保存,流传后世。

本段原文内容不多,高度评价医道是"圣道",是"精光之道",是"大圣之业",说明它与人的生命息息相关,与民族昌盛、繁衍有重要关系,因此是神圣的伟大的事业。另一方面医道"在微","变化无穷",一般人"闵闵之当","消者瞿瞿",是奥妙无穷、不易掌握的高深学问。总之论述医道尤其是本篇所论的十二官的功能等重要内容,是重要的、神圣的难以掌握的。

(二)掌握医学理论的重要性

中医学是一门极其深奥、微妙、变化无穷的"至道",业医者若不认真钻研,仔细诊察,就难以掌握。

另一方面,人体的变化是从毫厘之变开始的,一般多是由小到大,从微到渐、逐渐发生变化的。生命的起始如此,病理的变化也是如此。所谓"毫厘之数,起于度量,千之万之,可以益大,推之大之,其形乃制",讲的就是这个意思。从而告诫人们:万事万物是由小到大,疾病也是如此,故有防患于未然之理寓于其中。

第三,要想掌握医道,必须要有诚心。"宣明大道",即讲的是宣达畅明医道,要诚心追求。所得到的医学秘籍,要十分珍贵地保存,不要轻易丢失。不要随便传于毫无道德之人。因为这是"大圣之业",强调了掌握医学理论的重要性及医道的神圣性、崇高性。

【临床应用】

一、十二官的名称及功能

表 8-1　十二官名称功能归纳表

脏腑		十二官	功能	今义
五脏	心	君主之官	神明出焉	主管精神意识思维
	肺	相傅之官	治节出焉	调理节制全身气的输布,水液代谢
	肝	将军之官	谋虑出焉	协助心参与谋虑等神志活动
	脾(胃)	仓廪之官	五味出焉	受纳水谷,转化饮食五味
	肾	作强之官	伎巧出焉	聪慧灵敏精神健旺多智
六腑	胆	中正之官	决断出焉	协助心参与决断等精神活动
	膻中(心包)	臣使之官	喜乐出焉	代心行令,传出喜乐
	大肠	传道之官	变化出焉	传导糟粕,济泌别汁
	小肠	受盛之官	化物出焉	化消食物,分别清浊
	三焦	决渎之官	水道出焉	疏通水液,通行道路
	膀胱	州都之官	津液藏焉	贮藏津液,会聚尿液

本篇以简洁、生动、形象的比喻,概述了十二官的名称、功能,建立了心为主宰的脏象学说,为后世脏腑辨证打下了基础。十二官是一个比喻,既形象易懂,又恰如其分。脏象学说是祖国医学的理论体系的核心,本篇是祖国医学中关于脏象学说最精粹的部分,因为祖国医学的主要特点,就是以五脏为中心的整体观。这种整体观体现在:其一,脏与腑是不可分割的整体;其二,五脏与形体官窍联结成一个整体;其三,五脏的生理活动与精神情志密切相关;其四,五脏生理功能之间平衡协调,是维持机体内在环境相对恒定的重要环节;其五,五脏中以心为中心论。本篇内容对这些特点有简明深刻的论述。故十分重要,要作为典籍而藏之灵兰之室,并且要求医者要认真保存而流传后世。

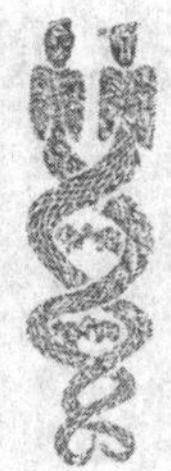

关于五脏六腑的相互关系,本篇突出了心为五脏六腑之主宰的观点。文中强调"主明则下安,以此养生则寿,殁世不殆,以为天下则大昌,主不明则十二官危"。《灵枢·邪客》说:"心者五脏六腑之大主也,精神之所舍也。"这些论述,十分明确地说明了心在五脏六腑中的主宰作用,因此比喻为"君主之官"。这是祖国医学的一大特点。在当时的认识水平上,把人体复杂的生理机能和病理变化,归纳于十二大类别,略似于人类社会的十二种官职,这种做法有执简驭繁的作用。有人认为中医把大脑这样重要的脏器放在奇恒之府一类,好像对它的功能作用认识不清,这是不对的。当时人们把脑的功能归属于心为主宰的五脏，认为精神情志意识思维活动与五脏密切相关，尤其与心关系密切，这是在当时历史条件下一种比较科学的方法。因为中医认为五脏六腑是一个整体，精神等活动不能离开五脏而单独存在，至今仍有临床指导意义。而且心主血脉，脉中有气血，这些都是脑的功能活动须臾不可离开的东西。这是中医整体观念的一种表现。其他脏腑，各有不同作用，但在心的主宰协调下，各自行施不同的功能。“十二官”的本义，就十分清楚地说明了它们之间的相互关系。

二、关于膻中的争论问题

膻中在《内经》中有两见，一见于本篇，另见于《灵枢·海论》：“膻中者，为气之海。其输上在柱骨之上下，前在于人迎。”谢观等《中国医学大辞典》认为“膻中即心包络”。

前人对此认识，主要有两种观点：其一，指膻中这个部位。如王冰：“膻中者在胸中两乳间，为气之海。”马莳却认为：“其膻中一脏，以膻中为气之海，乃宗气所积，故以得以脏称也。”王氏所述，似指膻中穴，此穴在两乳连线中点，为心包的募穴，属八会穴之一，气会膻中，故多称“气之海”。而马莳所述，显然把膻中作为一个脏，其功能仍是气之海。其二，指心包络。如张介宾所注：“按十二经表里，有心包络，无膻中。心包之位正居膈上，为心之护卫。《灵枢·胀论》曰：‘膻中者，心主之官城也。’正合心包臣使之义，意表其即指此欤？”张志聪曰：“膻中者，心主之宫城。心主包络，位居膻中，而代君行令，故为臣使之官。”高士宗也认为：“膻中，即心包络，心包代君行令，犹之臣使之官。”综合张景岳、张志聪、高士宗、谢观等人的论述，膻中为心包络之观点比较统一，可从。傅贞亮等《黄帝内经素问析义》对膻中的分析认为：“膻中应指心包络而言。其理由有二：一是心包位近心君，有如侍之臣使，可以代君行令，出心之喜乐；二是从本篇文义看，所论十二官功能，心、肝、脾、肺、肾、大肠、小肠、胆、胃、三焦、膀胱凡十一脏，独缺心包，故此膻中，当指心包。”印会河主编之《中医基础理论·藏象》对“心包络”一词的解释说：“心包络，简称心包，又可称膻中，是包在心脏外面的包膜，具有保护心脏的作用。”

正因有此认识，外邪侵袭于心，首先包络受病。《灵枢·邪客》说：“心者，五脏六腑之大主，精神之所舍也，其脏坚固，邪弗能客也。客之则心伤，心伤则神去，神去则死矣。故诸邪在于心者，皆在于心之包络。”明清时代的温病学家发展了这一理论，将外感热邪后出现的高热、神昏、谵语等症，称之为“热入心包”，用清热解毒化痰开窍之“清宫汤”“安宫牛黄丸”治疗。将湿热酿痰上蒙心包后出现的神志时清时寐、似清似寐者，称之为“痰蒙心包”，用化浊开窍的菖蒲郁金汤等方治疗。这一切，都是在有关膻中、心包络的理论上的发展，可见其临床甚有指导意义。

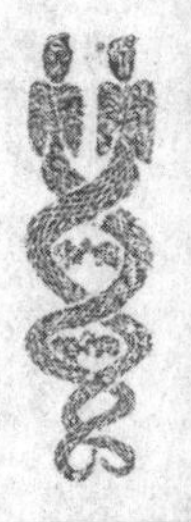

三、关于"脾胃者，仓廪之官"的争论问题

本篇原文"脾胃者，仓廪之官，五味出焉"三句有两处疑点：其一，本篇论述十二官，均是脏腑分别论述，唯独脾胃这一脏腑却合在一起，称仓廪之官，与文体不合；其二，按仓廪本义"谷藏曰仓，米藏曰廪"，仓廪即指贮藏米谷的仓库。从胃主受纳的功能讲，胃为仓廪之官更为准确，为何此处却将脾胃同称仓廪之官呢？查《素问·刺法论》有"脾为之谏议之官，知周出焉"之语，有人据以认为本篇有缺漏。又《素问·脉要精微论》："仓廪不藏者，是门户不要也。"王冰注曰："仓廪，谓脾胃。"从这些古代论述可知，胃主受纳，称之为仓廪，固然更好理解，但胃之受纳与脾之运化的功能是密不可分的。从临床实践看，脾气虚或中焦有湿、食、痰等邪气，不能运化水谷精微时，胃也受累地表现为纳食不佳；胃纳过量，脾运不及，便可表现腹胀、嗳气、呕逆、或泄泻等病症。故人为地将脾胃分为两部分，是不恰当的。脾胃一阴一阳，一升一降，一润一燥，一纳一运，共为后天之本，功能密不可分。所以把脾胃共称为仓廪之官，并非失误或疏漏，而是比较准确地论述了二者之间的密切关系，是可取的。

六节脏象论第九

【要点解析】

一、以"六六之节""九九之会"说明天地日月运行以成岁月的规律及其与人的关系。指出五运失常，时序变异，会给人带来灾害。

二、叙述内脏的功能和外在表现及其与外界环境、时令的密切关系。

三、从人迎与寸口脉象的异常亢盛，说明疾病可能发生在什么经脉，并指出亢极则有危险的可能。

【内经原典】

黄帝问曰：余闻天以六六之节[①]，以成一岁，人以九九制会[②]，计人亦有三百六十五节，以为天地久矣，不知其所谓也？岐伯对曰：昭乎哉问也，请遂言之。夫六六之节，九九制会者，所以正天之度，气之数也。天度者，所以制日月之行也；气数者，所以纪化生之用也。天为阳，地为阴；日为阳，月为阴。行有分纪，周有道理，日行一度，月行十三度而有奇焉。故大小月三百六十五日而成岁，积余气而盈闰矣。立端于始，表正于中，推余于终，而天度毕矣。

帝曰：余已闻天度矣，愿闻气数何以合之？岐伯曰：天以六六为节，地以九九制

会，天有十日，日六竟而周甲，甲六复而终岁，三百六十日法也。夫自古通天者，生之本，本于阴阳，其气九州九窍，皆通乎天气。故其生五，其气三，三而成天，三而成地，三而成人，三而三之，合则为九，九分为九野，九野为九藏，故形藏四，神藏五，合为九藏以应之也。

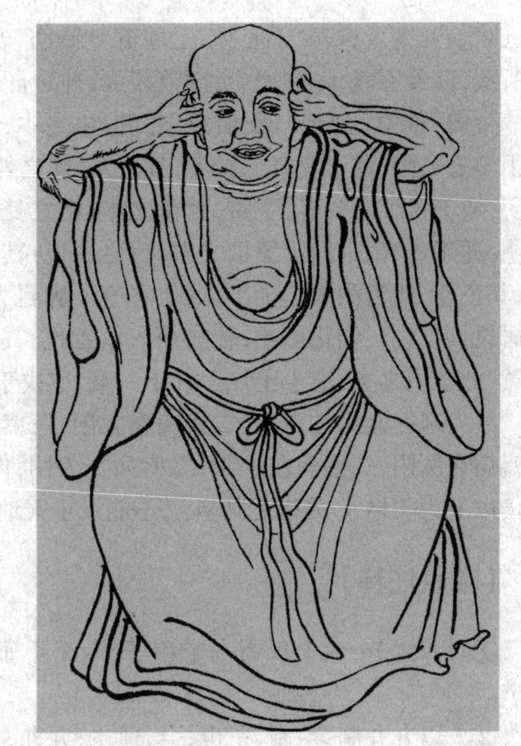
天供给人们以五气，地供给人们以五味。五气由鼻吸入，贮藏于心肺，其气上升，使面部五色明润，声音洪亮

帝曰：余已闻六六九九之会也，夫子言积气盈闰，愿闻何为气？请夫子发蒙解惑焉。岐伯曰：此上帝所秘，先师传之也。帝曰：请遂言之。岐伯曰：五日谓之候，三候谓之气，六气谓之时，四时谓之岁，而各从其主治焉。五运相袭，而皆治之，终期之日，周而复始，时立气布，如环无端，候亦同法。故曰：不知年之所加[③]，气之盛衰，虚实之所起，不可以为工矣。

帝曰：五运之始，如环无端，其太过不及何如？岐伯曰：五气更立，各有所胜，盛虚之变，此其常也。帝曰：平气何如？岐伯曰：无过者也。帝曰：太过不及奈何？岐伯曰：在经有也。帝曰：何谓所胜？岐伯曰：春胜长夏，长夏胜冬，冬胜夏，夏胜秋，秋胜春，所谓得五行时之胜，各以气命其藏。

帝曰：何以知其胜？岐伯曰：求其至也，皆归始春，未至而至[④]，此谓太过，则薄所不胜，而乘所胜也，命曰气淫不分，邪僻内生，工不能禁。至而不至，此谓不及，则所胜妄行，而所生受病，所不胜薄之也，命曰气迫。所谓求其至者，气至之时也。谨候其时，气可与期，失时反候，五治不分，邪僻内生，工不能禁也。

帝曰：有不袭乎？岐伯曰：苍天之气，不得无常也。气之不袭，是谓非常，非常则变矣。帝曰：非常而变奈何？岐伯曰：变至则病，所胜则微，所不胜则甚，因而重感于邪，则死矣。故非其时则微，当其时则甚也。帝曰：善。余闻气合而有形，因变以正名。天地之运，阴阳之化，其于万物，孰少孰多，可得闻乎？岐伯曰：悉哉问也，天至广不可度，地至大不可量，大神灵问，请陈其方。草生五色，五色之变，不可胜视；草生五味，五味之美，不可胜极。嗜欲不同，各有所通。天食人以五气，地食人

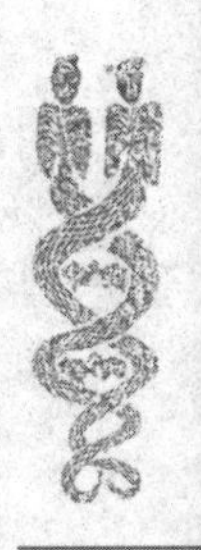

以五味。五气入鼻，藏于心肺，上使五色修明，音声能彰。五味入口，藏于肠胃，味有所藏，以养五气，气和而生，津液相成，神乃自生。

帝曰：藏象[⑤]何如？岐伯曰：心者，生之本，神之变也；其华在面，其充在血脉，为阳中之太阳，通于夏气。肺者，气之本，魄之处也；其华在毛，其充在皮，为阳中之太阴，通于秋气。肾者，主蛰，封藏之本，精之处也；其华在发，其充在骨，为阴中之少阴，通于冬气。肝者，罢极之本，魂之居也；其华在爪，其充在筋，以生血气，其味酸，其色苍，此为阳中之少阳，通于春气。脾胃大肠小肠三焦膀胱者，仓廪之本，营之居也，名曰器，能化糟粕，转味而入出者也；其华在唇四白，其充在肌，其味甘，其色黄，此至阴之类，通于土气。凡十一藏，取决于胆也[⑥]。

故人迎一盛病在少阳，二盛病在太阳，三盛病在阳明，四盛以上为格阳。寸口一盛病在厥阴，二盛病在少阴，三盛病在太阴，四盛以上为关阴。人迎与寸口俱盛四倍以上为关格[⑦]，关格之脉羸[⑧]，不能极于天地之精气，则死矣。

【难点注释】

①六六之节：六十日为一个甲子，六个甲子为一年，凡三百六十日，故云六六之节。

②人以九九制会：制，正也；会，通也；九九，在地为九州九野，在人为九窍九脏。全句意为九州九野、九窍九脏与天之六六之节相应。

③年之所加：即一年中客气、主气的加临情况。

④未至而至：时令未到，但与该时令相应的气候却到了。

⑤藏象：藏，即脏腑藏于内；象，可外见的表象。

⑥凡十一藏，取决于胆也：王冰注："上从心脏，下至于胆，为十一也；然胆者，中正刚断无偏，故十一脏取决于胆也。"

⑦关格：阴阳俱盛，不得相荣，故曰"关格"。

⑧羸：古文"羸"与"盈"通用，盈余过盛的意思。

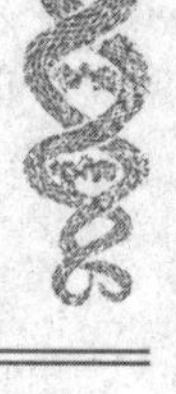

【白话精译】

黄帝问道：我听说天体的运行是以六个甲子构成一年，人则以九九极数的变化来配合天道的准度，而人又有三百六十五穴，与天地相应，这些说法，已听到很久了，但不知是什么道理？岐伯答道：你提的问题很高明啊！请让我就此问题谈谈看法。六六之节和九九制会，是用来确定天度和气数的。天度，是计算日月行程的。气数，是标志万物化生之用的。天属阳，地属阴，日属阳，月属阴。它们的运行有一定的部位和秩序，其环周也有一定的道路。每一昼夜，日行一度，月行十三度有余，所以大月、小月合起来三百六十五天成为一年，由于月份的不足，节气有盈余，于是产生了闰月。确定了岁首冬至节并以此为开始，用圭表的日影以推正中气的时间，随着日月的运行而推算节气的盈余，直到岁尾，整个天度的变化就可以完全计算出来了。

黄帝说：我已经明白了天度，还想知道气数是怎样与天度配合的？岐伯说：天以六六为节制，地以九九之数，配合天道的准度，天有十干，代表十日，十干循环六次而成一个周甲，周甲重复六次而一年终了，这是三百六十日的计算方法。自古以来，都以通于天气而为生命的根本，而这个根本不外天之阴阳。地的九州，人的九窍，都与天气相通，天衍生五行，而阴阳又依盛衰消长而各分为三。三气合而成天，三气合而成地，三气合而成人，三三而合成九气，在地分为九野，在人体分为九脏，形脏四，神脏五，合成九脏，以应天气。

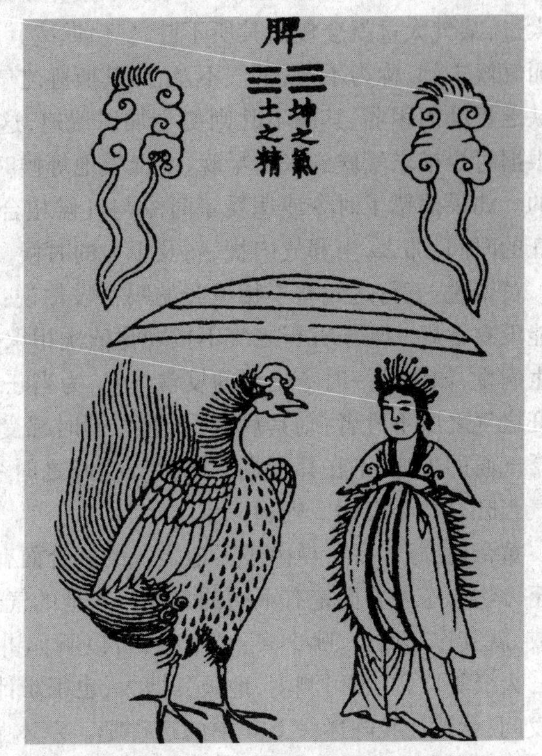

唐代胡愔《黄庭内经五脏六腑图》之脾图

黄帝说：我已经明白了六六九九配合的道理，先生说气的盈余积累成为闰月，我想听您讲一下什么是气。请您来启发我的蒙昧，解释我的疑惑！岐伯说：这是上帝秘而不宣的理论，先师传授给我的。黄帝说：就请全部讲给我听。岐伯说：五日称为候，三候称为气，六气称为时，四时称为岁，一年四时，各随其五行的配合而分别当旺。木、火、土、金、水五行随时间的变化而递相承袭，各有当旺之时，到一年终结时，再从头开始循环。一年分立四时，四时分布节气，逐步推移，如环无端，节气中再分候，也是这样的推移下去。所以说，不知当年客气加临、气的盛衰、虚实的起因等情况，就不能做个好医生。

黄帝说：五行的推移，周而复始，如环无端，它的太过与不及是怎样的呢？岐伯说：五行之气更迭主时，互有胜克，从而有盛衰的变化，这是正常的现象。黄帝说：平气是怎样的呢？岐伯说：就是没有太过和不及。黄帝说：太过和不及的情况怎样呢？岐伯说：这些情况在经书中已有记载。

黄帝说：什么叫作所胜？岐伯说：春胜长夏，长夏胜冬，冬胜夏，夏胜秋，秋胜春，这就是时令根据五行规律而互相胜负的情况。同时，时令又依其五行之气的属性来分别影响各脏。黄帝说:怎样知道它们之间的相胜情况呢?岐伯说:首先要推求气候到来的时间,一般从立春开始向下推算。如果时令未到而气候先期来过,称为太过,某气太过就会侵侮其所不胜之气,欺凌其所胜之气,这就叫作气淫;时令已到而气候未到,称为不及,某气不及,则其所胜之气因缺乏制约而妄行,其所生之气因缺乏资助而困弱,其所不胜则更会加以侵迫,这就叫作气迫。所谓求其至,就是要根据时令推求气候到来的早晚,要谨慎地等候时令的变化,气候的到来是可以预期的。如果搞错了时令或违反了时令与气候相合的关系,以至于分不出五行之气当旺的时间,那么,当邪气内扰,病及于人的时候,好的医生也不能控制了。

黄帝说:五行之气有不相承袭的吗?岐伯说:天的五行之气,在四时中的分布不能没有常规。如果五行之气不按规律依次相承,就是反常的现象,反常就会使人发生病变,如在某一时令出现的反常气候,为当旺之气之所胜者,则其病轻微,若为当旺之气之所不胜者,则其病深重,而若同时感受其他邪气,就会造成死亡。所以反常气候的出现,不在其所克制的某气当旺之时令,病就轻微,若恰在其所克制的某气当旺之时令发病。则病深重。

黄帝说:好。我听说由于天地之气的和合而有万物的形体,又由于其变化多端以至万物形态差异而定有不同的名称。天地的气运,阴阳的变化,它们对于万物的生成,就其作用而言,哪个多,哪个少,可以听你讲一讲吗?岐伯说:问得实在详细呀!天极其广阔,不可测度,地极其博大,也很难计量,像您这样伟大神灵的圣主既然发问,就请让我陈述一下其中的道理吧。草木显现五色,而五色的变化,是看也看不尽的;草木产生五味,而五味的醇美,是尝也尝不完的。人们对色味的嗜欲不同,而各色味是分别与五脏相通的。天供给人们以五气,地供给人们以五味。五气由鼻吸入,贮藏于心肺,其气上升,使面部五色明润,声音洪亮。五味入于口中,贮藏于肠胃,经消化吸收,五味精微内注五脏以养五脏之气,脏气和谐而保有生化机能,津液随之生成,神气也就在此基础上自然产生了。

黄帝说:脏象是怎样的呢?岐伯说:心,是生命的根本,为神所居之处,其荣华表现于面部,其充养的组织在血脉,为阳中的太阳,与夏气相通。肺,是气的根本,为魄所居之处,其荣华表现在毫毛,其充养的组织在皮肤,是阳中的太阴,与秋气相通。肾主蛰伏,是封藏精气的根本,为精所居之处,其荣华表现在头发,其充养的组织在骨,为阴中之少阴,与冬气相通。肝,是罢极之本,为魄所居之处,其荣华表现在爪甲,其充养的组织在筋,可以生养血气,其味酸,其色苍青,为阳中之少阳,与春气相通。脾、胃、大肠、小肠、三焦、膀胱,是仓廪之本,为营气所居之处,因其功能像是盛贮食物的器皿,故称为器,它们能吸收水谷精微,化生为糟粕,管理饮食五味的转化、吸收和排泄,其荣华在口唇四旁的白肉,其充养的组织在肌肉,其味甘,其色黄,属于至阴之类,与土气相通。以上十一脏功能的发挥,都取决于胆气的升发。

人迎脉大于平时一倍,病在少阳;大两倍,病在太阳;大三倍,病在阳明;大四倍以上，为阳气太过，阴无以通，是为格阳。寸口脉大于平时一倍，病在厥阴；大两倍，病在少阴；大三倍，病在太阴；大四倍以上，为阴气太过，阳无以交，是为关阴。若人迎脉与寸口脉俱大于常时四倍以上，为阴阳气俱盛，不得相荣，是为关格。关格之脉盈盛太过，标志着阴阳极亢，不再能够达于天地阴阳精气平调的生理状态，会很快死去。

【专家评鉴】

一、论天象、天度、气数的建立，以应“六节”

原文“黄帝问曰：余闻天以六六之节，以成一岁”的意思是天体运行以 60 日为一节，6 个 60 日即是一岁（一年）。张志聪说：“十干主天、六十日甲子一周为一节，六六三百六十日，以成一岁也。”本段主要论述了天象、天度、气数的建立以应六节的自然运行规律。

（一）天度、气数的建立

文中提出天度、气数，都是人们在长期对气象观察的基础上总结出来的规律。天度、气数的建立，依据于日、月和地球之间的视运动，于是人为地把地球上看到的太阳于一年内在恒星之间所走的路径，即地球的公转轨道平面和天球相交的大圆称为黄道。为计算方便，把黄道看作是一个正圆，等分为三百六十度，同时月球也是有规律地围绕地球旋转。由于在天体中，日、月与地球的相互作用对人类生活影响较大，于是天度、气数等天象的研究主要是以三者为主要对象。

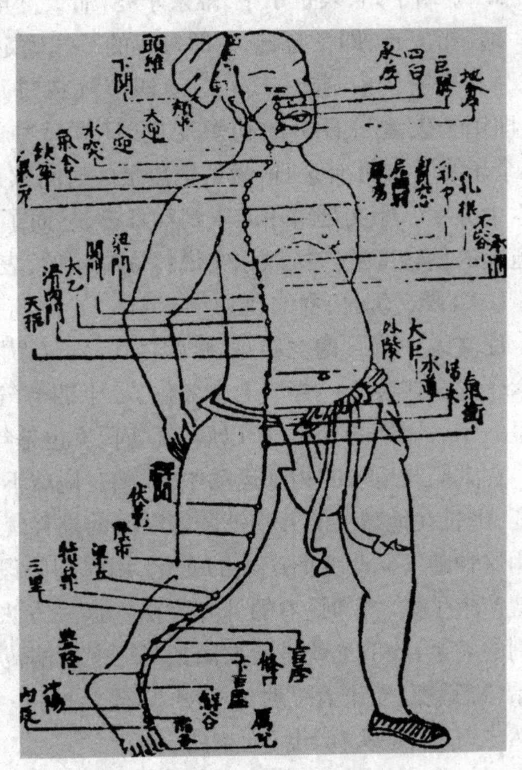

明代高武《针灸聚英》经穴图中的胃经图

1.天度的推算方法：因为地球与太阳的视运动一周次，时间为三百六十五又四分之一天，即在一昼夜的时间中，太阳在黄道上的角度约为一度，所以叫“日行一度”。月球绕地球一周也是三百六十度，平均时间是二十七点三二个太阳日，所以是：“月行十三度有奇”。这里应当指出，“日行一度”，指太阳在黄道上的视偏角,“月行十三度有奇”是月球绕地球转动的偏角。由于运行轨迹直径大小不同,所以在相同时间在不同轨道上的偏角有大小之别。

2.“积气余而盈闰”:由于地球受太阳、月亮运动变化的影响最大,于是研究天象,就必须把太阳、地球、月亮三者之间的相互运动相结合,这就产生了古历法。以太阳与地球间相互运动为研究对象的历法叫太阳历(即阳历),三百六十五日或三百六十六日为一年。以月亮与地球相互运动为研究对象的历法叫太阴历(即阴历),三百五十四日或三百五十五日为一年。为了使两种历法统一起来,于是就采用“积气余而盈闰”的方法处理。什么叫“积气余而盈闰”呢?因为阳历和阴历每年相差十一天这叫“气余”。为了使阴历与节气相符,将每年的“气余”积累在一起满一月之数后,置闰月以正“气之数”,这种计算方法就叫“积气余而盈闰”。为了使年份不变,于是平均三十二个月置一闰月,十九年七次闰月,正好使阴、阳历法从岁首基本同步一次。用置闰的目的是为了校正两种不同历法中的时差。

3.“立端于始,表正于中,推余于终,而天度毕矣”:“立端于始”的“立”,确立之意,“端”指岁首,即冬至日,意即每年的节气确定是从冬至日开始。“表正于中”的“表”,指圭表,“中”指中气。二十四节气在每月上半月叫“节气”,下半月称“中气”即用圭表测量日影的长短变化,计算日月的运行度数,用以校正时令节气。“推余于终”,即月有余日,最后把盈余的时间累计,积而为闰月。“天度”即周天三百六十五度。原文是讲用圭表观察日影,从而了解太阳与地球相互运动中,在运行轨道上的偏转度数。所以原文说:“立端于始,表正于中,推余于终,而天度毕矣。”

(二)候、气、时、岁的建立

原文说:“五日谓之候,三候谓之气,六气谓之时,四时谓之岁。”这就把一年三百六十五又四分之一置于七十二候,二十四节气之中。由于太阳和地球的相互运动呈一年一周期的变化,所以候、气、时、岁也是年复一年周期性地更迭。

在太阳与地球的相互运动中,太阳对地球不同地域的影响不同,气候就有寒暑之变,生长在地球上的万物就随着时间的推移气候的变化而有不同的改变,人们就利用这种随气候改变而产生的变化,用时间阶段表示,以五天为最小计算单位,于是就产生了候、气、时、岁的计算方法。这一方法和太阳与地球的相互运动有不可分割的关系,如节气就是指太阳在黄道上每偏转15度,就是一个节气,每年从春分开始(即零度)至十五度时为清明,以此类推,一年三百六十五天等分为二十四气。显然,“气数”是从“天度”而来的。

(三)气运变化对人体影响

1.五运制胜规律:“五运相袭而皆治之”“五运”即指木火土金水五行之气是相互承接运行、相互制约的。“相袭”即相互承袭。由于五运按五行相生顺序各主一个时间阶段的气候,其变化直接影响人体,如果自然运行正常,人体无疾故称“皆治之”。五运制胜的规律,是按五行相克为序进行的。原文所讲的“春胜长夏,长夏胜冬,冬胜夏,夏胜秋,秋胜春,所谓五行之胜也。”若用五行相克的关系表示此段原文,即木(春)胜土(长夏)胜水(冬)胜火(夏)胜金(秋)胜木(春)。因各个季节有其不同气候特点,了解这一规律,就便于推算不同季节气候变异对人体的影响。

2.“太过”则“气淫”:此处的太过,是指气候先于时令而至,在此种情况下,太过之气就会侵犯所不胜之气,而克制所胜之气,由于气过盛,故叫“气淫”。张介宾说:“持己之强而肆为淫虐也。”如木气太过,就会侮金,乘土,人体也会相应地出现肝气旺,侮肺乘脾的病症。

3.“不及”则气迫:所谓不及是指气候晚于时令而至,即“至而不至”。同样是属气候变化与时令更迭不同步。在此情况下,原来所胜之气因缺乏制约而妄行,会有反侮发生,所生之气得不到资助也会受病。这种病理过程称为“气迫”,所谓“气迫”是指在五运不及的条件下,它脏之气迫使不及之脏而致病。如土气不及,水失制约而泛滥,同时金失资助而见虚衰,即脾虚不能助肾以制水。可有湿浊内停之患,肺失后天补养而有肺虚病症。

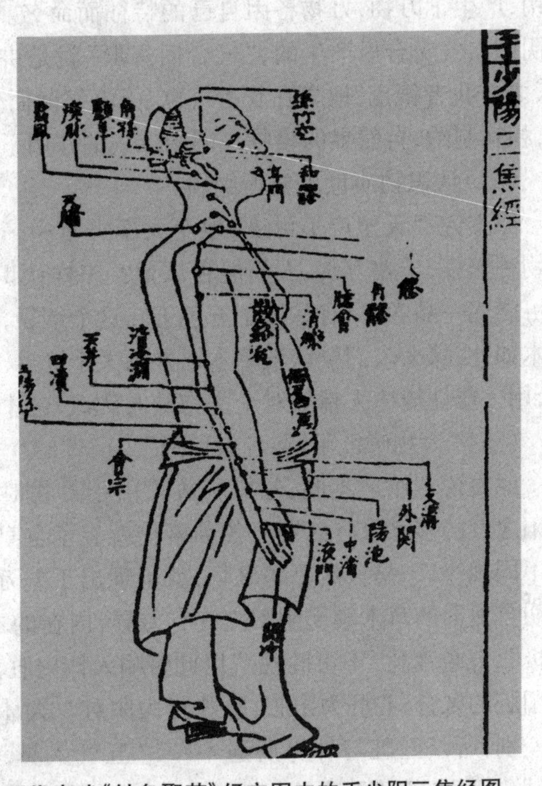

明代高武《针灸聚英》经穴图中的手少阳三焦经图

4.平气:原文说“平气何如?”“无过者也”。过即过失、不正常之谓。“无过”即没有不正常的情况出现。就是指气候随时气令到来而按时来到,二者同步,此种情况下气候变化平和,对人体伤害较少或无伤害。作为一个医者,掌握运气知识及其对人体的影响,才能预测和推断一些与气候时令有密切关系的疾病及预后,才能有效地诊治疾病。否则,“不知年之所加,气之盛衰,虚实之所起,不可以为工矣。”这既突出了掌握天度、气数的重要性,同时也说明了天度、气数变化对人体的影响,提出了医者不了解自然规律是不行的。

二、万物与自然界的联系

本段紧接前一个问题,在论述了候、气、时、岁与人的生理病理紧密相关以后,

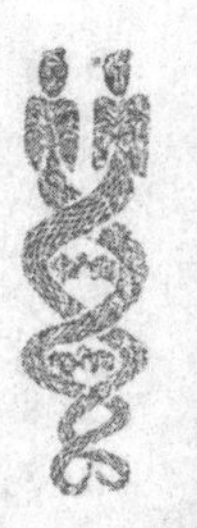

又以草木的五色、五味为例，进一步讨论了天地阴阳对万物、对人的生化关系以及五色、五味对人体生命活动的影响和重要意义。

(一)万物以天地之气相合而生

原文说："气合而有形，因变以正名"，是从唯物主义自然观出发，阐明气不但是一个物质性的实体，而且是化生万物的基础。自然界的万物都是由阴阳二气的相互运动变化形成。自然界上有天，下有地，天属阳，地属阴。天地阴阳间的相互作用，产生了万物，万物各因自己的特征而命名。人是自然界万物之一员，故人也是阴阳二气交合后产生的，"气合而有形"就是讲的这个道理。如《灵枢·本神》："天之在我者德也，地之在我者气也，德流气薄而生者也。"由于阴阳二气的互相排斥，相互制约，自然界的事物在阴阳二气的作用下，滋生着、发展着。

(二)认识物质世界要抓纲领

原文说："天至广不可度，地至大不可量……五味之美，不可胜极。"物质世界的物种繁多，千差万别，人们能否认识？怎样认识？文中以草木为例，说明了人们不可能逐一品尝，只有掌握了五色五味这个纲领，则可推知所有草木的变化。认识草木如此，那么人们要认识草木以外的大千世界，也同样要抓纲领，找规律，以纲统目，用一般性规律去指导对个别物种的认识，这才是认识物质世界正确途径。

(三)"万物嗜欲不同，各有所通"

原文说："嗜欲不同，各有所通。"由于万物对阴阳二气的嗜欲不同，所以禀受阴阳之气的多寡也有区别。各种事物就有了自身的本质、自己的特点和运动变化的不同规律，于是自然界的事物，就呈现出千差万别的复杂性。本文以草木为例，说明自然界的草木禀受阴阳之气有差异，内在的本质不同，故草之五味变化"不可胜极"，五色变化"不可胜视。"以此譬喻人体内脏，人的内脏有脏与腑的区别，有阴脏阳脏的区分，心肝为阳脏，肺脾肾为阴脏。人体与自然界相通，由于内脏有本质的差别，所以五脏与外界所通不一，"五气入鼻，藏于心肺"，"五味入口，藏于肠胃。"《素问·至真要大论》："五味入口，各归所喜，故酸先入肝，苦先入心，甘先入脾，辛先入肺，咸先入肾。"正说明了五脏的本质不同，对五色五味的嗜欲不同而"各有所通"。这种从本质上认识区别事物的方法是可贵的。

(四)气味相合，滋养脏腑

原文说："天食人以五气，地食人以五味。"天地指自然界，"食"同"饲"。五味即辛甘酸苦咸，五气即臊、焦、香、腥、腐。意即自然供给人们五味和五气。五味、五气是指维持人体生命活动最基本物质的泛称，气虽通于肺，但心肺交会才能收藏为用；肠胃受纳水谷，经消化吸收，把营养物质输布全身，气味相合，产生机体所需要的一切营养物质，供给脏腑才能发挥正常功能，从而表现出正常的生命活动，即"神乃自生"。神可从色及声音等方面的表现来观察，故王冰说："心荣面色，肺主音声。"血能荣养于色，"上使五色修明"，气出则为声，故"音声能彰"。

三、论脏与象之间的关系

从“帝曰，脏象何如”到“不能极于天地之精气，则死矣”这一段，内容极其重要，非常精辟地阐述了五脏之本及与外象之间的关系。

（一）人以五脏为本

原文说：“心者，生之本”，“肺者，气之本”，“肾者，主蛰伏、封藏之本，精之处也”，“肝者，罢极之本”，“脾胃大肠小肠膀胱三焦者，仓廪之本”，这些论述明确指出精、气、血、津液、神的主要藏处是五脏，是生命活动的根本。《灵枢·本神》：“血脉营气精神者，此五脏之所藏也……是故五脏主藏精者也，不可伤，伤则失守而阴虚，阴虚则无气，无气则死矣。”《素问·脉要精微论》说：“五脏者，中之守也……得守则生，失守则死。”人体以五脏为中心，联系了人体的各个器官，构成一个以五脏为中心的五大生理系统，从而成为有机的统一体。“心者生之本”等原文就是强调五脏在人体的重要性。

1.心者，生之本；“本”，即根本。高士宗谓“心为身之主，故为生之本，神之变”，指人的认识思维等活动。全元起本及《太素》“变”均作“处”。心主血脉，主神志，统帅五脏六腑，故为生之本。《素问·痿论》说：“心主身之血脉。”《素问·灵兰秘典论》说：“心者，君主之官，神明出焉。”《灵枢·邪客》说：“心者，五脏六腑之大主，精神之所舍也。”这些论述的角度虽不同，但都是在强调心在生命活动中的主宰作用。

2.肺者，气之本：肺主管呼吸之气和一身之气，是宗气合成的处所，是营卫之气发布于全身的起点，并对人身内外清浊之气进行交换。《素问·阴阳应象大论》“天气通于肺”，就是指呼吸之气通于肺。《素问·五脏生成》：“诸气者，皆属于肺。”是指肺主一身之气。由于气的主管、交换、生成均由肺进行，所以称肺为“气之本”。

3.肝者，罢极之本：罢（pí 音疲），《说文》：“燕人谓劳曰”，“罢极”即劳困。吴昆：“动作劳甚，谓之罢极，肝主筋，筋主运动，故为罢极之本。”肝藏血，调节人体血量，主管血液的分配。《素问·五脏生成》：“人卧血归于肝”。王冰注说：“肝藏血，心行之，人动血运于诸经，人卧血归于肝藏，何也？肝主血海故也。”所以肝藏血养筋、柔筋、主管肢体活动，有消除疲劳作用，故《素问·痿论》说：“肝主身之筋膜”，“宗筋主束骨而利关节者也”，这都与筋有关。

4.脾者，仓廪之本：这是指脾胃等消化器官是人身营养物质化生之源，故曰“营之处也”。具有纳谷、腐熟、消化、输布的功能。正如《素问·五脏别论》说：“胃者，水谷之海，六腑之大源也。”张志聪：“脾主运化水谷之精。”均是从其化生水谷精微的功能出发而言。

5.肾者，封藏之本：肾主藏先后天之精，肾精宜固藏，忌妄泄，能坚实则封藏密

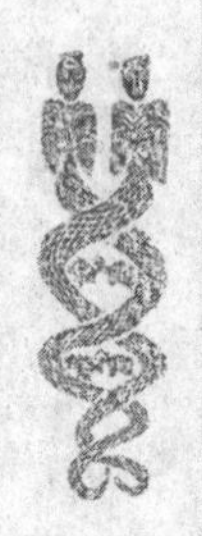

固,虚则遗泄,所以说肾为“封藏之本。”《素问·上古天真论》说:“肾者主水,受五脏六腑之精而藏之。”也是此意。

(二)五脏参与精神活动

“心者,神之变也”,“肺者,魄之处也”……这是古人通过长期的生活实践和临床观察认识到人的精神思维活动分五种形式,由心统管,分属五脏,这和现代医学精神活动归属于脑一个器官有很大的不同。因五脏参与精神活动,故将五脏称之为五神脏。这是脏象学说一个很重要的内容。《素问·宣明五气》说:“血脉营气精神者,此五脏之所藏也。”其分属即:心藏神,肺藏魄,肝藏魂,脾藏意,肾藏志。如《灵枢·本神》说:“肝藏血,血舍魂”;“脾藏营、营舍意”;“心藏脉,脉舍神”;“肺藏气,气舍魄”;“肾藏精,精舍志”。五脏主藏精气,而神志的活动依赖五脏的精气,其中,心是精神的主宰,统管五脏。

(三)五脏与组织结构的关系

“心者,其华在面,其充在血脉”,“肺者,其华在毛,其充在皮”……这是祖国医学在整体观念的指导下,以经络系统为基础,以功能上的联系为依据,将人体的各个局部组织(体、窍、华)连成以五脏为中心的五大系统,由于组织结构上的整体性,在生理上就表现出协同性,在病理上就会相互影响,这种联系在中医诊断学上有重要意义。

1.心与脉、面的关系: 脉指脉管,是血液运行的道路。《素问·脉要精微论》说:“夫脉者,血之府也。”心与脉相连,共同发挥主管血在脉内正常运行,营养全身的作用。《灵枢·邪气脏腑病形》说:“十二经脉,三百六十五络,其血气皆上于面而走空窍。”由于面部的血管丰富,心的活动很容易从面部表现出来,故其充在血脉、其华在面。由于心与脉相连,心脏搏动把血液压向脉管形成了脉搏,所以在生理情况下,心的血气旺盛,血脉充盈,血液流畅,脉搏和缓有力,面色光泽红润。在病理情况下,就会出现脉及面部的异常变化。《灵枢·决气》说:“血脱者,色白,天然不泽。”

2.肺与皮、毛的关系: 皮毛包括皮肤、汗腺、毫毛等组织。肺主气、通调水道,肺通过宣发肃降的作用将营养物质布散皮毛,输送于全身。《素问·五脏生成》说:“肺之合皮也,其荣毛也。”《灵枢·决气》说:“上焦开发,宣五谷味,熏肤,充身,泽毛,若雾露之溉。”肺的功能正常,皮毛润泽,腠理致密,卫外正常,人体不易受外邪侵袭。反之,肺气虚弱,可使皮毛枯槁憔悴,易受外邪所袭,出现感冒、出汗等病症。

3.脾与肌肉及唇四白的关系: 《素问·五脏生成》说:“脾主运化水谷之精,以生养肌肉,故主肉。”脾为后天之本,气血生化之源,属中央而灌四旁,脾的生理功能正常,四肢肌肉丰满健壮,口唇红润。病理上脾虚不健,不能濡养肌肉则出现肌肉消瘦,肌痿无力,口唇不华等病症。

4.肝与筋、爪的联系： 筋即筋膜，指肌腱韧带之类组织，肝主藏血，淫气于筋，爪为筋之余。在生理情况下，肝血充足，筋膜柔和，筋壮有力，爪甲红润光泽。《素问·五脏生成》说："肝之合筋也，其荣爪也。"在病理情况下，肝血不足，筋脉失养，会出现筋弱无力，麻木，爪甲干枯不泽、变形、易折断。《素问·上古天真论》说："肝气衰，筋不能动。"

5.肾与骨、发的关系：肾主藏精，精化髓，髓养骨，脑为髓海，发为血之余，而精血互化，所以《素问·五脏生成》说："肾之合骨也，其荣发也。"在生理情况下，肾精充足，骨骼健壮，发黑光泽。肾精不足，骨痿无力，步履艰难，骨脆易折，发早白或脱落。

五华五体连属于五脏，指导临床诊断有一定的意义，对五脏的病变可以观察五华来诊断。"华"同花。树木花朵的盛衰。颜色的泽枯与其根部营养状况有密切的关系，以此比喻人体内脏和体表组织的关系。因此，五华可理解为五脏精华外露的部位，是五脏活动表现于外的现象。这种联系对指导治疗也有一定的意义。在临床上如果须发早白或脱落，就可以从肾精不足考虑，可用填补肾精的方法指导治疗，能取得较好的效果。

（四）五脏与四时的关系

"心者，为阳中之太阳，通于夏气"，"肺者，为阳中之太阴，通于秋气……"人体内脏的活动，和自然界是息息相关的，因此，内脏的活动，必须与外界自然气候相适应，保持着对立统一的协调关系。所以《素问·四气调神大论》说："阴阳四时者，万物之终始也，死生之本也，逆之则灾害生，从之则苛疾不起。"《素问·生气通天论》说："四时之气，更伤五脏。"五脏与四时的关系是心通于夏气，是用夏天阳热炽盛的气候来比喻说明心为火脏，以阳气为主，具有温热的特点。肺通于秋气，秋令气候渐凉爽，万木凋谢，百花凋落，自然界阳气渐收敛，以此比喻肺为清肃之脏，具有宣降的特点。肾通于冬气，冬天气候寒冷，万物收藏，阴气收敛，动物蛰伏以比喻肾为封藏之脏，具有主蛰藏精气密固阳气之特性。肝通于春气，春天气候温和，风和日暖，万木生发，一派生机，以此比喻肝有疏泄升发的特点。这是古人通过长期观察，从实践中总结出来的。根据本篇的论述，现将其内容归纳如下：

表 9-1　五脏与四时关系归纳表

五脏	本	处居	华	充	阴阳归属	通应	味
心	生之本	神之处	面	血脉	阳中之太阳	夏气	苦
肺	气之本	魄之处	毛	皮	阳中之太阴	秋气	辛
肾	主蛰伏，封藏之本	精之处	发	骨	阴中之少阴	冬气	咸
肝	罢极之本	魂之居	爪	筋	阴中之少阳	春气	酸
脾	仓廪之本	营之居	唇四白	肌	至阴	土气	甘

【临床应用】

一、关于"地以九九制会"的问题

"地以九九制会",地,在此指月亮。天,指太阳。所以原文说:"天为阳,地为阴,日为阳,月为阴","天以六六之节,以成一岁",是按太阳历计算的,要把二十四节气配给阴历,就要"制会"。"制会"实际上就是通过置闰,以使阴历与阳历的二十四节气相符("会")。因为阴历是以月相的变化(即朔望月)特征为依据所制订的历法,354天为一年,与太阳历的365.25天有很大差异,每年约差十一天,三年内就相差一个月的时间。如果单凭月亮位置计算年月,而不顾每年太阳的位置,那么每年的节令会因相差十一天而逐年增大,对生产和生活都有很大的影响,因此就要用"积气余而盈闰"的方法,以"正(校正)天之度、气之数",使阴历每年和太阳与地球的相对位置紧密联系。所以原文说:"日行一度,月行十三度有奇焉,故大小月三百六十五日而成岁,积气余而盈闰矣。"这段文字就是讲阴历为何要置闰的理由。但在何时置闰以调整阴历,使之符合阳历的二十四节气的时间?则每在九个九十天后,即每隔大约"九九"八百一十天,就置闰月一次。通过置闰以达到"正天之度,气之数"的目的。当然"九九"和"六六"之数一样,是个约数,与实际置闰的时间稍有出入。但这就是"地以九九制会"的原意。

二、关于候的问题

本节指出"五日谓之候。"候是气候变化的最小计算单位,即五天为一个物候变化单位。物候学与气候学相似,都是以观察各个地方、各个区域的春、夏、秋、冬四季变化的科学。所不同者,气候学是观察和记录一个地方的冷暖晴雨风云变化,而推求其原因和趋向的;物候学则是记录一年中植物的生长荣枯,动物的来往生育,从而了解气候变化和它对动植物的影响。《内经》把物候学与人体生理变化密切结合,从而把这种理论用于防病治病中去,这就形成了我国最早的医学生物学,为祖国医学奠定了科学基础。从原文可以看出,祖国医学把人作为自然的一员来看待,自然四时节候的变化无不对人体产生一定的影响,强调医者要掌握物候变化规律,并用此来推断疾病的发生及预后,在治疗中也应顺应自然物候的变化进行辨治,至今这种学说不仅没有磨灭其光辉,而且对医学的发展有指导意义。

三、"嗜欲不同,各有所通"的意义

本段原文指出人们认识事物的方法应从共性和个性两个方面来分析。万物是由天地阴阳二气交合产生,其运动变化与阴阳有关,这是共性,也是分析事物的纲领,分析事物首先抓阴阳这个纲。如《素问·阴阳应象大论》说:"阴阳者,天地之道也，万物之纲纪，变化之父母，生杀之本始。”由于物质禀受阴阳二气的多寡不同，事物内在的本质不同，故每一事物各有其特点和运动变化的规律，这是个性，是识别事物的主要方法。也是“因变以正名”的道理。共性存在于个性之中。人类对疾病的认识亦是如此，即要把握共性，又要注意个性，才能正确认识疾病，调治疾病。人体生病，总是邪气的侵袭，正气的不足，阴阳失调所形成的，这是共性。但只认识这些还不够，还需要了解个性，如人有阳脏人、阴脏人的不同，阳脏人受邪后易热化，阴脏人感邪后易寒化，常说的“病之阴阳，因人而异”，“邪从人化”的观点就是从个性方面分析的。由于人体内脏对药食五味的嗜欲不同，在治疗疾病时可充分应用这一思想使药达病所。如肝有病，肝对酸有亲和作用，药用醋炒而入肝，如醋香附，醋元胡；治肾病之药用盐炒，如盐黄柏，盐知母等，可引药归肾，以取得更理想的疗效。

五脏生成第十

【要点解析】

一、指出五脏与其所含的脉、筋、皮、肉、骨以及色、毛、发、爪、唇等方面的密切关系。

二、叙述了五味、五色、五脉与五脏之间的相互关系。

三、说明脉、髓、筋、血、气在生理上的所属关系以及血液一般功能和发生病变的情况。

四、说明大谷、小豁皆是卫气所留止的部位，运用五决的方法、根据五脏的脉搏来诊断疾病。

五、举例说明色诊、脉诊在临床上的应用以及色脉合参在诊断上的重要性。

【内经原典】

心之合脉也，其荣色也[①]，其主肾也。肺之合皮也，其荣毛也，其主心也。肝之合筋也，其荣爪也，其主肺也。脾之合肉也，其荣唇也，其主肝也。肾之合骨也，其荣发也，其主脾也。是故多食咸，则脉凝泣而色变；多食苦，则皮槁而毛拔；多食辛，则筋急而爪枯；多食酸，则肉胝䐢[②]而唇揭；多食甘，则骨痛而发落，此五味之所伤也。故心欲苦，肺欲辛，肝欲酸，脾欲甘，肾欲咸，此五味之合五藏之气也。故色见青如草兹者死，黄如枳实者死，黑如炲者死，赤如衃血者死，白如枯骨者死，此五色之见死也。青如翠羽者生，赤如鸡冠者生，黄如蟹腹者生，白如豕膏者生，黑如乌羽者生，此五色之见生也。生于心，如以缟裹朱；生于肺，如以缟裹红；生于肝，如以缟裹绀;生于脾,如以缟裹栝楼实;生于肾,如以缟裹紫,此五藏所生之外荣也。色味当五藏:白当肺、辛,赤当心、苦,青当肝、酸,黄当脾、甘,黑当肾、咸。故白当皮,赤当脉,青当筋,黄当肉,黑当骨。

诸脉者皆属于目,诸髓者皆属于脑,诸筋者皆属于节,诸血者皆属于心,诸气者皆属于肺,此四支八溪之朝夕[3]也。故人卧血归于肝,肝受血而能视,足受血而能步,掌受血而能握,指受血而能摄。卧出而风吹之,血凝于肤者为痹,凝于脉者为泣,凝于足者为厥,此三者,血行而不得反其空[4],故为痹厥也。人有大谷十二分,小溪三百五十四名,少十二俞,此皆卫气之所留止,邪气之所客也,针石缘而去之。诊病之始,五决为纪,欲知其始,先建其母。所谓五决者,五脉也。是以头痛巅疾,下虚上实,过在足少阴、巨阳,甚则入肾。徇蒙招尤[5],目冥耳聋,下实上虚,过在足少阳、厥阴,甚则入肝。腹满䐜胀,支鬲胠胁,下厥上冒,过在足太阴、阳明。咳嗽上气,厥在胸中,过在手阳明、太阴。心烦头痛,病在鬲中,过在手巨阳、少阴。

夫脉之小大滑涩浮沉,可以指别;五藏之象,可以类推;五藏相音,可以意识;五色微诊,可以目察。能合脉色,可以万全。赤脉之至也,喘[6]而坚,诊曰有积气在中,时害于食,名曰心痹,得之外疾,思虑而心虚,故邪从之。白脉之至也,喘而浮,上虚下实,惊有积气在胸中,喘而虚,名曰肺痹,寒热,得之醉而使内也。青脉之至也,长而左右弹,有积气在心下支胠,名曰肝痹,得之寒湿,与疝同法,腰痛足清头痛。黄脉之至也,大而虚,有积气在腹中,有厥气,名曰厥疝,女子同法,得之疾使四支,汗出当风。黑脉之至也,上坚而大,有积气在小腹与阴,名曰肾痹,得之沐浴清水而卧。凡相五色之奇脉,面黄目青,面黄目赤,面黄目白,面黄目黑者,皆不死也。面青目赤,面赤目白,面青目黑,面黑目白,面赤目青,皆死也。

【难点注释】

①其荣色也:荣,荣华;色,颜色。本句指心肝的好坏表现在面色上。

②肉胝胎:胝(zhī),皮厚;胎(zhòu),皮肤皱缩。肉胝胳,皮肉粗糙皱缩。

③朝夕:即潮汐,指人身气血的运行如潮汐一样时消时涨。

④空:通"孔",即孔穴,为气血出入之门户。

⑤徇蒙招尤:指头目晕眩。

⑥喘:指脉搏急跳如喘。

【白话精译】

心与脉络合润相融,从面色上就能知道肾的情况,肺与皮肤合润相生,从毛发上就可以推知心脏的情况,肝与筋脉合润,从爪甲就知道肺的情况,脾与肌肉合润相融,从口唇就能知道肝的情况,肾与骨骼相融相生,从发毛就知道脾的情况。

所以过食咸味,则使血脉凝涩不畅,而颜面色泽发生变化。过食苦味,则使皮肤枯槁而毫毛脱落。过食辛味，则使筋脉劲急而爪甲枯干。过食酸味，则使肌肉粗厚皱缩而口唇掀揭。过食甘味，则使骨骼疼痛而头发脱落、这是偏食五味所造成的损害。所以心欲得苦味，肺欲得辛味，肝欲得酸味，脾欲得甘味，肾欲得咸味，这是五味分别与五脏之气相合的对应关系。

面色出现青如死草，枯暗无华的，为死症。出现黄如枳实的，为死症；出现黑如烟灰的，为死症：出现红如凝血的，为死症；出现白如枯骨的，为死症。这是五色中表现为死症的情况。面色青如翠鸟的羽毛，主生；红如鸡冠的，主生；黄如蟹腹的，主生；白如猪脂的，主生；黑如乌鸦毛的，主生。这是五色中表现有生机而预后良好的情况。心有生机，其面色就像细白的薄绢裹着朱砂；肺有生机，面色就像细白的薄绢裹着粉红色的丝绸；肝有生机，面色就像细白的薄绢裹着天青色的丝绸；脾有生机，面色就像细白的薄绢裹着栝蒌实；肾有生机，面色就像细白的薄绢裹着紫色的丝绸。这些都是五脏的生机显露于外的荣华。

色、味与五脏相应：白色和辛味应于肺，赤色和苦味应于心，青色和酸味应于肝，黄色和甘味应于脾，黑色和咸味应于肾。因五脏外合五体，所以白色应于皮，赤色应于脉，青色应于筋，黄色应于肉，黑色应于骨。

各条脉络，都连属于目，而诸髓都连属于脑，诸筋都连属于骨节，诸血都连属于心，诸气都连属于肺。同时，气血的运行则如同潮汐涨落一样来往，不离于四肢八溪的部位。所以当人睡眠时，血归藏于肝，肝得血而濡养于目，则能视物；足得血之濡养，就能行走；手掌得血之濡，就能握物；手指得血之濡养，就能拿取。如果刚刚睡醒就外出受风，血液的循行就要凝滞，凝于肌肤的，发生痹症；凝于经脉的，发生气血运行的滞涩；凝于足部的，该部发生厥冷。这三种情况，都是由于气血的运行不能返回组织间隙的孔穴之处，所以造成痹厥等症。全身有大谷十二处，小溪三百五十四处，这里面减除了十二脏腑各自的腧穴数目。这些

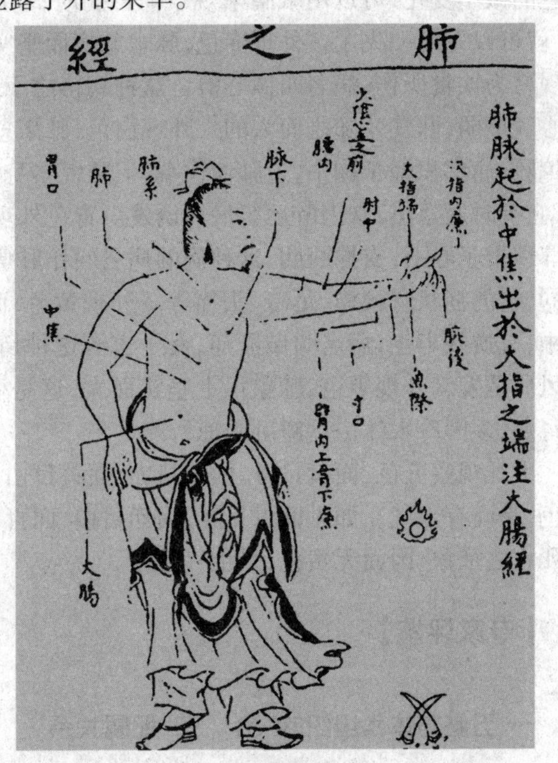

明抄本《普济方》经脉图中的肺脉走向图

都是卫气留止的地方，也是邪气客居之所。治病时，可循着这些部位施以针石，以祛除邪气。

诊病的根本，要以五决为纲纪。想要了解疾病的关键，必先确定病变的原因。所谓五决，就是五脏之脉，以此诊病，即可决断病本的所在。比如头痛等巅顶部位的疾患，属于下虚上实的，病变在足少阴和足太阳经，病甚的，可内传于肾。头晕眼花，身体摇动，目暗耳聋，属下实上虚的，病变在足少阳和足厥阴经，病甚的，可内传于肝。腹满膜胀，支撑胸膈胁肋，属于下部逆气上犯的，病变在足太阴和足阳明经。咳嗽气喘，气机逆乱于胸中，病变在手阳明和手太阳经。心烦头痛，胸膈不适的，病变在手太阳和手少阴经。

脉象的小、大、滑、涩、浮、沉等，可以通过医生的手指加以鉴别；五脏功能表现于外，可以通过相类事物的比象，加以推测；五脏各自的声音，可以凭意会而识别，五色的微小变化，可以用眼睛来观察。诊病时，如能将色、脉两者合在一起进行分析，就可以万无一失了。外现赤色，脉来急疾而坚实的，可诊为邪气积聚于中脘，常表现易为饮食所伤，病名叫做心痹。这种病得之于外邪的侵袭，是由于思虑过度以致心气虚弱，邪气才随之而入的。外现白色，脉来急疾而浮，这是上虚下实，故常出现惊骇，病邪积聚于胸中，迫肺而作喘，但肺气本身是虚弱的，这种病的病名叫作肺痹，它有时发寒热，常因醉后行房而诱发。青色外现，脉来长而左右搏击手指，这是病邪积聚于心下，支撑胁肋，这种病的病名叫作肝痹，多因受寒湿而得，与疝的病理相同，它的症状有腰痛、足冷、头痛等。外现黄色，而脉来虚大的，这是病邪积聚在腹中，有逆气产生，病名叫做厥疝，女子也有这种情况，多由四肢剧烈的活动，汗出当风所诱发。外现黑色，脉象尺上坚实而大，这是病邪积聚在小腹与前阴，病名叫做肾痹，多因冷水沐浴后睡卧受凉所起。

大凡观察五色，面黄目青、面黄目赤、面黄目白、面黄目黑的，皆为不死，因面带黄色，是尚有土气。如见面青目赤、面赤目白、面青目黑、面黑目白、面赤目青的，皆为死亡之征象，因面无黄色，是土气已败。

【专家评鉴】

一、五脏与体表组织的“合”“荣”配属关系

关于五脏与体表组织的所合、所荣这两方面的关系问题，本篇从“心之合，脉也，其荣色也”，开始即点明主题，并进行了系统全面的论述，兹分析如下：

(一)心与脉合，其荣在面

“合”，有配合、连属的意思，在此指五脏与五体间的内在联系。“荣”，有显现、荣华之意，指五脏之精气显现于外的表现。心具有推动血液运行的功能。“脉者，血之府也”(《素问·脉要精微论》)。可见，血液在人体内正常运行，“流行不止，环

周不休”(《素问·举痛论》),在心与脉共同作用下,才能维持正常功能。同时,心不断地输送精气以滋养血脉,如《素问·六节脏象论》所说:“心者,其充在血脉”。又因人之“十二经脉,三百六十五络,其血气皆上于面”(《灵枢·邪气脏腑病形》),心气正常,面部得到气血荣养则红润而有光泽,故曰“心之合脉也,其荣色也”,此处的色主要指面色。反过来通过观察面部色泽,也可以判断心气心血的盛衰。

(二)肺与皮合,其荣在毛

肺主人一身之气,而宣发卫气到体表,以熏肤、充身、泽毛,抗御外邪入侵。皮毛是人体最表层组织,也是防止外邪的屏障。因此,体表抗邪能力的强弱、皮毛之荣枯与肺气的盛衰有着极为密切的关系,故说:“肺之合皮也,其荣毛也。”

(三)肝与筋合,其荣在爪

肝藏血,肝血充盈,筋膜即可得到足够的血气滋养,从而保证着人体的正常运动,故曰“肝之合筋也”。《素问·痿论》说:“肝主身之筋膜。”至于肝“其荣在爪”,是因为爪甲附属于筋膜,所谓“爪为筋之余”,爪甲的营养来源于肝的精气之故。

(四)脾与肉合,其荣在唇

脾主运化水谷精微,以滋养周身,脾主运化的功能正常与否,可从肌肉上得到印证,脾健则肌肉壮实,脾病则肌肉消瘦,《素问·痿论》说:“脾主身之肌肉。”故曰“脾之合肉”。口唇为人体肌肉的一部分,其色泽鲜艳与否,反映着脾气的盛衰。脾气充盛,滋养于肌肉,外荣于口唇,则口唇红润;《灵枢·脉度》说:“脾气通于口,脾和则口能知五谷矣。”反之,则晦暗无泽,热甚则焦枯无津。故曰“脾与肉合,其荣在唇”。

(五)肾与骨合,其荣在发

骨骼需要髓的充养,而髓的化生源于肾精,《素问·阴阳应象大论》说:“肾生骨髓”。因此,骨骼的发育与肾息息相关,所以说“肾之合骨”。虽有“发为血之余”之说,而肾精对头发的生长亦起到促进作用。这是因为精生髓,髓通脑,如黄元御说:“脑为髓海,发者,脑之外华也”,故曰肾“其荣发”。

二、五脏间的制约关系

原文所谓:心,其主肾;肺,其主心;肝,其主肺;脾,其主肝;肾,其主脾,指出了五脏之间的制约关系,即后世说的五脏相克关系。这种相互制约的关系,维持着脏腑间平衡协调的生理活动。正如《素问·六微旨大论》所说,“亢则害,承乃制,制则生化。”如心“其主在肾”,说明心必须受肾的制约,才能发挥正常功能,心属火,肾属水,肾水上济心火,心火才不会过亢伤阴。同时肾之所以能发挥对心的有效制约作用,又是赖脾的制约,因为肾“其主脾”。余脏类推。五脏之间的这种制约关系一旦异常,就会造成五脏病理上的相互影响。如一脏制约作用太过,最易损伤被己所制之脏,同时也有害于制己之脏;若制约不及,除了容易被制己之脏伤害外,还

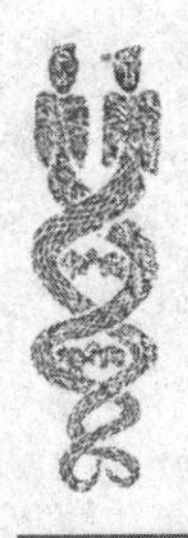

可受到己所制之脏的伤害。

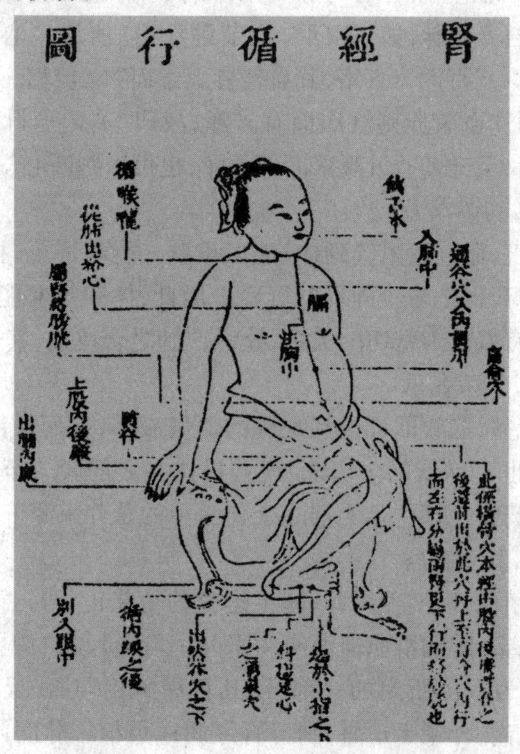

《刺灸心法要诀》中的肾经循行图

三、五脏与五味的关系

关于五脏与五味的关系,《内经》有多处论及,本篇从生理、病理两方面论述这一关系。

(一)五脏各有所喜之味

五脏对五味具有一定亲和性,一般来说,心喜苦味,肺喜辛味,肝喜酸味,脾喜甘味,肾喜咸味。"心欲苦,肺欲辛,肝欲酸,脾欲甘,肾欲咸,此五味之所合也",就是这个意思。掌握脏、味之间的这种关系,对于正确使用药食性味来组方治病有一定意义。

(二)过食五味所致病症举例

五味是五脏功能活动的必要物质,若食之不当,或者偏嗜,又会伤害五脏,成为导致疾病的原因。正如《素问·生气通天论》所说:"阴之所生,本在五味,阴之五宫,伤在五味。"据《内经》所论,五味不仅可以伤本脏,也能伤他脏。本篇主要从五脏相互制约关系的角度,列举了伤害他脏所引起的病症。如"多食咸,则脉凝泣而变色。"咸味入肾,也入血,而"脉凝泣而变色"则属心主血脉的病变。由此可见,多食咸,不但伤肾,也伤心。其他四味所伤,义仿此。

四、五脏五色的关系

在长期临床实践中,《内经》作者观察到体内五脏的变化,可以在面部反映出相应的色泽,并总结了一套比较系统的色脏相关理论和以五色察五脏的诊断方法。本篇重点介绍了五脏死、病、常三方面的色泽,见下表。

表 10-1　五脏常色、病色、死色归纳表

五脏	常色	病色	死色
心	以缟裹朱	赤如鸡冠	赤如衃血(赤黑色)
肺	以缟裹红	白如豕膏	白如枯骨(白无光泽)
肝	以缟裹红	青如翠羽	青如草兹(青白色)
脾	以缟裹栝楼实	黄如蟹腹	黄如枳实(黄青色)
肾	以缟裹紫	黑如乌羽	黑如炲(黑黄色)

从文中论述的五脏死、病、常三色介绍中,可以看出有以下几点规律:

(一)正常色泽,当明润光泽,隐而不露,含蓄有神,如有"缟裹"一般(即白丝绢裹在色外,具有含蓄、隐而不露的特点)。

(二)凡色有光泽,则病易治,预后较好。如肝病色见"青如翠羽",称"见生"色,亦即善色。

(三)凡本脏色兼见制己之脏色或色失光泽者,预后不良,即谓死色。如肝之死色为"青如草兹",即是青中兼白之色;肺之死色为"白如枯骨",即是白无光泽。

五脏与五体、五色、五味关系上面已分别论述,体、色、味与五脏的配属也就一目了然。正如原文所载:"白当肺,辛;赤当心,苦;青当肝,酸;黄当脾,甘;黑当肾,咸。故白当皮,赤当脉,青当筋,黄当肉,黑当骨。"这种五脏、五体、五色、五味的连属关系,是人们观察总结后从实践中发现并推演出来的,虽然在某些方面有些机械,但在临床确有指导意义。

五、脉髓筋血气与脏腑组织器官之间的连属及血的生理功能

(一)脉髓筋血气与脏腑组织器官的连属关系

脉连属目:"诸脉者皆属于目",是因为五脏六腑的气血,皆通过其所属的经脉上注于目,正如《灵枢·口问》所说:"目者,宗脉之所聚也"。

髓连属脑:脊髓上通于脑,脑为髓之海,故曰"诸髓者皆属于脑"。

筋连属节:筋膜多聚会于关节处,以发挥束骨、利关节、司运动的作用,故曰"诸筋者皆属于节"。

血连属心:血行于脉中,心主血脉,故曰"诸血者皆属于心"。

气连属肺:肺司呼吸而主人身之气,故曰"诸气者皆属于肺"。

脉髓筋血气均朝夕(如同潮汐般灌注于)四肢八溪:原文分别指出了脉、髓、筋、血、气与脏腑组织器官的连属关系后言:“此四肢八溪之朝夕也”,指出了脉髓筋血气均与四肢肘、腋、髀、腘等部位密切关联,时刻不可分离。为什么这样说呢?从经脉来说:“八溪”是其必行之处,经脉所行之处,也就必然是气血灌注之地,所以《灵枢·邪客》说:“八虚者,皆机关之室,真气之所过,血络之所游。”再者,这些部位为人身之大关节,因而乃是筋膜会聚和骨髓溢泽的地方。

(二)血的生理功能举例

1.人卧血归于肝:“人卧血归于肝”,说明了血是随人体的动静状态而出入多少的变化的。正如张介宾所述:“人寤则动,动则血随气行于阳分而运行诸经,卧则静,静则血随气行于阴分而归于肝。”而这种变化则主要是通过肝的调节作用实现的,所谓“肝藏血”亦含有此意。

2.血是维持人体功能活动的物质基础:原文从生理、病理两个方面阐述了这一问题。生理方面,举例说明了眼、足、指等组织器官必须在血气的滋养下,才能发挥正常的视、走、握、摄的功能。所谓“目受血而能视,足受血而能步,掌受血而能握,指受血而能摄。”病理方面列举了由于不良因素,导致血液运行阻滞时,便可产生疾病,使得组织器官失去正常功能。如“卧出而风吹之,血凝于肤者为痹,凝于脉者为泣,凝于足者为厥”,并指出这三种病症共同的病理就是“血行不得反其空”,即血气凝滞,局部经络受阻。可见,血气在经脉中以流为贵,所谓“流行不止,环周不休”;血液凝滞的部位不同,病症亦不一样。

(三)腧穴及其作用

人身腧穴是气血流注的地方。因此,原文在说明了血的生理功能之后,简要地论述了腧穴及作用。以每一小格一腧穴计算,人身共有三百六十五个。所谓“人有大谷十二分,小溪三百五十四名。”从治疗着眼,腧穴大凡用来辨证行针,以除邪气。即原文“针石缘而去之”之谓。腧穴之所以具有如此作用,是因为其“皆卫气之所留止,邪气之所客也。”就是说,这些部位即是气血流注之处,同时亦是邪气侵入之地,故为施针除邪的最佳部位。

六、五脏在疾病诊断中的重要性

(一)脏腑经脉是诊病的纲领

原文说:“诊病之始,五决为纪,欲知其始,先建其母”。“五决”,王冰曰:“五决,谓以五脏之脉,为决生死之纲纪也”。“先建其母”即先确立病因。张介宾说:“母,病之因也,不得其因,则标本弗辨,故当先建其母,如下文某脏某经之谓。”诊断一个疾病,注意的方面有很多,然而,明确病位(即脏腑、经脉),相对来说,尤为重要。只有首先明确疾病所在部位何经、何脏?(当然亦要得知病因、病性)才能恰当地治疗用药。

（二）疾病症候的经脉辨证方法

原文在指出了疾病定位重要性的同时，着眼于经脉的表里，列举了头痛等十多种病候的辨证。表里经脉辨证法，即必须抓住与病候相关联的表里经脉及所属之脏。以“头痛巅疾”为例：为何“头痛巅疾”“过在足少阴、巨阴，甚则入肾”呢？这是因为足太阳之脉上额交巅络脑，而足少阴之脉与其相表里，所以头痛或头部疾患，应当首先考虑到其病位在足太阳、少阴经脉。经病不已，多传之于脏，故曰“甚则入肾”。其他症候的定位分析均可依此法类推。《内经》中疾病症候的辨证方法多种多样，如有从脏腑辨证的，有从经络辨证的，有从六气辨证的，也有从表里、阴阳辨证的。只要融会贯通，灵活应用，各种方法无不具有临床意义。

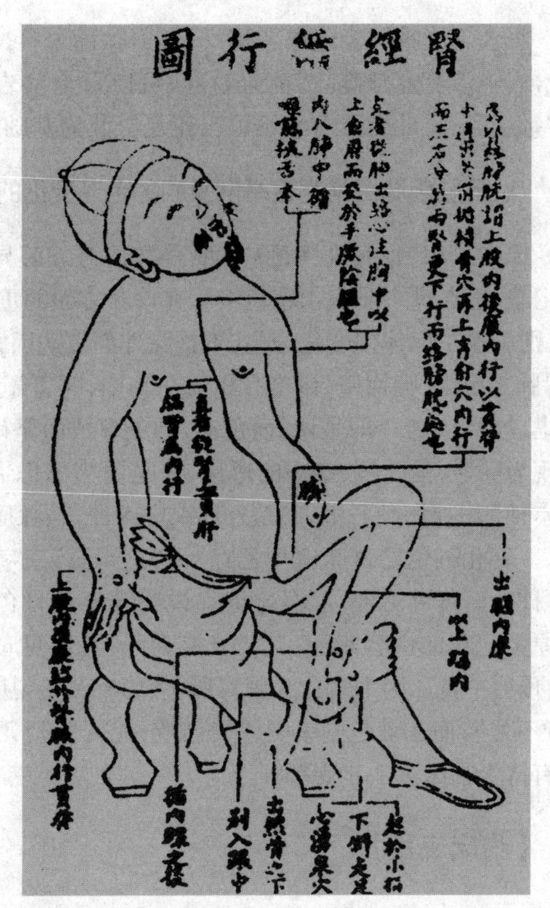

清代陈惠畴《经脉图考》经脉图中的肾经循行图

七、脉色合参是诊病的重要方法

原文中的“能合脉色，可以万全”，指出了脉色合参在诊病过程中的重要性和必要性。因为“夫脉之大小滑涩浮沉，可以指别；五脏之象，可以类推；五脏相音，可以意识；五色微诊，可以目察。”意思是不同的脉象，医生可以通过手指分辨；五脏的性能，可以用取象比类的方法来推理；五脏相音，可以通过分析、思考而明确；色泽的细小变化，可以用眼睛观察。也正是基于“有诸内必形诸外”和取象比类等认识观，所以就能够通过反映脏腑气血变化的脉象和色泽，来分析、判断病情，同时脉象及色泽的变化，医生也便于体察目睹。因此《内经》是非常强调察色按脉，并要求以此为据，先从总的方面把握病症的阴阳类别，如《素问·阴阳应象大论》中云：“善诊者，察色按脉，先别阴阳。”然而要分析入微，又必须做到脉色合参。因为色、脉是从不同侧面和角度反映疾病的，两者各有所长，也可有所短，因此不能彼此取

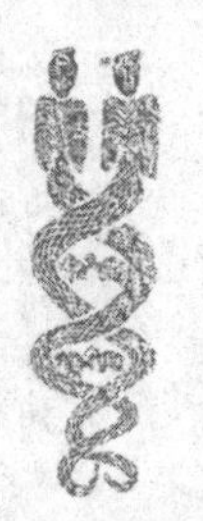

代。医者不能重脉轻色或者相反，必须脉色合参，才能全面收集病情，为准确辨证和恰当施治奠定基础。“能合色脉，可以万全”，告诫人们要全面看问题。后人提出“欲会其合、非四诊合参不可”，正是以此为基础的。

八、五脏色脉异常病症举例及面部色泽变化的预后

原文从病因、病机、症候、诊断等方面对五脏异常色脉所主病症做了比较系统的记载，旨在进一步突出察色按脉在诊断方面的重要性。此外，从五脏痹的形成来看，则反映了以体内变化为主，不排除外部致病因素的内外合邪的发病学思想。如“赤脉之至也，喘而坚，诊之有积气在胸中，时害于食，名曰心痹，得之外疾，思虑而心虚，故邪从之。”即是说，面色赤，脉象急数而坚硬者，病机为气结胸中，主要症候表现为呃逆，呕吐等，本病的形成，一是因为思虑太过，“怵惕思虑则伤神”（《灵枢·本神》），神伤则心虚，二是外邪乘虚入侵，心脉痹阻不通，故病名叫做心痹。

“凡相五色之奇脉（《甲乙经》无“之奇脉”三字，当从），面黄目青，面黄目赤，面黄目白，面黄目黑者，皆不死也。”说明观察面目色泽，可以帮助判断疾病的预后。从原文记载的内容来看，其意义有两点：凡面见黄色者，预后较好；反之无黄色兼见，预后不良。因为黄色为脾胃所主，面有黄色说明胃气尚存，有胃气则生，故虽病“皆不死”；而无黄色则表明胃气已败，无胃气则死，故病不得愈而曰“皆死也”，此论有待于临床进一步观察。

【临床应用】

一、对色“生于肺，如以缟裹红”的理解

按五色配五脏的一般理论，肺之生色，当是如以缟裹白，本文却曰“如以缟裹红”，对于这个问题应从以下三方面来分析：其一，说明《内经》在运用五行学说阐述医学道理时，并非机械牵强，主要还是以临床实践为基础的。其二，提示了心肺在气血运行中所起的重要作用。《素问·六节脏象论》说：“五气入鼻，藏于心肺，上使五色修明。”可见，正常人面色红润光泽，含蓄有神的面色，主要取决肺主气、心主血的功能正常，所以临床上，心血亏虚者可见到面色白无华，肺气不足者，亦可见面色㿠白。其三，与人的素体面色有关，素体面红者，则“以缟裹红”属常色；素体皮肤白净者，则“以缟裹白”也属常色，关键是看面色有无生气生色。

二、“此四肢八溪之朝夕”一语，历代注家见解不一

王冰认为：“八溪，谓肘、膝、腕也，如是气血筋骨互有盛衰，故为之朝夕矣。”张介宾说：“四肢者，两手足也。八溪者，手有肘与腋，足有髋腘也，此四肢之关节，故称为溪。朝夕者，言人之与诸脉髓筋血气，无不由此出入，而朝夕运行不离也。”吴

昆说："朝夕，会也。古者谓君臣朝会谓之朝，夕会谓之夕。谓脉髓筋血气五者与四肢八溪相互为朝夕会见也。"张志聪说："四肢，五脏经腧之所出也。八溪，即四肢股肱之内，五脏元真之所会也。此言五脏之经血总属于心，五脏之气总属于肺，经气循行于四肢八溪注于目，会于脑，濡筋骨，利关节，朝夕循行外内，出入如环无端。"

综上述诸注，大凡对"此"的理解有二：一指脉髓筋血气，一指气与血。对"八溪"理解亦有两种：一指腧穴。一指四肢大关节处。对"朝夕"理解则有三种：朝夕即是潮汐，盛衰之意；二是引申为时刻不离；三是认为早晚相会。《灵枢·邪客》载："人有八虚，各何以候？岐伯答曰：以候五脏。黄帝曰：候之奈何？岐伯曰：肺心有邪，其气留于两肘；肝有邪，其气留于两腋；脾有邪，其气留于两髀；肾有邪，其气留于两腘。凡此八虚者，皆机关之室，真气之所过，血络之所游。"说明了腋肘髀腘等部位是筋膜聚会之处，经脉通行的地方，气、血、髓皆无不灌注这里。总之，脉、髓、筋、血、气，与四肢肘、腋、髀等部位的关系极为密切，《内经》已有论述。因此，本篇在分别说明了脉髓筋血气与脏腑组织器官的连属关系后，接着言"此四肢八溪之朝夕也"，意思当是指出了脉髓筋血气无不时刻与四肢的肘腋髀腘等处密切关联。由此可见，张介宾之注颇合《内经》原意。即所谓"此"，应指四肢大关节处的脉髓筋血气。至于注中言髋未言髀，殊不知髋髀部位相近。

五脏别论第十一

【要点解析】

一、论述了五脏六腑奇恒之腑的分类及其区别。

二、说明诊脉独取寸口的道理。

三、论及医生临症时有关事项，阐明了不信鬼神和相信医学的科学思想。

【内经原典】

黄帝问曰：余闻方士，或以脑髓为藏，或以肠胃为藏，或以肠胃为府，敢问更相反，皆自谓是，不知其道，愿闻其说。岐伯对曰：脑、髓、骨、脉、胆、女子胞，此六者，地气之所生也，皆藏于阴而象于地，故藏而不泻，名曰奇恒之府①。夫胃、大肠、小肠、三焦、膀胱，此五者，天气之所生也，其气象天②，故泻而不藏，此受五藏浊气③，名曰传化之府，此不能久留，输泻者也。魄门④亦为五藏使，水谷不得久藏。所谓五藏者，藏精气而不泻也，故满而不能实。六府者，传化物而不藏，故实而不能满也。所以然者，水谷入口，则胃实而肠虚；食下，则肠实而胃虚。故曰实而不满，满

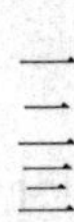

而不实[5]也。

帝曰：气口[6]何以独为五藏主[7]？岐伯曰：胃者，水谷之海，六府之大源也。五味入口，藏于胃，以养五藏气，气口亦太阴也[8]，是以五藏六府之气味，皆出于胃，变见于气口。故五气入鼻，藏于心肺，心肺有病，而鼻为之不利也。凡治病必察其下，适其脉，观其志意[9]，与其病也。拘于鬼神者，不可与言至德[10]。恶于针石者，不可与言至巧。病不许治者，病必不治，治之无功矣。

【难点注释】

①奇恒之府：贮藏阴精而不泻，与一般的传化之府不同，故名曰奇恒之府。高士宗："奇者，异也。恒者，常也。言异于常府。"

②其气象天：运化水谷、传化不已的功能像天体运转不息一样。

③五藏浊气：指五脏赖以化生招气的水谷和化精后余下的糟粕。

④魄门：魄，通"粕"。魄门，即肛门。

⑤实而不满，满而不实：满指精气，实指水谷。五脏主藏精，宜保持精气盈满；六腑主传化水谷，宜保持水谷充实。

⑥气口：又名脉口、寸口。指双手腕部桡部动脉搏动处，属于手太阴肺经所过之处，为诊脉部位。

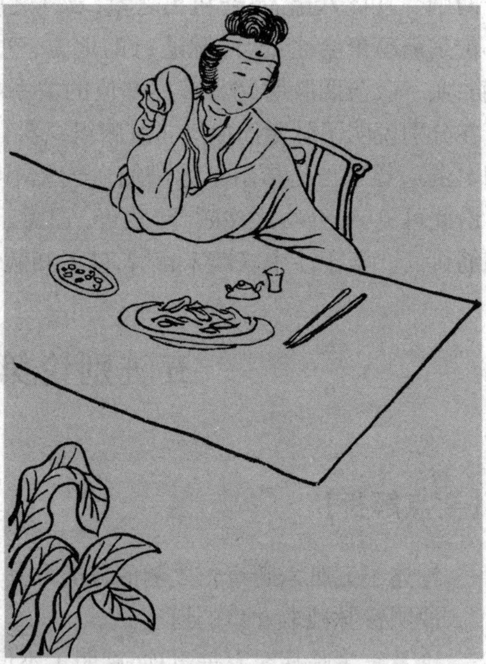

胃是水谷之海，为六腑的泉源，饮食五味入口，留在胃中，经足太阴脾的运化输转，而能充养五脏之气

⑦独为五藏主：意为独主五脏的生理、病理变化。主，反映。

⑧气口亦太阴也：意为气口属于手太阴肺经，但亦与足太阴脾经密切相连。

⑨志意：即精神状态。

⑩至德：此指高明的医学理论。

【白话精译】

黄帝问道：我听说方士之中，有人以脑髓为脏，有人以肠胃为脏，也有的把这些都称为腑，如果向他们提出相反的意见，却又都坚持自己的看法，不知哪种理论是对的，希望你谈一谈这个问题。岐伯回答说：脑、髓、骨、脉、胆、女子胞，这六者是秉承地气而生的，都能贮藏阴质，就像大地包藏万物一样，所以它们的作用是藏而不泻，叫作奇恒之腑。胃、大肠、小肠、三焦、膀胱，这五者是禀承天气所生的，它们的作用，像天一样地健运周转，所以是泻而不藏的，它们受纳五脏的浊气，所以称为传化之腑。这是因为浊气不能久停其间，而必须及时转输和排泄的缘故。此外，肛门也为五脏行使疏泻浊气，这样，水谷的糟粕就不会久留于体内了。所谓五脏，它的功能是贮藏精气而不向外发泻的，所以它是经常地保持精气饱满，而不是一时地得到充实。六腑，它的功能是将水谷加以传化，而不是加以贮藏，所以它有时显得充实，但却不能永远保持盛满。所以出现这种情况，是因为水谷入口下行，胃充实了，但肠中还是空虚的，食物再下行，肠充实了，而胃中就空虚了，这样依次传递。所以说六腑是一时的充实，而不是持续的盛满，五脏则是持续盛满而不是一时的充实。

黄帝问道：为什么气口脉可以独主五脏的病变呢？岐伯说：胃是水谷之海，为六腑的泉源，饮食五味入口，留在胃中，经足太阴脾的运化输转，而能充养五脏之气。脾为太阴经，主输布津液，气口为手太阴肺经所过之处，也属太阴经脉，主朝百脉，所以五脏六腑的水谷精微，都出自胃，反映于气口的。而五气入鼻，藏留于心肺，所以心肺有了病变，则鼻为之不利。凡治病必观察其上下的变化，审视其脉候的虚实，察看其情志精神的状态以及病情的表现。对那些拘守鬼神迷信观念的人，是不能与其谈论至深的医学理论的，对那些讨厌针石治疗的人，也不可能和他们讲什么医疗技巧。有病不许治疗的人，他的病是治不好的，勉强治疗也收不到应有的功效。

【专家评鉴】

一、脏腑分类的依据

本篇从开始到“故曰实而不满，满而不实也”一段，内容虽不多，但却提出了区别脏、腑、奇恒之腑的主要依据，是有关脏腑理论的重要内容。

（一）区别脏与腑的主要依据

从原文可以看出，当时人们对脏腑的归类比较混乱，即使一些颇懂医理的方士，也有把脑髓称为脏，有把肠胃称为脏，或者看法完全相反。《素问》中有些篇章也有这种情况，如《素问·灵兰秘典论》就有“十二脏之相使”，《素问·六节脏象论》也有“凡十一脏取决于胆”，有把五脏六腑称之为“脏”的。以上说明当时命名为脏、腑、奇恒之腑的标准、依据均存在分歧，各执一说，互不统一。因此，对脏腑的分类，定一比较准确的客观标准，以便医者有所遵循，就显得很重要。这可能就是本篇立论的意图。

脏与腑究竟有什么区别呢？本篇主要从生理功能上进行了区别。尤其是从其功能的藏与泻，特点的满与实进行了区别。

1.用“藏而不泻”或“泻而不藏”作为脏腑的主要区别点。原文“五脏者藏精气而不泻也，六腑者传化物而不藏”，这是对五脏六腑功能特点的总概括，是祖国医学中的著名观点，也是区别属脏属腑的基本依据和标准。这是对五脏六腑特征的长期观察，认真总结归纳出来的总规律，并长期作为区别脏腑的主要标准。但也不是绝对的。五脏主藏精气，是其主要功能，但也藏中有泻，才符合自然规律。如《素问·上古天真论》说“肾者主水，受五脏六腑之精而藏之，故五脏盛乃能泻。”这里的“受五脏六腑之精而藏之”，说明其他的脏有向肾传送转输精气的作用，但精气旺盛就会溢泻。如男子精满自溢，就是泻的表现。同样的一个肾脏，既藏（为主）又泻（藏中有泻），这才是比较全面的说明肾的功能。另外如肝脏主藏血，也会聚肝之余气而成精汁（胆汁），《脉诀刊误》说：“肝之余气，溢于胆，聚而成精”，肝脏之藏血、藏精汁，是藏精气的表现，而肝又主疏泄，具有主升、主动、调畅全身气机、调节血流量、向胃输送胆汁的功能。《血证论》说：“木之性主疏泄，食气入胃，全赖肝木之气以疏泄之，而水谷乃化。”另外，五脏也有向六腑转输糟粕的作用，也是泻的一种表现形式。以上说明五脏藏精气而不泻，是言其主要功能，实则藏为主，藏中也有泻的一面。

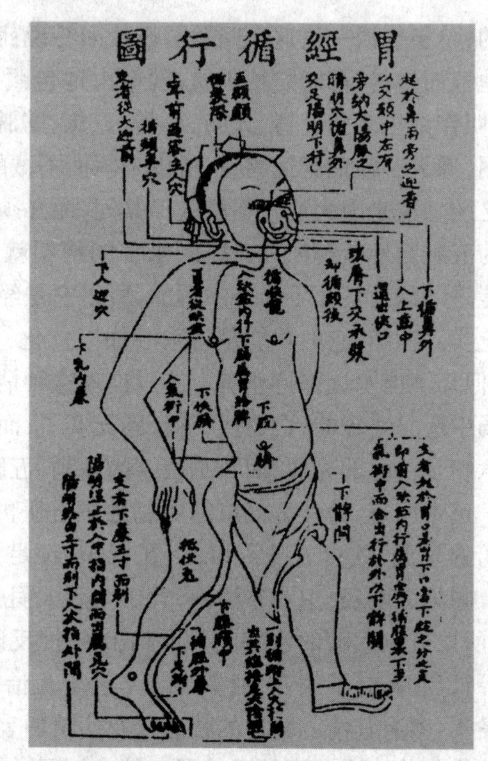

清代陈惠畴《经脉图考》经络图中的胃经循行图

六腑主泻，“传化物而不藏”，是说六腑的主要功能是传输糟粕、“化物”（消化吸收物质等），如胃、大肠、小肠、胆、膀胱等，的确具有传化物的共性特点。但也不是只泻不藏，也不一定泻的都是糟粕。六腑将水谷之物通过“化”而后转输于五脏，“五味入口藏于胃，以养五脏气”（《素问·五脏别论》），另一方面将糟粕下传于大肠，最后排出体外。六腑以“化物”“传送”为主要特点，与五脏相比是“不藏”。但严格说来，是以泻为主，以泻为顺，但泻中也有“藏”的一面。用“藏”和“泻”作为区别脏和腑的要点，无疑是抓住了要害和关键。

2.满而不能实，实而不能满，是脏腑的又一特征。原文“所谓五脏者，藏精气而不泻也，故满而不能实；六腑者，传化物而不藏，故实而不能满。所以然者，水谷入口，则胃实而肠虚；食下，则肠实而胃虚。故曰实而不满，满而不实也。”其中“满”指精气充满。张介宾说“精气质清，藏而不泻，故但有充满而无积实”。“实”指被水谷或糟粕充塞。《广雅·释诂》：“实，塞也。”高士宗释曰：“饮食之糟粕充足曰实。”本篇所谓“满而不实”“实而不满”是在论述“藏”与“泻”的同时，进一步论述五脏藏精气，六腑泻糟粕之外，在形态上二者的主要区别。五脏受精气后充足盈满，才能溢于全身，供奉全身，其形态上虽是充满的，但无积滞成实。五脏内只能为精气充满，而不能为水谷糟粕塞实。也不能有病理性产物而壅滞成实。五脏宜气血通畅，津液精气畅达不壅阻，才能发挥其正常功能。所以五脏以精气充盈为健康无病，如果有糟粕及病理性产物壅实，则为病态。实，正如高士宗所说的是“水谷糟粕充足曰实”。六腑的形态是中空的，空以盛物，随着水谷的进入口，则胃被食物充填曰胃实，“食下，则肠实而胃虚”。胃肠的实虚交替，才能保证水谷的新陈代谢正常。如果肠胃被糟粕塞满，而不传化，就是病态。《内经》在本文中高度概括、简明扼要地用“藏精气而不泻”“满而不实”形容五脏的功能和形态；用“传化物而不藏，实而不满”概括六腑的功能和形态特点，是在当时认识水平条件下，对人体内脏功能的理论概括，对脏腑生理及辨证有积极的意义。

（二）五脏、六腑、奇恒之府的主要区别

原文：“脑髓骨脉胆女子胞，此六者地气之所生也，皆藏于阴而象于地，故藏而不泻，名曰奇恒之腑。”不但指出了奇恒之腑的内涵，而且它们的功能特点是藏而不泻（类似于脏），像大地一样包纳收藏人体阴精。但形态类似于腑（与六腑在形态上类似）。所以它似脏非脏，似腑非腑，故称之为奇恒之腑。高士宗说：“奇，异也；恒，常也。言异于常腑也。”

那么五脏、六腑、奇恒之腑如何区别呢？兹根据其原文的论述归纳如下：

表11-1　五脏、六腑、奇恒之腑的区别归纳表

内脏	功能	禀气	形态
五脏	藏而不泻，藏精气	五脏六腑之气	满而不实
六腑	泻而不藏，传化物	天气所生（阳气）	实而不满
奇恒之腑	藏而不泻，藏阴精	地气所生（阴气）	中空

二、脏腑与气口的关系及诊脉独取寸口的原理

原文从“帝曰：气口何以独为五脏主”到“故五气入鼻，藏于心肺，心肺有病，而鼻为之不利也”一段，重点论述了脏腑与气的关系，也成为诊脉独取寸口的主要理论。气口，也叫“脉口”“寸口”，按经络学说，气口属手太阴肺经。张介宾说：“气口之义，其名有三：手太阴，肺经脉也，肺主气，气之盛衰见于此，故曰气口；肺朝百脉，脉之大会聚于此，故曰脉口；脉出太渊，其长一寸九分，故曰寸口。是名虽三，其实

则一也。”独取寸口的“独”，“只”的意思。张氏已经把为何叫“寸口”“脉口”“气口”讲得很清楚。“气口亦太阴也”一句，张介宾也有一段解释。他说：“气口本属太阴，而曰‘亦太阴’者何也？盖气口属肺，手太阴也。布行胃气，则在于脾，足太阴也。按《营卫生会》篇曰‘谷入于胃，以传于肺，五脏六腑皆受气。’《厥论》曰：‘脾主为胃行其津液者也。’《经脉别论》曰：‘饮入于胃，游溢精气，上输于脾，脾气散精，上归于肺’。然则胃气必归于脾，脾气必归于肺，而后行于脏腑营卫。所以气口虽为手太阴，而实即足太阴之所归，故曰气口亦太阴也。”故“气口亦太阴也”实指足太阴脾。“是以五脏六腑之气味，皆出于胃，变见于气口”。具体论述了气口虽为手太阴之脉，但它实际上汇聚了五脏六腑之饮食精华，尤其是胃气强弱对它的影响尤大。这些论述，说明了五脏与气口的密切关系，为诊寸口脉以候五脏病奠定了理论基础。

关于诊脉独取寸口的原理，本文已论述得较为深透。《素问·三部九候论》中已记载取全身上中下九个部位的诊脉方法，还有“人迎诊脉法”“人迎寸口合参诊脉法”，最后逐步走向独取寸口诊脉法，是经过了较长时间和反复变革后慢慢趋于一致的。《难经·一难》根据本篇“气口独为五脏主”的理论，倡导诊脉“独取寸口”的方法，其理论依据是：第一，气口本为手太阴经会穴，但足太阴脾之经脉也会归于此，脾胃为后天之本，气血之源，“胃者水谷之海，六腑之大源也”（《素问·五脏别论》），“脾主为胃行其津液者也”（《素问·厥论》）。因此，肺虽然主气，若无后天脾胃之气之充养，也无法发挥正常功能。第二，手太阴肺脉入“寸口”，寸口属于手太阴脉，肺主气而朝百脉，脾所运化的水谷精微物质通过肺而布散全身。《难经·一难》说：“寸口者，脉之大会也”，是全身脉会聚的地方，又为手太阴会穴，故可以通过寸口反映五脏六腑的功能及全身气血盛衰情况，临床通过诊寸口脉以探知全身之疾，也是根据这个理论。第三，气口是全身状况的一个缩影，人上下内外是一个有机的整体，寸口又居于诸脉之大会处，“五脏六腑之气味，皆出于胃，变见于气口”（《素问·五脏别论》）。养脏腑之气者，胃也；验脏腑之气者，气口也。所以，小小的寸口，是脏腑的一个缩影，也可以在某种程度上反映全身脏腑、经络、四肢百骸的气血津液精的盛衰及一些疾病的状况。所以，诊脉独取寸口是有其理论根据的。但也要注意，祖国医学强调，诊病时要望闻问切四诊合参。在有些情况下，也需要“舍脉从证”，要全面搜集病症资料，综合分析，不要偏执脉诊一端，这才是诊法的基本思想。

三、诊病必须全面，反对迷信鬼神

（一）五脏与五官密切相关

原文“故五气入鼻，藏于心肺，心肺有病，而鼻为之不利也”一段，主要说明了五脏有病，可以影响到五官；反过来，观察五官，可以辨析某些五脏之疾。文中“五气”有多种含义，有五行之气、五脏之气、五运之气及燥、焦、香、腥、腐五气等，从本文分析，由于其“五气入鼻”，宜理解为“天气”，张介宾也认为“五气，当作天气”。关于五脏与五官的关系，有两种主要观点：其一，一脏配属一官，如肺开窍于鼻，肾开窍于耳，肝开窍于目等。其二，从本段文意看，“心肺有病而鼻为之不利”，说明心肺两脏均与鼻有关。同样在《内经》其他篇章，也多有类似的论述。如《素问·金匮真言论》有“心开窍于耳”，《灵枢·大惑论》有“五脏六腑之精气皆上注于目而为之精”，这表现了祖国医学整体观的思想，虽然一脏配一官，其关系最为密切，但也与其他官、窍有一定的联系，这就是本段原文的原旨。这种观点在临床上颇有指导意义。如目昏不明，固然以补肝为主，但若有肾亏、气弱表现时，补肾、健脾益气升清也有较好的疗效。

（二）诊察疾病宜四诊合参

原文强调，“凡治病必察其下（《太素》作‘上下’），适其脉，观其志意，与其病也”。意思是凡是诊察疾病，必须全身上下细致全面，还要切其脉，观察神志精神状态，这样才能准确地诊治其病。

这一段原文，与前一段紧密相连。上一段论述了诊脉时为何要独取寸口，及内脏的疾病，可以从五官上反映出来，进而在本节提出要从全身上下、脉搏、神志等方面全面诊察的方法，其中也寓有四诊合参的意思。虽然文中未提到问诊，但“察”“观”的字义中也包含有问诊的内容。这种既重视脉诊，又强调观察神色精神，还要必察上下全身的综合诊病方法，是祖国医学的一贯思想，是十分宝贵的，我们必须继承和发扬光大。

（三）“拘于鬼神者，不可与言至德”的反迷信观

原文“拘于鬼神者，不可与言至德，恶于针石者，不可与言至巧，病不许治者，病必不治，治之无功矣”一段，具有明确地倡科学、反迷信观点。十分明确地说明了中医学是科学，与迷信鬼神或以鬼神治病的巫医有本质的不同，信医信巫，结果不同。作为一个医生，必须相信科学，反对迷信。迷信鬼神者，不能当医生，也不能与之讨论医学理论及针灸方面的问题。当有病时，要相信医生，服从医生的治疗，否则讳疾忌医只能延误病情。这些思想，现在仍然是正确的，值得继承发扬的。

【临床应用】

一、关于五脏、六腑、奇恒之腑之间的关系问题

关于三者之间的关系，前面“分析”中已做了分析归纳，但还有一些深层次的问题值得探讨。

（一）表里配属关系方面的不同

《内经》中有关脏腑阴阳表里相配的关系，人皆尽知。如肺与大肠相表里，手

太阴肺经与手阳明大肠经互相络属；脾与胃相表里，足太阴脾经与足阳明胃经互为表里相互络属。其他各脏腑，也都有这种明确的一脏一腑、一阴一阳的配属关系。但奇恒之腑，则与脏腑没有固定的、明确的配属关系。但这并不是说，奇恒之腑是孤立的，它们在功能上与五脏仍有密切关系，在某些会穴、井穴、合穴处经脉互相沟通。如脑为元神之腑，为髓之海，为精神之所舍。虽然属奇恒之腑之一，但在完成精神思维等活动中，又必须与心（主藏神）、肝（主藏魂）等一起共同参与精神神志活动。奇恒之腑的女子胞，主孕育胎儿，排泄经血，但它与任脉（任主胞胎）、肝血的灌注（肝藏血）、肾精的充养（肾藏精）；与心气搏动、脾的运化等密切相关，共同主持参与，才能完成主胞胎、主经血的功能。《素问·评热病论》说："胞脉者，属心而络于胞中……心气不得正下通，故月事不来也。"由此可见，奇恒之腑并不能独立于五脏而存在，而是隶属于五脏，与五脏六腑共同参与人体复杂的生理活动，完成它本身独特的生理功能，它们是既合作又有分工的。

在临床上，奇恒之腑的病症，多是分属于五脏而论治的。如胆病形成黄疸、结石，多从肝的疏泄、清利施治；脑病失眠健忘痴呆，多从心、肾论治；月经病、不孕症等女子胞的病症多从心、肝、肾论治；脉络的病变，多从心、肝论治；而骨病，髓病多从肾论治。说明奇恒之腑仍从属于心、肝、脾、肺、肾五大系统，在解剖形态上，它们各有自已的形态特征，但在功能上，除本身功能外，仍从属于五脏中心管辖。

二、关于"脑髓为脏"或为"奇恒之腑"的问题

本篇开首即云"余闻方士，或以脑髓为脏……脑髓骨脉胆女子胞，名曰奇恒之腑。"说明当时有人把脑髓作为脏的，但作者的意见，又把它归于奇恒之腑。孰是孰非？这是一个长期争论不休的问题。在以五脏为中心的认识水平上，古人把脑的主要功能归属于心，按五大系统统属全身的方法，这是可以理解的。但若认为古人对脑这样一个重要的器官的重要性认识不清，或者放在次要位置上，这也是不对的。古人肯定对脑有较深刻的认识，只不过把它的功能归属于心这个君主之官中而已，它主神志，为五脏六腑之大主，显然是指脑的功能，后人所称之为神明之心就是指的脑。

现在的问题是从脑的形态功能上看，究竟是归为脏还是归为奇恒之腑？《素问·五脏别论》说："所谓五脏者，藏精气而不泻也，故满而不能实；六腑者，传化物而不藏，故实而不能满。"脑具有藏精气而不泻，满而不能实的生理特性，归属于脏似比较妥当。《素问·五脏生成》有"诸髓者皆属于脑……诸血者皆属于心，诸气者皆属于肺"，把脑同心肺并列论述。《灵枢·经脉》说："人始生，先成精，精成而脑髓生。"《灵枢·邪气脏腑病形》也说："十二经脉，三百六十五络，其血气皆上于面而走空窍"。从这些论述看，脑具有"藏精气而不泻"的五脏的特点，是显而易见的。

那么,本篇的作者为何又将其归属于"奇恒之腑"呢?我们知道,凡具有"泻而不藏""传化物""中空"特点的,可称之"腑",而脑显然不具备腑的功能特点,与腑区别甚大。若与骨、脉相比较,除藏精气外,似乎多为一个封闭系统,所以古人认为与一般的腑不同,称之为"奇恒之腑",这是与当时的认识水平有关的。但前人对脑的认识,不乏有真知灼见者。《素问·脉要精微论》说:"头者精明之府,头倾视深,精神将夺矣。"《灵枢·海论》也说:"脑为髓之海……髓海有余,则轻劲多力,自过其度;髓海不足,则脑转耳鸣,胫酸眩冒,目无所见,懈怠安卧。"杨上善《黄帝内经太素》谓:"头者,心神所居"。陈无择《三因极一病症方论·头痛症治》说:"头者,诸阳之会,上丹产于泥丸宫,百神所居"。汪昂在《本草备要》中说:"人之记性皆在脑中,小儿善忘者,脑未满也,老人健忘者,脑渐空也。"李时珍说:"脑为元神之府"。王清任在《医林改错》中则明确提出:"灵机记性不在心而在脑。"以上说明祖国医学对脑的功能的认识是在不断深入的。脑的功能形态具有脏的特点,与腑差别甚大,归于奇恒之府也并非尽善。

三、"魄门亦为五脏使"的含义及意义

本篇原文有"魄门亦为五脏使,水谷不得久藏"之语。其中的"魄门"多数注家认为指肛门,魄与粕通,肛门为排除粪便糟粕之门户,故称"魄门"。魄门既为排糟粕之门,又紧连大肠,当为大肠之使,又为何称为"五脏使"呢?

脏与腑表里相关,经络相通。魄门为大肠末端,为大肠或六腑之使,当无疑义。但魄门不但排泄六腑传化后的糟粕,也要排除五脏代谢后的浊气。如肺脏主气,主宣发与肃降,主汗孔开合,肺气郁闭,大肠多不利,肺气肃降失常,大肠也多便结;反过来,大便秘结,也多致肺气肃降失常而喘咳气逆。临床上可以充分利用这种表里关系来治疗疾病。宣降肺气可以间接通大便;通大便之秘也可以治肺气壅实喘咳。心经火盛可以利小便导热下行,如导赤散;上焦火毒壅盛也可以通大便以导热下行,如凉膈散、防风通圣散之类,所以说,"魄门亦为五脏使"的理论对临床颇有指导意义。

异法方宜论第十二

【要点解析】

一、说明东、南、西、北、中央五方的地理环境、自然气候的差异,以及人们生活习惯的不同。对人体生理活动和疾病发生的影响。

二、指出医生临床上妥善了解病情和掌握治疗大法,必须结合具体情况,因地、

因人制宜。

【内经原典】

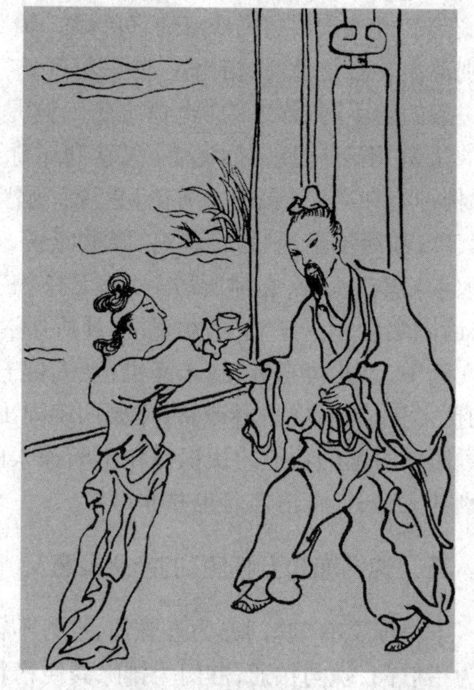

由于地域不同，人们的生活环境、习惯有别，因而体质及易患病症各异，进而治疗方法亦各有所宜

黄帝问曰：医之治病也，一病而治各不同，皆愈何也？岐伯对曰：地势使然也。故东方之域，天地之所始生也，鱼盐之地，海滨傍水。其民食鱼而嗜咸，皆安其处，美其食。鱼者使人热中[①]，盐者胜血。故其民皆黑色疏理，其病皆为痈疡，其治宜砭石[②]。故砭石者，亦从东方来。

西方者，金玉之域，沙石之处，天地之所收引也。其民陵居而多风，水土刚强，其民不衣而褐荐[③]，其民华食而脂肥。故邪不能伤其形体，其病生于内，其治宜毒药[④]。故毒药者，亦从西方来。

北方者，天地所闭藏之域也，其地高陵居，风寒冰冽。其民乐野处而乳食。藏寒生满病，其治宜灸焫[⑤]。故灸焫者，亦从北方来。

南方者，天地所长养，阳之所盛处也，其地下，水土弱，雾露之所聚也，其民嗜酸而食胕[⑥]。故其民皆致理而赤色，其病挛痹，其治宜微针。故九针者，亦从南方来。

中央者，其地平以湿，天地所以生万物也众。其民食杂而不劳，故其病多痿厥寒热，其治宜导引按跻，故导引按跻者[⑦]，亦从中央出也。故圣人杂合以治，各得其所宜。故治所以异，而病皆愈者，得病之情，知治之大体也。

【难点注释】

①热中：指热邪蓄积于中的病症。
②砭石：古代的一种治疗工具，用以刺治痈疽等病。
③不衣而褐荐：不穿丝绵之类的衣服。褐荐，褐（hè），毛布；荐（jiàn），草席。
④毒药：泛指各种治病的药物。
⑤灸焫：焫（ruò），灸焫，即艾灸。
⑥胕：即“腐”，指经过发酵的食物。
⑦导引按跻：导引，指活动筋骨肢节；按，指按摩；跻，指活动手足。

【白话精译】

黄帝问道:医生治疗疾病,同病而采取各种不同的治疗方法,但结果都能痊愈,这是什么道理?岐伯回答说:这是因为地理形势不同,而治法各有所宜的缘故。

例如东方得天地始生之气,气候温和,是出产鱼和盐的地方。由于地处海滨而接近于水。所以该地的人们多吃鱼类而喜欢咸味,他们安居在这个地方,以鱼盐为美食。但由于多吃鱼类,鱼性属火,会使人热积于中,过多的吃盐,因为咸能走血,又会耗伤血液。所以该地的人们,大都皮肤色黑,肌理松疏,该地多发痈疡之类的疾病。对其治疗,大都宜用砭石刺法。因此,砭石的治病方法,也是从东方传来的。

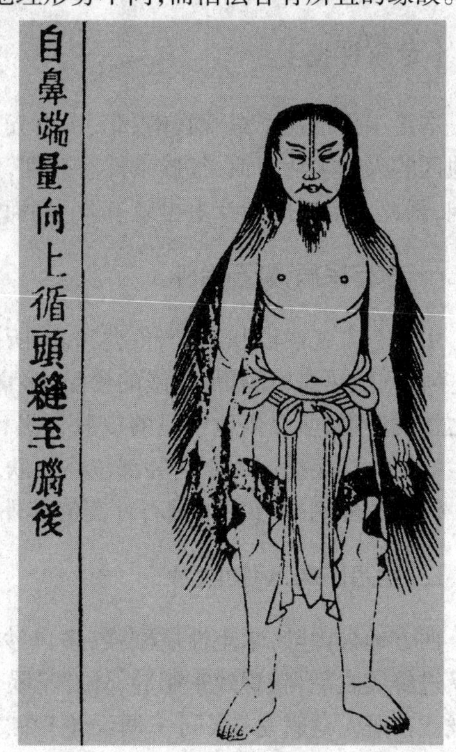

宋代《圣济总录》中的四花穴灸法图(之一)

西方地区,是多山旷野,盛产金玉,遍地沙石,这里的自然环境,像秋令之气,有一种收敛引急的现象。该地的人们,依山陵而住,其地多风,水土的性质又属刚强,而他们的生活,不甚考究衣服,穿毛巾,睡草席,但饮食却都是鲜美酥酪骨肉之类,因此体肥,外邪不容易侵犯他们的形体,他们发病,大都属于内伤类疾病。对其治疗,宜用药物。所以药物疗法,是从西方传来的。

北方地区,自然气候如同冬天的闭藏气象,地形较高。人们依山陵而居住,经常处在风寒冰冽的环境中。该地的人们,喜好游牧生活,四野临时住宿,吃的是牛羊乳汁,因此内脏受寒,易生胀满的疾病。对其治疗,宜用艾火灸灼。所以艾火灸灼的治疗方法,是从北方传来的。

南方地区,像自然界万物长养的气候,阳气最盛的地方,地势低下,水土薄弱,因此雾露经常聚集。该地的人们,喜欢吃酸类和腐熟的食品,其皮肤腠理致密而带红色,易发生筋脉拘急、麻木不仁等疾病。对其治疗,宜用微针针刺。所以九针的治病方法。是从南方传来的。

中央之地,地形平坦而多潮湿,物产丰富,所以人们的食物种类很多,生活比较安逸,这里发生的疾病,多是痿弱、厥逆、寒热等病,这些病的治疗,宜用导引按蹻的

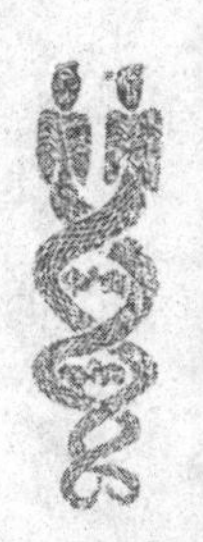

方法。所以导引按跻的治法，是从中央地区推广出去的。

从以上情况来看，一个高明的医生，是能够将这许多治病方法综合起来，根据具体情况，随机应变，灵活运用，使患者得到适宜治疗。所以治法尽管各有不同，而结果是疾病都能痊愈。这是由于医生能够了解病情，并掌握了治疗大法的缘故。

【专家评鉴】

本篇主要论述了东、西、南、北、中央五方的地理环境和气候的差异。居住在不同地区的人们生活习惯、气候条件有差别，这些外在条件对人体生理和病理的影响不同，因此在疾病的治疗上也就有"一病而治各不同"。现从以下几方面进行分析：

一、东方民病，砭石治外

由于东方气候温和，盛产鱼类和盐，所以当地居民以食鱼类和盐为主。鱼类性热，多食则酿热滞留肠胃；过咸的食品，多食而伤血。由于受温和潮湿气候的影响，加之饮食习惯，所以当地居民的皮肤色黑，腠理粗疏。加之肠胃之内热久酿，就多发生痈肿一类疾病。由于痈肿部位在肌肤表浅部位，适合用砭石刺治。这就是《素问·汤液醪醴论》所说的"镵石针艾治其外"。

二、西方民病，药物内治

西方地处内陆，水土性质刚强，多风沙。所以当地居民衣被温厚，加之在饮食上又进鲜美之品，腠理致密肥胖，外邪不易侵犯，但由于饮食情志等因素的影响，病多发于内脏。这就是《素问·调经论》中之"其生于阴者，得之饮食居处，阴阳喜怒。"所以在治疗上就要用药物攻其内。

三、北方民病，灸焫治之

北方之地高寒，加之人们又过着游牧生活，内脏容易受寒，寒则气滞，所以生活在这一地区的人们最易生胀满病症。"寒者温之"，所以民病多先用灸焫之法以散其寒。

四、南方民病，九针刺治

南方阳盛，气温较高，地势低凹，湿度较大，为雾露所聚之地。加之当地居民喜食酸类和发酵的食品，因而人们的身体多是皮肤致密而带赤色。自然界的气温高、湿度大，机体内部又因腠理致密而易积热，食酸腐易生内湿，内外湿热交阻，故易病"挛痹"。《素问·生气通天论》："湿热不攘，大筋緛短，小筋弛长，緛短为拘，弛长为痿。"治疗时，就用九针之类进行深刺，以疏通气血，祛除湿热之邪。

五、中央民病，导引按跻

中央地区，地势平坦，气候温和湿润，土地肥沃，物产丰富，当地居民的食物种类繁多，而不需付出繁重的体力劳动，也不为生活而烦恼，正如张志聪说："中土之民，不劳其四体，而气血不能灌溉于四旁，是以多痿厥寒热之疾矣。"所以就要采用导引按摩，活动手足，以通利精气、疏通气血的方法治疗。

六、"杂合以治"，各得所宜

综上述所见，不论是砭石疗法、药物内治、九针刺治、灸焫灼烧，还是导引按跻，都有其各自的适应证，有一定的应用范围。高明的医生，在全面了解病情之后，必须要汇集各种方法，针对具体病情，选用恰当的治法，才能做到治得所宜，其效才能如桴鼓之应。

【临床应用】

关于地理气候与疾病及治疗的关系问题。本篇论述了五方的地理环境和气候特点，不同地区居民的生活习惯，以及由此所致不同地域的人们的生理状态和好发疾病。由于自然环境的影响，所以不同居住区域的人们所生的疾病也有区别，因此在治疗上就突出了因地、因人制宜，即"一病而治各不同"。这一思想与现代的医学地理学有一致的内容，迄今更有效地指导着临床用药。如北方治疗风寒外感，习用麻桂细辛之类，且用量较大，而南方有些地方的麻桂用量一般较轻。所以，本篇既体现了因人因地制宜的治疗原则，也突出了人与自然密切相关的整体思想。

移精变气论第十三

【要点解析】

一、指出时代不同，生活环境不同，因而疾病的发生情况也不同。

二、色脉合参，详细的问诊并结合四时、五行来综合分析，对于临床诊断的重要性。

三、强调"神"的得失及其对疾病预后的意义。

【内经原典】

黄帝问曰：余闻古之治病，惟其移精变气[1]，可祝由[2]而已。今世治病，毒药治其内，针石治其外，或愈或不愈，何也？岐伯对曰：往古人居禽兽之间，动作以避寒，阴居以避暑，内无眷慕之累，外无伸宦之形，此恬憺之世，邪不能深入也。故毒药不能治其内，针石不能治其外，故可移精祝由而已。当今之世不然，忧患缘其内，苦形伤其外，又失四时之从，逆寒暑之宜，贼风数至，虚邪朝夕，内至五藏骨髓，外伤空窍肌肤，所以小病必甚，大病必死，故祝由不能已也。帝曰：善。余欲临病人，观死生，决嫌疑，欲知其要，如日月光，可得闻乎？岐伯曰：色脉者，上帝之所贵也，先师之所传也。上古使僦贷季，理色脉而通神明，合之金木水火土，四时八风六合，不离其常，变化相移，以观其妙，以知其要。欲知其要，则色脉是矣。色以应日，脉以应月，常求其要，则其要也。夫色之变化，以应四时之脉，此上帝之所贵，以合于神明也，所以远死而近生。生道以长，命曰圣王。

中古之治，病至而治之，汤液[③]十日，以去八风五痹之病。十日不已，治以草苏草荄之枝，本末为助，标本已得，邪气乃服。暮世之治病也则不然，治不本四时，不知日月，不审逆从，病形已成，乃欲微针治其外，汤液治其内，粗工凶凶，以为可攻，故病未已，新病复起。

帝曰：愿闻要道。岐伯曰：治之要极，无失色脉，用之不惑，治之大则。逆从倒行，标本不得，亡神失国。去故就新，乃得真人。帝曰：余闻其要于夫子矣，夫子言不离色脉，此余之所知也。岐伯曰：治之极于一[④]。帝曰：何谓一？岐伯曰：一者因得之[⑤]。帝曰：奈何？岐伯曰：闭户塞牖，系之病者，数问其情，以从其意，得神者昌，失神者亡。帝曰：善。

【难点注释】

①移精变气：王冰注：“移谓移易，变谓变改，皆使邪气不伤正，精神复强而内守也。”

②祝由：上古时代的一种治病方法。

③汤液：指用五谷制作的清酒之类，古代用以治病。

④一：此指病因而言。

⑤因得之：即通过询问而获得病因。

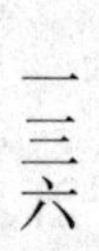

【白话精译】

黄帝问道：我听说古时治病，只要对病人移易精神和改变气的运行，用一种“祝由”的方法，病就可以好了。现在医病，要用药物治其内，针石治其外，疾病还是有好、有不好，这是什么缘故呢？岐伯回答说：古时候的人们，生活简单，处在一个安静淡泊、不谋势利、精神内守的意境里，邪气是不可能深入侵犯的。所以既不需要药物治其内，也不需要针石治其外。现在的人就不同了，内则为忧患所牵累，外则为劳苦所形役，又不能顺从四时气候的变化，常常遭受到“虚邪贼风”的侵袭，正气先馁，外邪乘虚而客袭之，内犯五脏骨髓，外伤孔窍肌肤，这样轻病必重，重病必死，所以用祝由的方法就不能医好疾病了。

黄帝道：很好！我想要临诊病人，能够察其死生，决断疑惑，掌握要领，如同日月之光一样的心中明了，这种诊法可以讲给我听吗？岐伯曰：在诊法上，色和脉的诊察方法，是上帝所推重，先师所传授的。我们如果要能懂得这些要领，就只有研究色脉。气色是像太阳而有阴晴，脉息是像月亮而有盈亏，从色脉中得其要领，正是诊病的关键。而气色的变化，与四时的脉象是相应的，这是上古帝王所十分珍重的，若能明白原理，心领神会，便可运用无穷。

中古时候的医生治病，多在疾病一发生就能及时治疗，先用汤液十天，以祛除“八风”“五痹”的病邪。如果十天不愈，再用草药治疗。医生还能掌握病情，处理得当，所以邪气就被征服，疾病也就痊愈。至于后世的医生治病，就不是这样了，治病不能根据四时的变化，不知道阴阳色脉的关系，也不能够辨别病情的顺逆，等到疾病已经形成了，才想用微针治其外，汤液治其内。医术浅薄、工作粗枝大叶的医生，还认为可以用攻法，不知病已形成，非攻可愈，以致原来的疾病没有痊愈，又因为治疗的错误，产生了新的疾病。

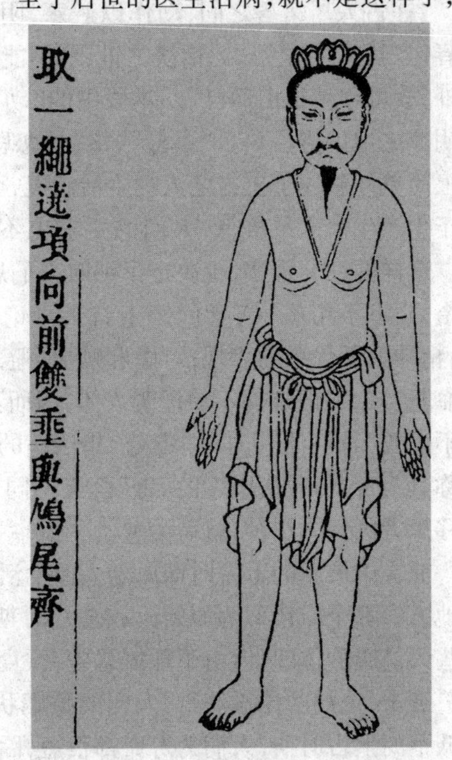

宋代《圣济总录》中的四花穴灸法图（之二）

黄帝道：我愿听听有关临症方面的重要道理。岐伯说：诊治疾病极重要的关键在于不要搞错色脉，能够运用色脉而没有丝毫疑惑，这是临症诊治的最大原则。假使色脉的诊法不能掌握，则对病情的顺逆无从理解，而处理亦将有倒行逆施的危险。黄帝道：我已听到你讲的这些重要道理，你说的主要精神是不离色脉，这是我已知道的。岐伯说：诊治疾病的主要关键，还有一个。黄帝道：是一个什么关键？岐伯说：一个关键就是从与病人的接触中问得病情。黄帝道：怎样问法？岐伯说：选择一个安静的环境，关好门窗，与病人取得密切联系，耐心细致地询问病情，务使病人毫无顾虑，尽情倾诉，从而得知其中的真情，并观察病人的神色。有神气的，预后良好；没有神气的，预后不良。黄帝说：讲得很好。

【专家评鉴】

一、古今生活环境不同,治病方法有别

(一)论述古人生活与疾病的关系及祝由治病的道理

原文:"黄帝问曰:余闻古之治病,唯其移精变气,可祝由而已"一句中,所谓"古"是指《内经》以前的上古时期。"移精",即转移精神的治法。"祝由",即祝说病由的治疗方法。王冰曰"祝说病由,不劳针石,故曰祝由。"张介宾解释说:"祝,咒同。由,病所以生也……祝由者,即符咒禁禳之法,用符咒以治病,谓非鬼神而何?"这段原文,引出了祝由治病的概念和方法。

"往古人居禽兽之间,动作以避寒,阴居以避暑,内无眷慕之累,外无伸宦(郭霭春作"忧患")之形,此恬淡之世,邪不能深入也,故毒药不能治其内,针石不能治其外,故可移精祝由而已"。本段中的"动作",似指活动来驱寒,"阴居",是说居住在阴凉之地以避暑热。"眷慕",指"眷恋思慕"(王冰),可以理解为思慕家眷亲人。以上简单地叙述了上古之人的生活状况,可见其生活居室极其简陋。但当时之人,由于生产生活水平极低,人们的要求也不高,一般尚能顺应四时自然变化而求其安。这样的社会现实,也决定了那时人们思想单纯,民风淳朴,"美其食,任其服,乐其俗,高下不相慕"(《素问·上古天真论》)。情欲方面清心寡欲,没有爱慕的累赘;精神上无忧患的表现;对虚邪贼风,避之有时;在这种自然环境中,"天真完固,气血坚实",一般外邪不易侵袭人体,因而不易发病,即使发病也比较轻浅。治疗方面不需要"毒药治其内"("毒药"指治病的中药,古人认为凡药皆有其偏性,其偏性就称其为毒,与现代中毒的"毒"含义不同),"针石治其外",仅需用"祝由"的方法,转移患者的情志精神,就可治愈。

原文中展示的上古时期原始人类生活的画面,有其正确的一面,但也有不全面的地方。那个时代似为原始氏族公社时期。简陋的饮食和居住环境,固然锻炼出一些人健康的体魄,但由于环境恶劣,饮食少而单一,人们终日为生活而忙碌,加上野兽袭击,疫病的传播流行,人们的婚姻状况也并非人人无眷恋之慕,所以在生产力低下的上古时期,人们的寿命都很短,因疾病造成的病死率是很高的。那种越古越好的厚古薄今的思想有其片面性,要能正确对待。

(二)《内经》时代生活状况及疾病的关系

原文"当今之世不然,忧患缘其内,苦形伤其外,又失四时之从,逆寒暑之宜,贼风数至,虚邪朝夕,内至五脏骨髓,外伤空窍肌肤,所以小病必甚,大病必死,故祝由不能已也。"本段中的"忧患缘其内"的"缘",《太素》作"琢"解。琢,伤害之义也。"虚邪",指非其时而有其气,如冬暖、春寒等。

本文用古今对比方法(即用《内经》时代与上古时期对比),说明时代的变迁,

环境的改变,人们的生活居住条件和精神情志状态与上古之人有很大的不同。产生了私有制后,人们的忧患意识增多,容易伤害内脏(即"忧患琢其内"),劳动强度增大,形体易受伤损(即"苦形伤其外"),加之不能正确地摄生养生,违反四时寒热变化,导致正气先虚,易致虚邪贼风的侵袭。外易受邪,内有正气先虚,加之不能适应四时而养生,违背寒热之规律,虚邪贼风经常肆虐,这样就会小病加重,大病危殆,靠祝由的方法已经不能起治疗作用了。

从古今病机的对比可以看出,上古时期与《内经》时代病机不同,病后或愈或不愈的原因,一在内外环境改变,二在精神调养失宜,关键在于正气先虚。所以治疗方法也必须改变。正如张志聪所说:"能养其精气神者,可祝由而病愈,汤药针石亦能治之。如精神败散,虽有灵丹,无能为已,故有愈、有不愈也。"

(三)祝由疗法的评价

从原文"古之治病,唯移精变气,可祝由而已",可见祝由是存在于民间的一种有一定疗效的治法。所谓"移精变气"是一种转移人的注意力,改变气的运行规律,调摄精神,增强抗病能力的一种治疗部分疾病的方法。王冰曰:"移谓移易,变为变改,皆使邪不伤正,精神复强而内守也。"吴昆云:"移易精神,变化脏气,导引营卫,归之平调而已。"究竟通过什么具体方法来移精变气呢?"祝由"是最主要的一种方法,另外据吴注"悲胜怒,恐胜喜,怒胜思,喜胜悲,思胜恐,导引营卫皆其争也。"高注:"导引为之移,振作谓之变"等,归纳起来,可能是通过对神灵的祷告;用五志相胜的原理调摄情志不使偏亢;导引(气功之类疗法);振作(某些体育锻炼方法)等,使精神情志得以调摄,气机运行改变来达到治病目的的。这些方法的最主要特点是注重情志精神的调摄,不施针药。对某些疾病是有一定疗效的。其中有合理、科学的成分。不能因其有"祝由"一概否定。

"祝由"是用符咒和语言祈祷除疾驱病的方法。王冰曰:"祝说病由,不劳针石,故曰祝由"。远古时期,由于人们对许多灾害等自然现象和疾病病理现象无法理解,故而迷信鬼神的作用,产生了对自然的崇拜,以后发展到"图腾崇拜",逐渐形成了鬼神观念和迷信思想。"祝由"就是在这种情况下产生的。这种祝由的治病之法,虽然充斥着大量迷信色彩,但对病人的精神也不能说毫无影响,对某些由精神影响造成的比较轻浅的疾病,它还有一定治疗效果的。故文中说"可祝由而已"(通过祝由而治愈)。但是必须明确仅限于一些"恬淡之世,邪不能入"的比较轻浅的疾病。最后又强调指出祝由对"贼风数至,虚邪朝夕"的"内至五脏,外伤空窍肌肤"等比较重的比较深的内脏疾病,又是无效的。可见祝由治病仅限于一定的时期和范围的病种。张介宾对此有深刻的论述。他说:"上古以全德之世,邪不能侵,故凡有疾病,唯用祝由而已,以其病不甚而治亦易也……故其法至今流传如时瘟、骨鲠、邪祟、神志等疾,间或取效,然必其轻浅小疾,乃或用之,设果内有虚邪,外有实邪,苟舍正大之法而崇尚虚无,鲜不误事。"(《应用》一栏中对此问题有专门讨论,可以参阅)。

二、望诊、脉诊、问诊合参是诊病的“要极”

原文从上古时期,中古时期及暮世时期三个不同时期诊治方法的比较中,论述了医者能否将问诊与观色切脉合参,对早期正确的诊断和治疗是十分重要的。强调治之“要极”(极为重要的准则)是“无失色脉”;问诊方面要“数问其情”;判断预后是“得神者昌,失神者亡”;治疗时要早期进行,不要等“病形已成”才治;对医者也反复强调要“本四时,审逆从,无失色脉”等,不要“粗工凶凶”。这些论点都是非常重要的。

(一)察色切脉四诊合参诊病的重要性及三古时期诊法优劣

人与自然息息相通的整体观念是祖国医学的一大特点。作为一个医生,要能够正确“理色脉”是很不容易的。首先要把色脉的变化与自然界的五行、四时、八风、六合结合起来,综合分析,辨其常与变,才能不失误或少失误。这就是原文所说的“余欲临病人,观生死,决嫌疑,欲知其要,如日月光(好像日月光芒那样明确清晰)……理色脉而通神明,合之金木水火土、四时、八风、六合,不离其常,变化相移。以观其妙,以知其要。欲知其要,则色脉是矣。”

“色脉者,上帝之所贵也”,说明当时人们对通过色脉诊病是极端重视的。望色主要指望面色、肤色及光泽两个方面。五色分属五行、合于五脏,并与五气(风火燥湿寒)相应。所以观察“色”的变化,可以判断病变的部位(在脏在腑在气在血),病邪的性质和疾病的预后。“泽”指光泽,主要反映机体精气的盛衰,预测病情的轻重进退。色泽观察的主要部位是面部,必要时也可看其他部位。所以望色在诊断中具有重要意义。“脉”指脉管,正如《灵枢·决气》所说:“壅遏营气,令无所避,是谓脉”。脉为心所主,属奇恒之腑,而心主血脉,为五脏六腑之大主,为君主之官,所以脉的变化,不仅仅反映的是脉管的变化,且反映五脏六腑等全身的情况,所以脉诊从古到今一直是医者诊病的主要方法,作为四诊之一,要求医者必须掌握。原文中强调“理色脉而通神明”。吴昆注曰:“理色脉,求理于色脉也。通神明谓色脉之验,符合于神明也。”王冰详解曰:“先师以色白脉毛合金应秋;色青脉弦而合木应春,色黑脉石而合水应冬;色赤脉洪而合火应夏;色黄脉代而合土应长夏及四季,然以是色脉,下合五行之休王,上副四时之往来,故六合之间,八风鼓坼,不离常候,尽可与期”。可见按王氏理解,色脉与四时、五行相应,是无失色脉的重要内容。色脉相参为什么如此重要呢?是因为“切脉动静,察五色……以此参伍,决死生之分”(《素问·脉要精微论》)。本篇也特别重视,认为是“治之要极”“治之大则”。原文通过上古、中古、暮世(近世)三个时期对色脉合参的不同作法进行了对比。上古时期,以贷季为代表的医生,禀先师之所传,“理色脉而通神明”,能够将色脉与自然四时的变化规律结合起来进行分析诊断,所以是掌握“要极”和“大则”的人，能够“合于神明”，“远死而近生”。（姚止庵说：“脉随时而应于内，色应脉而形于外，色脉相应，死可远而生自近矣。”）“命曰圣王”（马莳：“圣王者，上古之圣，能修其养生之道，亦归于真人”）。这当然是高明的上工，是医者应该效法的榜样。

中古时期，医者多是“至而治之”（已患病才治疗），形容缺乏预见性，汤液十日，以祛八风五痹之病（八风指《灵枢·九宫八风》之婴儿风、弱风、大弱风、谋风、刚风、折风、大刚风、凶风等八种不同方位来的风邪。五痹指筋痹、脉痹、皮痹、肉痹、骨痹五种痹症），十日不已，治以草苏草荄之枝（指各种叶、茎、根等草药），本末为助（用草药之根、叶以为治病之帮助），标本已得，邪气乃服（医者的诊断与病情相符，邪气率服而病愈）。由于辨证得当，治疗及时，疾病仍可治愈。

暮世（近世）治病由于不根据四时阴阳变化而施治（“不本四时”），不知色脉（“不知日月”），不审逆从（不审查病情脉色之顺逆），病形已成，乃欲微针治其外，汤液治其内，粗工凶凶（医技粗浅的庸医孟浪从事），以为可攻，故病（旧病）未已，新病复起。可见近世之庸医，由于不精通医理，不知色脉与自然相参，没有预见性，其后果必然是误己害人。

以上分析了三古时期诊治方法的优劣，有两点必须注意：其一，从字面看，似有今不如昔，一代不如一代之嫌，要正确理解。原文在于古今对比，阐发色脉相参之理，告诫今世之人要继承古代好的医风医技，摒弃医道的弊端，并非主张越古越好。其二，文中虽多处言治，其本质乃是强调诊，故应理解为诊法或诊治法，比较妥当。

（二）问诊要“数问其情”，主张“得神者昌，失神者亡”

问诊是四诊中非常重要的内容之一，本篇在强调了色脉合参外，也非常重视问诊。在《灵枢·邪气脏腑病形》中已指出要“问而极之”（问诊要详细全面，极之，穷尽之意），本篇指出要“数问其情”（屡次、多次询问病情），必要时医室要安静，避免外界干扰（“闭户塞牖”），与病人进行对话时要耐心，关系要融洽密切，使病人毫无顾虑（“系之病者，数问其情以从其意”），这样才能全面了解病情，避免像《伤寒论》所批评的那样，“省病问疾，务在口给，相对斯须，便处汤药”。将问诊的内容综合起来分析，才能得知是否与自然环境协调统一，原文中“治之极于一”“一者因得之”（治疗时方才恰当全面，人与自然环境相统一），就是讲问诊所追求的目标。

本篇主要论述的是问诊的方法，对于具体问诊的内容没有涉及。但我们联系《灵枢·邪气脏腑病形》的内容：“见其色，知其病，命曰明；按其脉，知其病，命曰神；问其病知其处，命曰工……知三则神且明矣。”可见《内经》十分重视色、脉、问诊合参，即后世发展成的望、问、闻、切四诊合参，强调掌握这三者（指色、脉、问），才是一个高明的医者。而要做到这一点，要去旧之陋习，不断更新知识，拜圣贤真人为师，反复实践，才能真正掌握。

神是生命活动的外在表现，色、脉、问合参，是判断病人“得神、失神”的主要方法。本文后面的“得神者昌，失神者亡”是一句高度概括的著名论断。本文虽未详细讨论,但《内经》其他篇章对此均有论述。本文后“应用”一栏对此有专门讨论。

(三)医者要继承古人经验熟练掌握诊治技术

在本篇中,仔细分析了上古、中古、近世三个不同历史时期诊治方面的得失后,批评了“粗工”的危害,提醒医者要认真继承前人的诊治经验和教训,“去故就新”。文中寓意有以下几点:其一,要加强医技医术方面的修养,要以天人相应的整体观指导诊治,做到“本四时”,“审逆从”,以人与自然息息相关去分析色脉的常与异;其二,要色脉问诊等合参,全面仔细询问病情,环境要清净,做到“无失色脉”,“数问其情”;其三,强调早治,“不治已病治未病”(《素问·四气调神大论》),不要渴而掘井,斗而铸锥,“至而治之”;其四,要掌握汤液,中药草药的性能、主治、应用范围,熟练掌握针刺的技术、方法;其五,临症要小心谨慎,实事求是,不自夸其能,不能草率从事,尽量避免“故病未已,新病复起”,或造成“小病必甚,大病必死”的不良后果。只有坚持以上的思想观点,作为一个医者才能“远死近生,生道以长”。所以本篇所包含的诊治思想方法是很有见地的,值得钻研、继承和发扬。

【临床应用】

一、关于对“祝由”治病的认识和评价问题

本篇提出“祝由”问题,王冰曰:“祝说病由,不劳针石,故曰祝由。”张介宾说:“祝,咒同。由,病所从生也……祝由者,即符咒禁禳之法,用符咒以治病,谓非鬼神而何?”谢观《中国医学大辞典·祝由》说:“古治病之法,祝说病由,不劳药石也。”并记载有《祝由十三科》的传说,言有二卷,题宋淳熙先生著。序谓宋淳熙戊申冬上月,节度使洛奇成命修理黄河,堰上掘出一石碑,上勒符章,莫之能辨……有关内云外道人张一搓,独识此符,辨之曰此轩辕氏之制作也……”据说疗人疾病其验如神,其所谓祝由十三科,均为鄙妄铃医所传,非大雅之所取可见矣,云云。可见至宋代,仍有此种祝由方法流于民间。我们怎么样看待这个问题呢?

列宁在《论民族自决权》一书中说:“在分析任何一个社会问题时,马克思主义理论的绝对要求,就是要把问题提到一定的历史范围之内。”我们要讨论“祝由”产生的根源并对其做出评价的时候,也应遵循这一历史唯物主义观点。从医药起源看,早期巫医混杂、并存,是历史的事实。但二者也有明显的区别,以符咒、祈神为主要手段治病的属于祝由范畴,俗称巫术。《灵枢·贼风》载:“黄帝曰:其祝而已者,其故何也?岐伯曰:先巫者,因知百病之胜,先知其病所从生者,可祝由而已。”而在《素问·五脏别论》也明确地提出“拘于鬼神者,不可与言至德。”这些说明巫、医混杂,医与巫术是同时存在的历史现象。“医”字古有“毉醫”二形,据有人考证,即医、殳(算卦)、酒、巫(巫术)等组合而成,说明最早也有医巫不分的现象。此外,《说苑》云:“上古之为医者,曰苗父。苗父之为医者,以菅为席,以刍为狗,北面而祝,发十言耳。”可见当时确有祈神治病法的存在,而且

不是个别现象，而是社会生活中一种比较普遍的治病方法。所以，通过祈神符咒治疗一些疾病，并来解释“祝由”，是实事求是的，并非宣扬鬼神。

当然，在训诂中，古今有以“祝”训“断”，以“由”训“因”的，持这种观点者认为祝由就是断绝其受病之由。如元代陈栎在《素问祝由辨》中说：“《书·泰誓篇》曰：‘祝降时丧’。孔氏注‘祝，断也’。今以祝训断，谓但断绝其受病之由，正与上节移精变气相照应，转移自己之精神，变改其所感受阴阳风雨晦明之六气，而断绝其受病之由，则其病自已。如病由于寒，则阻断其寒而暖之；病由于热，则断其热而凉之，祝断其由，如所谓拔其本，塞其源。”这种理解代表了一种看法，虽与理亦通，实为一家之言，非本文原义。

《素问·五脏别论》明确指出：“拘于鬼神者，不可与言至德”，显然是站在唯物主义立场上的反对祝由符咒治病的一种观点，医学是唯物的，必须实事求是，故整个《内经》中绝大多数是宣传科学，反对迷信的。但《内经》中有关“祝由”治病的记载，也是当时社会实践的写照，怎么正确看待这个问题呢？

刘文龙在《黄帝内经素问析义·移精变气论·祝由》一栏中，回顾了祝由的演变历史，谈了如下观点：《内经》后的祝由，仍存在于社会生活中。隋唐时期，设有咒禁博士之职，《千金翼方》有咒禁方法和记病内容的记载，此均属祝由之法。《圣济总录》说：“符禁，乃祝由之法。”元明两代，太医署把医学分为十三科，其中有祝由科。明代徐景辉还编有《轩辕碑记医学祝由十三科》，与前述宋代祝由十三科的传说类似，该书中的符咒、密字俱全，含有许多封建迷信的神学内容。但值得注意的是，书中所用的密字、符咒多配合药物，如“治虚损”的密字之下，写有“当归人参汤送服”；“治臌胀”的密字之下，写有“厚朴汤下”等。此外，从本书的字里行间还透露出，当时的“祝由”师们可能有用气功疗病的意思。这些都有可取之处。可见明代以前的“祝由”都有迷信色彩，但也不能完全把它指为“迷信欺人之术”，因为在古代社会里，有不少迷信鬼神的人，特别是本法对那些迷信思想较深“信巫不信医”的人，是能够转移他们的精神状态、改变气血的运行而有一定的疗效的。更主要的是，后来的“祝由”师除精神疗法外，还用药物或气功等一些疗法配合。所以，对于“祝由”科中的迷信内容必须坚决摒弃；对其属于精神、心理疗法的合理内涵应当继承发扬；对“祝由”著作中的单方、验方亦应挖掘整理。对待“祝由”的问题，也应像恩格斯指出的那样：“问题不在于简单地抛弃二千多年的全部思想内容，而要批判它，要从这个暂时的形式中，剥取那在错误的，但为时代和发展过程本身所不可避免的唯心主义形式中获得的成果。”

把“祝由”完全当作精神心理疗法理解和应用的，应首推清代医家吴鞠通。“祝由”二字在他眼中已毫无神学意味了。在其所著的《医病治疗内伤须知祝由论》中说：“祝由二字出《素问》。祝，告也；由，病之所从生也。后世巫家为祝由科，并列于十三科之中。《内经》谓信巫不信医不治，岂可列之医科哉。吾谓凡治内伤者，必须祝由。盖详告以病所由来，使病知之而勿敢犯，又必细体变风变雅，曲察劳人思归之隐情。婉言以开导之；壮言以惊觉之；危言以惧之，使人心悦诚服，而后可以奏效。予一生治病，得力于此不少……难治之人，难治之病，须凭三寸不烂之舌以治之。"吴氏应用甚为可取，然其对"祝由"的理解，则失之偏颇。

总之，本篇关于"祝由""移精变气"的记载，对于后世应用"五志相胜"及其他的方法进行心理治疗，确有重要启示，这也是不容否认的。心理疗法应用得当，常可收到一定疗效，但它有一定的适应证。应当明确指出，当前在某些地方残留而且还在活动的巫婆、神汉骗财误病的行径与"祝由"是不可同日而语的，对于"祝由"应批判地继承；对于巫婆、神汉则应予取缔和坚决打击。

二、关于"得神者昌、失神者亡"的问题

本篇在论述上古、中古、暮世三代色脉问诊方面的差距后提出："闭户塞牖，系之病首，数问其情，以从其意，得神者昌，失神者亡"。这句话的本意，正像近代学者郭霭春所说的一样："按'得神'两句，综前色脉而言。善'数问'之后，再观色脉。所谓'得失'者，简言之面色光泽，脉息平和，是谓'得神'；形羸色败，脉逆四时，是谓'失神'。得失之间，生死系焉"。意思是本文原意是从色脉方面辨得神、失神。从临床实践看，得神失神最主要是观察眼神。因为"五脏六腑之精气皆上注于目而能视"，眼神在一定程度上可反映五脏六腑精气盛衰。举凡眼球转动灵活，炯炯有神，目光明亮，精彩内含，再加呼吸均匀，形色如常，肌肉不削，面色明润有光泽，神志清醒，应答不乱，动作如常，脉象平和者，即为得神。若眼球活动不灵，目无精彩，目光暗淡或呼吸异常，语言不清、动作失常（如循衣摸床），形羸色败，大肉清削，面色晦暗，脉象散乱、伏匿、微弱等即为无神。有神无神，可以从总体上判断疾病的轻重预后，具有十分重要的诊断价值。尤其是大病久病、高热出血、癌瘤外伤，跌打服毒者，判断神的有无非常重要。

汤液醪醴论第十四

【要点解析】

一、论述汤液醪醴的制作和应用。

二、讨论了调摄精神在养生和防病方面的重要意义。

三、指出病者与医生的标本关系，医患的密切合作对于治疗的重要性。

四、讨论水肿病的病机、症状、治疗原则和治疗方法。

【内经原典】

黄帝问曰：为五谷汤液及醪醴[①]奈何？岐伯对曰：必以稻米，炊之稻薪。稻米者完，稻薪者坚。帝曰：何以然？岐伯曰：此得天地之和，高下之宜，故能至完，伐取得时，故能至坚也。

帝曰：上古圣人作汤液醪醴，为而不用何也？岐伯曰：自古圣人之作汤液醪醴者，以为备耳。夫上古作汤液，故为而弗服也。中古之世，道德[②]稍衰，邪气时至，服之万全。帝曰：今之世不必已何也？岐伯曰：当今之世，必齐[③]毒药攻其中，镵石针艾[④]治其外也。

帝曰：形弊血尽而功不立[⑤]者何？岐伯曰：神不使也。帝曰：何谓神不使？岐伯曰：针石，道也。精神不进，志意不治，故病不可愈。今精坏神去，荣卫不可复收。何者？嗜欲无穷，而忧患不止，精气弛坏，荣泣卫除，故神去之而病不愈也。

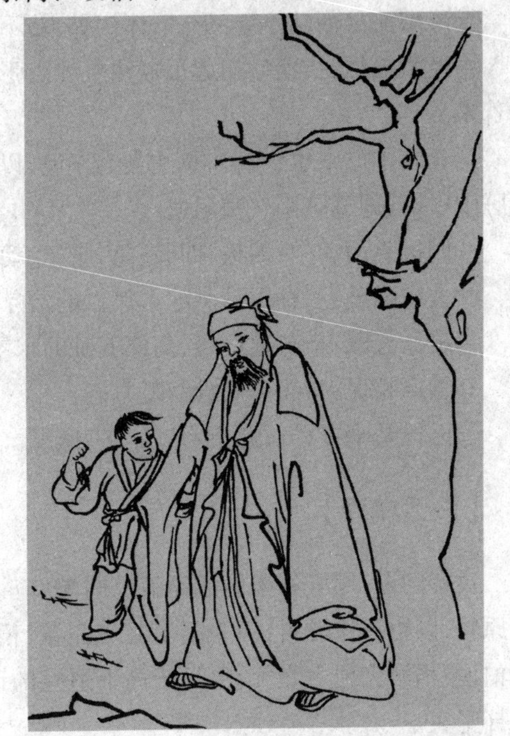

要平复水气，当根据病情，衡量轻重，驱除体内的积水，并叫病人四肢做些轻微运动，令阳气渐次宣行，穿衣服要温暖一些，助其肌表之阳，而阴凝易散

帝曰：夫病之始生也，极微极精[⑥]，必先入结于皮肤。今良工皆称曰病成，名曰逆，则针石不能治，良药不能及也。今良工皆得其法，守其数，亲戚兄弟远近，音声日闻于耳，五色日见于目，而病不愈者，亦何暇不早乎？岐伯曰：病为本，工为标，标本不得，邪气不服，此之谓也。

帝曰：其有不从毫毛而生，五藏阳已竭也[⑦]，津液充郭，其魄独居，精孤于内，气耗于外，形不可与衣相保，此四极急而动中[⑧]，是气拒于内，而形施于外，治之奈何？岐伯曰：平治以权衡，去宛陈莝[⑨]，微动四极，温衣，缪刺其处，以复其形。开鬼门，洁净府，精以时服，五阳已布，疏涤五藏[⑩]，故精自生，形自盛，骨肉相保[⑪]，巨气乃平[⑫]。帝曰：善。

【难点注释】

①醪醴：即浊酒。

②道德：此处指养生之道，也指社会风尚。

③必齐：用新鲜生药所绞出的药汁。

④艾：此指灸法。

⑤形弊血尽而功不立：形，形体。弊，功不分。治之不效，病未得愈之意。

⑥极微极精：指疾病初起很轻浅单纯。张景岳："极微者，言轻横未深；极精者，言若未乱也。"

⑦五脏阳已竭也：《读古医书随笔》说，以，可读若"为"，竭，通"遏"，即阻遏。五脏阳以竭，即五脏阳气被阻遏。

⑧四极急而动中：四极，四肢；急，胀急；动中，中气变动，即喘息、心悸等病症。

⑨去宛陈莝：一种以针刺除去瘀血的治疗方法。

⑩疏涤五藏：指疏通气机，荡涤五脏的水湿之邪。

⑪骨肉相保：指肌肉筋骨恢复常态。

⑫巨气乃平：巨气，此指邪气。平，恢复。

【白话精译】

黄帝问道：用五谷来做成汤液及醪醴，应该怎样？岐伯回答说：必须要用稻米做原料，以稻秆作燃料，因为稻米之气完备，稻秆又很坚劲。黄帝问道：何以见得？岐伯说：稻禀天地之和气，生长于高下适宜的地方，所以得气最完；收割在秋时，故其杆坚实。

黄帝道：上古时代有学问的医生，制成汤液和醪醴，但虽然制好，却备在那里不用，这是什么道理？岐伯说：古代有学问的医生，他做好的汤液和醪醴，是以备万一的，因为上古太和之世，人们身心康泰，很少疾病，所以虽制成了汤液，还是放在那里不用的。到了中古时代，养生之道稍衰，人们的身心比较虚弱，因此外界邪气时常能够乘虚伤人，但只要服些汤液醪醴，病就可以好了。黄帝道：现在的人，虽然服了汤液醪醴，而病不一定好。这是什么缘故呢？岐伯说：现在的人和中古时代又不同了，一有疾病，必定要用药物内服，砭石、针灸外治，其病才能痊愈。

黄帝道：一旦病情发展到了形体弊坏、气血竭尽的地步，治疗就没有办法见效，这里有什么道理？岐伯说：这是因为病人的神气，已经不能发挥它的应有作用的关系。黄帝道：什么叫作神气不能发挥它的应有作用？岐伯说：针石治病，这不过是一种方法而已、现在病人的神气已经散越，志意已经散乱，纵然有好的方法，神气不起应有作用，而病不能好。

黄帝道：现在医生都能懂得法度，操守术数，与病人像亲戚兄弟一样亲近，声音的变化每日都能听到，五色的变化每日都能看到，然而病却医不好，这是不是治疗得不早呢？岐伯说：这是因为病人为本，医生为标，病人与医生不能很好合作，病邪就不能制服，道理就在这里。

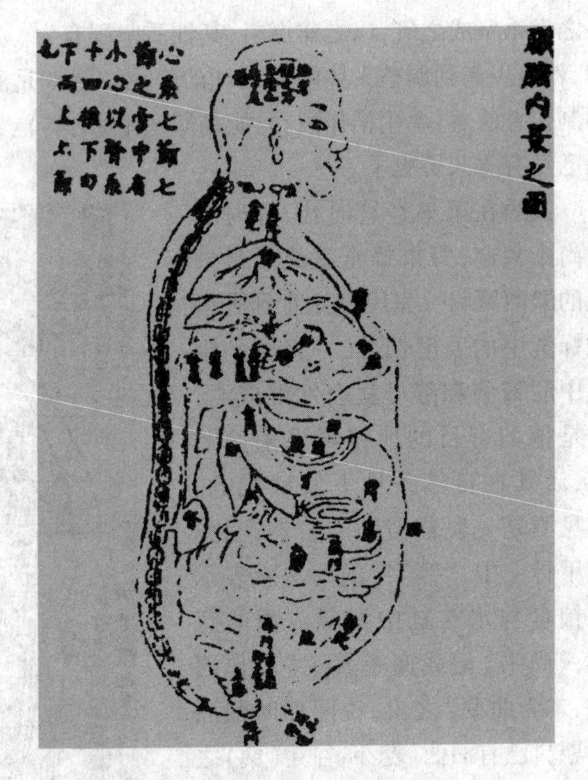

清代严振《循经考穴篇》中的侧人脏腑内景之图

黄帝道：有的病不是从外表毫毛而生的，是由于五脏的阳气衰竭，以致水气充满于皮肤，而阴气独盛，阴气独居于内，则阳气更耗于外，形体浮肿，不能穿着原来的衣服，四肢肿急而影响到内脏，这是阴气格拒于内，而水气弛张于外，对这种病的治疗方法怎样呢？岐伯说：要平复水气，当根据病情，衡量轻重，驱除体内的积水，并叫病人四肢做些轻微运动，令阳气渐次宣行，穿衣服带温暖一些，助其肌表之阳，而阴凝易散。用缪刺方法，针刺肿处，去水以恢复原来的形态。用发汗和利小便的方法，开汗孔，泻膀胱，使阴精归于平复，五脏阳气输布，以疏通五脏的郁积。这样，精气自会生成，形体自会强盛，骨骼与肌肉保持着常态，正气也就恢复正常了。黄帝道：讲得很好。

【专家评鉴】

一、汤液醪醴的制作方法及治疗作用

（一）汤液醪醴的制作机理及评价

原文："为五谷汤液及醪醴奈何？""五谷"泛指谷物。也就是各种谷物均可作酒。但岐伯认为"必以稻米，炊之稻薪，稻米者完，稻薪者坚。""完"，指营养全面丰富。"坚"，指性质坚固。全句的意思是，制作酒，五谷均可，但以稻米为最好，稻草质量最坚固。这是因为稻米禀受春生、夏长、秋收、冬藏之气，具有天地阴阳之和气，为中央之土谷，得五方高下之宜，故能至完，质量最佳以养五脏之气。稻草得秋

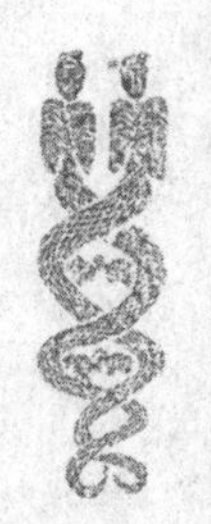

冬之肃杀坚成之气，以之作燃料，其性质坚固有力。用稻米稻草制作的酒做治疗之用，就可以起到调整人体阴阳之气的作用。这就是酒可以治病的道理。从现在酒的制作方法看，单用稻作酒，只能是醪（稠酒之类）。另据资料报道，酿酒方法在我国已经有悠久历史了。

大约在采集经济时代，那时农业尚未兴起，野果蜂蜜就成了最理想的酿酒原料。先民们注意到野果和蜂蜜中的发酵糖分，一接触到空气中的霉菌和酵母就会发酵成酒，于是他们有目的地将野果采摘贮存，让其在自然条件下发酵成酒。可见酒是先民们劳动的自然产物。在甲骨文中，“酒”字的写法就表示了粮食与水在缸中发酵成酒的意思，《尚书》记载商王武丁“若作酒醴，尔为曲糵”之说，说明那时酿酒的原料已有酒曲、麦芽、谷芽（糵）之类了。据资料显示，商周时代谷物酿酒已相当普遍，商代废墟中已发掘有酿酒作坊和酒器。由此可见，酒作为食物已相当早。本篇对此记载不多，也未谈详细制作方法，仅从治疗角度和治病机理方面简单论述了一些，并未反映当时酒的制作水平。

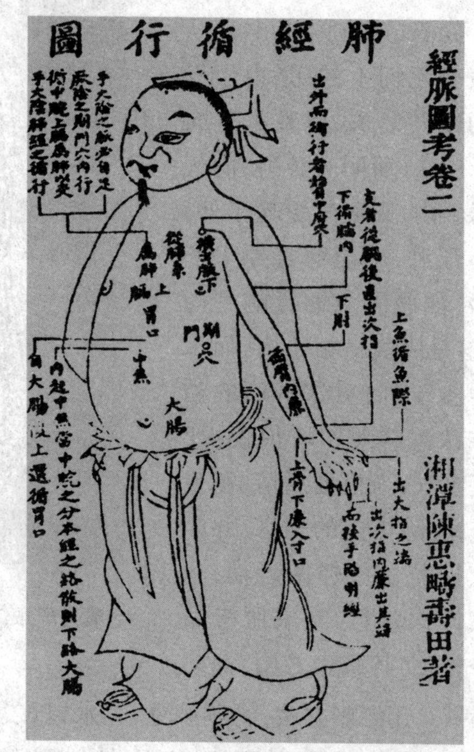

清代陈惠畴《经脉图考》经脉图中的肺经循行图

（二）汤液针药的治疗作用与精神状态有关

原文用上古、中古、今世（《内经》时代）三个不同时期汤液醪醴的治疗效果的差异，论述了人的精神状态在治疗中的重要影响。所谓“上古圣人作汤液醪醴，为而不用”“为而弗服”，“为”是制作的意思。由于上古时期生产力比较低下，剩余产品比较少，人们的思想比较单纯，私欲占有欲比较少，所以，制作的酒作药用者少，作成多备用不服，或者用后疗效比较显著。这主要是病情比较单纯，情志物欲杂念所引起的五脏病比较少的缘故。中古时期，“道德稍衰，邪气时至，服之万全。”随着社会的发展进步，各种私欲增多，占有欲膨胀（即道德稍衰），病情也变得比较复杂一些，邪气侵犯机会相对多一些，但用酒剂，仍可治愈（即“服之万全”）。到了今世之时（作者写作《内经》的时代），由于受精神情志影响太大，酒剂的作用和疗效大受影响，所以光靠汤液醪醴等酒来治病已经不行了，必须“毒药攻其中，镵石针艾

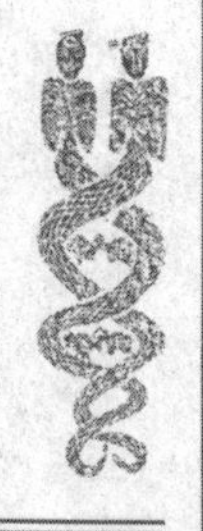

治其外”（用中药攻伐内部邪气，砭石针刺艾灸驱散肌表经络之外邪，“毒药”，指中药，镵石指梨状砭石），才能治疗复杂的病情。此段说明：其一，疾病是随着社会自然的发展而日趋复杂的，尤其是人们的私欲等情志变化对疾病影响甚大；其二，酒剂可以治疗一些比较单纯简单的疾病，如果病情涉及面广部位深，仅靠酒剂不行，必须针药并举；其三，情志的精神的变化是导致病情复杂难治的重要因素。根据《素问·移精变气论》中同样内容的启示，可用“移精变气”等祝由方法治疗，即“心病仍需心药医”；其四，文中也寓有要克服私欲杂念，情志稳定，就会少患病，即使患病也较轻而易治的思想。

二、精与神在治疗中的作用及医患的标本关系

（一）精与神在治疗中的作用

原文从“帝曰：形弊血尽而功不立者何，岐伯曰：神不使也”到“病为本，工为标，标本不得，邪气不服，此之谓也”一段，主要论述了精与神的相互关系及在治疗中的作用和简述了医者与患者的标本关系。

文中“形弊血尽”，形容病情已到了形体败坏，血脉枯竭的严重程度。“神不使”，指精神散乱已无法支配主宰全身。张介宾说：“凡治病之道，攻邪在乎针药，行药在乎神气。故治施于外，则神应于中，使之升则升，使之降则降，是谓神之可使也。若以药剂治其内而脏腑不应，针灸治其外而经气不应，此即神气已去而无可使矣。虽竭力治之，终成虚废已尔，是即所谓不使也。”“针石，道也”，指针刺砭石是治病的方法。“荣泣卫除”指荣血枯涩，卫气散除。“得其法，守其数”，“法”，指诊断方法，“数”即是“术”，指针刺技术，意即掌握诊断方法，遵从针刺操作技术。

以上这一段中突出了精神状态在治疗中的重要作用。人体内的“精”是“神”的物质基础，“精”在这里一指人的形体，二指精津气血，文中的“形弊血尽”就是指精的损坏。但相对而言，“嗜欲无穷，忧患不止”“精神弛坏”等“神不使”状况，在发病中尤其占主导地位。原文中既重视形体的弛坏在发病中的作用，如“形弊血尽，荣泣卫除”，“精坏”等，更强调“精神不进，神不使”等内因在发病中的作用，是比较客观和准确的。所以文后说“针石，道也。精神不进，志意不治，故病不可愈。”

（二）“病为本，工为标”的医患观

本段原文中还对患者与医者之间在疗效中的关系进行了深刻论述。疾病之始生，是症状不明显的、轻浅的，先在皮肤等表浅部位。这就是原文所说的“夫病之始也，极微极精，必先入结于皮肤。”如果未抓住根本，“病成名曰逆”，虽经用针石、良药均不能治愈。虽有高明的医生掌握诊断方法遵循针刺技术，亲戚兄弟问候之声不绝于耳，五色天天可见，而病仍不愈者，并非是早治，关键是未处理好标本之间的关系。即“病为本，工为标，标本不得，邪气不服，此之谓也。”意即在患者与医生之

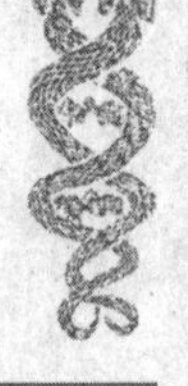

间，患者为本，医者为标，未处理好这两者之间的关系，机体本身未能制伏邪气，当然病不易愈。这是个很重要的唯物主义的正确观点。医者的技术水平态度固然在诊治疾病中很重要，但病是在患者身上，一切药物针石均要通过患者本人才能起作用。所以医患之间的关系，应该是患者为本，医者为标的关系。作为一个医者，了解这一点很重要，在诊治过程中，一定要充分调动患者的积极性，主动配合医生进行治疗，消除患者的恐惧心理，医患紧密配合，才能治愈疾病。

三、水肿病的病因病机与治疗大法

本篇第三段主要论述了水肿病的病因病机与治疗大法，是关于水肿的因机症治最重要的论述，兹分以下两个方面分析之。

（一）关于水肿病的病因病机

原文说："其有不从毫毛而生，五脏阳以竭也，津液充郭，其魄独在，孤精于内，气耗于外，形不可与衣相保，此四极急而动中，是气拒于内，而形施于外。"本段中的"五脏阳以竭"，是造成水肿的主因，即阳气虚衰，不能蒸化敷布津液。"竭"，虚衰之意，并非阳气衰竭而亡。"津液充郭"是水液代谢失常，充斥于胸腹之内。"魄独居"的"魄"指形体，"居"，指蓄积，即水液充斥，形体肿胀。"孤精于内，气耗于外"，孤精指阴盛阳衰之水液独居于内，而阳气虚竭耗散不能化津。以上这段原文，比较深刻形象地论述了水肿的病因病机和表现。主要病机是五脏阳气虚衰，不能蒸化敷布津液，致水湿充斥内外，形体高度水肿，四肢肿胀已极且体内也水肿（即"四极急而动中"），以致原有的衣服也不能穿了（即"形不可与衣相保"）。

机体的水液代谢是一个复杂的生理过程，引起水肿的原因也是相当复杂的。在《素问·经脉别论》中已论述了水液代谢的生理过程及涉及的脏腑："饮入于胃，游溢精气，上输于脾，脾气散精，上归于肺，通调水道，下输膀胱，水津四布，五经并行。"五脏、三焦、膀胱、经脉都参与水液代谢，尤其肺、脾、肾三脏与水液代谢关系最为密切。因此三脏阳气衰竭是造成水肿的主因。从原文所描述的水肿的严重程度分析，大约肝硬化腹水、心力衰竭、肾炎、癌性水肿、肺心病等与此相似。

（二）水肿的治疗大法

原文所列举的治疗大法，比较全面，符合临床实际，有很重要的参考价值。这些治疗大法就是：

总的治则："平治于权衡"。平，辨别之意。权，指秤锤。衡，秤杆。平治于权衡，是强调治疗水肿病时要权衡标本轻重缓急，平调阴阳的盛衰，使之恢复平衡。这是治疗水肿必须掌握的总原则。由于本篇所论水肿病本是阳衰竭，标为全身内外水肿，应该是标本俱急，治疗时既要助其阳以治本，又要利其水而治标，才能平治于权衡。

具体治法是：

“微动四极，温衣”：轻微活动四肢，温衣助阳，以促进阳气流通。

“去宛陈莝”：宛，郁也，陈，久也。宛陈，人体脉络中的瘀血，张志聪曰：“宛陈，脉中之蓄血也。”莝，斩除也。祖国医学有“血不利则为水”的理论，所以此句乃指出驱除血脉之瘀血，可以消除水肿。对肝硬化之类水肿，心性水肿尤宜用此法。

“缪刺其处”：缪刺，有曰刺脉络法中左病刺右，右病刺左之法。有曰放水刺法。即疏通经气，消散水肿的针刺方法。

“开鬼门”：鬼门，指汗孔，用发汗使肌表水湿从汗而去。

“洁净府”：净府，指膀胱，洁净府就是通利小便以祛水湿。古人有“治湿不利小便非其治也”（虞抟：《医学正传》），利小便是消除水肿最快捷的方法之一。

“五阳以布”：“五阳，指五脏阳气”（王冰）；恢复补益五脏阳气，使之恢复敷布、运化、蒸化之能。这是治疗阳衰水肿之关键。

“疏涤五脏”：疏通荡涤五脏，使之气机畅通，无邪所阻，如理气疏通三焦，荡涤痰饮积滞等。

以上这些治疗水肿的方法，可谓全面齐备，一直是治疗水肿的准则。当根据水肿的病因病机，有所选择和侧重，必要时可用一法或数法合用。

【临床应用】

一、关于汤液醪醴治病的利弊问题

汤液醪醴为古代所酿造的不同的酒，如前所述，酒在我国有悠久的历史。本篇所记载的汤液醪醴，为我们研究酒的医疗作用奠定了基础。据史料记载，我们的先民远在6000多年前的新石器后期，即龙山文化时期就已经发明了用谷物酿酒的技术。据1974年在河北平山县出土的战国时期的古酒，距今已2200多年了。那么酒作为食品或作为医疗用途，究竟有什么利弊呢？

祖国医学认为酒本身就是一种药，是可以治病的。不过早期的酒如清酒、稠酒、甜酒，其酒精含量不高，多为米酒、果酒之类。尽管如此，中医认为酒为水谷之悍气，味辛甘，性热，入心肝，具有畅通血脉，祛风散寒，祛胃寒消冷积，促消化舒筋脉，消瘀肿等功能。适量饮用，可以强心提神，助运健胃，消除疲劳，活血消瘀。但若过量饮用或久用，可以酿成许多疾病。早在《汉书·食货志》中就说：“酒，天之美酿也……少饮则和血行气，壮神御寒，消愁遣兴，痛饮则伤神耗血，损胃失精，生痰动火，俗夫沉酒无度，醉以为常，轻则致疾败行，甚则丧邦亡家而陨身亡命，其害不胜言哉！”

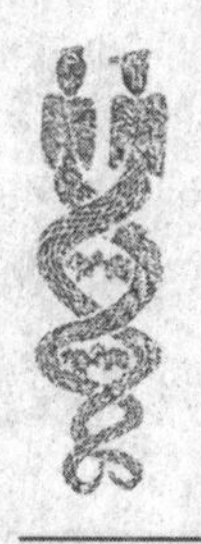

现代医学已研究证实：

其一，饮酒可以兴奋神经。酒内的酒精可以刺激人体内血液循环加快，精神亢奋，有暖和舒畅的感觉。

其二，少饮则能减轻心脏负担，预防心血管疾病。酒中的酒精加速人体内血液循环，有效地调节和改善体内的生化代谢和神经传导，有助于人的身心健康。

其三，饮酒可以开胃，促进消化，增强食欲。酒精可以刺激胃粘膜，引发和增加胃液分泌，使消化功能增强。

其四，饮酒可以滋补强身，各类酒中都有一定营养，都能产生一定的热量，加强物质代谢功能。

以上所说的作用，系指适量饮酒而言。如果饮酒过量、甚或嗜酒如命，或肝脏等功能不好，都不宜饮酒。

后世又将某些药物与酒共浸，称为药酒。融药物与酒为一炉，其医疗作用更强，如人参酒、枸杞酒、灵芝酒、三鞭酒等滋补酒；木瓜酒、风湿药酒、三蛇酒等善祛风湿的酒和红花酒等治跌打损伤的酒。从而形成了丰富多彩的酒药、酒文化等，此不赘述。

本篇为用酒治病的最早记载之一，也是《内经》中论述酒的重要篇章，值得我们钻研、继承、发扬。

二、水肿病的病机及指导意义

水肿病的病机是“阳竭”不能布化水津。主要症状是“津液充郭”，“形不与衣相保”。治疗原则应标本同治。其主要治法是“去宛陈莝”，“开鬼门，洁净府”，“缪刺”，护理调养要注意“温衣”“微动四极”等。这些理论与治疗方法对水肿的治疗有重大影响，不仅张仲景所谓腰以上肿当发汗，腰以下肿当利小便之法渊源于此，对当今临床水肿病的辨证论治也仍有重要的指导意义。

关于“去宛陈莝”的问题：对“去宛陈莝”的理解意见不一，归纳有四：其一，认为是利水法。如王冰注：“去宛陈莝，谓去积久之水物，犹如草茎之不可久留于身中也。”张介宾等宗于此说。其二，认为是泻下法，即通便利水。《素问绍识》：“坚按《鸡峰普济方》引初和甫曰：‘去宛陈莝，是涤肠胃中腐败也。’”当然，通便利水的方法也是治疗水肿的重要手段，如十枣汤、舟车丸等即是。其三，有人认为“去宛陈莝”当为“去宛莝陈”。其四，指活血化瘀的治疗方法。我们认为，上述四说中，前二说有一定的临床基础。其义亦顺，但未畅明该语之本意。第三说难从。结合《内经》有关精神，“宛陈”就是陈久的瘀血，莝即斩断的草。“宛陈”一词在《内经》中共出现五次，认为是“瘀血”的意思是很明白的，如《灵枢·九针十二原》说：“宛陈者除之。”《灵枢·针解篇》说：“宛陈除之者，去血脉也。”《素问·针解篇》：“宛陈则除之者，去恶血也。”可见该语以活血化瘀为解符合《内经》前后的一贯精神。近代不少医家提出“血不利则为水”，由于瘀血阻滞、经脉不利，血脉壅塞而水液渗出，是水肿的一个主要原因，如肝硬化之腹水，心性水肿均属此类。故临床甚有参考价值。

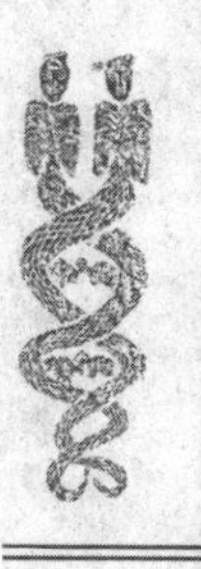

素问卷之三

玉版论要第十五

【要点解析】

一、说明诊断首先要辨别正常和反常情况，进一步再分别轻重浅深，而给以适当的治疗。

二、对病色出现的部位以及脉与四时的关系做了详细的分析，说明“揆度奇恒”的运用，使人在临床上有所遵循。

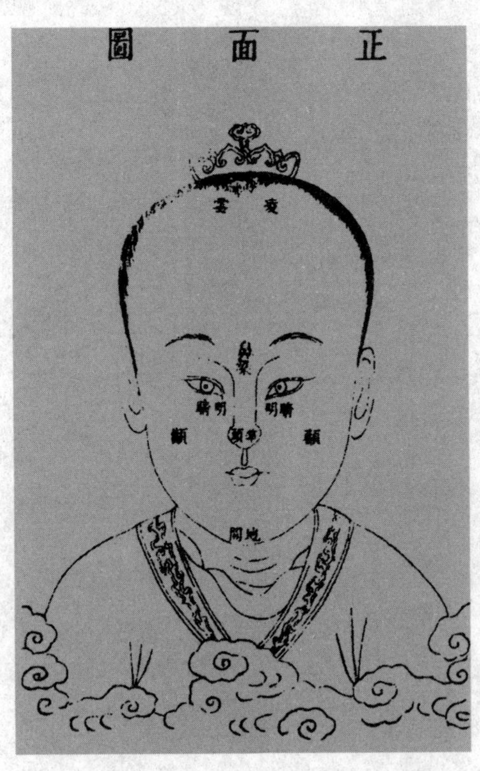

明代张介宾《类经图翼》头面图之正面图

【内经原典】

黄帝问曰：余闻揆度奇恒[①]，所指不同，用之奈何？岐伯对曰：揆度者，度病之浅深也。奇恒者，言奇病也。请言道之至数[②]，五色脉变，揆度奇恒，道在于一。神转不回[③]，回则不转，乃失其机；至数之要，迫近以微，著之玉版，命曰合玉机。

容色见上下左右，各在其要[④]。其色见浅者，汤液主治，十日已。其见深者，必齐主治，二十一日已。其见大深者，醪酒主治，百日已。色夭面脱[⑤]，不治，百日尽已。脉短气绝死，病温虚甚死。

色见上下左右，各在其要。上为逆，下为从。女子右为逆，左为从；男子左为逆，右为从。易[6]，重阳死，重阴死。阴阳反他，治在权衡相夺[7]，奇恒事也，揆度事也。

搏脉痹躄，寒热之交。脉孤为消气，虚泄为夺血。孤为逆，虚为从。行奇恒之法，以太阴始。行所不胜日逆，逆则死；行所胜日从[8]，从则活。八风四时之胜，终而复始，逆行一过，不复可数[9]，论要毕矣。

【难点注释】

①揆度奇恒：揆度，测度也，即权衡度量之义。奇，异也。恒，常也。奇恒，不同寻常。

②道之至数：道，此指诊病之道理。数，《老子》："数，谓理数也。"即道理。至数，指重要的道理，在此指色脉的内容。

③神转不回：神，指人身血气。神转不回，人身气血顺着一定方向周流而不回转。

④各在其要：各，分别；在，观察；其要，指颜色的深浅程度。

⑤色夭面脱：面脱，指面部肌肉消瘦。色夭面脱，指面色枯槁无华。

⑥易：变也，此指阴阳变异，疾病进一步发展变化，出现变症。

⑦权衡相夺：指通过权衡揆度，予以相应的治疗，消除阴阳反作，使之恢复平衡。夺，此作消除解。

⑧行所胜日从：指揆度所得之脉属于病所胜之脉，如肝病见肿脉，脾病见绎脉等，皆属顾证。所胜，所克也。

⑨逆行一过，不复可数：指八风四时之胜的规律一旦失常，则奇恒之病就不可胜数。

【白话精译】

黄帝问道：我听说揆度、奇恒的诊法，运用的地方很多，而所指是不同的，究竟怎样运用呢？岐伯回答说：一般来讲，揆度是用以衡量疾病的深浅，奇恒是辨别异于正常的疾病。请允许我从诊病的主要理数说起，五色、脉变、揆度、奇恒等，虽然所指不同，但道理只有一个，就是色脉之间有无神气。人体的气血随着四时的递迁，永远向前运转而不回折。如若回折了，就不能运转，就失却生机了！这个道理很重要，诊色脉是浅近的事，而微妙之处却在于察神机。把它记录在玉版上，可以与《玉机真藏论》合参的。

面容的五色变化，呈现在上下左右不同的部位，应分别其深浅顺逆之要领。如色见浅的，其病轻，可用五谷汤液调理，约十天就可以好了；其色见深的，病重，就必须服用药剂治疗，约二十一天才可恢复；如果其色过深，则其病更为严重，必定要用药酒治疗，须经过一百天左右，才能痊愈；假如神色枯槁，面容瘦削，就不能治愈，到

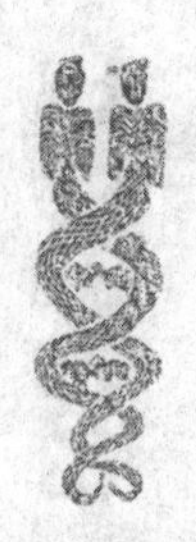

一百天就要死了。除此以外,如脉气短促而阳气虚脱的,必死;温热病而正气虚极的,亦必死。

面色见于上下左右,必须辨别观察其要领。病色向上移的为逆,向下移的为顺;女子病色在右侧的为逆,在左侧的为顺;男子病色在左侧的为逆,在右侧的为顺。如果病色变更,倒顺为逆,那就是重阳、重阴了,重阳、重阴的预后不好。假如到了阴阳相反之际,应尽快衡量其病情,果断地采用适当的治法,使阴阳趋于平衡,这就在于揆度、奇恒的运用了。

脉象搏击于指下,是邪盛正衰之象,或为痹症,或为躄症,或为寒热之气交合为病。如脉见孤绝,是阳气损耗;如脉见虚弱,而又兼下泄,为阴血损伤。凡脉见孤绝,预后都不良;脉见虚弱,预后当好。在诊脉时运用奇恒之法,从手太阴经之寸口脉来研究。就所见之脉在四时、五行来说,不胜现象(如春见秋脉,夏见冬脉),为逆,预后不良;如所见之脉是所胜现象(如春见长夏脉,夏见秋脉),为顺,预后良好。至于八风、四时之间的相互胜复,是循环无端,终而复始的,假如四时气候失常,就不能用常理来推断了。至此,则揆度奇恒之要点都论述完了。

【专家评鉴】

一、原文字义分析

原文:"黄帝问曰:余闻揆度奇恒,所指不同,用之奈何?""揆度奇恒"的"揆",《说文》:"揆",度也。"揆度",揣度也。张介宾:"揆度,揣度也。"即下文"揆度者,度病之浅深也。""所指不同",指揣度的内容各异。"奇恒",奇,指异常,恒,指正常。全句的意思是推测、比较正常和异常的疾病内容各异,怎样通常达变予以掌握呢?"言道之至数,五色脉变,揆度奇恒,道在于一。"至数,指色脉诊法的正常标准,"道在于一",道,指医理;一,指神。马莳说:"一者何也,以人之有神。"即医理的关键在于病人有神无神。"神转不回,回则不转,乃失其机,至数之要,迫近于微,著之玉版,命曰合玉机"。"神转不回,回则不转,乃失其机"中的"神",指人体的血气;转,回转;机,生机。意思是人体的血气(神)是随着四时气候的变迁,永远运行而不回转逆行的。王冰:"血气者,神气也;《素问·八正神明论》曰:'血气者,人之神,不可不谨养也。'夫血气应顺四时,递迁囚王,循环五气,无相夺伦,是则神转不回也。回,谓却行也。然血气随王,不合却行,却行则反常,反常则回而不转也,回而不转,乃失生气之机矣","至数之要,迫近以微,著之玉版,命曰合玉机",至数,指色脉诊法的正常标准。"合玉机",指此回转之要旨,刻写在玉版上,合同于玉机论文也。

以上这些原文,比较艰涩难懂。中心意思是讲推测疾病部位浅深,病情轻重,病势顺逆,通常达变等,主要是通过观察血气之有神与否来达到的。神气与色脉相应为正常生理现象。假使患者神与色脉变化一致，说明病情轻浅，预后较好，此为顺症（恒）；若神与色脉变化不相应，则表示病情深重，预后不良，病情异常（奇）。

原文：“易，重阳死，重阴死。”易，改变。吴昆：“若变易常道，女子色见于右，是谓重阴。男子色见于左，是谓重阳，皆谓之死也。”“阴阳反他”，指阴阳相反。“权衡相夺”，指权衡病情虚实、轻重，以便决定用补或泻。“搏脉痹躄，寒热之交，脉孤为消气，虚泄为夺血，孤为逆，虚为从。”搏脉，指脉大而硬无柔和之象。痹躄，顽痹足不能行之症。脉孤为消气，谓脉现弦钩毛石之类少胃气之象。虚泄为夺血，即脉虚兼泄泻必伤其阴，阴伤则血损，脉为之虚，是谓脉症相从，为顺症。故为“夺血”，即泻下伤阴耗血。

这些原文论述了根据面色的变化及部位以判断疾病的吉凶的理论及方法。

二、揆度奇恒的具体应用

由于揆度奇恒实际上是医者根据患者脉色神部位的变化，来预测吉凶、判断预后的一种方法，其理论和临床的掌握及运用均有一定难度，故本篇专门讨论这个问题。

（一）神与色脉的关系

为什么从神（此处的神主要指血气外露的征象）与色脉的变化可以预测病位的浅深，分辨常病与奇病呢？主要的理由就是神与血气关系十分密切。其一，血气是神的物质基础，神能在某种程度上反映血气状况。《素问·八正神明论》曰“血气者，人之神，不可不谨养也。”告诫人要注意保护补养血气，因为它与神有密切的联系。其二，神的正常运作，又能调节气血的运行，二者互为因果，互为影响。在生理状态下，人的气血随四时气候变迁一直正常运转不回折，即原文的“神转不回”；在生病情况下，气血不能正常运行，或逆转，就失去了生机，即原文的“回则不转，乃失其机。”

由于通过观察神色切脉判断病情的理论高深又重要，所以说“至数之要，迫近以微，著之玉版。”尤其观察病人神机的情况微妙不好掌握，故要记载于玉版，妥善保存，经常研习，并留传后世。

（二）观察面色以辨别病情轻重

原文所谓“容色见（显现）上下左右，各在其要”，说明观察显现于面部的色泽（即“客色”）各有其秘诀。这是因为人的肤色苍白青黄不一，男女老幼各异，如不能掌握要领，难以分辨吉凶轻重。

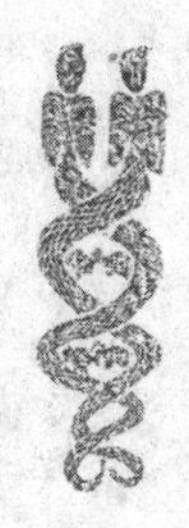

表 15-1 辨色分辨病情浅深轻重

辨色	治法	揆度（预测）	主病
色见浅者	汤液主治	十日已（十日愈）	病情轻浅
其见深者	必齐主治	二十一日已（二十一日愈）	病情较深重
色大深者	醪醴主治	百日已（百日愈）	病情深重
色夭面脱	不治（难治）	百日尽已（活百日左右）	病情极重

面色浅者，病情轻浅，只需补充一些水谷汤液即可；色深者病较深重，必须用中药荡涤祛邪治疗（齐，剂也，汤剂，指药物）；色大深者，病情深重，疗程长（百日已），必须用“醪酒主治”，醪酒味辛热，其性慓悍走窜，作用迅速，可疏通经络，祛较深之邪气；色夭面脱（面色夭亡失去常人之色），脉短气绝病情极其深重，气血凝滞或衰败，丧失生机，预后不良。需要说明的是文中推断的时日（十日已，二十一日已，百日已等）不能机械套用，这只是一个大概估计，由于受治疗、体质等因素的影响，病愈规律是很难用一个常数限定的。

（三）预测病情的预后吉凶

根据病色与经络内脏的相互联系，“色见上下左右，各在其要”，可以观察上下左右色泽的变易，借以判断病情的发展趋势，预测吉凶、顺逆。病色从下向上移动变化者，“上为逆”，说明病势正盛，病情在发展加剧；病色由上向下移动变化者，“下为从”，从者顺从也，说明病势已衰，病情减轻之兆。一般认为男左女右，男属阳，左亦属阳，病色显现于左侧者，谓之重阳，为逆。男子色显现于右侧者，右属阴，以阴阳相和，病情为顺。反之，女子亦然。马莳释曰：“女子属阴，而右亦属阴，是谓独阴也，故为逆。若在于左，则阳以和阴，岂非重乎？男子属阳，而左亦属阳，是谓独阳也，故为逆。若在于右，则阴以和阳，岂非重乎？”马氏较清楚地解释了色泽的左右移易主病的机理。今人多不甚重视面色变易诊病，尚需认真总结，勤于临症观察，以进一步证实。由于面色的变易是的确存在的，不过有显明者，有难以觉察者，病轻者色变亦轻，病重者色变亦重，有时变动在毫微之间，若不十分细致观察，是难以做出准确判断的。至于上下左右移易者，更难觉察，需要积累相当的经验而后才可以言此。

三、揆度脉之奇恒

本篇揆度的又一个重要内容是脉象。从诊脉部位讲，应“行奇恒之法，以太阴始”，即通过手太阴肺经之脉（寸口），来预测病情之轻重预后。因为手太阴寸口之脉，为十二脉之首，肺主气，百脉有规律地朝会于此，故寸口的脉搏变化，可以判断正邪盛衰，气血畅瘀，病情的阴阳表里虚实等。要诊病脉，首明常脉。人体正常的脉搏，随四时气候的变化而显现春弦、夏洪、秋毛、冬石的变化，脉应四时，是谓常脉，属正常变化。若非其时而有其脉，如春现毛脉（金克木），夏现石脉（水克火）

等，为逆症，预后不良。此即原文所谓“行所不胜曰逆，逆则死。”反之，若病中见相胜之脉时，又属顺症。如秋见长夏脉（土生金），夏见秋脉（火克金）等，为病情向愈的脉象。此即原文所说：“行所胜曰从，从则活。”

另外，还举例说明了病脉判断疾病的性质及预后，如脉现大而硬，无柔和之象的“搏脉”，是邪盛正衰，阴阳乖乱的表现，可常见于皮肤顽麻不仁的痹病，或是不能行走的躄病，或为寒症或为热症。验之临床多因痰瘀阻滞，寒湿交错，气血不通，或为老年血管硬化之症。若现无胃气之孤脉，病名为“消气”（少胃气），是为逆症，预后不佳。脉若虚弱无力兼见泻下之症，由于泻下伤阴，阴亏血弱，脉来虚弱无力，此乃脉症相应，是正常脉象，故曰“虚为从”，是谓顺症。

有关脉症顺逆在临床有重要意义。尤其是久病、重病，其脉象与病情不应者，辨脉常作为预测预后的重要参考。惜医者对脉象要有丰富的辨别经验才易做到。本篇对此的论述虽然简略，大要已备，值得融古今脉象之精要认真揣摩。叹今之不少医者，切脉只度其大概而已，或仅为形式，何能准确判断吉凶乎？

【临床应用】

一、望神在诊断中的意义

望神是望诊的重要内容，《内经》中有多篇论述了这个问题。本篇原文以色脉为例，阐述了揆度奇恒的运用，其中强调了“五色脉变，揆度奇恒，道在于一”，“一者神也，色脉本神气以运行”（《素问直解》）。这就是说揆度面色和脉象的奇恒，以辨别疾病的浅深常变，必须要重视色脉之神。《素问·移精变气论》曰：“得神者昌，失神者亡。”就说明神在人体生命活动中有着重要意义。神来源于先天之精和后天饮食水谷精微，如《灵枢·本神》云：“两精相搏谓之神”，《灵枢·平人绝谷》：“神者，水谷之精气也”，《素问·八正神明论》：“血气者，人之神，不可不谨养”等，都说明了神是以脏腑气血为物质基础，又是整个生命活动的集中反映。人体脏腑经络的功能正常，气血运行不已，色脉无异常变化，生命活动也就正常。如果脏腑经络的功能受损，气血运行障碍，诸如气虚、气滞、失血、血瘀等，色脉也就会随之发生变化，生命活动失常，甚则失去生机，导致死亡。由此可见，色脉是外在变化，在一定程度上，是能够反映脏腑经络气血变化的，所以衡量色脉的常与变，一定要重视神气的得失，望神的关键是看眼神，其次神与面色相应，脉象柔和，都是神的表现之一，不单指精神情志。从而判断病情的轻重，推测预后的吉凶。

二、关于“五色脉变”“揆度奇恒”的问题

马莳曰：“五色脉变，揆度奇恒，俱古经篇名。”马氏的这种认识是有一定道理的，因为《灵枢·五色》载有五色诊，所以本篇中的“五色”，可能就是指《灵枢·五

色》。该篇列举了脏腑反映在颜面的色泽部位，并根据面部色泽变化，推测脏腑疾病，辨别疾病深浅、新久和预后吉凶。《奇恒》《脉变》可能是古代研究脉象变化，以脉测病的专书，现已亡佚。

论要经终论第十六

【要点解析】

一、指出针刺治疗应结合四时气候，而有轻重浅深的分寸。因为天气、地气、人气是密切关联的，如果违反了这个规律。非但不能愈病，反而会造成不良后果。

二、针刺胸腹部位，要注意避免误伤五脏，并指出了避免的方法和误伤五脏的死期。说明只有了解内在脏器的部位以及正确掌握针刺的手法，才能避免医疗事故的发生。

三、十二经脉气绝时的症状。

【内经原典】

黄帝问曰：诊要何如？岐伯对曰：正月二月，天气始方①，地气始发，人气在肝。三月四月，天气正方，地气定发②，人气在脾。五月六月，天气盛，地气高，人气在头。七月八月，阴气始杀③，人气在肺。九月十月，阴气始冰，地气始闭，人气在心。十一月十二月，冰复④，地气合，人气在肾。故春刺散俞，及与分理，血出而止，甚者传气，间者环也。夏刺络俞，见血而止，尽气闭环，痛病必下。秋刺皮肤循理，上下同法，神变而止。冬刺俞窍于分理，甚者直下，间者散下。春夏

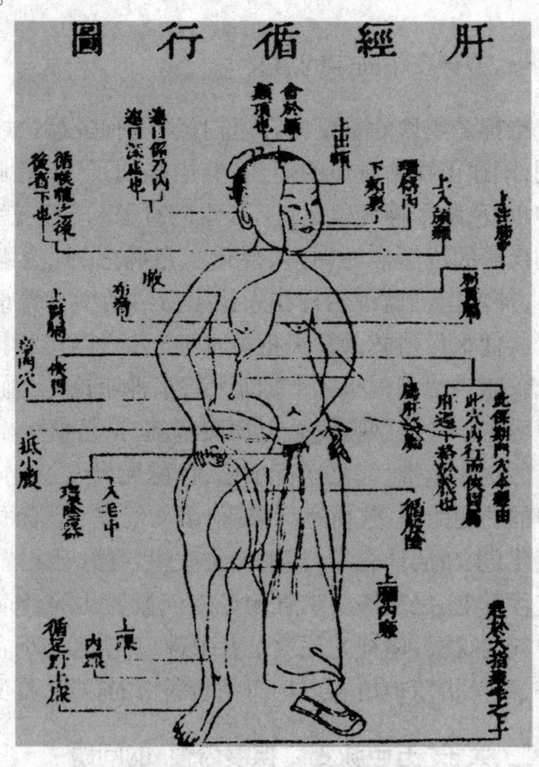

《刺灸心法要诀》中的肝经循行图

秋冬,各有所刺,法其所在。春刺夏分,脉乱气微,入淫骨髓,病不能愈,令人不嗜食,又且少气。春刺秋分,筋挛,逆气,环为咳嗽,病不愈,令人时惊,又且哭。春刺冬分,邪气著藏,令人胀,病不愈,又且欲言语。夏刺春分,病不愈,令人懈堕。夏刺秋分,病不愈,令人心中欲无言,惕惕[5]如人将捕之。夏刺冬分,病不愈,令人少气,时欲怒。秋刺春分,病不已,令人惕然,欲有所为,起而忘之。秋刺夏分,病不已,令人益嗜卧,又且善梦。秋刺冬分,病不已,令人洒洒时寒。冬刺春分,病不已,令人欲卧不能眠,眠而有见。冬刺夏分,病不愈,气上发为诸痹。冬刺秋分,病不已,令人善渴。凡刺胸腹者,必避五藏。中心者环死,中脾者五日死,中肾者七日死,中肺者五日死,中鬲者,皆为伤中,其病虽愈,不过一岁必死。刺避五藏者,知逆从也。所谓从者,鬲与脾肾之处,不知者反之。刺胸腹者,必以布憿著之[6],乃从单布上刺,刺之不愈复刺,刺针必肃,刺肿摇针,经刺勿摇,此刺之道也。

帝曰:愿闻十二经脉之终[7]奈何?岐伯曰:太阳之脉,其终也戴眼反折瘛疭,其色白,绝汗[8]乃出,出则死矣。少阳终者,耳聋百节皆纵,目瞏绝系,绝系一日半死,其死也,色先青白,乃死矣。阳明终者,口目动作,善惊妄言,色黄,其上下经盛,不仁,则终矣。少阴终者,面黑齿长而垢,腹胀闭,上下不通而终矣。太阴终者,腹胀闭不得息,善噫善呕,呕则逆,逆则面赤,不逆则上下不通,不通则面黑,皮毛焦而终矣。厥阴终者,中热嗌干,善溺心烦,甚则舌卷卵上缩而终矣。此十二经之所败也。

【难点注释】

①天气始方:方,为"放"之意,亦即升发。本句意为天气开始升扬发散。

②定发:定,通正,正在。定发,地气正在发生之义。

③杀:肃杀,收敛肃杀之义。

④复:甚也。

⑤惕惕:惊恐不安的样子。

⑥以布憿著之:以,用;憿,通"缴",缠的意思。以布憿著之,用布缠着胸腹部。

⑦终:经气败绝。

⑧绝汗:汗出如珠而不流动。

【白话精译】

黄帝问道:诊病的关键是什么?岐伯回答说:重要点在于天、地、人相互之间的关系。如正月、二月,天气开始有一种升发的气象,地气也开始萌动,这时候的人气在肝;三月、四月,天气正当明盛,地气也正是华茂而欲结实,这时候的人气在脾;五月、六月,天气盛极,地气上升,这时候的人气在头部;七月、八月,阴气开始发生肃杀的现象,这时候的人气在肺;九月、十月,阴气渐盛,开始冰冻,地气也随着闭藏,这时候的人气在心;十一月、十二月,冰冻更甚而阳气伏藏,地气闭密,这时候的人气在肾。由于人气与天地之气皆随顺阴阳之升沉，所以春天的刺法，应刺经脉俞穴，及于分肉腠理，使之出血而止，如病比较重的应久留其针，其气传布以后才出针，较轻的可暂留其针，候经气循环一周，就可以出针了。夏天的刺法，应刺孙络的俞穴，使其出血而止，使邪气尽去，就以手指扪闭其针孔伺其气行一周之顷，凡有痛病，必退下而愈。秋天的刺法应刺皮肤，顺着肌肉之分理而刺，不论上部或下部，同样用这个方法，观察其神色转变而止。冬天的刺法应深取俞窍于分理之间，病重的可直刺深入，较轻的，可或左右上下散布其针，而稍宜缓下。

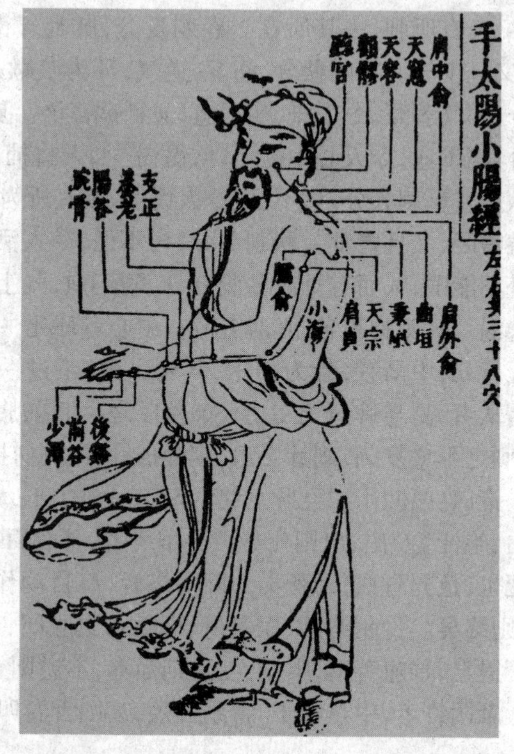

明代张介宾《类经图翼》经穴图之手太阳小肠经

春夏秋冬，各有所宜的刺法，须根据气之所在，而确定刺的部位。如果春天刺了夏天的部位，伤了心气，可使脉乱而气微弱，邪气反而深入，浸淫于骨髓之间，病就很难治愈，心火微弱，火不生土，又使人不思饮食，而且少气了；春天刺了秋天的部位，伤了肺气，春病在肝，发为痉挛，邪气因误刺而环周于肺，则又发为咳嗽，病不能愈，肝气伤，将使人时惊，肺气伤，且又使人欲哭；春天刺了冬天的部位，伤了肾气，以致邪气深着于内脏，使人胀满，其病不但不愈，肝气日伤，而且使人多欲言语。

夏天刺了春天的部位，伤了肝气，病不能愈，反而使人精力倦怠；夏天刺了秋天的部位，伤了肺气，病不能愈，反而使人肺气伤而声不出，心中不欲言，肺金受伤，肾失其母，故虚而自恐，惕惕然好像被人逮捕的样子；夏天刺了冬天的部位，伤了肾气，病不能愈，反而使精不化气而少气，水不涵木而时常要发怒。

秋天刺了春天的部位，伤了肝气，病不能愈，反而使人血气上逆，惕然不宁。且又善忘；秋天刺了夏天的部位，伤了心气，病不能愈，心气伤，火不生土，反而使人嗜卧，心不藏神，又且多梦；秋天刺了冬天的部位，伤了肾气，病不能愈，反使人肾不闭藏，血气内散，时时发冷。

冬天刺了春天的部位，伤了肝气，病不能愈，肝气少，魂不藏，使人困倦而又不得安眠，即便得眠，睡中如见怪异等物；冬天刺了夏天的部位，伤了心气，病不能愈，反使人脉气发泄，而邪气痹闭于脉，发为诸痹；冬天刺了秋天的部位，伤了肺气，病不能愈，化源受伤，反使人常常作渴。

凡于胸腹之间用针刺，必须注意避免刺伤了五脏。假如中伤了心脏，经气环身一周便死；假如中伤了脾脏，五日便死；假如中伤了肾脏，七日便死；假如中伤了肺脏，五日便死；假如中伤膈膜的，皆为伤中，当时病虽然似乎好些，但不过一年其人必死。刺胸腹注意避免中伤五脏，主要是要知道下针的逆从。所谓从，就是要明白膈和脾肾等处，应该避开；如不知其部位不能避开，就会刺伤五脏，那就是逆了。凡刺胸腹部位，应先用布巾覆盖其处，然后从单布上进刺。如果刺之不愈，可以再刺，这样就不会把五脏刺伤了。在用针刺治病的时候，必须注意安静严肃，以候其气；如刺脓肿的病，可以用摇针手法以出脓血；如刺经脉的病，就不要摇针。这是刺法的一般规矩。

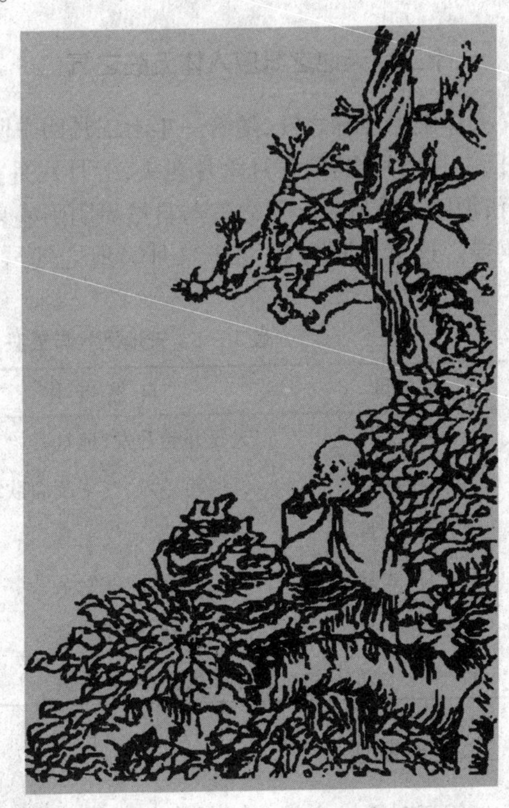

黄帝问道：请你告诉我十二经气绝的情况是怎样的？岐伯回答说：太阳经脉气绝的时候，病人两目上视，身背反张，手足抽掣，面色发白，出绝汗，绝汗一出，便要死亡了。少阳经脉气绝的时候，病人耳聋，遍体骨节松懈，两目直视如惊，到了目珠不转，一日半便要死了；临死的时候，面色先见青色，再由青色变为白色，就死亡了。阳明经脉气绝的时候，病人口眼牵引歪斜而嗣动，时发惊惕，言语胡乱失常，面色发黄，其经脉上下所过的部分，都表现出盛躁的症状，由盛躁而渐至肌肉麻木不仁，便死亡了。少阴经脉气绝的时候，病人面色发黑，牙龈收削而牙齿似乎变长，并积满污垢，腹部胀闭，上下不相通，便死亡了。太阴经脉气绝的时候，腹胀闭塞，呼吸不利，常欲嗳气，并且呕吐，呕则气上逆，气上逆则面赤，假如气不上逆，又变为上下不通，不通则面色发黑，皮毛枯焦而死了。厥阴经脉气绝的时候，病人胸中发热，咽喉干燥，时时小便，心胸烦躁，渐至舌卷，睾丸上缩，便要死了。以上就是十二经脉气绝败坏的症候。

【专家评鉴】

一、十二月天地之气应人体五脏之气

人体脏腑经脉之气，随着一年十二月四季阴阳气的盛衰变化而变化，一月二月在肝，三月四月在脾，五月六月在头，七月八月在肺，九月十月在心，十一月十二月在肾，说明人体脏腑经脉之气与自然界阴阳盛衰变化相应，这是认识脏腑经脉之气的纲要。这里根据原文，将十二月天地之气与五脏之气的关系予以归纳。（见表16-1）

表16-1 天地之气与五脏之气的关系表

时　间	自然变化	人体反应
正月、二月	天气开始升发，地气开始萌动	木性升发，人气在肝
三月、四月	天气明盛，地气华茂而欲结实	土生万物，人气在脾
五月、六月	天气盛极，地气上升	巅顶最高，应人在头
七月、八月	天气渐降，阴气始杀	金性肃降，人气在肺
九月、十月	阴气始凝，地气闭藏	阳气在中，人气在心
十一月、十二月	冰冻更甚，阳气伏藏	地气闭密，人气在肾

二、四时刺法

一年四时天地之气在不断地发生着温热凉寒的变迁，人体阳气随之有着升降浮沉的变化。因此，用针刺方法治病，应根据四时气候的不同，结合人体气之所在部位来确定针刺方法及部位，否则反生他病，引起不良后果。

（一）四时不同气，针刺不同法

原文提出了依春夏秋冬四时，而有刺散腧分理、络腧、皮肤、腧窍分理等不同部位之别，和轻重浅深之异，各有所刺，法其所在。

春刺散腧分理：春季人气始发，经气较弱，所以春天的刺法，应刺散腧及分肉腠理。又因春气宜疏达，故针刺时使之出血而止。如果病较重者，应久留其针，必待其气敷布以后才出针。若病较轻者，可稍留其针，待得气后即可出针。

夏刺络腧：夏季人气在孙络，所以夏天的刺法，应刺诸经浮络之穴。又因夏气宜宣泄，故针刺时必见血而止，使邪气尽去，出针后以手闭针孔，则病痛之气必退下而愈。

秋刺皮肤：秋季人气在皮肤，所以秋天的刺法应刺皮肤，顺肌肉之分理而刺。由于邪尚未深，只须观其神色转变即止针。不论手经足经，刺法都相同。

冬刺腧窍分理：冬季人气在骨髓，所以冬天的刺法应深取腧窍于分理之间。病重者可察邪所在的部位而直取其深处。病较轻者，或左或右刺之，上下散布其针而稍留针缓刺入。

春夏秋冬应法其所在，马莳指出了当刺之具体穴位，兹录之于下，以做参考："春之经脉当在肝胆经也……肝之经穴在中封穴，胆之经穴在阳辅穴"；"夏刺络腧，以义推之，当在心与小肠之络穴也。心之络穴在通里，或心包络络穴在间使，小肠络穴在支正"；"秋刺皮肤……以义推之，肺经之输穴在太渊，大肠之合在合谷也"；"冬刺腧窍与分理，盖肾与膀胱之腧窍分理也。"

（二）刺不法四时所致恶果

针刺治病，如果违反四时阴阳之气与人体脏气相应的关系，四时刺逆，非但不能治愈疾病，反而造成不良后果，致生他病。

1.春时所刺不能法其所在而反生他病。春天本应刺络脉，若刺了孙络，则是刺了春天应刺的部位，就会损伤心气。心主血脉，心气受伤，故脉乱气微。病邪不解反而深入，浸淫于骨髓。心火微则胃土失其所养，故不思食，生化乏源而少气。

若春天刺了皮肤，是刺了秋天应刺的部位，就会损伤肺气。又肝主筋，肝气受累，筋失其养而挛急，刺伤肺发为咳嗽；因肝主惊，肺主忧悲，故肝气伤使人时惊，肺气伤使人欲哭。

若春天刺了近筋骨的腠理，是刺了冬天应刺的部位，于是会损伤肾气。肾主蛰藏。肾气受伤则邪气内侵而著藏，故令人肿胀。言为心声，若病邪累及手少阴时，使人多欲言语。

2.夏时所刺不能法其所在而反生他病。夏天本应刺络俞，若刺了经俞，是刺了春天应刺的部位，于是损伤肝气，病邪不解反而使筋失其养而懈惰。

夏天若刺了皮肤，是刺了秋天应刺的部位，于是会损伤肺气。因肺气不足而声不出，心中不欲言。母病及子，致使肾虚，虚则恐惧。

夏天若刺了冬天应刺的部位，就会损伤肾气，病邪不解反致精不化气而令人少气，水不涵木而肝气强急，时欲发怒。

3.秋时所刺不能法其所在而反生他病。秋天本应刺皮肤，若刺了经脉，是刺了春天应刺的部位，就会损伤肝气。病邪不解反致木不生火，故心神不足而惕然不宁，情绪不定且善忘。

秋天若刺了夏天应刺的部位，则损伤心气，病邪不解反使火不生土，脾虚则困倦嗜卧，心不藏神则多梦。

秋天若刺了冬天应刺的部位，则损伤肾气，病邪不解反而使精气耗散，令人洒洒时寒。

4.冬时所刺不能法其所在而反生他病。冬天本应刺俞窍与分理，若刺了春天应刺的部位，则损伤肝气，病邪不解反使神魂散乱，故令人困倦又不得安眠，或眠而有见怪异事物。

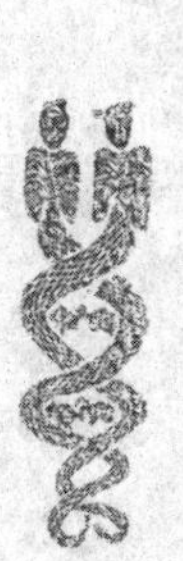

冬天若刺了夏天应刺的部位，则损伤心气，病邪不解反使脉气发泄，而邪气乘虚侵袭，发为诸痹。

冬天若刺了秋天应刺的部位，则损伤肺气，病邪不解反使津液不能布化而令人善渴。

上述四时误刺的恶果，告诫医者治病必须顺应四时，及于病所，不可太过，也不可不及，当恰如分际，才能达到治病目的。

春夏秋冬不能法其所在而误刺，马莳亦指出了不当刺的具体穴位，现录之于下，以做参考。“春当刺肝胆之散俞分理矣，若刺夏分，则取心与小肠之络俞……若刺秋分，则取肺与大肠之皮肤矣……若春刺冬分，则取肾与膀胱之俞窍与分理矣。”“夏当刺心与小肠之络俞矣，若夏刺春分，则取肝胆之经穴也……夏刺秋分，则取肺与大肠之皮肤矣……夏刺冬分，则取肾与膀胱之俞穴与分理也。”秋冬之误刺亦如此，即误刺春分，指刺肝胆之经穴；误刺夏分，指刺心与小肠之络俞；误刺秋分，指刺肺与大肠之皮肤；误刺冬分，指刺肾与膀胱之俞窍与分理。

（三）凡刺胸腹，必避五脏

五脏居于胸腹腔中，藏人体精神、血气、魂魄，凡刺胸腹者，一定要谨慎从事，避免刺伤这些重要脏器。否则刺伤五脏，就有导致死亡的危险。作为医生，在临症时，应明确人体内脏的部位，掌握正确的针刺方法，以免误伤内脏，避免医疗事故的发生。

1.刺避五脏的方法。“刺避五脏者，知逆从也。”提示了针刺胸腹时避免中伤五脏，要了解下针的逆从。所谓从，就是要避开膈与脾、肾等脏器。若不明其部位而刺伤五脏者为逆。故云：“知而避之者为从，不知者为逆。”针刺胸腹部位避免中伤五脏的方法是：先用布巾缠缚针刺部位，然后从单布上进针，这样可保护心腹，免受风寒。若一刺不愈可再刺，以平为期。针刺治疗脓肿病变，可用摇针方法以出脓血；若刺经脉的病变则不要摇针。

2.刺不避五脏，各有死期。“凡刺胸腹者，必避五脏。”指出了用针刺治病，若取胸腹部的穴位，一定要避免中伤五脏，否则就会出现危险。如：刺中心者，起针之后即死；中伤脾脏，五日即死；中伤肾脏，七日即死；中伤肺脏，五日即死；中伤膈膜，使脏气阴阳相乱，皆为伤中，虽然当时的病似乎好些，但不出一年其人必死。上述误中未提及肝，定是脱简。《素问·刺禁论》载：“刺中肝，五日死。”故张介宾说：“按《刺禁论》所言五脏死期，尤为详悉，但与本节稍有不同。此节止言四脏，独不及肝，必脱简耳。”

三、十二经脉终绝症候

本文列举了十二经脉之气终绝的临床表现，这些表现往往出现在疾病的危险阶段，应该引起医生的高度重视。兹据原文及医家注释予以归纳（见表16-2）。

表 16-2　十二经脉之气终绝症候表

十二经	脉气终绝症候	机理
太阳经脉	戴眼，反折瘛疭，其色白，绝汗出，出则死	高士宗："手太阳之脉，止于目内眦，足太阳之脉，起于目内眦，故其终也戴眼。太阳行身之背，故其终也反折。手太阳之脉，循臂上肩，足太阳之脉，贯臀入腘，故其终也，瘛疭。手太阳主液。液脱亡血，故其色白，经脉终而汗出，故为绝汗，绝汗出则死矣"
少阳经脉	耳聋，百节皆纵，目瞏绝系，色先青白乃死	张介宾："手足少阳之脉皆入于耳中，亦皆至于目锐眦，故为耳聋目瞏也，不能旋转" 王冰："少阳主骨，故气终则百节纵缓，色青白者，金木相薄也"
阳明经脉	口目动作，善惊妄言，色黄，其上下经盛，不仁，则终矣	张介宾："手足阳明之脉皆挟口入目，故为口目动作而牵引歪斜也。闻木音则惕然而惊，是阳明善惊也。骂詈不避亲疏，是阳明妄言也，黄者，土色外见也。上下经盛，谓头颈手足阳明之脉皆躁动而盛，是胃气之败也。不知疼痛，谓之不仁，是肌肉之败也。此皆阳明气竭之候"
少阴经脉	面黑，齿长而垢，腹胀闭，上下不通而终	王冰："手少阴气绝则血不流，足少阴气绝则骨不耎，骨硬则龈上宣，故齿长而积垢污，血坏则皮色死，故面色如漆而不赤也。足少阴脉从肾上贯肝鬲入肺中。手少阴脉起于心中，出属心系，故其终则腹胀闭，上下不通也"
太阴经脉	腹胀闭，不得息，善噫善呕，呕则逆，面赤，不利则上下不通，面黑皮毛焦而终	张介宾："足太阴脉入腹属脾，故为腹胀闭，手太阴脉上鬲属肺而主呼吸，故为不得息。胀闭则升降难，不得息则气道滞，故为噫为呕。呕则气逆于上，故为面赤，不逆则痞塞于中，故为上下不通。脾气败则无以制水，故黑色见于面。肺气败则治节不行，故皮毛焦而终矣"
厥阴经脉	中热嗌干，善溺心烦，甚则舌卷，卵上缩而终	高士宗："手厥阴心包之脉，起于胸中，故中热心烦，足厥阴肝脉为病，则嗌干善溺" 张介宾："舌者心之官也，肝者筋之合也，筋者聚于阴器而脉络于舌本，故甚则舌卷，卵缩"

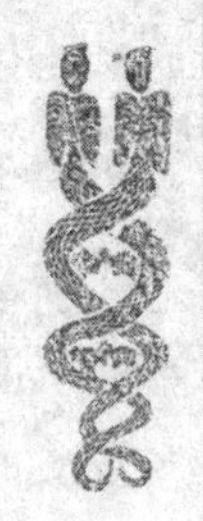

【临床应用】

一、关于三月四月人气在脾，九月十月人气在心

关于三月四月人气在脾、九月十月人气在心的问题，历来众说纷纭，颇难理解。如王冰："三月、四月，季终土季而王，土又生于丙，故人气在脾。"高士宗说："三月、四月，天气由东而南，始正其位，故天气正方，地气由生而长，发无余蕴，故地气定发。土生万物，于人为脾，故人气在脾。"张介宾说："九月、十月，自秋入冬，阴气始凝，心气始闭，阳气在中，故人气在心。"张志聪说："九月、十月，收藏之气从天而降，肺属乾金而主天，为心脏之盖，故秋冬之气从肺而心，心而肾也，少阴主冬令，故先从手少阴而至足少阴。"

此段文字注家观点纷繁，皆未得其要，无论五行生克之说，还是脏腑应时之说，皆不适应于此。此段文字将一年分为六个阶段，故在五脏之外，又增加一个"人气在头"，既便将此去掉，"人气"在五脏的时日，亦与其他篇以五行、五方、五时分属五脏的观点相悖，所以就不能用五行之说来硬套。我们只能说，此篇是在《内经》论五脏的基本观点之外的另一独立学说。众所周知，《内经》非一人一时之作，《内经》中的观点不同之处，不乏其例，如脾有主长夏之说(《素问·脏气法时论》)，亦有脾不独主时说(《素问·太阴阳明论》)。本篇的刺中五脏的死日，亦与《素问·刺禁论》之所论不同。因此关于人气在肝、在脾、在头、在肺、在心、在肾的观点，反映了古人的人与自然密切相关的整体思想。

有的学者认为这段文字精神，是从阴阳气盛衰将十二月分属头部、五脏，以说明人身经脉气亦随自然界阴阳气之盛衰而有不同生理变化，而针刺有宜忌也。因此不能依五行生制或五季分主五脏来推定，只能从阴阳气的变化来说明。正月二月阳气方升，在人体肝主生发，故人气在肝，而且经脉之气在肝俞可助肝的生发之气，故不可随意伤肝，以免伤生发之气。三月四月阳气更旺，在人体生阳之气在于脾土，脾主四肢为诸阳之本，孤脏以灌四旁，脾气旺则人身阳气皆旺，故人气在脾，而且经脉之气在脾俞可助脾的生阳之气，输布水谷精气，营养四肢百骸周身上下，象征天地的生育万物，故不可随意伤脾，以免伤生阳之气。五月六月阳升之极，在人体头居最上为诸阳之会，故人气在头，而且经脉之气在头俞可旺盛人的精神神气，象征阳气旺极，故不可随意伤头，以免伤阳极之气。七月八月阳降阴生阳气始杀，在人体肺主清肃，故人气在肺，而且经脉之气在肺俞可助肺行清肃之气，故不可随意伤肺，以免伤清肃之气。九月十月阴气渐盛阳气始藏，在人体心阳常下藏于肾阴，心火常下交于肾水，心为阳中太阳，最忌阴损，阳气闭藏则易伤心气，故人气在心，而且经脉之气在心俞既可助心阳胜阴，免受阴损，又可助心阳闭藏而顺应天地，故不可随意伤心，以免伤始藏之阳气。十一月十二月阴气极盛阳气深藏，在人体肾主闭藏，故人气在肾，而且经脉之气在肾俞可助肾闭藏之气，故不可随意伤肾，以免伤闭藏之气。掌握了这个精神，我们就可以明了不同时令不同气候，内应于人体不同脏器，这是祖国医学天地人相应的整体观思想的反映。掌握这个精神，用于指导临床具有重要实际意义。我们在临床上，三月四月，遇见泄泻的病人，往往在治疗中扶其脾阳而忌克伐脾土。九月十月，由秋入冬，季节转换，心脏病人病情往往增重，而治疗时切忌伤心阳之品。明乎此，则可把握经气生理之纲要，则可知针刺药物之宜忌，而知诊断治疗之原则。

二、关于对十二经终的认识

十二经终病症的出现，总的意义多指阴阳精气的败绝，疾病的预后不良。十二经脉之气终绝的原因，主要是由于脏腑精气先行衰竭，累及于经脉，当其中某一脏腑有严重病变即可使相连的经脉气终绝，而表现出濒死的症候。经脉与脏腑紧密相连属，脏腑之气竭绝，即可影响经脉。反之，经脉气绝亦可影响脏腑，故张介宾说："十二经脉，即十二脏之气也。"说明了经脉与脏腑的密切关系。经终的症候，可以认为是古代医家长期临床经验的总结，对于分析疾病的危重程度，采取相应的救治措施，以及判断疾病的预后均有借鉴的意义。

应当明确，十二经脉紧密相连，一经气绝，必然累及多经，故任何一经气绝出现相应症候，即表明其病危重，故曰死。十二经脉气终绝的不同症候，是由十二经脉的循行部位以及脏腑功能所决定的。掌握这一规律，就容易理解十二经终的症候。

脉要精微论第十七

【要点解析】

一、诊法常以平旦为持脉大法，因脉搏与周围环境以及饮食后均有一定的影响。

二、切脉要结合视精明，察五色，观脏腑、形体强弱盛衰等各方面，参伍比较才能使诊断更加正确。

三、脉是气血运行的反映，诊脉可以了解整体气血循环的变化。

四、五色的善恶，为望诊中的一个重点。

五、脉与四时的关系，以及色脉合参的诊断价值。

六、问病人的声音和问大小便及各种梦境的变化。

七、根据切脉的部位，来了解内脏的病变；并举例引述各种脉象主病，以资临床参考。

【内经原典】

黄帝问曰：诊法何如？岐伯对曰：诊法常以平旦，阴气未动，阳气未散①，饮食未进，经脉未盛，络脉调匀，气血未乱，故乃可诊有过之脉。切脉动静而视精明②，察五色，观五藏有余不足，六府强弱，形之盛衰，以此参伍，决死生之分。夫脉者，血之府也，长则气治，短则气病，数则烦心，大则病进，上盛则气高，下盛则气胀，代则气衰，细则气少，涩则心痛，浑浑革至如涌泉，病进而色弊，绵绵其去如弦绝，死。夫精明五色者，气之华也。赤欲如白裹朱，不欲如赭；白欲如鹅羽，不欲如盐；青欲如苍璧之泽，不欲如蓝；黄欲如罗裹雄黄，不欲如黄土；黑欲如重漆色，不欲如地苍。五色精微象见矣，其寿不久也。夫精明者，所以视万物，别白黑，审短长。以长为短，以白为黑，如是则精衰矣。

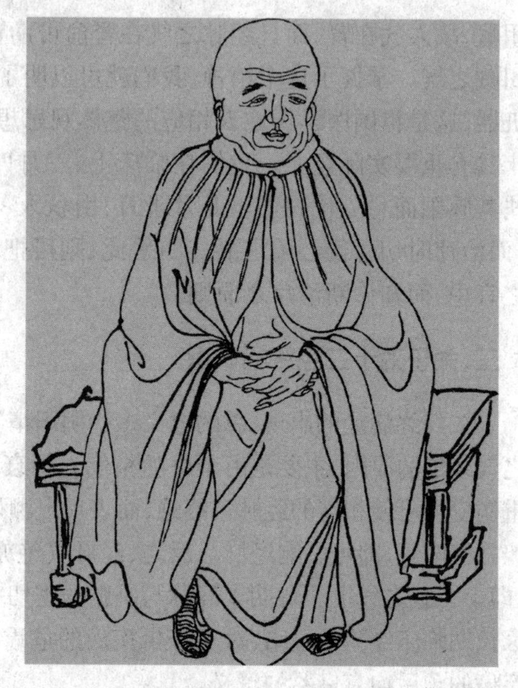

心为阳脏，心与小肠为表里，今与病传于腑，小肠受之，为疝而痛，小肠居于少腹，所以少腹当有病形。

五藏者，中之守也，中盛藏满，气胜伤恐者，声如从室中言，是中气之湿也。言而微，终日乃复言者，此夺气也。衣被不敛，言语善恶不避亲疏者，此神明之乱也。仓廪不藏者，是门户不要也。水泉不止者，是膀胱不藏也。得守者生，失守者死。夫五藏者，身之强也，头者精明之府，头倾视深，精神将夺矣。背者胸中之府，背曲肩随，府将坏矣。腰者肾之府，转摇不能，肾将惫矣。膝者筋之府，屈伸不能，行则偻附，筋将惫矣。骨者髓之府，不能久立，行则振掉，骨将惫矣。得强则生，失强则死。岐伯曰：反四时者，有余为精，不足为消。应太过，不足为精；应不足，有余为消。阴阳不相应，病名曰关格。

帝曰：脉其四时动奈何？知病之所在奈何？知病之所变奈何？知病乍在内奈何？知病乍在外奈何？请问此五者，可得闻乎？岐伯曰：请言其与天运转大也。万物之外，六合之内，天地之变，阴阳之应，彼春之暖，为夏之暑，彼秋之忿③，为冬之怒，四变之动，脉与之上下，以春应中规，夏应中矩，秋应中衡，冬应中权。是故冬至四十五日，阳气微上，阴气微下；夏至四十五日，阴气微上，阳气微下。阴阳有时，与脉为期，期而相失，知脉所分，分之有期，故知死时。微妙在脉，不可不察，察之有纪,从阴阳始,始之有经,从五行生,生之有度,四时为宜,补泻勿失,与天地如一,得一之情,以知死生。是故声合五音,色合五行,脉合阴阳。

是知阴盛则梦涉大水恐惧,阳盛则梦大火燔灼,阴阳俱盛,则梦相杀毁伤;上盛则梦飞,下盛则梦堕;甚饱则梦予,甚饥则梦取;肝气盛则梦怒[4],肺气盛则梦哭;短虫多则梦聚众,长虫多则梦相击毁伤。

是故持脉有道,虚静为保[5]。春日浮,如鱼之游在波;夏日在肤,泛泛[6]乎万物有余;秋日下肤,蛰虫将去;冬日在骨,蛰虫周密[7],君子居室。故曰:知内者按而纪之,知外者终而始之。此六者,持脉之大法。

心脉搏坚而长,当病舌卷不能言;其软而散者,当消环自已[8]。肺脉搏坚而长,当病唾血;其软而散者,当病灌汗,至令不复散发也。肝脉搏坚而长,色不青,当病坠。若搏,因血在胁下,令人喘逆;其软而散,色泽者,当病溢饮,溢饮者渴暴多饮,而易入肌皮肠胃之外也。胃脉搏坚而长,其色赤,当病折髀;其软而散者,当病食痹。脾脉搏坚而长,其色黄,当病少气;其软而散,色不泽者,当病足骭肿,若水状也。肾脉搏坚而长,其色黄而赤者,当病折腰;其软而散者,当病少血,至令不复也。帝曰:诊得心脉而急,此为何病?病形何如?岐伯曰:病名心疝,少腹当有形也。帝曰:何以言之?岐伯曰:心为牡藏,小肠为之使,故曰少腹当有形也。帝曰:诊得胃脉,病形何如?岐伯曰:胃脉实则胀,虚则泄。帝曰:病成而变何谓?岐伯曰:风成为寒热,瘅成为消中,厥成为巅疾,久风为飧泄,脉风成为疠。病之变化,不可胜数。帝曰:诸痈肿筋挛骨痛,此皆安生?岐伯曰:此寒气之肿,八风之变也。帝曰:治之奈何?岐伯曰:此四时之病,以其胜治之愈也。

帝曰:有故病五藏发动,因伤脉色,各何以知其久暴至之病乎?岐伯曰:悉乎哉问也!征其脉小色不夺者,新病也;征其脉不夺其色夺者,此久病也;征其脉与五色俱夺者,此久病也;征其脉与五色俱不夺者,新病也。肝与肾脉并至,其色苍赤,当病毁伤不见血,已见血,湿若中水也。尺内两傍,则季胁也,尺外以候肾,尺里以候腹。中附上,左外以候肝,内以候鬲;右外以候胃,内以候脾。上附上,右外以候肺,内以候胸中;左外以候心,内以候膻中。前以候前,后以候后。上竟上者,胸喉中事也;下竟下者,少腹腰股膝胫足中事也。

粗大者,阴不足,阳有余,为热中也。来疾去徐,上实下虚,为厥巅疾;来徐去疾,上虚下实,为恶风也。故中恶风者,阳气受也。有脉俱沉细数者,少阴厥也;沉细数散者,寒热也;浮而散者,为眴仆[9]。诸浮不躁者皆在阳,则为热;其有躁者在手;诸细而沉者皆在阴,则为骨痛;其有静者在足。数动一代者,病在阳之脉也,泄及便脓血。诸过者切之,涩者阳气有余也,滑者阴气有余也。阳气有余为身热无汗,阴气有余为多汗身寒,阴阳有余则无汗而寒。推而外之,内而不外,有心腹积也。推而内之,外而不内,身有热也。推而上之,上而不下,腰足清也。推而下之,下而不上,头项痛也。按之至骨,脉气少者,腰脊痛而身有痹也。

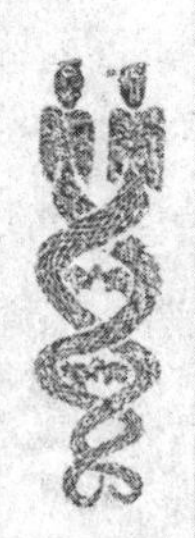

【难点注释】

①阴气未动,阳气未散:动为过盛,散为衰败。

②精明:此处指眼神;下一个"精明"当是指眼睛。

③忿:指秋季的肃杀劲急之气。

④怒:指冬季的凛冽严寒之气。

⑤虚静为保:虚,心无杂念,聚精会神;静,思想平静不躁动。虚静为保,思想安静,平心静气为最重要。

⑥泛泛:泛,浮也。泛泛,浮泛充盈的意思。

⑦周密:谨严、谨密的意思。

⑧消环自已:意为期望一周而病自好。

⑨眴仆:眼目眩晕而倒仆。

【白话精译】

黄帝问道:诊脉的方法是怎样的呢?岐伯回答说:诊脉通常是以清晨的时间为最好,此时人还没有劳于事,阴气未被扰动,阳气尚未耗散,饮食也未曾进过,经脉之气尚未充盛,络脉之气也很匀静,气血未受到扰乱,因而可以诊察出有病的脉象。在诊察脉搏动静变化的同时,还应观察目之精明,以候神气,诊察五色的变化,以审脏腑之强弱虚实及形体的盛衰,相互参合比较,以判断疾病的吉凶转归。

脉是血液会聚的所在。长脉为气血流畅和平,故为气治;短脉为气不足,故为气病;数脉为热,热则心烦;大脉为邪气方张,病势正在向前发展:上部脉盛,为邪壅于上,可见呼吸急促,喘满之症;下部脉盛,是邪滞于下,可见胀满之病;代脉为元气衰弱:细脉,为正气衰少;涩脉为血少气滞,主心痛之症。脉来大而急速如泉水上涌者,为病势正在进展,且有危险;脉来隐约不现,微细无力,或如弓弦猝然断绝而去,为气血已绝,生机已断,故主死。

精明见于目,五色现于面,这都是内脏的精气所表现出来的光华。赤色应该像帛裹朱砂一样,红润而不显露,不应该像赭石那样,色赤带紫,没有光泽;白色应该像鹅的羽毛,白而光泽,不应该像盐那样白而带灰暗色;青色应该青而明润如璧玉,不应该像蓝色那样青而带沉暗色;黄色应该像丝包着雄黄一样,黄而明润,不应该像黄土那样,枯暗无华;黑色应该像重漆之色,光彩而润,不应该像地苍那样,枯暗如尘。假如五脏真色暴露于外,这是真气外脱的现象,人的寿命也就不长了。目之精明是观察万物,分别黑白,审察长短的,若长短不明,黑白不清,这是精气衰竭的现象。

五脏主藏精神在内,在体内各有其职守。如果邪盛于腹中,脏气壅满,气胜而喘,善伤于恐,讲话声音重浊不清,如在室中说话一样,这是中气失权而有湿邪所致。语声低微而气不接续，语言不能相继者，这是正气被劫夺所致。衣服不知敛盖，言语不知善恶，不辨亲疏远近的，这是神明错乱的现象。脾胃不能藏纳水谷精气而泄利不禁的，是中气失守，肛门不能约束的缘故。小便不禁的，是膀胱不能闭藏的缘故。若五脏功能正常，得其职守者则生；若五脏精气不能固藏，失其职守则死。五脏精气充足，为身体强健之本。头为精明之府，若见到头部低垂，目陷无光的，是精神将要衰败。背悬五脏，为胸中之府，若见到背弯曲而肩下垂的，是胸中脏气将要败坏。肾位居于腰，故腰为肾之府，若见到不能转侧摇动，是肾气将要衰惫。膝是筋会聚的地方，所以膝为筋之府，若屈伸不能，行路要曲身附物，这是筋的功能将要衰惫。骨为髓之府，不能久立，行则震颤摇摆，这是髓虚，骨的功能将要衰惫。若脏气能够恢复强健，则虽病可以复生；若脏气不能复强，则病情不能挽回，人也就死了。

岐伯说：脉气与四时阴阳之气相反的，如相反的形象为有余，皆为邪气盛于正气，相反的形象为不足，为血气先已消损。根据时令变化，脏气当旺，脉气应有余，却反见不足的，这是邪气胜于正气；脉气应不足，却反见有余的，这是正不胜邪，邪气盛，而血气消损。这种阴阳不相顺从，气血不相营运，邪正不相适应而发生的疾病名叫关格。

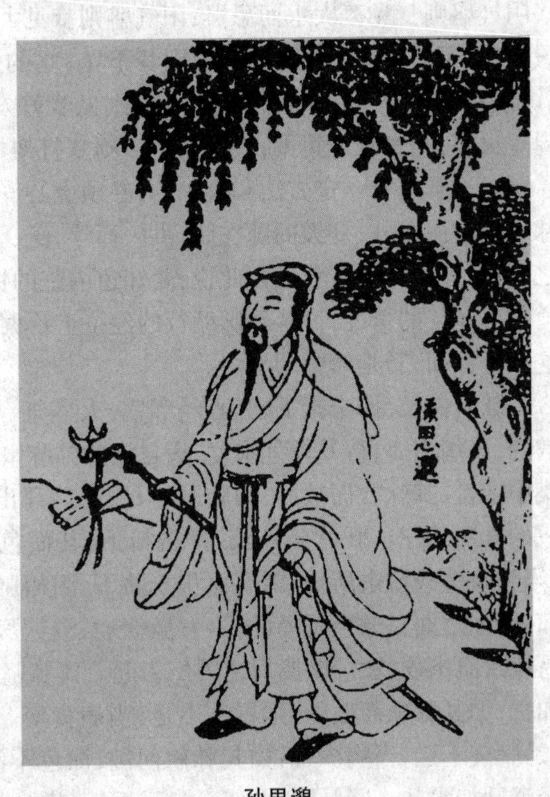

孙思邈

黄帝问道：脉象是怎样应四时的变化而变动的呢？怎样从脉诊上知道病变的所在呢？怎样从脉诊上知道疾病的变化呢？怎样从脉诊上知道病忽然发生在内部呢？怎样从脉诊上知道病忽然发生在外部呢？请问，这五个问题可以讲给我听吗？岐伯说：让我讲一讲人体的阴阳升降与天运之环转相适应的情况。天地间的变化，阴阳四时与之相应。如春天的气候温暖，发展为夏天的气候暑热，秋天的劲急之气，发展为冬天的寒杀之气，这种四时气候的变化，人体的脉象也随着变化而升降浮沉。春脉如规之象；夏脉如矩之象；秋脉如秤衡之象；冬脉如秤权之象。四时阴阳的情况也是这样，冬至到立春的四十五天，阳气微升，阴气微降；夏至到立秋的四十五天，阴气微升，阳气微降。四时阴阳的升降是有一定的时间和规律的，人体脉象的变化，亦与之相应，脉象变化与四时阴阳不相适应，即是病态。根据脉象的异常变化就可以知道病属何脏，再根据脏气的盛衰和四时衰旺的时期，就可以判断出疾病和死亡的时间。四时阴阳变化之微妙，都在脉上有所反映，因此，不可不察。诊察脉象，有一定的纲领，就是从辨别阴阳开始，结合人体十二经脉进行分析研究，而十二经脉应五行而有生生之机；观测生生之机的尺度，则是以四时阴阳为准则；遵循四时阴阳的变化规律，不使有失，则人体就能保持相对平衡，并与天地之阴阳相互统一；知道了天人统一的道理，就可以预决死生。所以五声是和五音相应合的；五色是和五行相应合的；脉象是和阴阳相应合的。

阴气盛则梦见渡大水而恐惧；阳气盛则梦见大火烧灼；阴阳俱盛则梦见相互残杀毁伤；上部盛则梦飞腾；下部盛则梦下坠；吃的过饱的时候，就会梦见送食物给人；饥饿时就会梦见去取食物；肝气盛，则做梦好发怒气，肺气盛则做梦悲哀啼哭；腹内短虫多，则梦众人集聚；腹内长虫多则梦打架损伤。

所以诊脉是有一定方法和要求的，必须虚心静气，才能保证诊断的正确。春天的脉应该浮而在外；夏天的脉在肤，洪大而浮，泛泛然充满于指下；秋天的脉处于皮肤之下；冬天的脉沉在骨。因此说：要知道内脏的情况，可以从脉象上区别出来；要知道外部经气的情况，可从经脉循行的经络上诊察而知其终始。春、夏、秋、冬、内、外这六个方面，乃是诊脉的大法。

心脉坚而长，搏击指下，为心经邪盛，火盛气浮，当病舌卷而不能言语；其脉软而散的，当病消渴，待其胃气采复，病自痊愈肺脉坚而长，搏击指下，为火邪犯肺，当病痰中带血；其脉软而散的，为肺脉不足，当病汗出不止，在这种情况下，不可再用发散的方法治疗。肝脉坚而长，搏击指下，其面色当青，今反不青，知其病非由内生，当为跌坠或搏击所伤，因瘀血积于胁下，阻碍肺气升降，所以使人喘逆；如其脉软而散，加之面目颜色鲜泽的，当发溢饮病，溢饮病口渴暴饮，因水不化气，而水气容易流入肌肉皮肤之间、肠胃之外所引起。胃脉坚而长，搏击指下，面色赤，当病髀痛如折；如其脉软而散的，则胃气不足，当病食痹。脾脉坚而长，搏击指下，面部色黄，乃脾气不运，当病少气：如其脉软而散，面色不泽，为脾虚，不能运化水湿，当病足胫浮肿如水状。肾脉坚长，搏击指下，面部黄而带赤，是心脾之邪盛侵犯于肾，肾受邪伤，当病腰痛如折；如其脉软而散者，当病精血虚少，使身体不能恢复健康。

黄帝说：诊脉时，其心脉劲急，这是什么病？病的症状是怎样的呢？岐伯说：这种病名叫心疝，少腹部位一定有形征出现。黄帝说：这是什么道理呢？岐伯说：心为阳脏，心与小肠为表里，今与病传于腑，小肠受之，为疝而痛，小肠居于少腹，所以少腹当有病形。黄帝说：诊察到胃脉有病，会出现什么病变呢？岐伯说：胃脉实则邪气有余，将出现腹胀满病；胃脉虚则胃气不足，将出现泄泻病。黄帝说：疾病的形成及其发展变化又是怎样的呢？岐伯说：因于风邪，可变为寒热病；瘅热既久，可成为消中病；气逆上而不已，可成为癫痫病；风气通于肝，风邪经久不愈，木邪侮土，可成为飧泄病；风邪客于脉，留而不去则成为疠风病；疾病的发展变化是不能够数清的。黄帝说：各种痈肿、筋挛、骨痛的病变，是怎样产生的呢？岐伯说：这都是因为寒气聚集和八风邪气侵犯人体后而发生的变化。黄帝说：怎样进行治疗呢？岐伯说：由于四时偏胜之邪气所引起的病变，根据五行相胜的规律确定治则去治疗就会痊愈。

黄帝说：有旧病从五脏发动，都会影响到脉色而发生变化，怎样区别它是久病还是新病呢？岐伯说：你问得很详细啊！只要验看它脉色就可以区别开来：如脉虽小而气色不失于正常的，是为新病；如脉不失于正常而色已失于正常的，乃是久病；如脉象与气色均失于正常状态的，也是久病；如脉象与面色都不失于正常的，乃是新病。脉见沉弦，是肝脉与肾脉并至，若面现苍赤色的，是因为有毁伤瘀血所致，而外部没有见血，或外部已见血，其经脉必滞，血气必凝，血凝经滞，形体必肿，有似乎因湿邪或水气中伤的现象，成为一种瘀血肿胀。

尺脉两旁的内侧候于季胁部，外侧候于肾脏，中间候于腹部。尺肤部的中段、左臂的外侧候于肝脏，内侧候于膈部；右臂的外侧候于胃腑，内侧候于脾脏。尺肤部的上段，右臂外侧候于肺脏，内侧候于胸中；左臂外侧候于心脏，内侧候于膻中。尺肤部的前面，候身前即胸腹部；后面，候身后即背部。从尺肤上段直达鱼际处，主胸部与喉中的疾病；从尺肤部的下段直达肘横纹处，主少腹、腰、股、膝、胫、足等处的疾病。

脉象洪大的，是由于阴精不足而阳有余，故发为热中之病。脉象来时急疾而去时徐缓，这是由于上部实而下部虚，气逆于上，多好发为癫仆一类的疾病。脉象来时徐缓而去时急疾，这是由于上部虚而下部实，多好发为疠风之病。凡诊脉推求于上部，只见于上部，下部脉弱的，这是上实下虚，故出现腰足清冷之症。凡诊脉推求于下部，只见于下部，而上部脉弱的，这是上虚下实，故出现头项疼痛之症。若重按至骨，而脉气少的，是生阳之气不足，故可出现腰脊疼痛及身体痹症。

【专家评鉴】

一、诊病时间以“平旦”为宜

开篇就提纲挈领地指出，诊察疾病的时间以“平旦”为最佳。理由在文中讲得很清楚，因为此时患者机体内环境还处于相对的稳定状态，阴阳气血，脏腑经络，经过一夜的休息之后，还未受到来自体外各种因素的干扰，因而能比较准确地表现疾病的真实情况，所以选择“平旦”诊察疾病是最理想的时间。正如原文所说，此时人体内部的“阴气未动，阳气未散，饮食未进，经脉未盛，络脉调匀，气血未乱，故乃可诊有过之脉”。

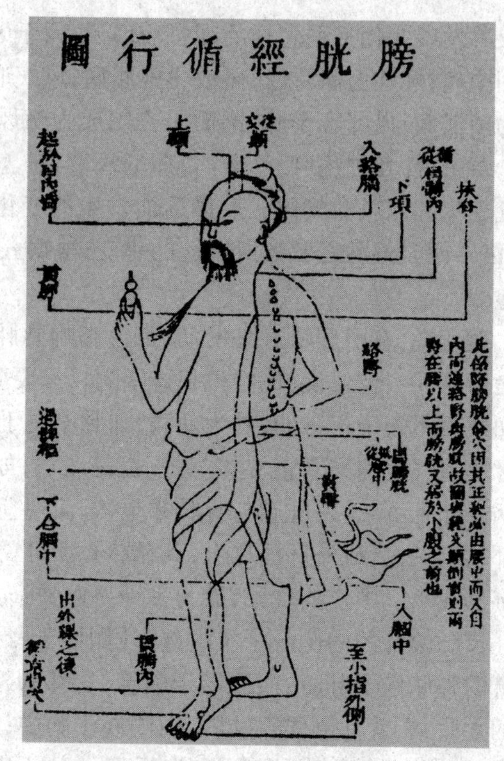

《刺灸心法要诀》中的膀胱经循行图

二、四诊合参的重要意义

在确定察看的最佳时间后，怎样诊察才能全面了解疾病？原文紧接着从切脉、望神、察色、观察形体强弱、闻病人所发出的异常声音、问病人二便排泄状况等方面，指出要全面检查、四诊合参、广泛地收集临床资料，才能做出准确的判断。因此原文说：“切脉动静，而视精明，察五色，观五藏有余不足，六府强弱，形之盛衰，以此参伍，决死生之分。”所谓“以此参伍”，就是要合参各种诊察方法所收集的资料，从而才能做到诊断准确，故曰“决死生之分”。此段虽未言问诊和闻诊的内容，但下文有“声如从室中言”等即属闻诊。“门户不要”，“水泉不止”即为二便排泄障碍，乃问诊之所得。

三、病脉体象与主病

（一）脉诊的原理

本篇经文仅用“脉者，血之府也”句，扼要地概括了通过切脉诊断疾病的道理。府者，聚物之处，此处之“血府”，非仅指聚血，脉中之血运载人体各部所需的一切精微物质，故虽仅言于血，实乃指由血运载的一切机体所需之精微。脉中之血的盛衰变化，直接反映着机体所需物质的盈亏。这就是在论病脉及主病的内容之前，用“血之府”句开端的理由。正如张介宾所说：“然此血字，实兼气言，非独指在血也。故下文曰：长则气治，短则气病。又如《逆顺》篇曰：‘脉之盛衰者，所以候血气之虚实有余不足也。’义可知矣。”因此，气血运行的速度，量的多少等，都可从脉搏反映出来，从而根据脉象变化测知人体气血的盛衰，进而作为判断邪正斗争，病情变化的依据。

（二）诊脉测病举例

本篇原文列举了不同脉搏体象与主病，用比喻的论述方法来描述脉象变化，作者意在努力使抽象的脉诊形象化、具体化。为便于分析和理解原文，列表如下：

表 17-1　诊脉测病表

脉名	脉象	所主
长脉	超过本位	长而和缓为正常，长而洪大，实为邪盛正未衰，邪正相争之症
短脉	不及本位	主气病{虚——气虚血少 实——痰食阻滞，气滞血瘀
数脉	脉来急速。一息五至六至	主热(有虚实之分)，可见心烦
大脉	脉体宽大	大而和缓为正常。 异常{大而无力——虚症，如虚劳、脱血 大而有力——实症，如阳明腑实症
上盛	寸脉大而有力	主气高，如喘满、气逆
下盛	尺脉大而有力	主病位在下，脘腹胀满之疾
细脉	脉细如线，应指分明	主气少，气虚血少，如虚劳
代脉	脉来缓而一止，止有定数。良久复来	主脏气衰微

四、望神的要点(辨五色善恶)

(一)望神色的理论根据

经文指出："夫精明五色者，气之华也。"提示了望神色的理论根据。精明，指眼目的神色。五色，指面色。气，这里也包括了血。本文用精明五色为气之华这一形象的比喻，说明了眼神、面色是气血集中表现的地方，故通过神色的改变，可测知人体气血阴阳的盛衰，从而预测疾病的顺逆。

(二)神色顺逆

本文用面部望诊的五"欲"、五"不欲"说明了色诊的顺逆。如：

1.五欲之色：赤欲如白裹朱，白欲如鹅羽，青欲如苍璧之泽，黄欲如罗裹雄黄，黑欲如重漆。说明凡色明润不露是气血虽病而不太虚，故预后良好，为顺。

2.五不欲之色：赭、盐、蓝、黄土、地苍，说明凡色枯暗外露者，是气血已虚而邪气方盛，预后多不良，为逆。

3.神志意识：文中对望神，除了上述五色之明润、枯暗外，重点指出了意识清晰与否是望神的关键。

五脏六腑之精气皆上注于目而为睛{
视黑白，别长短→神
清，脏气不衰→顺
视黑为白，以长为短→神
不清，脏气衰竭→逆

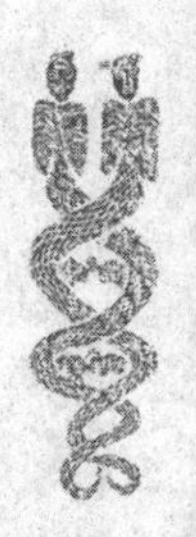

五、听声音，望形态，问二便

原文用“五藏者，中之守也”，“五藏者，身之强也”，作为论述闻诊、望诊和问诊的理论依据。人以五脏为本，五脏把所藏的精气输送到全身各处，以维持机体的正常生命活动。如《灵枢·本神》所说：“故五藏主藏精者也，不可伤，伤则失守而阴虚，阴虚则无气，无气则死矣。”由于五脏所藏之精气，滋养人体，五脏正常，藏精充足，身体就强壮，可见，身体强壮与否取决于五脏的盛衰，五脏是强身之本，所以“身之守也”是从脏藏精、藏神而言；“身之强”是从五脏与机体强弱的关系而论，正因为五脏如此重要，五脏与机体各种机能有如此密切的联系，所以从机体外形及各种活动的变化，就可判断内脏盛衰，这就是本节论述望、闻、问诊的立论依据。现从以下几点分析：

（一）闻诊举例

1.郑声：“言而微，终日乃复言者，此夺气也。”病情严重，神志不清，少气无力，言语断续，重重复复等，多属气虚将脱之候。

2.谵语：“衣被不敛，言语善恶，不避亲疏者，此神明之乱也。”多属高热神昏，或痰浊蒙闭心窍，病人有神昏谵语、狂言骂詈等症，多为实症。

3.语音重浊：是湿气太重的缘故。由于水液代谢与肺脾肾三脏最为密切，所以张介宾注云：“声如从室中言，混浊不清也。是皆水气上逆之候，故为中气之湿证。此脾肺肾三脏失守也。”

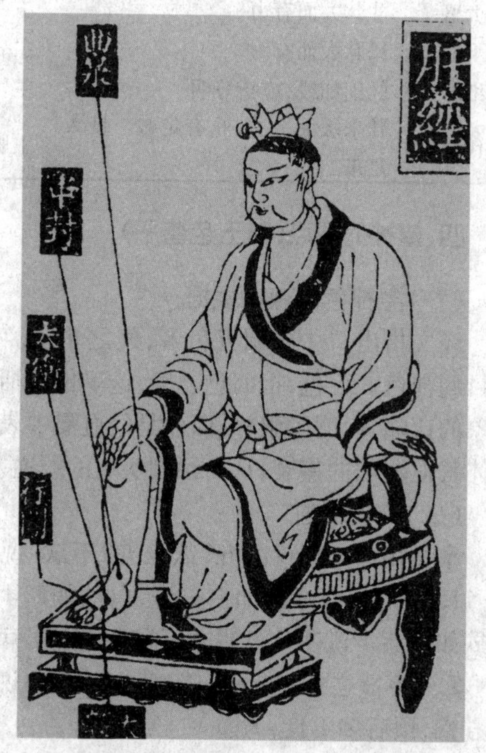

《铜人图经》五腧穴图中的肝经图

（二）问诊举例

1.久泄：原文说：“仓廪不藏者，是门户不要也。”张介宾注释说：“要，约束也。幽门、阑门、魄门，皆仓廪之门户，门户不能固，则肠胃不能藏，所以泄利不禁，脾脏之失守也。”《素问·六节藏象论》说：脾者，“仓廪之本，营之居也。”脾主运化，统领胃、小肠、大肠等腑的消化活动，所以临床见到大便不禁，或久泄脱肛，皆为“门户不要”，是由于脾气久虚，不能升提而陷下之故，据此可判断脾之“失守”。

2.遗尿:“水泉不止”是指小便失禁,“膀胱不利为癃,不约为遗尿。”所以说遗尿“是膀胱不藏也”。但膀胱与肾为表里,膀胱的气化排尿功能,全赖肾气的固约调节和肾阳的温化,因此,通过询问所得的“水泉不止”症状,就可推断是肾脏“失守”的缘故,临床对这类病症的治疗,也都是从肾入手治疗。

3.望诊举例:这里所讲的望诊内容,主要从患者的形体特征,如“背曲肩随”,“头倾视深”等,以及患者所表现出的病理性动态特征,包括强迫性的体位,如“不能久立”“转摇不能”等,来分析判断病变的相应部位。另外,原文所说的“精神将夺”,“府将坏”,筋骨“将惫”等,实质是指相应的内脏失调,因为本段开端即言“五脏者,身之强也。”而且,心藏神,心肺居于胸中,胸腔为心肺所居之处,肝主筋,肾主骨生髓,所以理解时仍当与相应内脏联系在一起。

六、脉象变化与四时阴阳的关系

在紧承前文论述四诊的基础上,根据人与自然密切相关的理论,论述脉应四时阴阳的变化而提出了应时诊脉的问题。围绕脉应“四时动”和脉“反四时”动的论题,展开对脉诊理论的讨论。原文说:“脉其四时动奈何?知病之所在奈何?知病乍在内奈何?知病乍在外奈何?”下面将从三个方面分析。

人与自然息息相关,随着一年之中的四时阴阳变化,脉象也随着有相应的变化。这个变化是有一定规律的,如果脉象的变化与四时的变迁规律相一致,就属生理之脉,否则就是病脉。这就是原文所提出的“脉其四时动奈何”的问题。

(一)脉“反四时”是为病

原文在论述“反四时”的病脉时,列举了五种脉象。

其一:“有余为精”。所谓“有余”是指脉搏呈现有余的体象。俗称脉大。《内经》描述“有余”之时,还用“躁”“躁盛”“喘”等。从《素问·通评虚实论》“邪气盛则实”的定义出发,脉搏变化呈“有余”之象,病多属实,故称之为“精”。“精”是“甚”之义,如《吕氏春秋·勿躬》:“自蔽之精者也。”注云:“精,甚也”。可见,在脉反四时而动时,脉搏变化呈有余之象者为邪盛,主实症。

其二:“不足为消”。所谓“不足”是指脉搏的体象呈弱小无力之状。“消”,即减少之义,指正气耗损。据《素问·通评虚实论》“精气夺则虚”之定义,脉反四时而动的现象中,脉象呈弱小不足之状者,是为正气消耗损伤,主虚症。

其三,“应太过,不足为精。”上述两种“反四时”而动的病脉,仍属于常规的病理变化,倘若应该表现出“太过”之脉,今反见弱小不足之象,那是邪气太甚,正气被邪气郁阻之故,临床所见的真实假虚症,甚或出现伏脉即属此例。

其四,“应不足,有余为消”,是指根据病情变化,应当出现不足弱小之脉,若反见“有余”脉象,那是正气虚极,欲有外脱之象,例如真虚假实症的脉象,浮取呈大,但稍用力,则指下全无,或呈散乱无根之象,即属于“应不足,有余为消”的特殊状况。

其五,“阴阳不相应,病名曰关格”。结合本篇所论“脉应四时”的命题,“阴阳不相应”,是脉搏的阴阳变化(即阴脉和阳脉)与自然界的四时阴阳变化不相应。自然界阴盛之时,如秋冬,则脉搏相应都呈现阴脉,春夏阳盛时,脉亦相应呈阳脉,此为阴阳相应,若与此相反,则属“阴阳不相应”。若春夏见阴脉,是机体阴邪太甚。秋冬反见阳脉,为人体内阳邪偏亢。《灵枢·脉度》说:“阴气太盛,则阳气不能荣也,故曰关。阳气太盛,则阴气弗能荣也,故曰格。阴阳俱盛,不得相荣,故曰关格”。显然此处从脉象变化,测知体内的病理,关格之词如同“精”“消”一样,都是病理概念而非具体病症,所以张志聪等人指“关格”为小便不通、吐逆之症,只能认为是原意的一种引申。

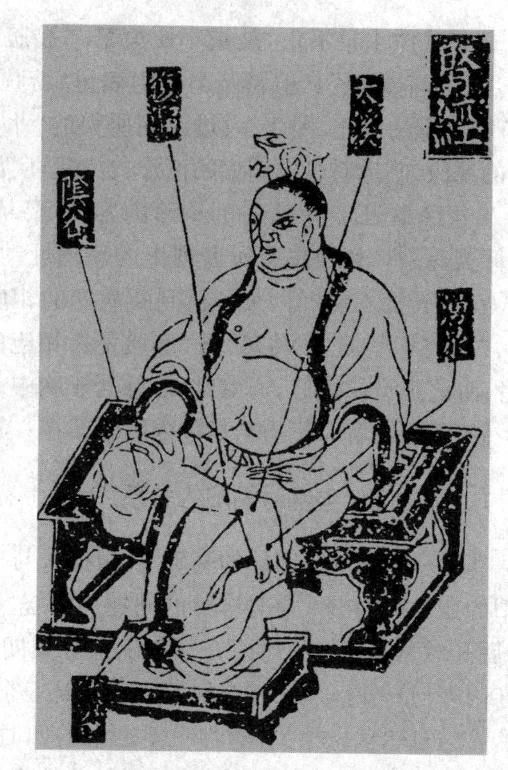

《铜人图经》五腧穴图中的肾经图

(二)脉应四时是为常

原文在论述“脉反四时”的病脉后,进一步阐述脉应四时理论依据,以及脉与四时的相互对应关系。脉何以能应四时而动?因为人生活在自然界之中,不但依赖自然界所提供的物质而生存,而且,“天地之变,阴阳之应,彼春之暖,为夏之暑,彼秋之忿,为冬之怒”等自然界的各种变化,对人体有着十分重要的影响,如《灵枢·五癃津液别》说:“天暑衣厚则腠理开,故汗出……天寒则腠理闭,气湿不行,水下留于膀胱,则为溺。”像这类人身受自然界阴阳四时变化影响的例子,比比皆是。脉象搏动是人体生理活动的表现之一,同样要受自然界的影响。这就是脉应四时的理论基础。

自然界阴阳四时的变化是有一定规律的,由于地球绕太阳的公转和地球自转的影响,太阳和地球之间的相对位置随着时间的推移而改变。由于太阳与地球南北纬的角度约二十三度之间,有节律地一年往复移动一周次,所以地处北半球的黄河流域,就出现“冬至四十五日,阳气微上,阴气微下;夏至四十五日,阴气微上,阳气微下”的阴阳消长,也就产生了春暖、夏热、秋凉、冬寒的气候特点,正因为如此,生活在这一地域环境中的人,其脉搏变化也会随之产生相应的改变,所以说:“阴阳有时,与脉为期。”

脉搏与四时阴阳的对应变化规律列表如下:

表 17-2 脉象与四时阴阳变化的关系

四时变化		阴阳变化	脉象变化
春温(热之渐)	冬至四十五日(立春)	阳长阴消	规,微上 春日浮
夏热(温之极)		阳盛	矩,上 夏日在肤
秋凉(寒之渐)	夏至四十五日(立秋)	阴长阳消	衡,微下 秋日下肤
冬寒(凉之极)		阴盛	权,下 冬日在骨

当然,掌握脉应四时的规律,诊脉辨证不要忘记四诊合参,根据面色变化,结合五行配属和生克乘侮规律,进一步帮助我们确定病在何处(见《灵枢·五色》),病性何如(《灵枢·五色》有:“青黑为痛,黄赤为热,白为寒”之说),以及五脏病症的相互传变(见《素问·玉机真藏论》)。只有把脉诊和望五色、闻五音等相互“参伍”,才能全面把握病情,所以原文说:“是故声合五音,色合五行,脉合阴阳”,只有把声音、五色、脉搏变化都与自然界的阴阳五行变化规律结合起来,才能“以知死生”。

七、机体盛衰变化可以产生不同的梦境

本篇在论述根据四时脉象变化以诊断疾病之后,又从梦幻的产生起论,提出依据患者所产生的不同梦幻,作为对不同病症诊断的方法。梦幻是人体大脑在睡眠时对外界事物刺激的一种再现,同机体任何机能活动一样,梦也是体内脏腑经络、气血阴阳的盛衰变化所产生的,不同的内在变化,就会产生相应不同的机能活动,在此就是指产生相应不同的梦幻。一是原文运用类比方法论述这一问题。如:水属阴,所以阴盛可梦见大水;火为阳,所以阳盛可梦见大火燃烧;阴阳俱盛,互相争斗制约力加强,故梦见互相厮杀之状。这是论梦诊病的归类方法之一。二是从机体的具体病变部位出发,根据不同病位所在脏腑组织的生理特征归类论述。如:肝“在志为怒”,所以“肝气盛则梦怒”;肺“在志为悲”,故“肺气盛则梦哭”等。此外,“梦飞”“梦堕”“梦取”“梦予”等,都是结合机体内在阴阳盛衰变化去认识的。

八、持脉的要求与“持脉大法”

(一)持脉的要求

原文说:“是故持脉有道,虚静为保。”这是讲在诊脉时候总的要求,与本篇开章所讲的“诊法常以平旦”正好对应。之所以要选择“平旦”作为诊脉的最佳时间已如前述,中心思想是因为“平旦”之时,不论是患者的内外环境,或者是医生,都处于相对“静”的状态,医生“虚静”,就能积精全神,从微妙的脉象变化之中,找出病脉的反应,就能正确地了解病情,集中精力遣方用药。作为病者来说,保持“虚

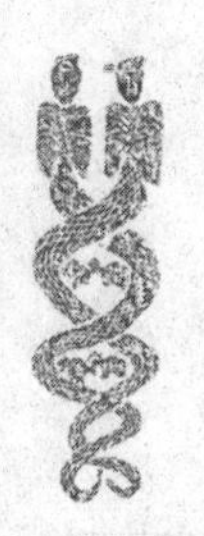

静”状态，就能排除不必要的干扰，脉搏变化就更接近于内在环境的真实状况，为医生准确诊断提供了可靠资料。周围环境也要安静，才能减少和避免对医患双方的不必要的影响。正因为“虚静”对诊脉治病有如此重要的作用，所以原文说：“持脉有道，虚静为保”。当然，“虚”在此处还包括医生和患者在诊脉时，思想上也要静，思想上的“静”，在道家就称为“虚”或“虚无”。在此只能把“虚”理解为情绪安静。

（二）持脉大法

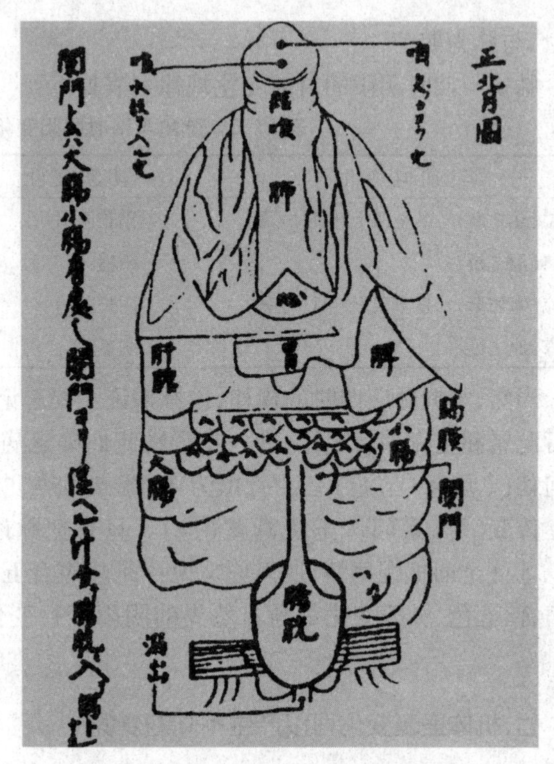

日本梶原性《顿医抄》中的正背图

对原文所说的“春日浮”“冬日在骨”等句，不能仅从脉应四时去理解。这是在论述脉应四时的前提下，提出如何判断四时不同的脉象，用多大的指力，着力的深浅度，是讲诊脉方法，所以原文用“持脉之大法”句作为该段原文的结束语。具体说，“持脉之大法”有如下六种：

1.春脉浮，显现部位浅在，诊脉时要轻取，指力不宜过重。原文说：“春日浮，如鱼之游在波。”张介宾注云：“脉得春气，虽浮动而未全出，故如鱼之游在波。”脉浮于皮肤，有滑利之象，由于显现部位浅，只有用轻指力诊脉，方能诊出脉搏的全貌。“波”是形容脉现于皮。

2.夏脉洪，泛泛有余，即要用中等指力取。因为脉在“肤”，较春日在“波”（同皮）稍深。姚止庵注云：“阳气大盛，脉来亦象万物之有余，易取而洪大也。”

3.秋脉“下肤”，诊脉时要掌握“蛰虫将去”的特征，才能正确地体会出秋脉体象。正如吴昆所注：“秋日阳气下降，故脉下肌肤，像蛰虫将去之象也。”

4.冬脉在骨，脉位深在，相对处于较静之状，诊脉时要掌握这一特点。如张介宾所注：“脉得冬气，沉伏在骨，故如蛰虫之周密。”

5.病位深在时，脉位较深，要重按。原文说：“知内者，按而纪之。”这与《素问·玉机真藏论》四时不及之脉主“病在中”的意思一致。“内”指病位在内脏。“按”指诊脉时指力要重。

6.病在表，脉见部位浅，要通过轻取重按的比较判断，才能准确地判断病情。如吴昆在注释“知外者，终而始之”时说：“切脉之道，有终有始，始则浮取之，终则沉取之。浮以候外，沉以候内。终而始之，谓既取其沉，复察其浮，浮沉相较，如病邪在外，则脉来浮盛，而沉不盛也。”

上述六者均是指诊脉时的方法，因此张介宾说：“知此四时内外六者之法，则脉之动，病之所在，及病之或内或外，皆可得而知也，故为持脉之大法。”

九、脉象主病及色脉合参

承上文论述诊脉的要求和方法后，原文接着就讨论了各种脉象及主病，结合色诊，以判断病症及预后。见表17-3。

表17-3 各种脉象主病表

脏腑脉	病脉体象	色诊	主病及预后
心脉	搏坚而长		舌卷不能言
	耎而散		当消环自已
	心脉而急		少腹当有形
肺脉	搏坚而长		病唾血
	耎而散		病灌汗，至今不复散发
肝脉	搏坚而长	色不青	病坠若搏，因血在胁下，令人喘逆
	耎而散	色 泽	病溢饮。溢饮者，渴暴多饮，而易入肌皮肠胃之外
脾脉	搏坚而长	色 黄	病少气
	耎而散	色不泽	病足骱肿，若水状
肾脉	搏坚而长	色黄而赤	病折腰
	荬而散		病少血，至今不复
胃脉	搏坚而长	色 赤	病折髀
	耎而散		病食痹
	实、虚		实则胀，虚则泄

十、外感病的成因、变化及治疗

原文在讨论了五脏及胃的病脉和主病问题后，又从疾病的临床表现特征、成因作了扼要叙述，提出“以其脏治之”的治疗原则。为何称此类病症为外感？因下文说，这类病症是“八风之变”，故此称之。见表17-4。

表 17-4　外感病的演变与治疗表

原发病	继发病	疾病变化	治疗
风	寒　热	《素问·生气通天论》:“因于露风,乃生寒热”	
瘅	消　中	吴昆:“积热之久,善食而饥,名曰消中”	以
厥	癫　疾	张介宾:“厥,逆气也。气逆于上则或疼痛,或为眩仆,而成为癫之疾也”	其
久风	飧　泄		胜
脉风	疠		治
寒	肿、痛、筋挛、骨痛		

上述外感病的发生,与季节气候变化有密切关系,治疗时,就要根据五行相互制胜规律予以治疗,如吴昆注云:“胜者,木胜土,土胜水,水胜火,火胜金,金胜木,各用其气味也。”这种因时用药的原则,迄今仍有意义。所以原文说:“此四时之病,以其胜治之愈也。”

十一、色脉合参,以辨病程

原文说:“有故病五藏发动,因伤脉色,各何以知其久暴至之病乎?”依次设问,展开论述。久,指病程长,久病。暴,突然之意,指病程较短,新病。何以别之?文中用色诊、脉诊合参方法,作为判断病程长短、病之久暂的依据。

新病:“脉小色不夺”;“脉与五色俱不夺”。

久病:“脉不夺其色夺”;“脉与五色俱夺”。

若肝肾两脏之脉并见,同时见有赤色时,不但肝肾两脏有病,而且病也波及于心。所以见赤色,病在血分。

十二、尺肤诊法及主病部位

原文说:“尺内两旁,则季胁也……”,历代注家不一:有从寸、关、尺三部脉解者;但也有认为是指尺肤诊法,此说以王冰为代表,以观察腕肘间掌侧皮肤的色泽及触摸其温度变化,作为诊病方法。其将腕肘间掌侧等分为三等份,近肘处的三分之一为“尺里”,候腹。“尺里”的外侧(桡侧)候肾;内侧(尺侧)候季胁。尺肤的中三分之一为“中附上”,外侧(桡侧)候肝;内侧(尺侧)候膈。近腕的三分之一为“上附上”,外侧(桡侧)候心,内侧(尺侧)候膻中。腕横纹以上的大小鱼际为“上竟上”,察胸部咽喉病变。肘横纹至上臂端为“下竟下”,候腰、股、膝、胫、足的变化。此种触诊尺肤寒、热、滑、涩的诊病方法,目前很少使用,其价值有待进一步研究。

十三、脉象及主病

在论述诊脉时间、方法、要求,以及合参诊法后,进一步讨论了诸种病脉体象及主病,作为全文的收尾。进一步突出主题为何将诊法之大要用“脉要”概称的用意。本段原文，从“粗大者”至“浮而数者为眴仆”，应联系上段理解，似是对“风成为寒热……”段病机和脉象的补充。

“粗大者，阴不足，阳有余，为热中也。”是补充“瘅为消中”病症的脉象和病机。因积热日久，致阴虚阳盛，呈现以阳盛为主的病理变化，中有热，故成为“消中”病，“热中”是病机，“消中”为病症。

“来疾去徐，上实下虚，为厥，癫疾。”此段所言之“有脉俱沉细者，少阴厥也”，“浮而散者，为眴仆”句，是对“厥成巅疾”的病机和脉象的补充。指出了“厥”有三种表现类型：其一是“上实下虚”所致之厥；其二“少阴厥”；其三为眩仆。

明代吴嘉言《针灸原枢》脏腑图之喉咙图

“来徐去疾，上虚下实，为恶风也。故中恶风者，阳气受也。”似对脉风成疠的补充。“阳气受”指心受邪，心属阳脏，主血脉，故言此。

“沉细数散者，寒热也。”是对“风成为寒热”的补充。说明这里的寒热不是指表证的恶寒发热症状，而属于病症性质，外邪传里而伤及内脏，故脉象表现为沉细数而无力。

从“诸浮不躁者皆在阳”以下至篇末，则是说明病的内外问题。归纳如下：

- 浮沉分阴阳（内外）
  - 阳
    - 诸浮不躁者，皆在阳，则为热。
    - 数动一代者，病在阳之脉也，泄及便脓血。
  - 阴
    - 诸细而沉，皆在阴，则为骨痛。
    - 按之主骨，脉气少者，腰脊痛而身有痹也。
- 滑涩辨虚实
  - 涩者，阳气有余也。
  - 滑者，阴气有余也。
- 推指定上下
  - 下
    - 推而上之，上而不下，腰足清也。
    - 推而外之，内而不外，有心腹积也。
  - 上
    - 推而下之，下而不上，头项痛也。
    - 推而内之，外而不内，身有热也。

【临床应用】

一、诊法常以平旦为最佳时刻的精神实质及指导意义

文中论述以“平旦”为诊察疾病的最佳时间，是有其理论根据和实践意义的。一日之中，人的动静、饮食等对人的气血动行及变化是有影响作用的，这一点不能忽视。对此，历代医家十分重视并有所阐述，如滑伯仁《诊家枢要》说：“平旦未劳

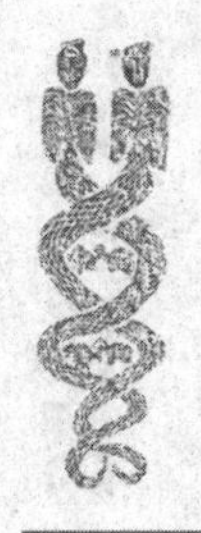

于事，是以阴气未扰动，阳气未耗散。”张志聪也说：“夫饮食入胃，淫精于脉，脉气流经，经脉盛则络脉虚，是以饮食未进则经络调匀，血气未乱，故可诊有过之脉。”不仅切脉如此，望、闻、问诊亦是一样的。但从诊法以平旦为最佳时间的精神实质来讲，还在于要求病者在诊病之前能保持安静，气血和平，使四诊所收集的资料比较真实。为此，医生应该根据原文，注意在诊察病人之前，让其有所休息即可，不可拘于“平旦”。正如汪机所言：“若遇有病，皆随时皆可以诊，不必以平旦为拘也。”李潆在他的《身经通考》中提出诊脉以平旦为最佳时间的同时，也指出：“人醉莫与诊视，自醉莫诊视他人，或乘车走马，必待宁息，方与诊视。”

另外，还需要提出的是，由于理解本篇“诊法”二字所包括的范围不同，所以有的医家认为“诊法常以平旦”仅指诊脉而言，我们觉得临床诊察疾病常以“四诊合参”为宜，不可能平旦诊脉，中午察色，况且病者的神色、病症等也在休息之后，表现较为真实，故本篇所云“诊法”似应指四诊为妥，即指在清晨诊察病人，所得病情较为真实。

二、头为精明之府的意义

“精明之府”可理解为脑。近代有人论述脑的功能时，提出明代李时珍首创“脑为元神之府”。然本篇所提的“头者精明之府”，就明确指出脑与精神活动的关系，说明《内经》对脑已有认识。由于《内经》的理论体系是突出五脏，所以对脑功能的认识只能从五脏着眼，例如把现在人们对脑的认识，都统主于心，分属于五脏，提出五脏藏神，还有“十一脏取决于胆”的理论，都是从神的角度论述的。这是受历史条件所限的结果。但把“脑”作为人体最高主宰的观点，远在两千年之前就有这样的认识，是难能可贵的。后世论脑只是在此基础上的发展而已。

三、五脏为身之强的意义

《素问吴注》把“藏”改为“府”，认为是“五府者，身之强也”，日人丹波元简也同意这种看法。单从本段文字看，改“藏”为“府”，正与下文的“五府”相应，有一定的道理，但此说似是而非。我们不同意此种看法的理由是：从二段文字联系起来看，上一段谈五脏主内，下一段谈五脏主外。从本段文字看，也显然是指五脏为形体健壮的根本，如指“五府”而言，“五府”的根本又何在呢？岂不成了无源之水，无本之木了吗？又怎样能通过“五府”去测知五脏的盛衰呢？因此，在学习原文，阅读注解时，应注意全面分析，以达到正确理解《内经》原义之目的。

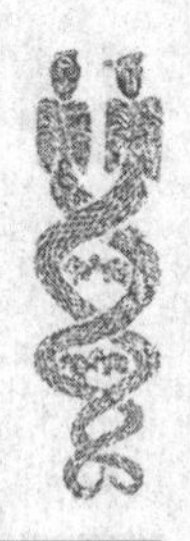

四、脉应四时阴阳的临床意义

本篇从人与自然界密切相关这一整体观念出发，阐述了人体正常的脉象，随四时阴阳的更迭，而有适应性的变化。如“天地之变，阴阳之应……四变之动，脉与之上下，以春应中规，夏应中矩，秋应中衡，冬应中权。”“春日浮，如鱼之游在波；夏日在肤，泛泛乎万物有余；秋日下肤，蛰虫将去；冬日在骨，蛰虫周密，君子居室。”这种脉随阴阳四时趋表趋里的现象，皆属平脉。掌握这种变化，对我们临床全面分析判断所出现的脉象与疾病的关系，则有很大帮助。

原文说：“天地之变，阴阳之应，彼春之暖，为夏之暑，彼秋之忿，为冬之怒。四变之动，脉与之上，以春应中规，夏应中矩，秋应中衡，冬应中权。”这段文字主要是从人与自然界密切相关的理论出发，论述人体的脉象与四时气候变化的关系。上文之暖、暑、忿、怒均是形容相应季节的气候特征，其中的忿和怒是分别表示秋凉肃杀之势和冬季阴寒气候的特征。

人生存于自然之中，就必然受气候变化的影响，规、矩、权、衡就表示脉搏在不同季节中，随气候变化所表现的脉象特点。“中”有相合之义。规，是古代校正圆的工具。“春应中规”是用圆来比喻春季有相应圆滑流畅的脉象。张介宾注释说：“规者，所以为圆之器。春气发生，圆活而动，故应中规。而人脉应中，所以圆滑之”。矩，是古代校正方形的工具。“夏应中矩”是用方正而盛的矩来比喻夏季脉象相应洪盛的特征。马莳注释说：“矩者所以为方正之器也。夏脉洪大滑数，如矩之象，方正而盛，故曰夏应中矩也。”衡，古代测量平衡的器具，“秋应中衡”，是用衡器来比喻秋季脉象相应地有轻平虚之象。张介宾注：“衡，平也，秤衡也。”马莳说：“秋脉浮毛，轻濇而散如衡之象，其取在平，故曰秋应中衡也”。权，是古代计量的器具，也称秤锤，“冬应中权”，是指冬季的脉象有如权具之下垂，相应地有沉伏的特征。高士宗说：“冬时天气闭藏，脉应沉石深重，则下沉而中权之度矣”。可见，规矩衡权四字，是古人用形象比喻的手法，描写四时脉象的变化特征。

该语的意义有三：一是通过脉应四时变化来论述人与自然密切相关的整体思想，提示我们诊脉治病，要结合气候特点分析病情，要因时制宜；其二，反映《内经》作者力争对脉搏的描述形象化、具体化，于是用规矩权衡这些人们生活中的常用物品，通过比喻手法，使人们对四时脉象变化有一客观事物可比，以加深认识和理解。但也不可拘泥于所比之物，如姚止庵说：“四时迭换，脉象应之，若规矩权衡之有不同也。四字不得太泥”；其三，此处的规矩衡权，与下文的“春日浮，如鱼之游在波；夏日在肤，泛泛乎万物有余；秋日下肤，蛰虫将去；冬日在骨，蛰虫周密，君子居室”的精神是一致的，但规矩衡权只是言其大概特征，而下文之“浮”“在肤”“下肤”“在骨”则是进一步对脉象显现部位及体象特征的精细描述。理解该语时还应把《素问·平人气象论》篇中之“春弦，夏钩，秋毛，冬石”结合在一起。

平人气象论第十八

【要点解析】

一、说明正常人的脉息至数及从至数的变化诊断疾病。

二、说明脉来应有胃气，有胃气的为平脉，胃气少的为病脉，无胃气的为死脉。而人体与天地、四时相应，故具体指出四时五脏的平脉、病脉、死脉的脉象。

三、叙述了胃之大络“虚里”在切诊上的价值。

四、提出多种疾病的脉象和诊察方法，并举水肿、黄疸的特征，以及妊娠的脉象等。

【内经原典】

黄帝问曰：平人何如？岐伯对曰：人一呼脉再动，一吸脉亦再动，呼吸定息脉五动，闰以太息，命曰平人。平人者，不病也。常以不病调病人，医不病，故为病人平息以调之为法。人一呼脉一动，一吸脉一动，曰少气。人一呼脉三动，一吸脉三动而躁[①]，尺热[②]曰病温，尺不热脉滑曰病风，脉涩曰痹。人一呼脉四动以上曰死，脉绝不至曰死，乍疏乍数曰死。平人之常气禀于胃，胃者平人之常气也。人无胃气曰逆，逆者死。

春胃微弦曰平，弦多胃少曰肝病，但弦无胃曰死，胃而有毛曰秋病，毛甚曰今病。藏真[③]散于肝，肝藏筋膜之气也。夏胃微钩曰平，钩多胃少曰心病，但钩无胃曰死，胃而有石曰冬病，石甚曰今病。藏真通于心，心藏血脉之气也。长夏胃微软弱曰平，弱多胃少曰脾病，但代无胃曰死，软弱有石曰冬病，弱甚曰今病。藏真濡于脾，脾藏肌肉之气也。秋胃微毛曰平，毛多胃少曰肺病，但毛无胃曰死，毛而有弦曰春病，弦甚曰今病。藏真高于肺，以行荣卫阴阳也。冬胃微石曰平，石多胃少曰肾病，但石无胃曰死，石而有钩曰夏病，钩甚曰今病。藏真下于肾，肾藏骨髓之气也。

胃之大络，名曰虚里[④]，贯鬲络肺，出于左乳下，其动应衣，脉宗气也。盛喘数绝者，则病在中；结而横，有积矣；绝不至，曰死。乳之下，其动应衣，宗气泄也。欲知寸口太过与不及，寸口之脉中手短者，曰头痛。寸口脉中手长者，曰足胫痛。寸口脉中手促上击者，曰肩背痛。寸口脉沉而坚者，曰病在中。寸口脉浮而盛者，曰病在外。寸口脉沉而弱，曰寒热及疝瘕少腹痛。寸口脉沉而横，曰胁下有积，腹中有横积痛。寸口脉沉而喘，曰寒热。脉盛滑坚者，曰病在外。脉小实而坚者，曰病在内。脉小弱以涩，谓之久病。脉滑浮而疾者，谓之新病。脉急者，曰疝瘕少腹痛。脉滑曰风。脉涩曰痹。缓而滑曰热中。盛而紧曰胀。

脉从阴阳,病易已;脉逆阴阳,病难已。脉得四时之顺,曰病无他;脉反四时及不间藏,曰难已。臂多青脉,曰脱血。尺脉缓涩,谓之解㑊[5]。安卧脉盛,谓之脱血。尺涩脉滑,谓之多汗。尺寒脉细,谓之后泄。脉尺粗常热者,谓之热中。肝见庚辛死,心见壬癸死,脾见甲乙死,肺见丙丁死,肾见戊己死,是谓真藏[6]见皆死。颈脉[7]动喘疾咳,曰水。目裹微肿如卧蚕起之状,曰水。溺黄赤安卧者,黄疸。已食如饥者,胃疸。面肿曰风,足胫肿曰水。目黄者曰黄疸。妇人手少阴脉动甚者,妊子也。脉有逆从四时,未有藏形,春夏而脉瘦,秋冬而脉浮大,命曰逆四时也。风热而脉静,泄而脱血脉实,病在中脉虚,病在外脉涩坚者,皆难治,命曰反四时也。人以水谷为本,故人绝水谷则死,脉无胃气亦死。所谓无胃气者,但得真藏脉,不得胃气也。所谓脉不得胃气者,肝不弦肾不石也。太阳脉至,洪大以长;少阳脉至,乍数乍疏,乍短乍长;阳明脉至,浮大而短。

夫平心脉来,累累如连珠,如循琅玕,曰心平,夏以胃气为本。病心脉来,喘喘连属,其中微曲,曰心病。死心脉来,前曲后居,如操带钩,曰心死。平肺脉来,厌厌聂聂,如落榆荚,曰肺平,秋以胃气为本。病肺脉来,不上不下,如循鸡羽,曰肺病,死肺脉来,如物之浮,如风吹毛,曰肺死。平肝脉来,软弱招招,如揭长竿末梢,曰肝平,春以胃气为本。病肝脉来,盈实而滑,如循长竿,曰肝病。死肝脉来,急益劲[8],如新张弓弦,曰肝死。平脾脉来,和柔相离,如鸡践地,曰脾平,长夏以胃气为本。病脾脉来,实而盈数,如鸡举足,曰脾病。死脾脉来,锐坚如乌之喙,如鸟之距,如屋之漏,如水之流,曰脾死。平肾脉来,喘喘累累如钩,按之而坚,曰肾平,冬以胃气为本。病肾脉来,如引葛,按之益坚,曰肾病。死肾脉来,发如夺索,辟辟如弹石[9],曰肾死。

【难点注释】

①躁:指脉搏躁动不宁。
②尺热:尺肤部发热。
③藏真:脏腑的真元之气。
④虚里:左乳之下,心尖搏动处。
⑤解㑊:指倦怠懒言的病症。
⑥真藏:指真脏脉,即无胃气的脉象。
⑦颈脉:结喉两旁足阳明胃经的人迎脉。
⑧急益劲:指脉搏弦硬劲急。
⑨辟辟如弹石:形容脉搏短促而坚硬。

【白话精译】

黄帝问道:正常人的脉象是怎样的呢?岐伯回答说:人一呼脉跳动两次,一吸脉也跳动两次，呼吸之余，是为定息，若一息脉跳动五次，是因为有时呼吸较长以尽脉跳余数的缘故，这是平人的脉象。平人就是无病之人，通常以无病之人的呼吸为标准，来测候病人的呼吸至数及脉跳次数，医生无病，就可以用自己的呼吸来计算病人脉搏的至数，这是诊脉的法则。如果一呼与一吸，脉各跳动一次，是正气衰少，叫作少气。如果一呼一吸脉各跳动三次而且急疾，尺之皮肤发热，乃是温病的表现；如尺肤不热，脉象滑，乃为感受风邪而发生的病变；如脉象涩，是为痹症。人一呼一吸脉跳动八次以上是精气衰夺的死脉；脉气断绝不至，亦是死脉；脉来忽迟忽数，为气血已乱，亦是死脉。

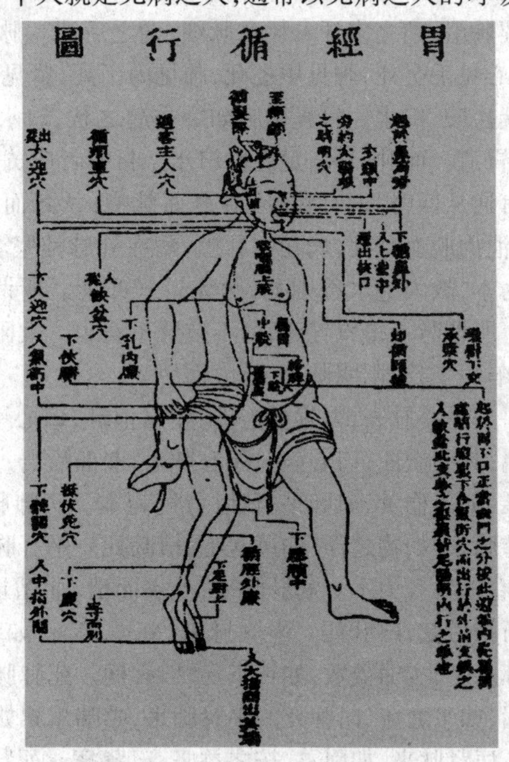

《刺灸心法要诀》中的胃经循行图

健康人的正气来源于胃，胃为水谷之海，乃人体气血生化之源，所以胃气为健康人之常气，人若没有胃气，就是危险的现象，甚者可造成死亡。

春天有胃气的脉应该是弦而柔和的微弦脉，乃是无病之平脉；如果弦象很明显而缺少柔和之胃气，为肝脏有病；脉见纯弦而无柔和之象的真脏脉，主死；若虽有胃气而兼见轻虚以浮的毛脉，是春见秋脉，故预测其到了秋天就要生病，如毛脉太甚，则木被金伤，现时就会发病。肝旺于春，春天脏真之气散于肝，以养筋膜，故肝藏筋膜之气。夏天有胃气的脉应该是钩而柔和的微钩脉，乃是无病之平脉；如果钩象很明显而缺少柔和之胃气，为心脏有病；脉见纯钩而无柔和之象的真脏脉，主死；若虽有胃气而兼见沉象的石脉，是夏见冬脉，故预测其到了冬天就要生病；如石脉太甚，则火被水伤，现时就会发病。心旺于夏，故夏天脏真之气通于心，心主血脉，而心之所藏则是血脉之气。长夏有胃气的脉应该是微软弱的脉，乃是无病之平脉，如果弱甚无力而缺少柔和之胃气，为脾脏有病；如果见无胃气的代脉，主死；若软弱脉中兼见沉石，是长夏见冬脉，这是火土气衰而水反侮的现象，故预测其到了冬天就要生病；如弱火甚，现时就会发病。脾旺于长夏，故长夏脏真之气濡养于脾，脾主肌肉，故脾藏肌肉之气。秋天有胃气的脉应该是轻虚以浮而柔和的微毛脉，乃是无病之平脉；如果是脉见轻虚以浮而缺少柔和之胃气，为肺脏有病；如见纯毛脉而无胃气的真脏脉,就要死亡;若毛脉中兼见弦象,这是金气衰而木反侮的现象,故预测其到了春天就要生病;如弦脉太甚,现时就会发病。肺旺于秋而居上焦,故秋季脏真之气上藏于肺,肺主气而朝百脉,营行脉中,卫行脉外,皆自肺宣布,故肺主运行营卫阴阳之气。冬天有胃气的脉应该是沉石而柔和的微石脉,乃是无病之平脉;如果脉见沉石而缺少柔和的胃气,为肾脏有病;如脉见纯石而不柔和的真脏脉,主死;若沉石脉中兼见钩脉,是水气衰而火反侮的现象,故预测其到了夏天就要生病;如钩脉太甚,现时就会发病。肾旺于冬而居人体的下焦,冬天脏真之气下藏于肾,肾主骨,故肾藏骨髓之气。

胃经的大络,名叫虚里,其络从胃贯膈而上络于肺,其脉出现于左乳下,搏动时手可以感觉得到,这是积于胸中的宗气鼓舞其脉跳动的结果。如果虚里脉搏动急数而兼有短时中断之象,这是中气不守的现象,是病在膻中的症候;如脉来迟而有歇止兼见长而坚位置横移的主有积滞,如脉断绝而不至,主死。如果虚里跳动甚剧而外见于衣,这是宗气失藏而外泄的现象。

切脉要知道寸口脉的太过和不及。寸口脉象应指而短,主头痛。寸口脉应指而长,主足胫痛。寸口脉应指急促而有力,上搏指下,主肩背痛。寸口脉沉而坚硬,主病在内。寸口脉浮而盛大,主病在外。寸口脉沉而弱,主寒热、疝瘕少腹疼痛。寸口脉沉而横居,主胁下有积病,或腹中有横积而疼痛。寸口脉沉而急促,主病寒热。脉盛大滑而坚,主病在外。脉小实而坚,主病在内。脉小弱而涩,是为久病。脉来滑利浮而疾数,是为新病。脉来紧急,主疝瘕少腹疼痛。脉来滑利,主病风。脉来涩滞,主痹症。脉来缓而滑利,为脾胃有热,主病热中。脉来盛紧,为寒气痞满,主胀病。脉与病之阴阳相一致,如阳病见阳脉,阴病见阴脉,病易愈;脉与病之阴阳相反,如阳病见阴脉,阴病见阳脉,病难愈。脉与四时相应为顺,如春弦、夏钩、秋毛、冬石,即使患病,亦无什么危险;如脉与四时相反,及不间脏而传变的,病难愈。臂多青脉,乃血少脉空,由于失血。尺肤缓而脉来涩,主气血不足,多为倦怠懈惰,但欲安卧。尺肤发热而脉象盛大,是火盛于内,主脱血。尺肤涩而脉象滑,阳气有余于内,故为多汗。尺肤寒而脉象细,阴寒之气盛于内,故为泄泻。脉见粗大而尺肤常热的,阳盛于内,为热中。

肝的真脏脉出现,至庚辛日死;心的真脏脉出现,至壬癸日死;脾的真脏脉出现,至甲乙日死;肺的真脏脉出现,至丙丁日死;肾的真脏脉出现,至戊已日死。这是说的真脏脉见,均主死亡。

颈部之脉搏动甚,且气喘咳嗽,主水病。眼睑浮肿如卧蚕之状,也是水病。小便颜色黄赤,而且嗜卧,是黄疸病。饮食后很快又觉得饥饿,是胃疸痛。风为阳邪,上先受之,面部浮肿,为风邪引起的风水病。水湿为阴邪,下先受之,足胫肿,是水湿引起的水肿病。眼白睛发黄,是黄疸病。妇人手少阴心脉搏动明显,是怀孕的征象。

脉与四时有相适应，也有不相适应的，如果脉搏不见本脏脉的正常脉象，春夏而不见弦、洪，而反见沉、涩；秋冬而不见毛、石，而反见浮大，这都是与四时相反的脉象。风热为阳邪，脉应浮大，今反沉静；泄利脱血，津血受伤，脉应虚细，今反实大；病在内，脉应有力，乃正气尚盛足以抗邪，今反脉虚；病在外，脉应浮滑，乃邪气仍在于表，今反见脉濇坚，脉症相反，都是难治之病，这就叫作“反四时”。

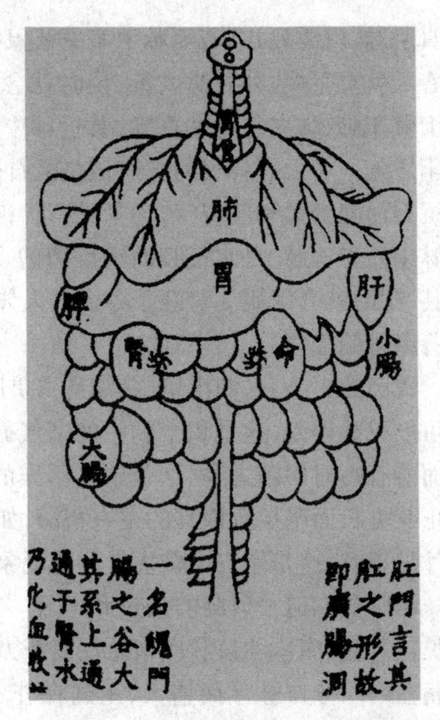

明代汪机《医学原理》中的伏人脏图

人依靠水谷的营养而生存，所以人断绝水谷后，就要死亡；胃气化生于水谷，如脉无胃气也要死亡。所谓无胃气的脉，就是单见真脏脉，而不见柔和的胃气脉。所谓不得胃气的脉，就是肝脉见不到微弦脉，肾脉见不到微石脉等。

太阳主时，脉来洪大而长；少阳主时，脉来不定，忽快急慢，忽长忽短；阳明主时，脉来浮大而短。

正常的心脉来时，圆润像珠子一样，相贯而至，又像安抚琅玕美玉一样的柔滑，这是心脏的平脉。夏天以胃气为本，脉当柔和而微钩。如果脉来时，喘急促，连串急数之中，带有微曲之象，这是心的病脉。将死的心脉来时，脉前曲回，后则端直，如摸到革带之钩一样的坚硬，全无和缓之意，这是心的死脉。

正常的肺脉来时，轻虚而浮，像榆荚下落一样的轻浮和缓，这是肺的平脉。秋天以胃气为本，脉当柔和而微毛。有病的肺脉来时，不上不下，如抚摩鸡毛一样，这是肺的病脉。将死的肺脉来时，轻浮而无根，如物之飘浮，如风吹毛一样，飘忽不定，散动无根，这是肺的死脉。

正常的肝脉来时，柔软而弦长，如长竿之末梢一样的柔软摆动，这是肝的平脉。春天以胃气为本，脉当柔和而微弦。有病的肝脉来时，弦长硬满而滑利，如以手摸长竿一样的长而不软，这是肝的病脉。将死的肝脉来时，弦急而坚劲，如新张弓弦一样紧绷而强劲，这是肝的死脉。

正常的脾脉来时，从容和缓，至数匀净分明，好像鸡足缓缓落地一样地轻缓而从容不迫，这是脾的平脉。长夏以胃气为本，脉当和缓。有病的脾脉来时，充实硬满而急数，如鸡举足一样急疾，这是脾的病脉。将死的脾脉来时，或锐坚而无柔和之气，如鸟之嘴，鸟之爪那样坚硬而锐，或时动复止而无规律；或脉去而不至，如屋之漏水点滴无伦,或如水之流逝,去而不返,这是脾的死脉。

正常的肾脉来时,沉石滑利连续不断而又有曲回之象,按之坚实,有如心之钩脉,这是肾的平脉。冬天以胃气为本,脉当柔软而微石。有病的肾脉来时,坚搏牵连如牵引葛藤一样,愈按愈坚硬,这是肾的病脉。将死的肾脉来时,像夺索一般,长而坚硬劲急,或坚实如以指弹石,这是肾的死脉。

【专家评鉴】

本篇首论诊脉的要求。提出医生诊脉要"知常达变",先掌握常人的脉象特征,以常衡变。认为常人脉象特征是:脉率为一息 4~5 次,节律整齐,有胃气,并以此起论,阐述了有关问题。

一、以常衡变,辨平脉、病脉、死脉

知常达变、"以不病调病人"、判断辨别病脉与死脉,是本篇提出的诊脉基本原则。

计算脉搏的至数,必须要以一定的时间为标准。安静状态下,健康人的脉率与呼吸的比率基本固定。文中所说的:"呼吸定息脉五动",以及《难经 · 十四难》所说的"脉来一呼再至,一吸再至,不大不小曰平",同目前所说的呼吸与脉搏比率为 1∶4 或 5 基本一致。掌握了正常人的脉搏变化,就可以知常达变,判断病人的脉象,进而推断病人体内的气血盛衰、病情的轻重以及预后的好坏。

二、脉诊与尺肤诊合参,综合分析病情

本篇虽然主要论述脉,通过脉率来辨别常变及预后,但并不拘泥于诊脉一法,而是把诊脉与诊尺肤结合,全面分析病情。兹将文中涉及的脉诊与尺肤诊合参的资料归纳如下表。

表 18-1　脉诊与尺肤诊合参表

脉象	脉　率	兼脉	尺肤温度	病症	预后
病脉	迟:一呼脉一动,一吸脉一动			少气	预后佳
	数:一呼脉三动,一吸脉三动	躁	热	温病	预后佳
		滑	不热	风病	
	涩		不热	痹病	
死脉	疾:一呼脉动四至以上				预后不良
	促:乍疏乍数				
	绝:脉绝不至				

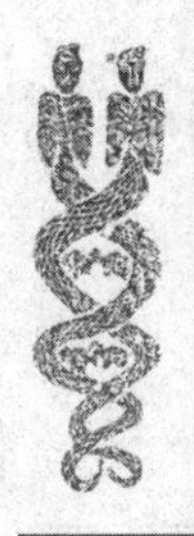

三、脉以胃气为本

“胃者平人之常气也，人无胃气曰逆，逆者死。”强调了脉以胃气为本的观点。本篇讨论五脏四时的平脉、病脉和死脉，鉴别的关键在于脉象有无胃气以及胃气的多少，从而肯定了“脉以胃气为本”的重要意义。详见表18-2。

表18-2　五脏四时脉象鉴别表

五脏	五时	平脉	病脉	死脉	兼脉与发病
肝脉	春	春胃微弦（弦）	弦多胃少	但弦无胃	毛甚——今病 胃而有毛——秋病
心脉	夏	夏胃微钩（洪）	钩多胃少	但钩无胃	石甚——今病 胃而有石——冬病
脾脉	长夏	长夏胃微软而弱（缓）	弱多胃少	但代无胃	弱甚——今病 软弱有石——冬病
肺脉	秋	秋胃微毛（浮）	毛多胃少	但毛无胃	弦甚——今病 毛而有弦——春病
肾脉	冬	冬胃微石（沉）	石多胃少	但石无胃	钩甚——今病 石而有钩——夏病

从表18-2可以看出，各脏在所主时令的平脉，均以“胃气”为主兼见本脏之脉，如肝之平脉“春胃微弦”，心之平脉“夏胃微钩”等。各脏的病脉则以本脏之脉为主而少有平和从容的有胃之脉，如肝之病脉为“弦多胃少”；心之病脉为“钩多胃少”等。各脏的死脉，则是毫无胃气之脉。如肝之死脉为“但弦无胃”，心之死脉为“但钩无胃”等。至于其发病规律，并非全按五行生克规律进行，这就提示我们不可拘泥于五行生克乘侮规律。

四、虚里诊

虚里，是足阳明胃经的又一大络，不包括在十五络之内，循行部位是“贯膈络肺，出于左乳下。”大络的命名常以所注的穴位名称而定名，所以虚里就指心尖搏动处。

“脉宗气”即指脉气之宗，就是指全身之脉气皆起于虚里。因此，从虚里的搏动状态就可以了解全身脉气的盛衰，测知内脏的生理和病理。虚里是胃之大络，因此，虚里的搏动状态还可反映胃气的盛衰。文中没有直接谈病势如何，而言虚里搏动及脉宗气的四种变化：其一，虚里搏动“盛喘数绝”，是说心尖搏动急速并且频有间歇，这种搏动状态反映胸中的心肺有疾；其二，虚里搏动“结而横”，是说其搏动较慢而有力，偶有不规则的间歇，说明内有积聚；其三，若虚里搏动“绝不至”（跳动中断，绝而不复），预后差。其四，搏动剧烈，“其动应衣”，是宗气大泄之症，预后亦差。

五、寸口诊

继虚里诊法之后，文中又讨论了寸口脉的大、小、短、长、浮、沉、滑、涩，以辨别不同部位、不同性质的疾病，且以此推断预后的好坏。

（一）辨病位、病因、病情、病症

不同部位、不同性质的病症必然会有不同的脉象表现，不同的疾病有其各自独有的特征反映于体表和寸口，这种通过体表的特征来研究内脏病症的方法，就是中医辨识疾病的基本方法。

1.辨病位（见表18-3）

表18-3　辨病位表

脉象	病机	病症	病位
短（中手短）	张介宾："脉短于下，邪长于上"	头痛	在上
长（中手长）	高士宗："长者气盛，邪盛于下"	足胫痛	在下
浮（浮而盛）	王冰："浮盛为阳，故病在外"		在外
沉坚（沉而坚）	王冰："沉坚为阴，故病在中"		在中

2.辨病因（见表18-4）

表18-4　辨病因表

脉象	病机	病因
滑	王冰："滑为阳，阳受病则为风"	风
沉　疾（沉而喘）	里热较盛	热
弱（沉而弱）	阴邪直入厥阴，故为疝瘕	寒

3.辨病情（见表18-5）

表18-5　辨病情表

脉象	病机	病情
浮、滑、数（滑而浮疾）	王冰："滑浮为阳足，脉急为气全，阳足气全，故云新浅之病也"	新病
涩、弱（小弱以涩）	王冰："小为气虚，涩为无血，血气虚弱，故云久远之病也"	久病

4.辨病症(见表18-6)

表18-6 辨病症表

脉象	病机	病症
涩	张志聪:"风寒湿邪,皆能为痹,或在于肉筋骨之间,或内舍于五脏六腑,故痹病于外内之间者,其脉主濇也"	痹病
缓 (缓而滑)	缓脉为脾之主脉,滑脉为阳,主热盛 缓而滑为中焦有热,故曰"热中"	热中
紧 (盛而紧)	盛者大也,为邪盛,紧脉为寒邪收引所致。 寒邪伤于中,气机不利	胀

(二)辨脉的顺逆,判断病的预后

脉的顺逆包括两部分内容:一是指寸口出现的脉象与产生该脉病症的顺逆,脉症一致者为顺,预后较好,故为"病易已"。如果脉症相矛盾者为逆,预后差,故为"病难已"。文中所列的顺症叫"脉从阴阳",即阳病见阳脉,阴病见阴脉,预后好。逆症叫"脉逆阴阳",即阳病见阴脉,阴病见阳脉。如"风热脉静""泄而脱血脉实""病在中脉虚""病在外脉涩坚"等,预后差,所以叫"病难已",治疗较困难,故为"皆难治"。二是寸口脉与产生该脉的季节的顺逆。如果脉与四时一致者为顺,这就是马莳所说的:"春病得弦脉,夏病得钩脉,秋病得毛脉,长夏病得缓脉,冬病得石脉。"顺者预后好,没有什么危险,故"曰病无他"。如果脉反四时者称为"逆"。脉与四时相逆也有一定的规律,若按五行相克顺序出现者称为"逆",如马莳:"若脉反四时则春得涩脉,夏得石脉,长夏得弦脉,秋得钩脉,冬得缓脉,是谓反四时者也。"这就是原文所讲的"不问脏曰难已"。张介宾指"不问脏"为"相克而传"即指此。综上所述,以寸口脉的变化,不但可以辨别病变部位、病的新久、病变的性质,还可通过脉的顺逆推断预后,此正与"气口成寸,以决死生"的观点一致。

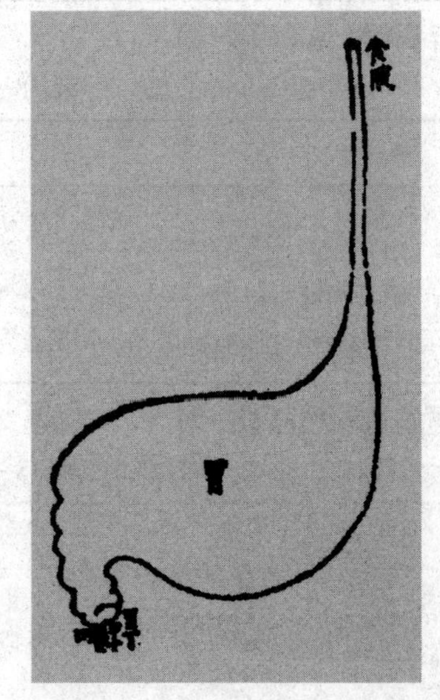

明代高武《针灸聚英》脏腑图之胃图

六、辨水肿、黄疸

从字面上看,关于水肿、黄疸病的辨证问题,似乎与本篇精神不符,因通篇都是根据脉象变化来判断病情的，唯独此处只言证而不言脉，只要与《灵枢·论疾诊尺》的内容加以比较就可看出，本篇虽以脉论病，而此段则是通过论病以推断其脉。

七、人以水谷为本，脉以胃气为本

文中突出了人的生命活动是依赖水谷之精微而生存，脉象应以胃气为根本。如果没有胃气的脉象，就是真脏脉，也就是各脏的死脉。文中通过人的生命—水谷精气—胃气—脉象之间的关系，进一步突出胃气的有无及多少在脉诊中的意义。

八、四时五脏的平、病、死脉

古人用日常生活中的常见事物比喻四时五脏的平、病、死脉，力争使脉体形象化、具体化，并仍贯穿脉以胃气为本的思想。见表18-7。

表18-7　五脏四时之平、病、死脉鉴别表

四时	五脏	脉象与胃气关系	平脉 有胃气	病脉 少胃气	死脉 无胃气
夏	心		累累连珠，如循琅玕	喘喘连属，其中微曲，曰心病	前曲后居，如操带钩，曰心死
秋	肺		厌厌聂聂，如落榆荚	不上不下，如循鸡羽，曰肺病	如物之浮，如风吹毛，曰肺死
冬	肾		喘喘累累如钩，按之而坚	如引葛，按之益坚，曰肾病	发如夺索，辟辟如弹石，曰肾死
春	肝		耎弱招招，如揭长竿末梢	盈实而滑，如循长竿，曰肝病	急益劲，如新张弓弦，曰肝死
长夏	脾		和柔相离，如鸡践地	实而盈数，如鸡举足，曰脾病	如乌之喙，如鸟之距，如屋之漏，如水之流，曰脾死

【临床应用】

一、关于胃气的问题

本节提到“胃”，主要是指脉象的“胃气”。何以知脉有胃气以及脉之胃气的多少？《素问·玉机真藏论》说：“脉弱以滑，是有胃气。”此处之“弱”是和缓之意，滑指脉来流利。《灵枢·终始》也说：“谷气来也徐而和。”此处的“谷气”即指脉之胃气。所以张介宾解释说：“大都脉代时，宜无太过，无不及，自有一种雍容和缓之状者，便是有胃气之脉。”因此可以说，凡脉来和缓均匀、不浮不沉、不大不小、不疾不徐、不长不短、应手柔和有力、来去节律规整之脉，便是有胃气之脉。目前人们认为平人之脉不但要有“胃气”，而且还要具备“有神”“有根”的特点。实际上脉的胃、神、根仍然是在“脉以胃气为本”“有胃则生”“无胃则逆，逆则死”的基础上发展起

来的。

原文说:“平人之常气禀于胃,胃者平人之常气也,人无胃气曰逆,逆者死。”胃,即胃气。胃气含义有五:其一,泛指脾胃的消化功能。人身所需的营养物质主要来源于脾胃所消化的饮食物。《灵枢·五味》篇说:“五藏六府皆禀气于胃”,所以有“人以胃气为本”之说,正因为胃气在人体有特殊的重要作用,故历代医家在治疗疾病时都非常重视保“胃气”。“有胃气则生,无胃气则死”就是在此基础上提出的。其二,是指脉的胃气,即脉象表现出不浮不沉、不疾不徐、从容和缓、节律整齐,便是脉有胃气。如《素问·玉机真藏论》说:“脉弱以滑,是有胃气。”《灵枢·终始》篇也说:“邪气来也紧而疾,谷气来也徐而和。”所以张介宾说:“自有一种雍容和缓之状者,便是有胃气之脉”,此处就是指这一含义。其三,指舌苔形成的物质基础。其四。指维持胃进行消化的精微物质。其五,指色的胃气,即指隐约微黄、含蓄不露之肤色为色有胃气。所谓“常气”,就是正常的脉气,即有胃气的正常脉象。由于人体生命活动是以胃气为根本,脉象变化亦然。所以原文说:“胃者,平人之常气也。”这是说胃气是正常人脉象的根本。因此,病人如果出现无胃气之脉象,疾病的预后就差。在本篇中论述五脏四时的平脉、病脉、死脉,均是以脉之胃气为衡量标准,认为有胃气即平脉,为正常之脉;脉的胃气不充足叫“胃少”,即病脉;无胃气之脉便是各脏的死脉。这就是脉之胃气有无及多少在脉诊中的具体运用。

二、关于“藏真”的问题

对藏真的解释各家意见不一。有的认为藏真就是各脏所藏的“神”,如张志聪就说:“藏真者,真藏所藏之神也。”也有人认为是各脏原有的真气,如马莳说:“肝藏本有真气,惟春时发于肝……”但从原文“平人之常气禀于胃,胃者平人之常气也”句以及“藏真散于肝”,“藏真通于心”等原文看,这里的“藏真”当指禀于“胃气”而化生的真气,所以把无胃气的脉称作“真藏脉”。这也与《灵枢·刺节真邪》:“真气者,所受于天,与谷气并而充身者也”的精神相符,二者均在于突出真气的重要意义。

三、关于虚里诊法的问题

《内经》中论及虚里诊法的内容仅见于本篇,从虚里诊的具体部位,与脉宗气的关系,从虚里搏动情况判断病情的轻重预后等做了全面的论述。尽管这一古老的诊断方法在目前中医诊断学上很少提及,但其在临床上的价值是不能忽视的,因此,在诊法中应当予以重视。

四、关于妊娠脉的问题

妊娠脉的问题,文中仅说:“妇人手少阴脉动甚者,妊子也。”与《灵枢·论疾诊尺》中"女子手少阴脉动甚者妊子"同。历代注家意见不一,王冰谓"掌后陷者中,当小指动而应手者是也。"指手少阴神门穴处的搏动。张志聪认为两手尺部以候少阴。张氏意见可从,这与《素问·阴阳别论》所说的"阴搏阳别,谓之有子"的精神一致。关前为阳以候心,关后为阴以候肾。搏,即跳动有力之意。一般认为尺部脉象滑利有力是妊娠的脉候。但这与孕妇体质的强弱和怀孕次数有一定关系,初孕体质强壮者,孕脉特征表现明显,多育及体质差者,孕脉特征就不那么明显。按神门穴在临床少用,但有些中医老前辈在这方面颇有心得,这是应当注意研究的。至于张志聪等人所说的:"左手少阴肾脉动甚者,当妊子,以左男而右女"的说法,为目前少数医者所赞许。

总之,以脉辨妊娠在临床上有其一定价值。因为妊娠期间机体有效循环血量显著地增加,超过正常血液总量的33%以上,此时心脏的收缩力量显著加强,每次搏出量增加,因而脉搏就相应地有力流畅,可见,古人这种凭脉辨妊娠的方法有其一定生理基础。在运用这一诊脉方法时,还需结合其月经史以及有关情况,才能做出准确的判断。

五、关于五脏的平脉、病脉、死脉的体象问题

本篇叙述了四时五脏的平脉、病脉、死脉的体象,进一步突出了"脉以胃气为本"的观点,说明古人在长期临床实践中,已觉察到脉理变化的微妙所在,并从这些微妙之中测知体内气血的盛衰和病情的预后。由于"脉理精微,其体难辨……在心易了,指下难明"(《脉经》)。因此《内经》作者在此不厌其烦地用琅玕、榆荚、鸡羽、长竿、乌之喙、鸟之距等人们日常接触的事物进行细微的描述,力争使脉体形象化、具体化,这对后世脉学的发展有很大的影响。从王叔和的《脉经》,李时珍的《濒湖脉诀》,直至目前,仍然用比喻的方法探讨脉象,如怪脉中的虾游、屋漏、解索、弹石、鱼翔等均是如此。比喻终归是比喻,绝不是事物的本来面目,在学习和运用本节原文时,必须从这些形象化的比喻中去体会指下的脉搏变化,绝不可纠缠那些比附之物,否则只能曲解古人的原意,而且越学越糊涂。

玉机真脏论第十九

【要点解析】

一、四时五脏脉象的不同。是受着气候影响的缘故,也就是人体适应气候的表现。但由于病邪侵袭和正气虚实的变化,可以形成太过与不及的脉象,并举出了太过与不及的病症。

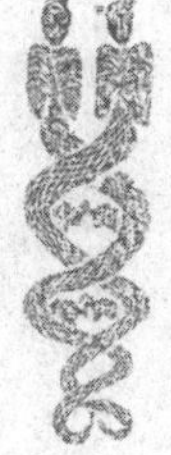

二、疾病的传变，有一定次序，但五志或猝发之病，与外感六淫的传变不同。

三、详细描写了真脏脉象。并根据真脏脉的出现，预决死期。同时又解释了真脏脉的出现，所以会导致死亡的道理。

四、临症要在病邪由浅入深的过程中。掌握及时治疗，否则病邪深入，不仅疗效不高，疾病发展，预后就不良。

五、诊断运用望、闻、问、切四诊，要从病人身上去体验，并要把气候的变迁和周围环境都结合起来分析。

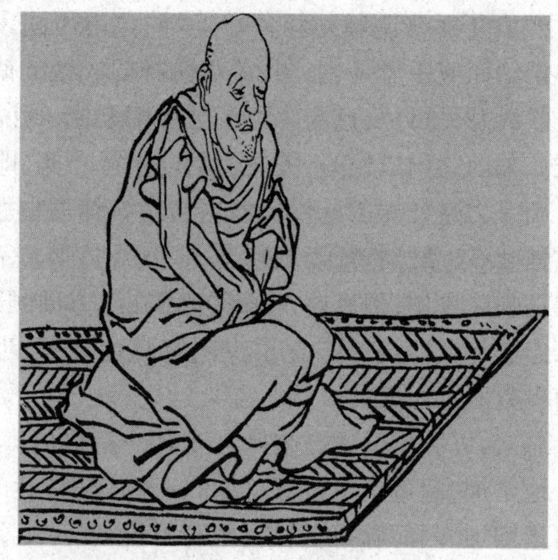

热病脉宜洪大而反静；泄泻脉应小而反大；脱血脉应虚而反实；病在中而脉不实坚；病在外而脉反实坚。这些都是症脉相反，皆为难治。

六、说明五虚、五实的症状和预后，并指出实者能够邪去，虚者胃气恢复，便能转危为安。

【内经原典】

黄帝问曰：春脉如弦，何如而弦？岐伯对曰：春脉者肝也，东方木也，万物之所以始生也。故其气来，软弱轻虚而滑，端直以长，故曰弦，反此者病。帝曰：何如而反？岐伯曰：其气来实而强，此谓太过[①]，病在外；其气来不实而微，此谓不及，病在中。帝曰：春脉太过与不及，其病皆何如？岐伯曰：太过则令人善忘，忽忽眩晕而癫疾；其不及则令人胸痛引背，下则两胁胠满。帝曰：善。夏脉如钩，何如而钩？岐伯曰：夏脉者心也，南方火也，万物之所以盛长也。故其气来盛去衰，故曰钩，反此者病。帝曰：何如而反？岐伯曰：其气来盛去亦盛，此谓太过，病在外；其气来不盛去反盛，此谓不及，病在中。帝曰：夏脉太过与不及，其病皆何如？岐伯曰：太过则令人身热而肤痛，为浸淫[②]；其不及则令人烦心，上见咳唾，下为气泄。帝曰：善。秋脉如浮，何如而浮？岐伯曰：秋脉者肺也，西方金也，万物之所以收成也。故其气来，轻虚以浮，来急去散，故曰浮，反此者病。帝曰：何如而反？岐伯曰：其气来，毛而中央坚，两旁虚，此谓太过，病在外；其气来，毛而微，此谓不及，病在中。帝曰：秋脉太过与不及，其病皆何如？岐伯曰：太过则令人逆气而背痛，愠愠然；其不及则令人喘，呼吸少气而咳，上气见血，下闻病音。帝曰：善。冬脉如营[③]，何如而营？岐伯曰：冬脉者肾也，北方水也，万物之所以合藏也。故其气来沉以搏，故曰营，反此者病。帝曰：何如而反？岐伯曰：其气来如弹石者，此谓太过，病在外；其去如数者，此谓不及，病在中。帝曰：冬脉太过与不及，其病皆何如？岐伯曰：太过则令人解㑊，脊脉痛而少气不欲言；其不及则令人心悬如病饥，䏚中清，脊中痛，少腹满，小便变。帝曰：善。帝曰：四时之序，逆从之变异也，然脾脉独何主？岐伯曰：脾脉者土也。孤藏以灌四傍[④]者也。帝曰：然则脾善恶，可得见之乎？岐伯曰：善者不可得见，恶者可见。帝曰：恶者何如可见？岐伯曰：其来如水之流者，此谓太过，病在外；如乌之喙者，此谓不及，病在中。帝曰：夫子言脾为孤藏，中央土以灌四傍，其太过与不及，其病皆何如？岐伯曰：太过则令人四支不举；其不及，则令人九窍不通，名曰重强。帝瞿然而起，再拜而稽首曰：善。吾得脉之大要，天下至数，五色脉变，揆度奇恒，道在于一。神转不回，回则不转，乃失其机。至数之要，迫近以微，著之玉版，藏之藏府，每旦读之，名曰《玉机》。

五藏受气于其所生，传之于其所胜，气舍于其所生，死于其所不胜。病之且死，必先传行，至其所不胜，病乃死。此言气之逆行也，故死。肝受气于心，传之于脾，气舍于肾，至肺而死。心受气于脾，传之于肺，气舍于肝，至肾而死。脾受气于肺，传之于肾，气舍于心，至肝而死。肺受气于肾，传之于肝，气舍于脾，至心而死。肾受气于肝，传之于心，气舍于肺，至脾而死。此皆逆死也。一日一夜五分之，此所以占[⑤]死生之早暮也。黄帝曰：五藏相通，移皆有次，五藏有病，则各传其所胜。不治，法三月，若六月，若三日，若六日，传五藏而当死，是顺传所胜之次。故曰：别于阳者，知病从来；别于阴者，知死生之期，言知至其所困而死。

是故风者百病之长也，今风寒客于人，使人毫毛毕直，皮肤闭而为热，当是之时，可汗而发也；或痹不仁肿痛，当是之时，可汤熨[⑥]及火灸刺而去之。弗治，病入舍于肺，名曰肺痹，发咳上气。弗治，肺即传而行之肝，病名曰肝痹，一名曰厥，胁痛出食，当是之时，可按若刺耳。弗治，肝传之脾，病名曰脾风，发瘅，腹中热，烦心出黄，当此之时，可按可药可浴。弗治，脾传之肾，病名曰疝瘕，少腹冤热而痛，出白，一名曰蛊，当此之时，可按可药。弗治，肾传之心，病筋脉相引而急，病名曰瘛，当此之时，可灸可药。弗治，满十日，法当死。肾因传之心，心即复反传而行之肺，发寒热，法当三岁死，此病之次也。然其卒发者，不必治其传，或其传化有不以次，不以次入者，忧恐悲喜怒，令不得以其次，故令人有大病矣。因而喜大虚则肾气乘矣，怒则肝气乘矣，悲则肺气乘矣，恐则脾气乘矣，忧则心气乘矣，此其道也。故病有五，五五二十五变，及其传化。传，乘之名也。

大骨枯槁，大肉陷下，胸中气满，喘息不便，其气动形，期六月死，真藏脉见，乃予之期日。大骨枯槁，大肉陷下，胸中气满，喘息不便，内痛引肩项，期一月死，真藏见，乃予之期日。大骨枯槁，大肉陷下，胸中气满，喘息不便，内痛引肩项，身热，脱肉破䐃，真藏见，十月之内死。大骨枯槁，大肉陷下，肩髓内消，动作益衰，真藏来见，期一岁死，见其真藏，乃予之期日。大骨枯槁，大肉陷下；胸中气满，腹内痛，心中不便，肩项身热，破䐃脱肉，目眶陷，真藏见，目不见人，立死，其见人者，至其所不胜之时则死。急虚身中卒至，五藏绝闭，脉道不通，气不往来，譬于堕溺，不可为期。其脉绝不来，若人一息五六至，其形肉不脱，真藏虽不见，犹死也。真肝脉至，中外急，如循刀刃责责然，如按琴瑟弦，色青白不泽，毛折，乃死。真心脉至，坚而搏，如循薏苡子累累然，色赤黑不泽，毛折，乃死。真肺脉至，大而虚，如以毛羽中人肤，色白赤不泽，毛折，乃死。真肾脉至，搏而绝，如指弹石辟辟然，色黑黄不泽，毛折，乃死。真脾脉至，弱而乍数乍疏，色黄青不泽，毛折，乃死。诸真藏脉见者，皆死不治也。

黄帝曰：见真藏曰死，何也？岐伯曰：五藏者皆禀气于胃，胃者，五藏之本也。藏气者，不能自致于手太阴，必因于胃气，乃至于手太阴也。故五藏各以其时，自为而至于手太阴也。故邪气胜者，精气衰也；故病甚者，胃气不能与之俱至于手太阴，故真藏之气独见，独见者，病胜藏也，故曰死。帝曰：善。黄帝曰：凡治病，察其形气色泽，脉之盛衰，病之新故，乃治之，无后其时。形气相得⑦，谓之可治；色泽以浮，谓之易已；脉从四时，谓之可治；脉弱以滑，是有胃气，命曰易治，取之以时。形气相失，谓之难治；色夭不泽，谓之难已；脉实以坚，谓之益甚；脉逆四时，为不可治。必察四难，而明告之。所谓逆四时者，春得肺脉，夏得肾脉，秋得心脉，冬得脾脉，其至皆悬绝沉涩者，命曰逆四时。未有藏形，于春夏而脉沉涩，秋冬而脉浮大，名曰逆四时也。病热脉静，泄而脉大，脱血而脉实，病在中脉实坚，病在外脉不实坚者，皆难治。

黄帝曰：余闻虚实以决死生，愿闻其情。岐伯曰：五实死，五虚死。帝曰：愿闻五实五虚。岐伯曰：脉盛，皮热，腹胀，前后不通，闷瞀，此谓五实。脉细，皮寒，气少，泄利前后，饮食不入，此谓五虚。帝曰：其时有生者何也？岐伯曰：浆粥入胃，泄注止，则虚者活；身汗得后利，则实者活。此其候也。

【难点注释】

①太过：此处指脉气过盛。

②浸淫：即浸淫疮。为一种风热发于肌肤的皮肤病，初起甚小，先痒后痛而成疮，汁出浸渍肌肉，重则遍及全身。

③营：此处形容脉搏深沉，即石脉。

④灌四傍：灌，灌溉；四傍，指肝、心、肺、肾。

⑤占：推测。

⑥汤熨：即用热水温熨的一种治疗方法。

⑦形气相得：形，指形体；气，指神气；相得，即相合，相一致。

【白话精译】

黄帝问道：春时的脉象如弦，怎样才算弦？岐伯回答说：春脉主应肝脏，属东方之木。在这个季节里，万物开始生长，因此脉气来时，软弱轻虚而滑，端直而长，所以叫作弦，假如违反了这种现象，就是病脉。黄帝道：怎样才称反呢？岐伯说：其脉气来，应指实而有力，这叫作太过，主病在外；如脉来不实而微弱，这叫作不及，主病在里。黄帝道：春脉太过与不及，发生的病变怎样？岐伯说：太过会使人记忆力衰退，精神恍惚，头昏而两目视物旋转，而发生巅顶疾病；其不及会使人胸部作痛，牵连背部，往下则两侧胁肋部位胀满。黄帝道：讲得对！

夏时的脉象如钩，怎样才算钩？岐伯说：夏脉主应心脏，属南方之火，在这个季节里，万物生长茂盛，因此脉气来时充盛，去时轻微，犹如钩之形象，所以叫作钩脉，假如违反了这种现象，就是病脉。黄帝道：怎样才称反呢？岐伯说：其脉气来盛去亦盛，这叫作太过，主病在外；如脉气来时不盛，去时反充盛有余，这叫作不及，主病在里。黄帝道：夏脉太过与不及，发生的病变怎样？岐伯说：太过会使人身体发热，皮肤痛，热邪侵淫成疮；不及会使人心虚作烦，上部出现咳唾涎沫，下部出现矢气下泄。黄帝道：讲得对！

秋天的脉象如浮，怎样才算浮？岐伯说：秋脉主应肺脏，属西方之金，在这个季节里，万物收成，因此脉气来时轻虚以浮，来急去散，所以叫作浮。假如违反了这种现象，就是病脉。黄帝道：怎样才称反呢？岐伯说：其脉气来浮软而中央坚，两傍虚，这叫作太过，主病在外；其脉气来浮软而微，这叫作不及，主病在里。黄帝道：秋脉太过与不及，发生的病变怎样？岐伯说：太过会使人气逆，背部作痛，愠愠然郁闷而不舒畅；其不及会使人呼吸短气，咳嗽气喘，气上逆而出血，喉间有喘息声音。黄帝道：讲得对！

冬时的脉象如营，怎样才算营？岐伯说：冬脉主应肾脏，属北方之水，在这个季节里，万物闭藏，因此脉气来时沉而搏手，所以叫作营。假如违反了这种现象，就是病脉。黄帝道：怎样才称反呢？岐伯说：其脉来如弹石一般坚硬，这叫作太过，主病在外；如脉去虚数，这叫作不及，主病在里。黄帝道：冬脉太过与不及，发生的病变怎样？岐伯说：太过会使人精神不振，身体懈怠，脊骨疼痛，气短，懒于说话；不及则使人心如悬，如同腹中饥饿之状，季胁下空软部位清冷，脊骨作痛，少腹胀满，小便变黄。黄帝道：讲得对！

黄帝道：春夏秋冬四时的脉象，有逆有从，其变化各异，但独未论及脾脉，究竟脾脉主何时令？岐伯说：脾脉属土，位居中央为孤脏，以灌溉四旁。黄帝道：脾脉的正常与异常可以得见吗？岐伯说：正常的脾脉不可能见到，有病的脾脉是可以见到的。黄帝道：有病的脾脉怎样？岐伯说：其来如水之流散，这叫作太过，主病在外；其来坚锐如鸟之喙，这叫作不及，主病在中。黄帝道：先生说脾为孤脏，位居中央属土，以灌溉四旁，它的太过和不及各发生些什么病变？岐伯说：太过会使人四肢不能举动，不及则使人九窍不通，名叫重强。黄帝惊悟肃然起立，敬个礼道：很好！我懂得诊脉的要领了，这是天下极其重要的道理。《五色》《脉变》《揆度》《奇恒》等书，阐述的道理都是一致的，总的精神在于一个"神"字。神的功用运转不息，向前而不能回却，倘若回而不转，就失掉它的生机了。极其重要的道理，往往迹象不显而近于微妙，把它著录在玉版上面，藏于枢要内府，每天早上诵读，称它为《玉机》。

五脏疾病的传变，是受病气于其所生之脏，传于其所胜之脏，病气留舍于生我之脏，死于我所不胜之脏。当病到将要死的时候，必先传行于相克之脏，病者乃死。这是病气的逆传，所以会死亡。例如，肝受病气于心脏，而又传行于脾脏，其病气留舍于肾脏，传到肺脏而死。心受病气于脾脏，传行于肺脏，病气留舍于肝脏，传到肾脏而死。脾受病气于肺脏，传行于肾脏，病气留舍于心脏，传到肝脏而死。肺受病气于肾脏，传行于肝脏，病气留舍于脾脏，传到心脏而死。肾受病气于肝脏，传行于内脏，病气留舍于肺脏，传到脾脏而死。凡此都是病气之逆传，所以死。以一日一夜划分为五个阶段，分属五脏，就可以推测死候的早晚时间。

黄帝道：五脏是相互通连的，病气的转移，都有一定的次序。假如五脏有病，则各传其所胜；若不能掌握治病的时机，那么三个月或六个月，或三天，或六天，传遍五脏就当死了，这是相克的顺传次序。所以说：能辨别三阳的，可以知道病从何经而来；能辨别三阴的，可以知道病的死生日期，这就是说，知道他至其所不胜而死。

风为六淫之首，所以说它是百病之长。风寒中人，使人毫毛直竖，皮肤闭而发热，在这个时候，可用发汗的方法治疗；至风寒入于经络，发生麻痹不仁或肿痛等症状，此时可用汤熨（热敷）及火罐、艾灸、针刺等方法来祛散。如果不及时治疗。病气内传于肺，叫做肺痹，发生咳嗽上气的症状；不及时治疗，就会传行于肝，叫做肝痹，又叫作肝厥，发生胁痛、吐食的症状，在这个时候，可用按摩或者针刺等方法；如不及时治疗，就会传行于脾，叫作脾风，发生黄疸，腹中热，烦心，小便黄色等症状，在这个时候，可用按摩、药物或热汤沐浴等方法；如再不治，就会传行于肾，叫作疝瘕，少腹烦热疼痛，小便色白而混浊，又叫作蛊病，在这个时候，可用按摩，或用药物；如再不治，病即由肾传心，发生筋脉牵引拘挛，叫作瘛病，在这个时候，可用灸法，或用药物；如再不治，十日之后，当要死亡。倘若病邪由肾传心，心又复反传于肺脏，发为寒热，法当三日即死，这是疾病传行的一般次序。假如骤然暴发的病，就不必根据这个相传的次序而治。有些病不依这个次序传变的，如忧、恐、悲、喜、怒情志之病，病邪就不能依照这个次序相传，因而使人生大病了。如因喜极伤心，心虚则肾气相乘；或因大怒，则肝气乘脾；或因悲伤，则肺气乘肝；或因惊恐，则肾气内虚，脾气乘肾；或因大忧，则肺气内虚，心气乘肺。这是五志激动，使病邪不依次序传变的道理。所以病虽有五，及其传化，就有五五二十五变。所谓传化，就是相乘的名称。

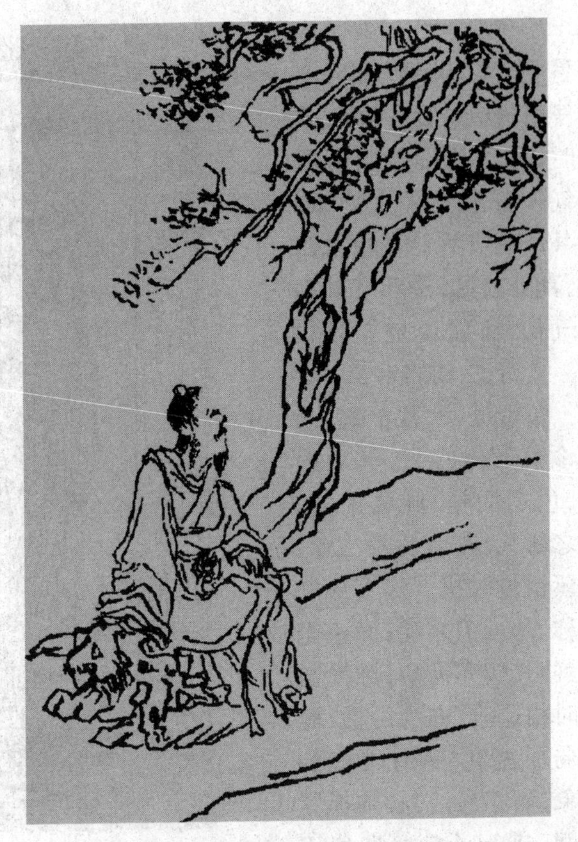

大骨软弱，大肉瘦削，胸中气满，呼吸困难，呼吸时身体振动，为期六个月就要死亡。见了真脏脉，就可以预知死日，大骨软弱，大肉瘦削，胸中气满，呼吸困难，胸中疼痛，牵引肩项，为期一个月就要死亡，见了真脏脉，就可以预知死日。大骨软弱，大肉瘦削，胸中气满，呼吸困难，胸中疼痛，上引肩项，全身发热，脱肉破䐃，真脏脉现，十个月之内就要死亡。大骨软弱，大肉瘦削，两肩下垂，骨髓内消，动作衰颓，真脏脉未出现，为期一年死亡，若见到真脏脉，就可以预知死日。大骨软弱，大肉瘦削，胸中气满，腹中痛，心中气郁不舒，肩项身上俱热，破䐃脱肉，目眶下陷，真脏脉出现，精脱目不见人，立即死亡；如尚能见人，是精未全脱，到了它所不胜之时，便死亡了。如果正气暴虚，外邪陡然中入，仓卒获病，五脏气机闭塞，周身脉道不通，气不往来，譬如从高堕下，或落水淹溺一样，猝然的病变，就无法预测死期了。其脉息绝而不至，或跳动异常疾数，一呼脉来五、六至，虽然形肉不脱，真脏不见，仍然要死亡的。

肝脏之真脏脉至，中外劲急，如像按在刀口上一样的锋利，或如按在琴弦上一样硬直，面部显青白颜色而不润泽，毫毛枯焦，就要死亡。心脏的真脏脉至，坚硬而搏手，如循薏苡子那样短而圆实，面部显赤黑颜色而不润泽，毫毛枯焦乃死。肺脏的真脏脉至，大而空虚，好像毛羽着人皮肤一般地轻虚，面部显白赤颜色而不润泽，毫毛枯焦，就要死亡。肾脏的真脏脉至，搏手若转索欲断，或如以指弹石一样坚实，面部显黑黄颜色而不润泽，毫毛枯焦，就要死亡。脾脏的真脏脉至，软弱无力，快慢不匀，面部显黄青颜色而不润泽，毫毛枯焦，就要死亡。凡是见到五脏真脏脉，皆为不治的死候。

黄帝道：见到真脏脉象，就要死亡，是什么道理？岐伯说：五脏的营养，都赖于胃腑水谷之精微，因此胃是五脏的根本。故五脏之脉气，不能自行到达于手太阴寸口，必须赖借胃气的敷布，才能达于手太阴。所以五脏之气能够在其所主之时，出现于手太阴寸口，就是有了胃气。如果邪气胜，必定使精气衰。所以病气严重时，胃气就不能与五脏之气一齐到达手太阴，而为某一脏真脏脉象单独出现，真脏独见，是邪气胜而脏气伤，所以说是要死亡的。黄帝道：讲得对！

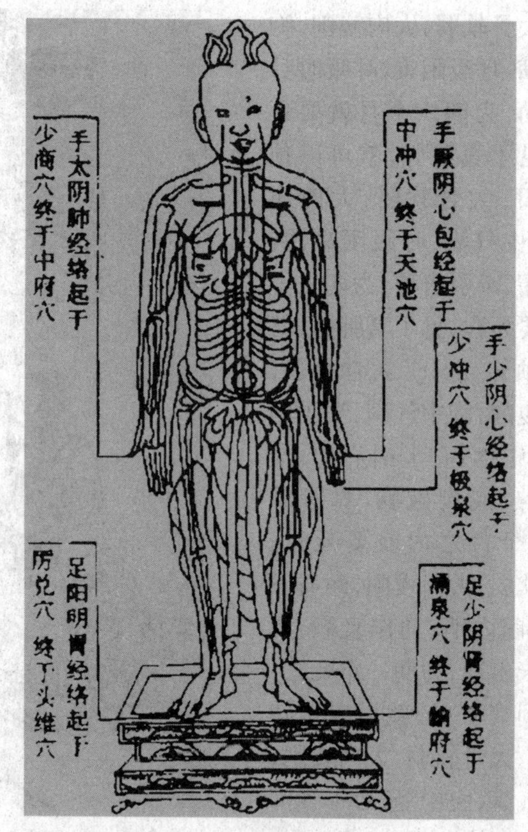

明正统年间的石刻铜人图中的正人图摹本，描绘了人体的经络

黄帝道：大凡治病，必先诊察形体盛衰，气之强弱，色之润枯，脉之虚实，病之新久，然后及时治疗，不能错过时机。病人形气相称，是可治之症；面色光润鲜明，病亦易愈；脉搏与四时相适应，亦为可治；脉来弱而流利，是有胃气的现象，病亦易治，必须抓紧时间，进行治疗。形气不相称，此谓难治；面色枯槁，没有光泽，病亦难愈；脉实而坚，病必加重；脉与四时相逆，为不可治。必须审察这四种难治之证，清楚地告诉病家。

所谓脉与四时相逆，是春见到肺脉，夏见到肾脉，秋见到心脉，冬见到脾脉，其脉皆悬绝无根，或沉涩不起，这就叫作逆四时。如五脏脉气不能随着时令表现于外，在春夏的时令，反见沉涩的脉象，秋冬的时令，反见浮大的脉象，这也叫作逆四时。

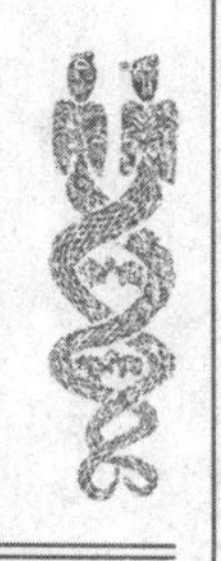

热病脉宜洪大而反静；泄泻脉应小而反大；脱血脉应虚而反实；病在中而脉不实坚；病在外而脉反实坚。这些都是症脉相反，皆为难治。

黄帝道：我听说根据虚实的病情可以预决死生，希望告诉我其中道理！岐伯说：五实死，五虚亦死。黄帝道：请问什么叫作五实、五虚？岐伯说：脉盛是心受邪盛，皮热是肺受邪盛，腹胀是脾受邪盛，二便不通是肾受邪盛，闷瞀是肝受邪盛，这叫作五实。脉细是心气不足，皮寒是肺气不足，气少是肝气不足，泄利前后是肾气不足，饮食不入是脾气不足，这叫作五虚。黄帝道：五实、五虚，有时亦有痊愈的，又是什么道理？岐伯说：能够吃些粥浆，慢慢地胃气恢复，大便泄泻停止，则虚者也可以痊愈。如若原来身热无汗的,而现在得汗,原来二便不通的,而现在大小便通利了,则实者也可以痊愈。这就是五虚、五实能够痊愈的机转。

【专家评鉴】

一、五脏之常脉与病脉

五脏的常脉与病脉,它可以通过气口部位反映出来。这是因为五脏之气通过经脉反应到气口上来。气口成为诊察脏腑功能盛衰变化的特点部位。正常脉象,它不仅直接受脏腑功能状态的影响,而且受四时气候阴阳盛衰变化的影响。五脏的每一脏。又和一年的某一时相应,这样就构成了四时五脏的常脉。而五脏四时病脉,则是在五脏功能异常状态下,又受到相应季节的影响,在气口上的特定表现。现据原文分析归纳五脏四时常脉与病脉。

(一)五脏四时常脉及其产生机理

表 19-1　五脏四时常脉及其产生机理表

五脏	四时	应时常脉	应时之脉产生机制
肝	春	弦 端直以长,软弱轻虚而滑	春脉内应于肝,属东方木气,万物始生,脉象表现为软弱轻虚而滑,且端直以长。张介宾:"弦者,端直以长,状如弓弦有力也。然软弱轻虚而滑,则弦中自有和意"
心	夏	钩 来盛去衰	夏脉内应于心,属南方火气,万物繁茂,脉气表现为来时充盛,去时轻微,如钩。杨上善:"夏阳气盛,万物不胜盛长,遂复垂下,故曰钩也。夏脉从内起,上至于手,不胜其盛,回而衰迟,故比之钩也"
肺	秋	浮 轻虚以浮,来急去散	秋脉内应于肺,属西方金气,万物收杀,脉象表现为轻虚而浮,来急去散,厌厌聂聂,如落榆荚之状。吴昆:"阳气在于皮毛,未能沉下,故来急。阴气新升,阳去将散去,故去散也"
肾	冬	营 来沉以搏	冬脉内应于肾,属北方水气,万物处于闭藏休眠之时,脉象表现为沉而搏指,虽沉而内隐生机。高士宗:"营状石也,深藏之义"
脾	应四时	善者不可得见(即正常的脾脉不单独出现)	脾居中央应四时,所以正常的脾脉观察不到,有病时方有体现。杨上善:"善,谓平和不病之脉也。弦钩浮营四脉见时,皆为脾胃之气滋灌俱见,故四脏脉常得和平。然则脾脉以他为善,自更无善也。故曰善者不可见也。恶者,病脉也。脾受邪气,脉见关中,诊可得知,故曰可见也"

(二)五脏四时病脉及主病

五脏四时病脉,是指五脏功能异常,同时受四时阴阳变化影响在脉象上的反映。其病脉分为太过,不及两种。其太过多因邪气亢盛,脏腑机能亢进;其不及多因某些因素导致脏腑功能低下,气血阴阳不足。

1.五脏太过之病脉及主病。

表 19-2　五脏太过之病脉及主病表

五脏	脉象	病机	病位	症状
肝	弦,其气来盛去亦盛	肝郁气滞,肝不疏畅	在外	善怒,忽忽眩冒而巅疾
心	钩,其气来盛去亦盛	心阳亢盛	在外	身热而肤痛,为浸淫
肺	浮,其气来毛而中央坚,两旁虚	肺失宣降而致肺气上逆	在外	令人逆气,而背痛愠愠然
肾	营,其气来如弹石者	“冬脉太过阴邪盛也,故令人四肢解怠举不精,是谓解㑊”(张介宾语)	在外	令人解㑊,脊脉痛而少气,不欲言
脾	其脉来如水之流	“脾脉太过,湿气浸淫,流于四末,则令人四肢不举”(高士宗语)	在外	四肢不举

2.五脏不及之病脉及主病。

表 19-3　五脏不及之病脉及主病表

五脏	脉象	病机	病位	症状
肝	弦,其气来不实而微	肝气虚,而失疏泄条达	在中(里)	令人胸痛引背,下则两胁胠满
心	钩,其气来不盛,去反盛	心气不足,并影响脾的运化	在中(内)	令人烦心,上见咳唾,下为气泄
肺	浮,其气来毛而微	“气不归原,所以上气,阴虚内损,所以见血”	在中	令人喘,呼吸少气而咳,上气见血,下闻病音
肾	沉石,其去如数	“肾水火之气,不能交济故令人心悬如病饥。肾之生阳不足故眇中冷也;肾合膀胱,肾虚不能施化,故小便变而少腹满也”(张志聪语)	在中	令人心悬如病饥,眇中满,脊中痛,少腹满,小便变

五脏	脉象	病机	病位	症状
脾	如乌之喙	“脾虚受病，不得行气于九窍，故不通也。不行于身，故身重而强也。”（杨上善语）所谓身强，指肢体沉重拘强，王冰：“脾为孤脏，以灌四旁，令病则五脏不和，故九窍不通也”	在中	九窍不通

二、五脏疾病的传变

脏腑之间是一个相互依存、相互滋生、相互制约、密切联系而不可分割的有机整体。所以，当某一脏腑发生疾病时，可以相互影响和传变，而且其传变在一般情况下有一定规律可循。此即本文所说：“五脏相通，移皆有次”。根据经文所述的五脏疾病传变规律归纳如下表：

表 19-4　五脏疾病传变规律表

五脏	受气于（其所生）	传之于（其所胜）	气舍于（所生）	死于（其所不胜）
肝	心	脾	肾	肺
心	脾	肺	肝	肾
脾	肺	肾	心	肝
肺	肾	肝	脾	心
肾	肝	心	肺	脾

从上表可以看出，五脏疾病的传变规律是依据五行学说来推理的，一般而言，是两个方面：其一，发病于子脏：即“受气于其所生”，任何一脏的疾病都发生于子脏：肝受气于心；心受气于脾，脾受气于肺；肺受气于肾；肾受气于肝。故曰：“五脏受气于其所生。”其二，以次相传。其中又包括顺传所胜和逆传所不胜。顺传所胜，即传其所胜。如肝传脾，脾传肾，肾传心，心传肺，肺传肝。逆传所不胜，即传其所不胜之时而病情加重或死亡。如心病死于水时之亥子，脾病死于木时之寅卯，肺病死于火时之巳午，肝病死于金时之申酉，肾病死于土时之辰戌丑未。

疾病的发生有快有慢，其传变亦是变化多端，一般情况下，其疾病传变有一定规律可循，但在一些特殊情况下，也有“不以次传”的。如“然其卒发者，不必治于传。”即猝然暴发之病，其传变迅速，就不以次传，也不必根据一般相传的次序而治疗。故曰：“忧恐悲喜怒，令不得以其次，故令人有大病矣。”如喜极伤心，心虚则肾气相乘。因大怒则肝气乘脾，因悲伤则肺气乘肝，因惊恐则肾气内虚，脾气乘肾。因大忧则肺气内虚，心气乘肺。

三、五脏之真脏脉的表现及死期

用五行生克理论可以推论疾病的传变次序，预测疾病的愈期和死期。但是，在临床运用过程中的客观依据，仍然是依据四诊所收集的资料，诸如脉、色、症状等。本文进一步从脉象有无胃气，作为判断预后好坏的客观标准。认为“真脏脉见，乃予之期日。”就可对死亡日期做出预测。文中并对真脏脉形成的机理进行了阐发。

（一）真脏脉的预后

凡久病、重病，五脏受伤，出现了真脏脉其预后多为不良。出现真脏脉时，说明已损及先天后天之本。因为肾为先天之本，主骨，脾为后天之本，主肉。故凡久病，损伤五脏，虽各有不同的表现，但其一致的是必然损及先后天之本。因此其共有的症状都是“大骨枯槁，大肉陷下”，说明先、后天之本已竭绝，故所以皆为死症。但因其所伤五脏之不同，其死期亦有差异。一般是真脏脉未出现时，尚可稍延时日；若真脏脉已见，则可推断其近期死亡的大致时日。如“大骨枯槁，大肉陷下，胸中气满，喘息不便，其气动形，期六月死；真脏脉见，乃予之期日。”此段说明肺脏有病出现这些征象，大致6个月就要死亡；见了肺的真脏脉，就可以预知死日。《素问·平人气象论》说：“肺见丙丁死”。马莳说：“此举诸证渐盛者，必以真脏脉见，乃期其所死之日时也。”五脏病见真脏脉，即可预测死于本脏所不胜之时。据原文所述，归纳如下表：

表19-5　五脏损伤危重症候与死期表

	症状		死期
	共症	各症	
肺	大骨枯槁 大肉陷下	胸中气满，喘息不便，其气动形	真脏未见→六月死 肺之真脏见→丙丁日死
心		胸中气满，喘息不便，内痛引肩项	真脏未见→一月死 心之真脏见→壬癸日死
脾		胸中气满，喘息不便，内痛引肩项，身热，脱肉破䐃	脾之真脏见→十日之内死
肾		肩髓内消，动作益衰	真脏未见→一岁死 肾之真脏见→戊己日死
肝		胸中气满，腹内痛，心中不便，肩项身热，破䐃脱肉，目眶陷	肝之真脏见 目不见人→立死 见人→庚辛日死

上述危重症候及死期，是以五脏为纲来分证的，并非是只伤一脏而不伤他脏。实际上，若只伤一脏而未及五脏，一般尚不至于死。故言某脏损伤只是表明所伤以这一脏为主，而五脏皆伤，先、后天之本皆竭绝，且这一脏真脏脉见，所以为死症。

另外，本文还指出久病、重病的死期预测并不是绝对的，还有许多例外的情况。如身体暴虚，虚邪卒中于身的暴发性疾病，起病急骤，可使五脏气机闭绝，脉道不通而突然死亡。这类病人的死期难以预测，好像从高处坠跌而下或落水淹溺等意外事故，难以预料。有些病症虽然形肉未脱，真脏脉未见，但如果脉来一呼五、六至的，也属死症。这些提示说明上述预测死期的方法要灵活掌握，不可拘泥不化，而来根据临床实际灵活运用。

（二）真脏脉的脉象

本文详述了五脏真脏脉的形象及其色泽变化，提出各真脏脉见皆为凶险难治之症，预后不良。现据原文归纳如下：

表 19-6　五脏真脏脉表

脉象	色泽	外证	预后
真肝脉	中外急，如循刀刃，责责然，如接琴瑟弦	青白不泽	毛乃
真心脉	坚而搏，如循薏苡子累累然	赤黑不泽	
真肺脉	大而虚，如以毛羽中人肤	白赤不泽	
真肾脉	搏而绝，如指弹石辟辟然	黑黄不泽	折死
真脾脉	弱而乍数乍疏	黄青不泽	

（三）真脏脉死的原理及临床意义

见到真脏脉象，就要死亡，是什么道理？这是因为：五脏的营养都赖于胃府水谷之精微，因此胃是五脏的根本。因五脏之脉气，不能自行到达手太阴寸口，必须借胃气的敷布，才能达于手太阴。所以五脏之气能够在其所主之时，出现于手太阴寸口，就是胃气。如果邪气胜，精气衰，病气严重时，胃气就不能与五脏之气一齐到达手太阴，而为某一脏真脏脉象单独出现，真脏脉独见是邪气胜伤脏气，所以说是要死亡的。

所谓真脏脉，是指举按坚强，搏击有力，毫无和缓之象的无胃气脉。见到真脏脉说明五脏之气竭绝而败露，故又称其为死脉。要探讨真脏脉形成的机理，首先必须了解脉气与胃气的关系。因为胃为水谷之海，水谷入胃，经过腐熟、消化、吸收，其精微之气上注于肺，经肺的宣发、布散，五脏六腑才得以受气。所以只有胃气充实，五脏之气才能充沛，寸口才能反映出从容柔和的有胃气的脉象。正如本篇所指出的那样："胃者五脏之本也，脏气者，不能自致手太阴，必因于胃气，乃至于手太阴也。"反之，如果胃气衰败，五脏失养，胃气不能伴随五脏之气到达寸口，就会出现真脏脉。所以本篇指出："所谓无胃气者，但得真脏，不得胃气。"

本篇还进一步从邪正斗争的病理角度论述了真脏脉形成的机制，指出："邪气胜者，精气衰也，故病甚者，胃气不能与之俱至于手太阴，故真脏之气独见。"说明真脏脉的形成是由于正气衰败，邪气盛实，胃气消亡，化源竭绝而致。为此，真脉脏现，多为疾病垂危之象，不可不察。

四、察形气色脉以辨病之易治难治

本文从整体观念出发，以脉象与四时阴阳变化的关系，来观察形气色脉与疾病之间是否协调一致，来辨别疾病的难治易治。其精神是强调全面诊察，综合分析，从而保证诊断的正确性，预见其病的易治难治，使之及早采取相应措施，提倡“治之无后其时”的早期治疗思想。而对难治之病，亦须谨慎审察，做到心中有数。

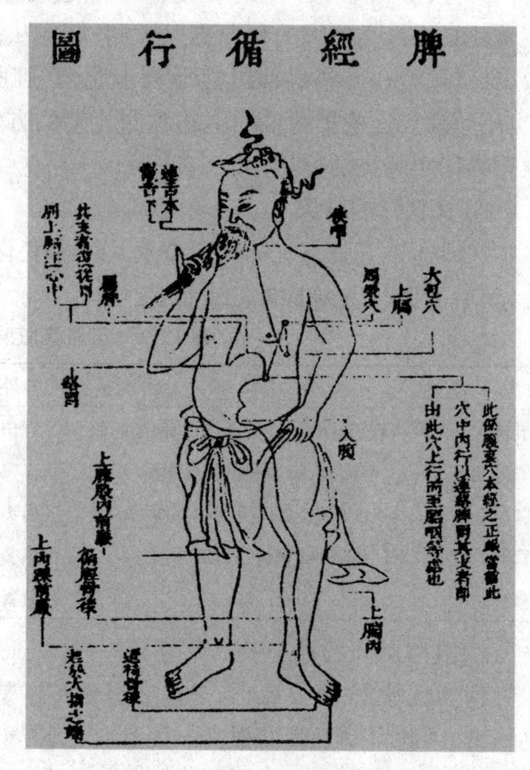

《刺灸心法要诀》中的脾经循行图

根据原文可将其病症归纳为四易四难：

四易：

形气相得，谓之可治。

色泽以浮，气色浮润，血气相营，故易治。

脉从四时，脉应四时为顺症，谓之可治。

脉弱以滑，是有胃气，命曰易治。

四难：

形气相失，谓之难治。

色夭不泽，谓之难已：气血衰败之象。

脉实以坚，谓之益甚：邪气盛，正气益虚。

脉逆四时，为不可治。

文中讨论了四时与脉象的关系，指出脉“逆四时”的含义与脉象表现。所谓脉逆四时，指五脏在其相应季节出了相克之脉。如春季肝脉不见弦而反见秋季肺之浮脉。此所谓“未有藏形”，即不见五脏应时的脉象，如春不见弦，夏不见钩之类。《素问直解 · 卷二》注：“未有藏形者，至春夏而脉未弦钩，至秋冬而脉未浮营也。春生夏长，于春夏而脉沉涩，秋收冬藏，于秋冬而脉大，亦名曰逆四时也。”由以上可见脉与四时相应在脉诊上的重要意义。

五、五虚五实症及其机转

本文讨论了“五虚”“五实”的表现，为后世对虚实两证的辨证奠定了一定基础。倘若五虚之症或五实之症并见，说明五脏皆病，其病必然严重，预后不良，故曰“五实死，五虚死”。五虚五实症的表现据原文总结如下：

五虚：五脏正气不足，“精气夺则虚”。

脉细：心气虚。

皮寒：肺气虚。

气少：肝气虚。

泄利前后：肾气虚。

饮食不入：脾气虚：

五实：五脏邪气实，“邪气盛则实”。

脉盛：心气实。

皮热：肺气实。

腹胀：脾气实。

前后不通：肾气实，腑气不通。

闷瞀：肝气实。

五实症的生之转机在于“身汗得后利”；五虚症的生之转机在于“浆粥入胃，泄注止”。从而提示临床治疗实症的关键是要使邪有出路，对虚症的治疗关键是在恢复胃气。

【临床应用】

一、脉应四时及其临床意义

本文以天人相应的整体论观点详细论述了脉与四时相应的问题。在《内经》中除本篇外，尚有多篇论及脉与四时阴阳的关系，如《素问·脉要精微论》《素问·平人气象论》。脉应四时，又称之为“四时五脏脉”，简称为“时脏脉”。近年来有许多医家从时间医学、生命节律等角度对“时脏脉”进行了有益的探讨，更加深刻地揭示了“时脏脉”产生的机理、形态特点、临床意义。

（一）脉应四时的平脉及机理

为什么五脏之脉能与四时阴阳盛衰变化而相应？这是因为：其一，人禀自然界正常之气而生存。《素问·宝命全形论》说：“人以天地之气生，四时之法成。”它清楚表明，人的生命禀受于天地精华之气而产生，人的生命活动又随四时阴阳变化而存在。在《素问·六节脏象论》中就明确提出：“天食人以五气，地食人以五味……气和而生，津液相成，神乃自生。”《灵枢·本神》篇也指出：“天之在我者德也，地之在我者气也,德流气薄而生者也”。以上这些论述都说明天以风寒暑湿燥火六元正气养人,地以五谷五味养人。只有天德下流,地气上交,阴阳相错,升降相因,天地合气,才有人类的生命活动。正如《素问·宝命全形论》所说:“人生于地,悬命于天,天地合气,命之曰人。人能应四时者,天地为之父母”。高远空旷的宇宙是人类生命化生的本源。由于日月星辰的不断运转,自然界有了昼夜晨昏的变化、寒暑往来的物候现象。宇宙布散天地精气,才有万物化生、人类的生存。人和自然界是协调统一的,有着密切联系的。古人认为自然界万物都是动而不息的,自然界气候也是在不断变化着的。比如在一年当中,就有春夏秋冬、寒热温凉的变化,在一日之中,又有昼夜晨昏的更替,万物在这种气候变化的影响下,就有了生长化收藏等相适应的变化,人体也毫不例外,机体在四时阴阳的变化中,也在不断地进行相应的调节。所以说人在自然界中是一个适应周围环境的完整的有机体。“自古通天者,生之本,本于阴阳。天地之间,六合之内,其气九州九窍、五脏、十二节,皆通乎天气”(《素问·生气通天论》)。人类只有顺应自然,才能生存和繁衍。反之,如果人离开了自然,就将被大自然所淘汰。这就是生物生态学的自然法则,即人和自然的统一性。因为人生活在自然界,所以,无时无刻不受自然界气候影响,脉象也是随着天地阴阳变化而变化。

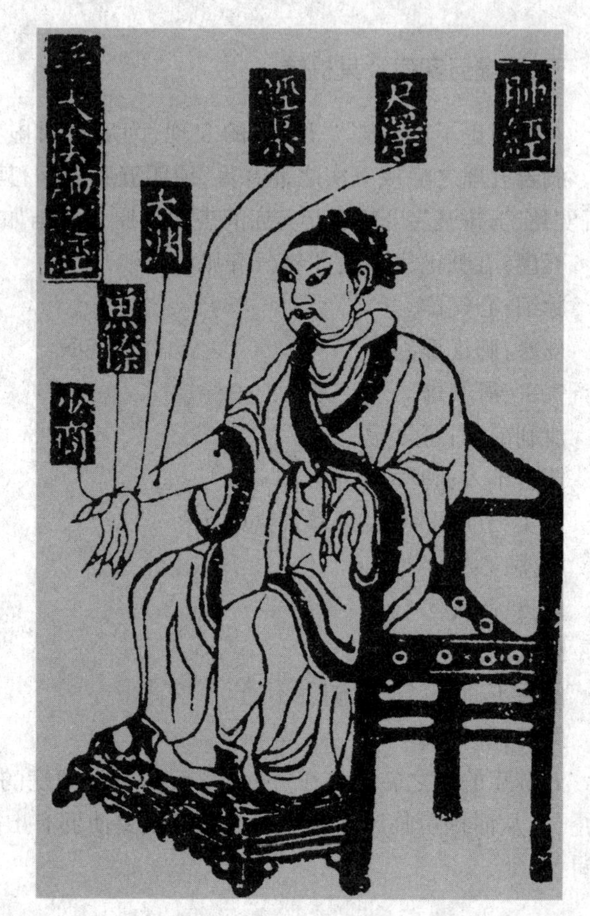

《铜人图经》五腧穴图中的肺经图

其二,五脏之气通于四时。《素问·金匮真言论》明确指出:“五脏应四时”。《素问·六节脏象论》论述得更加具体:“心者,生之本……通于夏气。肺者,气之本……通于秋气。肾者,主蛰,封藏之本……通于冬气。肝者,罢极之本……通于春气。脾胃大肠小肠三焦膀胱者,仓廪之本……通于土气”。春天是自然界阳气萌动、万物化生的季节。而人之肝气为少阳春生之气，主升发，少阳春升，余脏从之，可见肝的功能与春季的气候特点是一致的，故曰肝气通于春气。夏天则是自然界阳气隆盛，火热气盛，万物华英成秀的季节，而人之心为少阴君火，主火热，与夏季的气候特点相一致，故曰心气通于夏气。秋天在五行属金。主肃杀收藏，而肺主肃降，肺的功能与秋天的气候特点相一致，故曰肺气通于秋气。冬天则是阳气伏藏，虫类冬眠，而人之肾则为封藏之本，主藏精而固表，肾的功能与冬季的气候特点是一致的，故曰肾气通于冬气。脾与四时之气相通之说有二：一曰通于长夏之气。因为长夏为六月，居中属土，多雨湿，而脾亦主运化水湿，故曰脾气通于长夏之气；二曰脾气应于四时。这个说法主要是依据《素问·太阴阳明论》所论："脾者土也，治中央，常以四时长四脏，各十八日寄治，不得独主于时也。"土能生养万物，脾为后天之本，为五脏六腑之海，气血生化之源，故曰脾气通于土气，旺于四时。

又如《素问·脉要精微论》说："春日浮，如鱼之游在波；夏日在肤，泛泛乎万物有余；秋日下肤，蛰虫将去；冬日在骨，蛰虫周密，君子居室。"这里的"春日浮"是指气血外浮引起脉象变化的一种机理，不能理解为春脉即是浮脉，这是因为春季阳气生发，气血亦浮动于体表之故。夏日天气炎热，气血更趋于表，故脉在皮肤上一触即得，气血涌盛，则举之有余，故曰"夏日在肤"、按之"有余"。秋日天气转凉，气血逐渐内收，故用"下肤"而形容之。冬日气候寒冷，气血在里，脉需重按至骨始得，故曰"冬日在骨"。可见，本文所阐述的主要是指气血随四时气候变化而浮沉所引起的脉象变化，重于对四时平脉产生机理的分析，对于脉象形态则基本上没有涉及。

其三，脉应四时而动。缘于以上两种因素，所以脉象的变化随四时变化而变化。

自然界气候的变化对人之脉象的影响也是非常显著的。在《素问·脉要精微论》中描述得即生动又形象。论中曰："帝曰：脉其四时动奈何？岐伯曰：请言其与天运转大也。万物之外，六合之内，天地之变，阴阳之应，彼春之暖，为夏之暑，彼秋之忿，为冬之怒，四变之动，脉与之上下……阴阳有时，与脉为期。"可见脉象是随四时阴阳的变化而有升降浮沉的变化。春夏天温日明，阳气多阴气少，人血淖泽，脉气多浮泛于表。如"春日浮，如鱼之游在波；夏日在肤，泛泛乎万物有余"。秋冬天寒日阴，阴气盛阳气衰，人血凝泣，脉气多沉伏于里。如"秋日下肤，蛰虫将去；冬日在骨，蛰虫周密，君子居室"（《素问·脉要精微论》）。

五脏应四时的脉象则是：肝脉应春而弦，心脉应夏而钩，脾脉应长夏而代，肺脉应秋而毛，肾脉应冬而石。

四时脉的形象。《素问·脉要精微论》认为："春应中规"，其脉软弱轻虚而滑，如规之象园活而动；"夏应中矩"，其脉洪大滑数，如矩之象方正而盛；"秋应中衡"，其脉浮毛轻涩而散，如衡之象，其取在平；"冬应中权"其脉如石兼沉而滑，如权之象，其势下垂。

关于脉应四时的机理，杨传绪著文指出，生物钟与“时脏脉”的形成有一定关系。

“时脏脉”与生物钟有何关系呢？细领《内经》有关条文的经旨，可以悟出“时脏脉”的形成与上述朴素的生物钟思想密切相关。如说：“色以应日，脉以应月，”及“脉其四时动奈何……请言其与天运转大也”等，都表明此脉的形成要从日月运行，天体运转这样一些博大精深的道理中找根据。生物钟实际上就是研究各种生理节奏和地球的转动、日月运行周期之间的关系，这就为深入阐明“时脏脉”的科学性提供了新的途径。杨氏从两个方面做了论述。

其一，形成的可能性：对于“时脏脉”的成因，《内经》认为“四变之动，脉与之上下。”可见四时阴阳消长是“时脏脉”形成的主要条件。四时阴阳消长所指范围很广，举凡光、热、电、磁等诸种因素都可因时序不同而消长盛衰。从生物钟的研究看，光照是一个十分引人注目的因素。光是环境中较恒定的动因，许多生物利用日照长度的测量使自己适于环境的变化。“有雄辩的证据可以说明生物体中确实存在着节律，而光和暗，看起来起着重要的作用”。如已经证明：影响性腺的松果体，受日照时间长度的影响很大，其分泌表现有明显的季节性。而在试验条件下持续延长光照时间，可使其节律消失。再如日食是在极短时间内有目共睹的明暗交替，经观察研究，日食也可改变生物的节律，扰动生物钟。上海中医学院 1980 年春节观察到发生日全食时，部分病人出现不同症状，及生理、生化指标改变。因此可以明显地看到人体内生物钟的调拨与光暗周期变化有着十分密切的关系。

上述研究成果为深入探讨“时脏脉”形成的可能性提供了科学根据。据此可以推想，几十万年生活在光暗周期性出现的环境中，“日出而作，日入而息”的人类，为了适应环境的变化，必然要求他们做出生理上的调节。四时中春夏为阳，秋冬为阴，阴阳之气的“微上”“微下”虽然不十分显著，但它是有规律的。其表现形式与一日之中昼夜更替相比，可看作是周期加长了的光暗交替，它作用于人体而出现相应的节律性变化。以一种生物钟的形式被固定下来，表现为应时而出现的“弦、钩、毛、石”“时脏脉”。因此“时脏脉”就是人体适应自然界四时周期性变化的生命节律性的一种表现。说明古人早已认识到人体内的种种活动是与自然界周期性变化紧密相关的。然而“生理周期性只能在一定范围内追随着外界的周期性，以致当偏差太大时，生理振荡便成为自由运转的了”。如日中“午时”为阳最盛；半夜“子时”为阴至极。有人统计 107 例重症肝炎病人死亡时间以夜间亥时、子时较多。“子月”中的冬至是一阳生的时期；“午月”中的夏至是一阴生的时期，而衰老或久病衰竭者常死于“二至”。可见“子”“午”引起古人的重视不是没有根据的。在这些光暗移行、阳明相交的“转折关头”，从生物钟角度理解，调拨障碍或失灵便会引起疾病加重甚或死亡是颇有深义的。

这样看来，一年中有关键的时期——“二至”；一日中有关键的时刻——“子、午”时；一月（左右）中，还有关键的时日——“最低劣日”（这时生物钟调整处于最不稳定状态）。国外研究认为人有“体力周期”，“情绪周期”和“智力周期”，分别为22、28、33天。这些周期各有其“积极期”“消极期”和“最低劣日”。充分利用“积极期”，注意“消极期”，警惕“最低劣日”，于工作、学习、体育竞赛中多有灵验。上述人体生理活动的日、月、年节律性存在的事实，为确认“时脏脉”的科学性提供了有力的佐证。

光暗二气的重要作用已为生物钟的研究得到初步证明，它不仅是生物钟调拨的主要因素，也是“时脏脉”形成的一种重要原因。这不但可以使我们确信“时脏脉”形成的可能性，同时对于加深理解“阴阳者，天地之道也，万物之纲纪，变化之父母，生杀之本始，神明之府也”，以及“阴阳四时者，万物之终始也，死生之本也”的理论又开阔了眼界，增添了新的科学意义。

其二，形成的客观性：“时脏脉”的形成有其物质基础，是建立在脏腑功能、气血运行和经络活动等的四时节律上的，同时与“中州”的特定客观环境有关。

四时五脏功能的节律，《内经》有很多记载。如：“心为阳中之太阳，通天夏气，肺为阳中之太阴（应为少阴）通于秋气，肾为阴中之少阴（应为太阴）通于冬气，肝为阳中之少阳（应为阴中之少阳），通于春气，脾为至阴之类，通于土气（长夏）”等。这些“五脏应四时，各有收受”的理论，说明了脏气主时必与当令之时相应。现代研究认为，动物肝细胞糖原的储备量一月份为七月份的2倍；肝组织的核糖核酸和脱氧核糖酸含量及组织结构都有四时节律。此外骨骼肌、脾、脑等组织器官也有类似的节律。这些研究为五脏应四时理论提供了初步的客观依据。

气血有四时运行节律。如“春气在经脉，夏气在孙络，长夏气在肌肉，秋气在皮肤，冬气在骨髓中。”自然界四时之气有生、长、化、收、藏的不同趋向，人身五脏之气便有在“经脉”“孙络”“肌肉”“皮肤”“骨髓”中多寡的不同分布。产生这一现象的根本原因是因为“春者天气始开，地气始泄，冻解冰释，水行经通，故人气在脉……冬者，盖藏血气在中，内著骨髓，通于五藏。”可见《内经》认为外环境的周期性变化，是人体内环境中气血运行节律性的主要原因。正如《内经》所指出的“天地之至数，合于人形血气”，就是最好的说明。

经文中所言“人气”“气血”都是指维持和调节人体正常生命活动的精微物质。祖国医学的“气血”不仅是一个物质概念，也是一个功能概念。这就为现代科学分别从激素分泌、蛋白、离子、细胞代谢等不同途径阐明气血的本质提供了可能。研究证明，激素分泌的周期性节律与一日和一年的阴阳消长很相似。血清总蛋白、血蛋白、血色素、白细胞均是冬高于夏，体内钙磷代谢有明显的季节性改变。这些人体物质代谢节律的研究为《内经》气血运行节律的记载做出了科学的解释。

根据四时经络活动的节律，《内经》有察络脉以诊断疾病的方法。如“阴络之色应其经，阳络之色变无常，随四时而行也。”说明经脉深藏难见而有常色；络脉浅显易察随四时而色变无常。现代研究认为，气温对皮肤的影响可通过传导、对流、一定波长的红外线辐射使毛细血管扩张或收缩。又如上海气功研究所应用光子数量测定仪，对经络气血 24 小时运行状态进行研究发现：当寅时气血运行至肺经，左右手肺经光子发射的数量测定值是对称的，而其他时辰则不对称。这一实验初步显示经络气血运行与自然界阴阳消长有一定的联系。但它为最终阐明这一客观规律迈出了可喜的一步。

“时脏脉”形成的客观性还体现在它与“中州”的特定环境有关上。自然界寒暑更替、阴阳消长，《内经》是以“冬至四十五日。阳气微上，阴气微下；夏至四十五日，阴气微上，阳气微下”予以概括总结的。日本学者曾把四时阴阳消长客观化。他们根据东京天文台 1977 年资料，以“二至”为基点，把一年中由于日照时间差别而形成温度的规律性变化，制成坐标，正好形成正反两个山形波型。形象地表明一年中阳气和阴气的消长变化状态。由于纬度相近，中国的“东京”（古时的东京即今日之洛阳）也有这种规律的气象变化。后者对于我们深入探讨“时脏脉”的形成更有直接意义。因为《内经》的“五时”“五方”时空观基本上是建立在黄河中下游（古称“中州”）气候变化基础上的。那里四季分明，是“时脏脉”形成的特定性客观环境。现已观察到生活在高纬度两极地区的生物就有着不同的节律，这与“极地”四时阴阳消长的特殊性不无关系。

从以上两个方面不难看出“时脏脉”所显示的有规律脉象变化，有其物质基础及一定的客观条件，并非是古人所主观臆断的构想和纯粹的演绎。

刘宏阳根据《内经》原文，阐述了四时五脏之常脉的脉象与机理。他认为时脏脉是指四时阴阳之气的变化，通过影响人体脏腑、气血、经络活动而呈现的不同脉象。其正常表现，在《素问》相继论脉的三篇中讲得最为清楚。《脉要精微论》重点讨论了脉象与四时的关系。“天地阴阳之应……四变之动，脉与之上下，以春应中规，夏应中矩，秋应中衡，冬应中权。”《玉机真脏论》讨论了脉与时脏的关系。“春脉者肝也……故曰弦；夏脉者心也……故曰钩；秋脉者肺也……故曰浮；冬脉者肾也……故曰营。”而《平人气象论》则将时脏脉与胃气结合起来，强调“人以水谷为本。故人绝水谷则死，脉无胃气亦死”。综合各论，可知时脏脉的特征是反映于脉象上的与大自然和五脏主气密切相关的周期性变化。如肝气应春，其脉中规若弦；心气应夏，其脉中矩若洪；肺气应秋，其脉中衡若浮；肾气应冬，其脉中权若沉；脾土居中，旺于四时，故脾脉蕴于四脉之中，具有从容和缓之象。称为脉有胃气。

四时阴阳之气的季节性消长是时脏脉形成的重要条件。《内经》用阴阳消长反映自然界和人体生命活动变化的规律。自然界的阴阳随四时发生周期性变化，春至夏，阳长阴消；秋至冬，阴长阳消。人类为适应环境的变化，就必然做出生理上的调节，因而发生相应的节律性变化，并以生物钟形式固定下来，于脉象上则表现为应时而出的“时脏脉”。《内经》把它具体比象为“春日浮，如鱼之游在波；夏日在肤，泛泛乎万物有余；秋日下肤，蛰虫将去；冬日在骨，蛰虫周密，君子居室。”

五脏主气的应季变化是时脏脉形成的物质基础。《内经》中把人体五脏之气对自然界四时的适应能力称为“相通”或“相应”。《素问·阴阳应象大论》说：“五脏应四时，各有收受……东方青色，入通于肝……南方赤色，入通于心，……中央黄色，入通于脾……西方白色，入通于肺……北方黑色，入通于肾……”这里的五脏，实际上代表了以五脏为主体的五大功能系统，并分别与自然界特定的季节相应。如肝系统，就是把人体在春季的适应能力，结合春天万物生机勃勃的升发现象，归结为肝主疏泄的生理特点。而这种生发变动的肝气在脉象上的反映就形成弦象。余四脏皆如此。此即《素问·宣明五气》的“五脏应象。肝脉弦，心脉钩，脾脉代，肺脉毛，肾脉石”。这种“五脏应四时”认识，实质上是人体器官机能随季节变化的规律。现代研究认为，肝组织的 DNA 和 RNA 含量，以及组织结构的变化，甚至骨骼肌、脾、脑也有类似的节律。

脾胃之气在时脏脉的形成中也占有重要地位。脾胃为后天之本，气血生化之源。四时五脏之气亦赖胃气始能布达手太阴寸口而形成时脏脉。正如《素问·玉机真脏论》所云：“胃者，五脏之本也。脏气者，不能自至于手太阴，必因于胃气，乃至于手太阴也。”同篇又论述了有胃气之脉是“脉弱以滑”，《灵枢·终始》也有“胃气来也徐而和”的记载，说明了时脏脉虽有浮弦、洪大、微毛、沉石之分，但均以隐含和缓从容、节律一致为常，此即脉之有胃、有神、有根。

刘氏同时探讨了时脏脉之变。他指出：时脏脉的异常变动是人体脏腑机能失调。对外界的适应调节机能紊乱的反映，是疾病的外候。《内经》把时脏脉的异常变动归结为脉逆四时与脉无胃气两方面。所谓的脉逆四时，一指未有脏形。《素问·平人气象论》说：“脉有逆从四时，未有脏形，春夏而脉瘦。秋冬而脉浮大，命曰逆四时也”，是指机体不按时令变化和五脏主气变化出现相应的时脏脉，它反映了机体对四时变化适应能力的减弱。二曰五脏之脉不与四时相应，如《素问·玉机真脏论》云：“所谓逆四时，春得肺脉，夏得肾脉，秋得心脉，冬得脾脉”，这种逆四时出现的各脏之脉，对临床认识疾病很有帮助。

在病变过程中，胃气的存亡直接关系到疾病的转归预后。《素问·平人气象论》说：“人无胃气曰逆，逆者死”。时脏脉中无胃气，称为“真脏脉”。如同篇中云“所谓无胃气者，但得真脏脉，不得胃气也。”真脏脉是疾病危重的征象，于预后方面意义很大。

(二)脉应四时的意义

杨传绪指出，目前坩脉象的研究主要集中在传统脉象的脉形客观化上，而国内外对“时脏脉”的研究鲜有报道。随着“时间诊断学”等科学应运而生，今后如果把古老的“时脏脉”作为现代“时间诊断学”的内容之一，从研究“时脏脉”入手，深入探索人体生命节律，必将为最终证实其科学性，并为揭示人体奥秘，发展生命科学做出贡献，其理论意义十分深远，是一个值得重视的研究课题。

中医现代化的根本方向和途径是同现代自然科学一切先进的成果相结合。从这种意义上说联系“时间生物学”的研究成果探讨“时脏脉”的科学性是有益的尝试。同时可以使我们从中得到启迪。《内经》“时脏脉”的论述尽管是古老的、玄妙的，机制是复杂的，但它的内涵是先进的、科学的，其机制是可以被认识的。

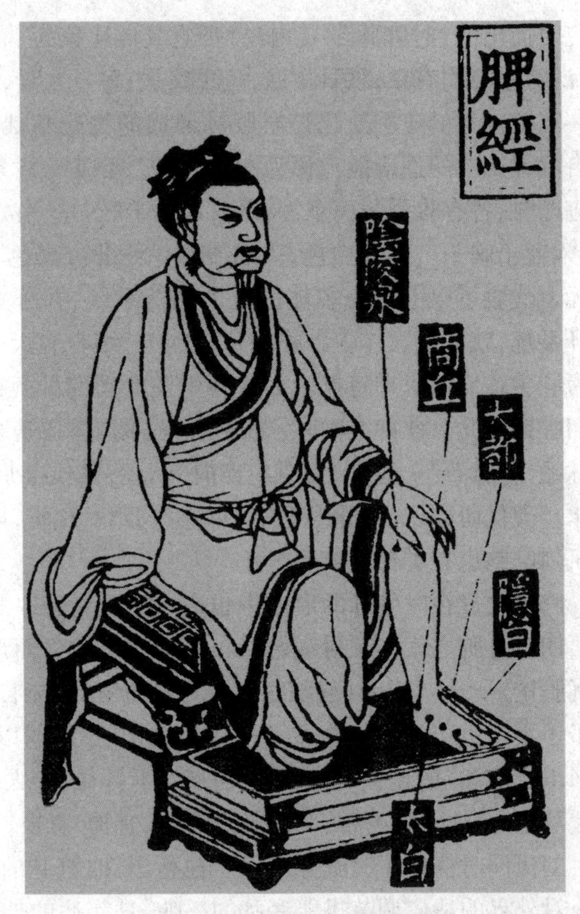

《铜人图经》五腧穴图中的脾经图

“宏观在宇，微观在握”。国外近年已开始实行对“太阳—气候—人体”的关系的全面科研规划，进行详尽的同步观察。相信“时脏脉”反映的“气象—脏象—脉象”三者之间“玄冥幽微，变化难极”的关系，必将得到越来越多的科学说明，应当引起我们的极大关注。

刘宏阳认为：时脏脉的临床应用可归纳以下几方面：

其一，诊断治疗疾病。切脉必须结合四时五脏的阳明顺逆关系，掌握四时五脏脉之正常脉象。持脉之法，四时不同。春日浮，夏日在肤，秋日下肤，冬日在骨，说明四时脉象显现部位深浅有别，不应误为病脉。时脏脉春夏之季宜浮大，秋冬之季宜沉细。若与之相反，则是病变的征兆。

其二，推测预后吉凶。时脏脉推测疾病的预后转归，首先体现在脉与四时的顺逆上，《素问·平人气象论》说：“脉得四时之顺，曰病无他；脉反四时及不间藏者，曰难已。”说明脉与四时相应，反映了人体机能尚健，对外界的适应能力尚存，故预后良好，即“脉从四时，谓之可治”。若脉与四时相逆，春夏脉瘦，秋冬脉浮大或春得秋脉、夏得冬脉、长夏得春脉、秋得夏脉、冬得长夏脉，皆为“脉逆四时”，说明人体失去了对外界的适应能力，其病难治。

此外《内经》根据五行生克之理推测不同时脏脉所主疾病的发病日期。《素问·平人气象论》中说：“春胃微弦曰平……胃而有毛曰秋病，毛甚曰今病。”指出春见毛脉是肺金克肝木的表现，但因胃气尚强不得发病，待到秋季肺气旺时即可发病，如浮甚是肺金过盛，将立即发病。其余四脏均仿此例。现代临床发病虽不尽如此机械，但其所反映的疾病与脏腑、季节有关的观点是可取的。

简言之，根据脉应四时的理论及其脉象的变化，可以推断疾病的性质和部位，做出正确的诊断、治疗和预防。

二、关于五脏受气的问题

原文说：“五脏受气于其所生。”可理解为发病于其子脏。受气之“气”字，不但指五脏之病气，亦包括外来之邪气。五脏受病包括四时之气在内，如按季节生克关系，以次相传。五脏受病于所生之季节，如《素问·阴阳应象大论》说：“冬伤于寒，春必病温；春伤于风，夏生飧泄；夏伤于暑，秋必痎疟；秋伤于湿，冬生咳嗽。”此即讲五脏气受之问题。

三、正确认识疾病的传变规律

本文运用了五行生克乘侮理论、天人相应观点、四时阴阳逆从之理，详细说明了五脏疾病的传变规律及生死预后。“五脏相通，移皆有次”，一脏有病，可以相互影响，相互传变，如“五脏受气于其所生，传之于其所胜，气舍于其所生，死于其所不胜。”《素问·脏气法时论》也有“邪气之客于身也，以胜相加，至其所生而愈，至其所不胜而甚，至于所生而持，自得其位而起”的论述。这是疾病传变的一般总规律，也是普遍规律。但亦应明确，疾病传变速度却有快有慢。慢则3月、6月传遍五脏，快则3日、6日之间传遍五脏。因此，我们在诊断上要“别于阳者，知病从来，别于阴者，知死生之期”。同时还要了解各脏疾病“至其所困而死”的基本规律，并进一步以“一日一夜五分之”来测候死亡时刻的早晚，从而做到诊断明确，心中有数。并且通过认识“病之且死，必先传行，至其所不胜，病乃死”的规律，能根据具体病情，预见其传变，及早主动采取治疗措施，以防止疾病传变恶化。

另外，亦更应明确，疾病是千变万化的，疾病的传变也不可能一成不变，也有不以次相传的，如“其卒发者，不必治于传”和“忧恐悲喜怒，令不得以其次”。指出了疾病传变的特殊性。所以既要知其常，又要察其变，只有知常达变，才能把握疾病发展变化的机转、趋向及预后。本文有关疾病传变的论述，为后世有关疾病传变的理论奠定了基础。如张仲景提出的“见肝之病，知肝传脾，当先实脾”的治未病的观点，即是受《内经》疾病传变学术观点影响而制定的。

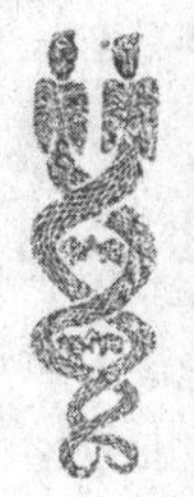

四、对真脏脉的认识

其脏脉，是五脏真气败露的脉象。本篇原文对真脏脉的形象、形成机理、临床意义等问题做了较为清楚的论述。

真脏脉的形象和动态，本篇中描述得生动而真切。如“真肝脉至，中外急，如循刀刃责责然，如按琴瑟弦。”肝的真脏脉的形象是像循摸刀刃一样坚硬而锋利可畏，又像按琴瑟之弦，强直绷急而细；“真心脉至，坚而搏，如循薏苡子累累然。”心的真脏脉的形象是如按薏苡子一般坚硬短拙而搏手；“真肺脉至，大而虚，如以毛羽中人肤。”肺的真脏脉的形象是大而空、浮散虚渺，一如毛羽触人；“真肾脉至，搏而绝，如指弹石辟辟然。”肾的真脏脉的形象是搏手若转索欲断或如以指弹石般坚硬死实；“真脾脉至，弱而乍数乍疏。”脾的真脏脉的形象是软弱无力，快慢不匀。与上篇《素问·平人气象论》的描述相参看，便知真脏脉的脉象不是微弦、微钩、微毛、微石的有胃气的脉，也不是少胃气的脉象；而是但弦、但钩、但毛、但石的绝无胃气的脉象。

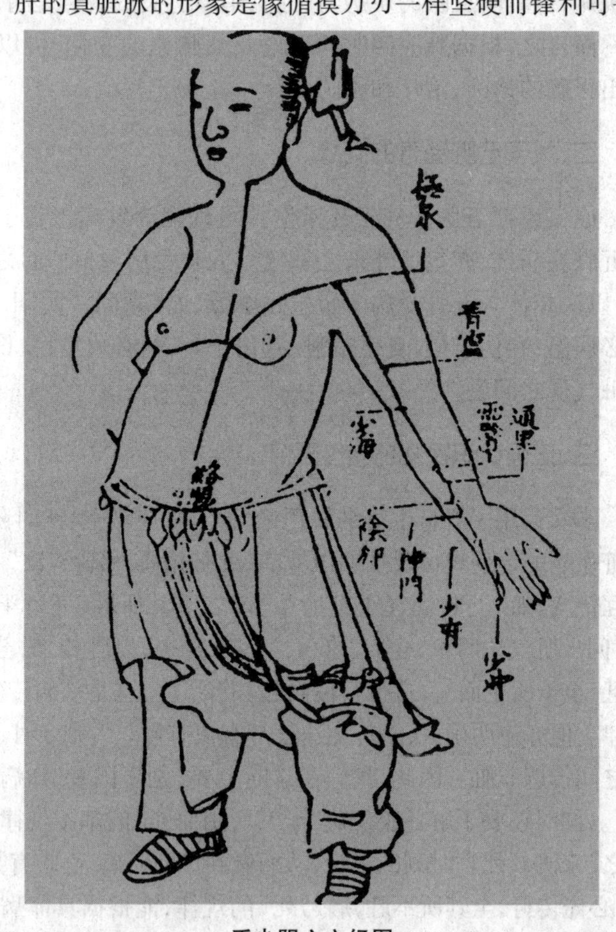

手少阴心之经图

只要弄清楚真脏脉与胃气的相互关系，就自然会明了真脏脉产生的机理。本篇有云：“所谓无胃气者，但得真脏不得胃气也。”这是说无胃气的脉就是真脏脉了；又说：“五脏皆禀气于胃，胃者五脏之本也，脏气者，不能自致于手太阴，必因于胃气。”这是以胃与五脏在生理上的关系，印证和说明胃气与五脏脉形成的关系，凡有胃气的脉象，是五脏的脏真之气偕同胃气一起到达手太阴寸口形成的，是正常的或病轻时的脉象。“病甚者胃气不能与之俱至于手太阴,故真脏之气独见,独见者病胜脏也,故曰死。”这里则从病理上说明真脏脉的形成是因为胃气消亡、脏真独露,乃是病邪甚盛、正气大虚的表现,所以是死候。

既然胃气与五脏之气合为一体,经于手太阴气口,就表现为应时的柔和流畅的五脏平脉;病重之人,胃气竭绝,不能伴随五脏真气到达气口,就会出现脏真之气败露的真脏脉,那么,我们就可以说辨别真脏脉与辨别胃气有无是密切联系的,对于辨识真脏脉的临床意义也就不难理解了。

本篇指出:“别于阳者,知病从来,别于阴者,知死生之期。”又《素问·阴阳别论》中说:“所谓阴者,真脏也,见则为败,败必死也。”可见,临床辨识真脏脉,主要是诊察死症和预测死生之期,这对于判断许多慢性病的预后具有一定的临床意义。“死”字应作病情危重,预后不良解,要知道真脏脉的出现是病情危重的象征,应当将它作为我们采取积极抢救措施的一个指征。因此辨识真脏脉的问题值得我们加以重视(参《黄帝内经注评》)。

迟华基教授根据《内经》及其注家们的论释加以辨别。此论述有见地,兹录该文,以供参考。

何谓真脏脉?医家认识不尽相同。一般认为:无胃气之脉,即是真脏脉,其表现为脉失和缓滑利、均匀有力和节律性,肝脉但弦,心脉但钩,脾脉但代,肺脉但毛,肾脉但石。至于另有肝不弦,心不钩,脾不代,肺不毛,肾不石者亦属真脏脉,则有人持否定态度。孰是孰非?兹录《内经》及其注家们的论释以辨之,故名“经释真脏脉”。谬误之处望指正。

《素问·玉机真脏论》谓:“脉弱以滑是有胃气。”《灵枢·终始》谓:“谷气来也徐而和。”《素问·玉机真脏论》又说:“真肝脉至,中外急,如循刀刃责责然,如按琴瑟弦”;“真心脉至,坚而搏,如循薏苡子累累然”;“真肺脉至,大而虚,如以毛羽中人肤”;“真肾脉至,搏而绝,如指弹石辟辟然”;“真脾脉至,弱而乍数乍疏”;“诸真脏脉见者皆死。”因此,医家们多认为真脏脉是无胃气而真脏之气独见的脉象,如肝脉但弦无胃,心脉但钩无胃,脾脉但代无胃,肺脉但毛无胃,肾脉但石无胃等。然《素问·平人气象论》谓:“脉无胃气亦死。所谓无胃气者,但得真脏脉,不得胃气也。所谓脉不得胃气者,肝不弦,肾不石也。”对此医家们各持高见。如王冰解为:“不弦不石,皆谓不微似也。”高士宗应之为:“至春而肝不微弦,至冬而肾不微石也。”《黄帝内经素问校释》从之曰:“指脉无胃气,至春则肝不微弦,至冬则肾不微石。”而李东垣《脾胃论》则直反为:“所谓无胃气者,非肝不弦、肾不石也。”《脾胃论注释》强调:“特意下一个‘非’字,纠正了千载疑误,反映了脉学真理。”又说:“真脏脉并不表现为肝不弦、肾不石,而是缺乏从缓和的征象。如果‘弦而劲急,满而鼓躁,浮而短促,沉而搏激’,全无胃气冲和反映,这才是真脏脉见。所谓真脏脉,即是脏气败露。”并赞为“敢于一反‘经旨’”的“独特见解”。姚止庵提出:“凡脉和缓,

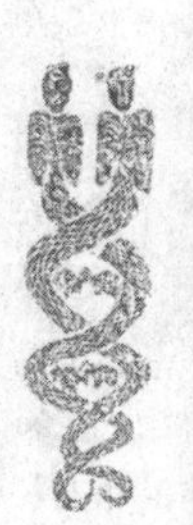

名为有胃气，故弦石而缓，乃得谓之弦石。若但弦石而无和缓之气，则是真脏而并不得谓之弦石矣，故云不弦不石。”还指出：“言弦石而钩毛代在其中，盖省文也。”另有明代医家吴昆认为：“肝不弦肾不石，以其无冲和胃气，肝脉当弦而不弦，肾脉当石而不石也。”张介宾概而谓之：“人生所赖者水谷，故胃气以水谷为本，而五脏又以胃气为本。若脉无胃气，而真脏之脉独见者死。”即“所谓但弦无胃，但石无胃之类是也。然但弦但石虽为真脏，若肝无气则不弦，肾无气则不石，亦由五脏不得胃气而然，与真脏无胃者等耳。”张志聪之论尤为全面而明确：“所谓无胃气者，真脏脉见，而不得微和之气也。又非唯微和之为胃气也，即真脏之脉，亦胃气之所生也。故曰脏气者，不能自致于手太阴，必因于胃气，乃至于手太阴也。故五脏各以其时自为而至于手太阴者，春为弦，夏为钩，秋为毛，冬为石，皆得胃气而为之也。故曰：脉不得胃气者，肝不弦，肾不石也。”

综上所述，真脏脉应是全无胃气，五脏真气败露的脉象，如但弦，但钩，但代，但毛，但石者是之。而肝不弦，肾不石，心不钩，脾不代，肺不毛亦谓之。此据《灵枢·经脉》篇：“人始生，先成精，精成而脑髓生，骨为干，脉为营……谷入于胃，脉道以通，血气乃行。”说明脉生于先天。《素问·五脏别论》：“胃…者，水谷之海，六腑之大源也。五味入口，藏于胃，以养五脏气，气口亦太阴也。是以五脏六腑之气味，皆出于胃，变见于气口。”《素问·经脉别论》：“食气入胃，浊气归心，淫精于脉，脉气流经，经气归于肺，肺朝百脉，输精于皮毛。毛脉合精，行气于府，府精神明，留于四脏，气归于权衡，权衡以平，气口成寸，以决死生。”又知脉气成于后天。《素问·玉机真脏论》还指出：“五脏者皆禀气于胃，胃者，五脏之本也。脏气者，不能自致于手太阴，必因于胃气乃至于手太阴也。故五脏各以其时自为而至于手太阴也。故邪气胜者，精气衰也。故病甚者，胃气不能与之俱至于手太阴，故真脏之气独见，独见者，病胜脏也，故曰死。”正是春，胃气散脏真之气于肝；夏，胃气通脏真之气于心；秋，胃气将脏真之气升于肺；冬，胃气令脏真之气降下于肾。所以，胃气对脉之气象至关重要。胃气充盛，则纳水谷，化饮食，布精微，方可成气口之常脉。胃气败绝，水谷不入，饮食无化，精微无输，脏真之气无源，脏失其养，故“弱以滑”“徐而和”之脉象失，唯见脏腑残存之气以挣扎而为之的但弦，但钩，但代，但毛，但石；一旦脏真之气耗尽时即不能弦，不能石，终致停搏而告终。故申真脏脉之象，除失胃气之缓和滑利均匀节律外，亦包含此肝不弦，肾不石之类极度衰微而不显脏脉应象特点者，此正胃气绝无，脏真之气衰败之象外露也。

素问卷之四

三部九候论第二十

【要点解析】

一、确切记载了三部九候的部位及所属之脏腑。

二、七诊与三部九候合参以判断疾病的预后。

三、论述了不同病变(经病、孙络病、血病、奇邪)所采取的不同针刺治疗手法。

【内经原典】

黄帝问曰:余闻九针于夫子,众多博大,不可胜数。余愿闻要道,以属子孙,传之后世,著之骨髓,藏之肝肺,歃血[①]而受,不敢妄泄,令合天道[②],必有终始,上应天光星辰历纪,下副[③]四时五行,贵贱[④]更互,冬阴夏阳,以人应之奈何?愿闻其方。岐伯对曰:妙乎哉问也!此天地之至数。

帝曰:愿闻天地之至数,合于人形血气,通决死生,为之奈何?岐伯曰:天地之至数,始于一,终于九焉。一者天,二者地,三者人,因而三之,三三者九,以应九野。故人有三部,部有三候,以决死生,以处百病,以调虚实,而除邪疾。帝曰:何谓三部?岐伯曰:有下部,有中部,有上部。部各有三候,三候者,有天有地有人也,必指而导之[⑤],乃以为真。上部天,两额之动脉;上部地,两颊之动脉;上部人,耳前之动脉。中部天,手太阴也;中部地,手阳明也;中部人,手少阴也。下部天,足厥阴也;下部地,足少阴也;下部人,足太阴也。故下部之天以候肝,地以候肾,人以候脾胃之气。帝曰:中部之候奈何?岐伯曰:亦有天,亦有地,亦有人。天以候肺,地以候胸中之气,人以候心。帝曰:上部以何候之?岐伯曰:亦有天,亦有地,亦有人。天以候头角之气,地以候口齿之气,人以候耳目之气。三部者,各有天,各有地,各有人。三而成天,三而成地,三而成人。三而三之,合则为九,九分为九野,九野为九藏。故神藏五,形藏四,合为九藏。五藏已败,其色必夭,夭必死矣。

帝曰:以候奈何?岐伯曰:必先度其形之肥瘦,以调其气之虚实,实则泻之,虚则补之。必先去其血脉而后调之,无问其病,以平为期。帝曰:决死生奈何?岐伯

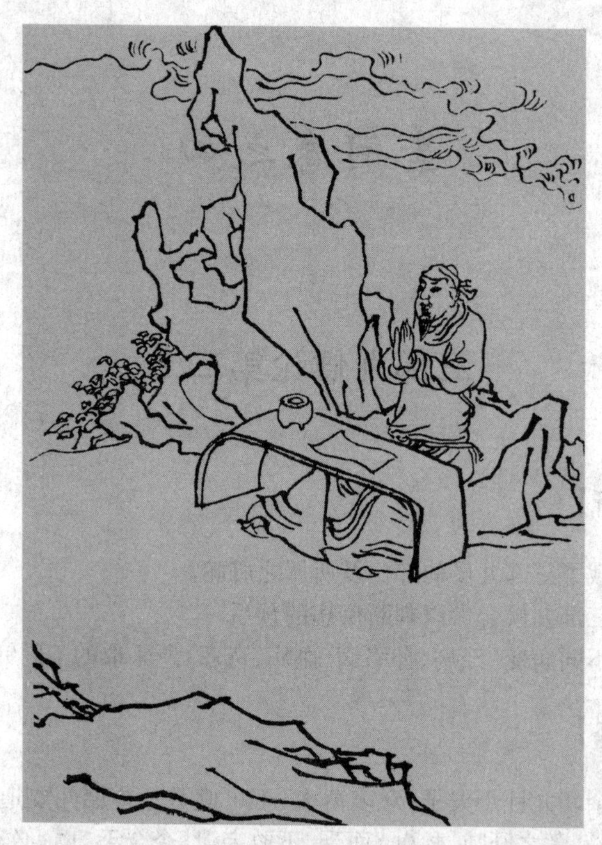

人体以上、中、下分为三部，每部又以天、地、人分为三候，三部综合，共得九候。三部九候诊脉法强调“九候相应，上下若一”的思想，认为把局部信息进行整体分析，才能得出正确的诊断

曰：形盛脉细，少气不足以息者危。形瘦脉大，胸中多气者死。形气相得者生。参伍不调[6]者病。三部九候皆相失者死。上下左右之脉，相应如参舂[7]者病甚。上下左右，相失不可数者死。中部之候虽独调，与众藏相失者死。中部之候相减者死，目内陷者死。

帝曰：何以知病之所在？岐伯曰：察九候独小者病，独大者病，独疾者病，独迟者病，独热者病，独寒者病，独陷下者病。以左手足上，上去踝五寸按之，庶右手足当踝而弹之，其应过五寸以上，蠕蠕然[8]者不病；其应疾，中手浑浑然[9]者病；中手徐徐然者病；其应上不能至五寸，弹之不应者死。是以脱肉身不去者死。中部乍疏乍数者死。其脉代而钩者，病在络脉。九候之相应也，上下若一，不得相失。一候后则病，二候后则病甚，三候后则病危。所谓后者，应不俱也。察其藏府，以知死生之期，必先知经脉，然后知病脉，真藏脉见者胜死。足太阳气绝者，其足不可屈伸，死必戴眼[10]。

帝曰：冬阴夏阳奈何？岐伯曰：九候之脉，皆沉细悬绝者为阴，主冬，故以夜半

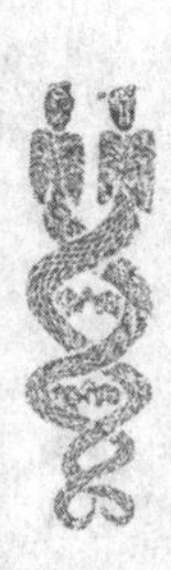
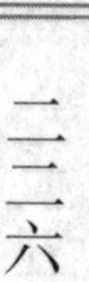

死。盛躁喘数者为阳，主夏，故以日中死。是故寒热病者，以平旦死。热中及热病者，以日中死。病风者，以日夕死。病水者，以夜半死。其脉乍疏乍数，乍迟乍疾者，日乘四季死。形肉已脱，九候虽调，犹死。七诊[11]虽见，九候皆从者不死。所言不死者，风气之病及经月之病，似七诊之病而非也，故言不死。若有七诊之病，其脉候亦败者死矣，必发哕噫。必审问其所始病，与今之所方病，而后各切循其脉，视其经络浮沉，以上下逆从循之，其脉疾者不病，其脉迟者病，脉不往来者死，皮肤著[12]者死。

帝曰：其可治者奈何？岐伯曰：经病者治其经，孙络病者治其孙络血，血病身有痛者治其经络。其病者在奇邪，奇邪之脉则缪刺之。留瘦不移，节而刺之。上实下虚，切而从之，索其结络脉，刺出其血，以见通之。瞳子高者太阳不足，戴眼者太阳已绝，此决死生之要，不可不察也。

【难点注释】

①歃血：歃，用口吸取。歃血，古代盟誓时的一种仪式。

②令合天道：此指符合天体的运行规律。

③副：有“合”之意，即符合。

④贵贱：四时五行之气，当者为贵，非当者为贱。这里指盛衰。

⑤指而导之：指必须要有老师的指导，才能掌握三部九候的规律。

⑥参伍不调：指脉搏跳动参差不齐。

⑦参舂：形容脉跳搏指有力，如舂捣谷物一般，彼此上下参差不齐。

⑧蠕蠕然：形容脉形软滑而均和。

⑨浑浑然：脉搏混乱不清的样子。

⑩戴眼：两眼上翻，眼珠不能自由地转动。

⑪七诊：指独大，独小，独疾，独迟，独热，独寒，独陷下。

⑫皮肤著：皮肤干枯无华，瘦削粘着肌骨。

【白话精译】

黄帝问道：我听先生讲了九针道理后，觉得丰富广博，不可尽述。我想了解其中的主要道理，以嘱咐子孙，传于后世，铭心刻骨，永志不忘，并严守誓言，不敢妄泄。如何使这些道理符合于天体运行的规律，有始有终，上应于日月星辰周历天度之标志，下符合四时五行阴阳盛衰的变化，人是怎样适应这些自然规律的呢？希望你讲解这方面的道理。岐伯回答说：问得多好啊！这是天地间至为深奥的道理。

黄帝道：我愿闻天地的至数，与人的形体气血相通，以决断死生，是怎样一回事？岐伯说：天地的至数，开始于一，终止于九。一奇数为阳，代表天，二偶数为阴，代表地，人生天地之间，故以三代表人；天地人合而为三，三三为九，以应九野之数。

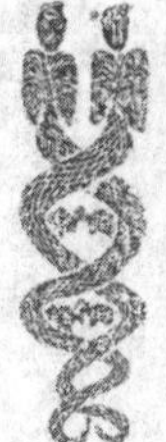

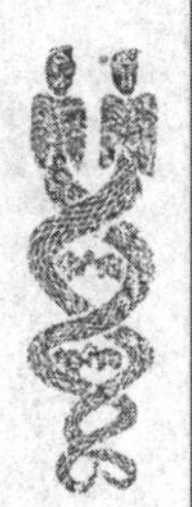

所以人有三部,每部各有三候,可以用它来决断死生,处理百病,从而调治虚实,祛除病邪。

黄帝道:什么叫作三部呢?岐伯说:有下部,有中部,有上部。每部各有三候,所谓三候,是以天、地、人来代表的。必须有老师的当面指导,方能懂得部候准确之处。上部天,即两额太阳穴处动脉;上部地,即两颊人迎穴处动脉;上部人,即耳前耳门穴处动脉;中部天,即两手太阴气口、经渠穴处动脉;中部地,即两手阳明经合谷处动脉;中部人,即两手少阴经神门处动脉;下部天,即足厥阴经五里穴或太冲穴处动脉;下部地,即足少阴经太溪穴处动脉;下部人,即足太阴经箕门穴处动脉。故而下部之天可以候肝脏之病变,下部之地可以候肾脏之病变,下部之人可以候脾胃之病变。

黄帝道:中部之候怎样?岐伯说:中部亦有天、地、人三候。中部之天可以候肺脏之病变,中部之地可以候胸中之病变,中部之人可以候心脏之病变。黄帝道:上部之候又怎样?岐伯说:上部也有天、地、人三候。上部之天可以候头角之病变,上部之地可以候口齿之病变,上部之人可以候耳目之病变。三部之中,各有天,各有地,各有人。三候为天,三候为地,三候为人,三三相乘,合为九候。脉之九候,以应地之九野,地之九野,以应人之九脏。所以人有肝、肺、心、脾、肾五神脏和膀胱、胃、大肠、小肠四形脏,合为九脏。若五脏已败,必见神色枯槁,枯槁者是病情危重,乃至死亡征象。

黄帝道:诊察的方法怎样?岐伯说:必先度量病人的身形肥瘦,了解他的正气虚实,实症用泻法,虚症用补法。但必先去除血脉中的凝滞,而后调补气血的不足,不论治疗什么病,都是以达到气血平调为准则。

黄帝道:怎样决断死生?岐伯说:形体盛,脉反细,气短,呼吸困难,危险;如形体瘦弱,脉反大,胸中喘满而多气的是死亡之症。一般而论:形体与脉一致的主生;若脉来三五不调者主病,三部九候之脉与疾病完全不相适应的,主死;上下左右之脉,相应鼓指如春杵捣谷,参差不齐,病必严重;若见上下左右之脉相差甚大,而又息数错乱不可计数的,是死亡症候;中部之脉虽然独自调匀,而与其他众脏不相协调的,也是死候;中部之脉衰减,与其他各部不相协调的,也是死候;目内陷的为正气衰竭现象,也是死候。

黄帝道:怎样知道病的部位呢?岐伯说:从诊察九候脉的异常变化,就能知病变部位。九候之中,有一部独小,或独大,或独疾,或独迟,或独热,或独寒,或独陷下(沉伏),均是有病的现象。

以左手加于病人的左足上,距离内踝五寸处按着,以右手指在病人足内踝上弹之,医者之左手即有振动的感觉,如其振动的范围超过五寸以上,蠕蠕而动,为正常现象;如其振动急剧而大,应手快速而混乱不清的,为病态;若振动微弱,应手迟缓,应为病态;如若振动不能上及五寸,用较大的力量弹之,仍没有反应,是为死候。

身体极度消瘦，体弱不能行动，是死亡之症。中部之脉或快或慢，无规律，为气脉败乱之兆，亦为死症。如脉代而钩，为病在络脉。九候之脉，应相互适应，上下如一，不应该有参差。如九候之中有一候不一致，就是病态；二候不一致，则病重；三候不一致，则病必危险。所谓不一致，就是九候之间，脉动的不相适应。诊察病邪所在之脏腑，以知死生的时间。临症诊察，必先知道正常之脉，然后才能知道有病之脉，若见到真脏脉象，胜己的时间，便要死亡。足太阳经脉气绝，则两足不能屈伸，死亡之时，必目睛上视。

黄帝道：冬为阴，夏为阳，脉象与之相应如何？岐伯说：九候的脉象，都是沉细悬绝的，为阴，冬令死于阴气极盛之夜半；如脉盛大躁动喘而疾数的，为阳，主夏令，所以死于阳气旺盛之日中；寒热交作的病，死于阴阳交会的平旦之时；热中及热病，死于日中阳极之时；病风死于傍晚阳衰之时；病水死于夜半阴极之时。其脉象忽疏忽数，忽迟忽急，乃脾气内绝，死于辰戌丑未之时，也就是平旦、日中、日夕、夜半、日乘四季的时候；若形坏肉脱，虽九候协调，犹是死亡的征象；假使七诊之脉出现，而九候都顺于四时的，就不一定是死候。所说不死的病，指新感风病，或月经之病，虽见类似七诊之病脉，而实不相同，所以说不是死候。若七诊出现，其脉候有败坏现象的，这是死征，死的时候，必发呃逆等症候。所以治病之时，必须详细询问他的起病情形和现在症状，然后按各部分，切其脉搏，以观察其经络的浮沉，以及上下逆顺。如其脉来流利的，不病；脉来迟缓的，是病；脉不往来的，是死候；久病肉脱，皮肤干枯着于筋骨的，亦是死候。

黄帝道：那些可治的病，应怎样治疗呢？岐伯说：病在经的，刺其经；病在孙络的，刺其孙络使它出血；血病而有身痛症状的，则治其经与络。若病邪留在大络，则用右病刺左、左病刺右的缪刺法治之。若邪气久留不移，当于四肢八溪之间、骨节交会之处刺之。上实下应，当切按其脉，而探索其脉络郁结的所在，刺出其血，以通其气。如目上视的，是太阳经气不足。目上视而又定直不动的，是太阳经气已绝。这是判断死生的要诀，不可不认真研究。

【专家评鉴】

一、三部九候

（一）三部九候脉诊的重要性

篇首先以“人与天地相参”的观点指出天地之至数合于人形血气。自然界有天、地、人，以应“九野”，故人体亦有上、中、下三部，部有三候，合为九候。同时又指出，通过三部九候来诊察脉的变化，可以达到“以决死生，以处百病，以调虚实，而除邪疾”的目的，从而说明了脉诊的重要性。

（二）三部九候部位划分以及所候脏腑器官

- 三部九候
  - 上部(头部)
    - 天—两额之动脉(太阳穴分),以候头角之气
    - 地—两额之动脉(巨髎之分),以候口齿之气
    - 人—耳前之动脉(耳门穴分),以候耳目之气
  - 中部(头部)
    - 天—手太阴(两手气口,经渠穴分),以候肺
    - 地—手阳明(手大指次指间,合谷穴分),以候胸中之气
    - 人—手少阴(掌后锐骨之端,神门穴分),以候心
  - 下部(足部)
    - 天—足厥阴(大腿内侧上端五里穴分,妇人取太冲穴),以候肝
    - 地—足少阴(足内踝太溪穴分),以候肾
    - 人—足太阴(大腿内侧前上方箕门穴分,或足阳明之冲阳穴分),以候脾胃之气

二、诊治疾病的原则

诊察疾病应四诊合参。本文虽然重点论述三部九候之脉诊,但是,它又不是只片面强调和重视脉诊,而同时提出应把望诊放在首位,即所谓“必先度其形之肥瘦”;在辨证上要审其虚实,“以调其气之虚实”;在治疗原则上首要的是“实则泻之,虚则补之”;在具体治疗方法上,无论用补法或泻法,如果血脉有瘀滞而血脉不通的,必先去其血脉的瘀滞,即“必先去其血脉”,使血脉通畅,经脉流行。总之,人有肥瘦之不同,病有虚实之差异,治有补泻之区别,但总的原则是使经脉畅通,气血阴阳达到相对的平衡协调,使身体恢复到健康状态,也就是“无问其病,以平为期”。这一疾病诊治原则对今天的临床仍有重要指导意义。

三、辨死生的要点

三部九候脉象对疾病的诊断、辨证、推测预后方面有重要价值。但是要达到决死生、处百病的境界,单凭脉象的判断是不够的,同时应结合七诊、四诊合参以及脉与症的关系等方面,以诊察疾病的轻重和推断疾病的预后。根据经文内容,归纳总结辨别疾病死生的要点有如下几个方面。

1.三部九候相失者死。这是本篇经文论述的重点。三部九候是一个不可分割的整体,因此临床上必须从三部九候脉象之间是否相应协调来诊察全身脏腑气血活动的状态,这也可以说是三部九候切脉法的一个原则。所以经文强调说:“九候之相应也,上下若一,不得相失。”九候脉象相应协调,说明内在脏腑气血的功能活动也相互协调,这是健康无病的标志。反之,若九候脉象相失,便是病态,严重的还可发生死亡。怎样的情况就算是九候相失呢?经文举了许多具体的例子,如“上下左右之脉相应如参舂”;“上下左右相失不可数者”;“中部之脉虽独调,与众脏相失者”;“中部之候相减者”;以及“一候后”,“二候后”,“三候后”,“乍疏乍数”等等。这些都可以说是前人实践经验之谈,值得深入发掘和研究。至于三部九候脉象合

参的精神，推广到现行的寸口诊法中，也同样具有指导意义。

2.形气相失者死。《素问·玉机真脏论》说："凡治病，察其形气色泽……形气相得，谓之可治……形气相失，谓之难治。"王冰在解释何谓"形气相得"与"形气相失"时说："气盛形盛，气虚形虚，是相得也"，"形盛气虚，气盛形虚，皆相失也。"本篇经文所说的"形盛脉细，少气不足以息者"，以及"形瘦脉大，胸中多气者"，都属于形气相失的情况。前者为形盛气虚，后者为气盛形衰。经文以脉细、脉大作为衡量气之盛衰的标准之一，是很有道理的。正因为形气的相得与相失在诊断疾病、推测预后方面有着重要的意义，所以说"必先度其形之肥瘦"，这样就不至于犯只凭脉断病的片面错误。

3.目内陷者死。五脏六腑之精气皆上注于目，目内陷说明了内脏精气衰竭，所以预后不良。

4.脱肉身不去者死。大肉消削，筋骨疲惫，所以身体不能行动。脾主肌肉，肝主筋，肾主骨，"脱肉身不去"，说明脾胃衰竭，肝肾败坏，自然预后不良。即便脉象反应不够明显，也应该引起医生的高度重视。所以经文又补充说："形肉已脱，九候虽调犹死。"这样脉症合参的意义就更明显。

5.弹之不应者死。弹，是古代的叩诊法。全元起和杨上善都认为是弹足内踝之上，即三阴交的部位。因为三阴交"系于肾，肾为命门，是以取之，以明吉凶"（全元起注）。王冰、马莳、张介宾则认为手足皆取之。王冰说："手踝之上，手太阴脉；足踝之上，足太阴脉。足太阴脉主肉，应于下部；手太阴主气，应于中部"。而张志聪则认为是弹足外踝，观察足太阳经脉的振动情况，因为足太阳为诸阳之气，弹之不应，说明生气绝于下。诸家所释，俱不十分贴切。联系上下文，此处是专指弹足内踝之上，观察足太阴脉的振动情况。《灵枢·经脉》云："经脉十二者，伏行分肉之间，深而不见，其常见者，足太阴于外（当作"内"）踝之上，无所隐故也。"所以此诊法应是弹足内踝，不是弹足外踝。应该是察足太阴脉，而不是察足太阳脉。盖足太阴脾为后天之本，弹此可以观察脾气的盛衰。若弹其他的部位，因经脉较深，何以能觉察"蠕蠕然者""浑浑然者""徐徐然者""弹之不应者"呢？

通过上述五点分析，不难看出本篇经文的基本精神乃是强调四诊合参、脉症合参、三部九候合参，教导我们临症时应该广泛搜集与疾病有关的一切诊断资料，全面地进行分析，以判断疾病的性质，推测疾病的预后，切勿单凭三部九候的脉象去"处百病，决死生"。这就难怪经文在结尾时还再次强调说："必审问其所始病，与今之所方病，而后各切循其脉。"

经文又以"天人相应"的观点论述了疾病的死亡时刻，其一般规律是：阳病死于阳盛之时，阴病死于阴盛之时，阴阳交争之病死于阴阳出入之时，说明人之死亡与自然变化有密切关系。现代"生物钟"学说亦认为人体生命活动规律与自然界变化有同步节律，证明了中医学中人与自然相应这一基本观点的科学性。

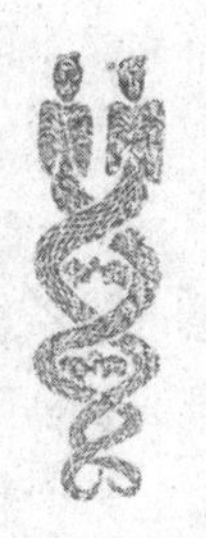

四、论刺法

在临床上，通过三部九候脉诊，可以帮助医生判断邪气的性质，病情的轻重，病位的深浅以及病症的虚实。这样就为采取适应的治则刺法提供了依据。如病在经者刺其经；病在孙络者刺孙络出血；血病而有身痛症状的，则治其经与络；病邪留在大络的，则用缪刺法；病邪久留而形体消瘦的，可刺四肢八溪之间、骨节交会之处等。由此可见，正确的治疗必须建立在正确诊断的基础之上。因此。本文所述的诊法是“决死生之要，不可不察也”的重要理论。

【临床应用】

一、关于脉诊及其意义

脉诊，是中医诊法中一项重要内容。《内经》中约二十余篇涉及脉诊，其中以《素问》的《脉要精微论》《平人气象论》和《三部九候论》三篇论述尤为详细。有关脉诊诊病的原理、切脉的部位、诊脉的要求及方法、脉之胃气、脉象与病症的关系等内容，在《内经》中均做了阐述。这里仅结合本篇有关内容，就脉诊原理，切脉部位以及脉诊的意义作以简单讨论。

关于诊脉的部位，《内经》中提出三种方法：

其一，三部九候诊法。三部九候切脉的部位，上自头面，下及足跗，遍布全身，故又称遍身诊法。该法详细内容，在前已论及，此不赘述。三部九候以候病的方法，主要测候其上下左右相失与否，上中下三部相互和调与否。总的来讲，上中下三部脉象互相调和则不病；反之，形气相失，参伍不调，上下左右脉不相应、至数错乱、不可数者则为病甚或死症。

其二，人迎寸口对比诊法。人迎，指颈部结喉两旁的动脉，为足阳明胃经之所过。胃为水谷之海，脾胃之气必须经过人迎。寸口为手太阴肺经脉之所过。肺朝百脉，内应五脏六腑之气。《灵枢·四时气》说：“气口候阴，人迎候阳”。人迎属阳经，主表，阳气旺于春夏；气口属阴经，主里，阴气旺于秋冬。所以在正常情况下，人迎寸口脉与四时阴阳消长相应，春夏人迎脉微大于寸口，秋冬寸口脉微大于人迎。所以《灵枢·禁服》说：“寸口主中，人迎主外，两者相应，俱往俱来，若引绳大小齐等。春夏人迎微大，秋冬寸口微大，如是者名曰平人”。“平人”即是健康无病的正常人。

如果人迎脉与寸口脉相比较有大小不调时，便是病变在脉象上的反映。一般来说，人迎脉独盛则病在三阳之腑；寸口脉独盛则病在三阴之脏。这是因为太阴行气于三阴，阳明行气于三阳之故。有关人迎、寸口一盛到四盛病所在部位及病症可参阅《素问·六节藏象论》有关内容。本处“盛”作倍解。一盛二盛三盛，谓两相对比大一、二、三倍。人迎寸口对比诊法，不仅察其盛大，而且还候其静躁，以别病之在手经或足经。这一方面内容已在《灵枢·终始》做了详细论述。

其三，独取寸口法。寸口，又称气口、脉口，即手桡动脉腕后应指跳动处，以其脉出太渊，长一寸九分（同身寸），故名寸口。属手太阴肺经的动脉。寸口脉之所以能候全身疾病，《内经》已有较多的论述，到《难经》则又有进一步的发挥。其机理有两个方面。一是寸口与胃气密切相关。寸口为手太阴肺经的动脉，而手太阴肺经起于中焦，如《素问·五脏别论》说："五脏六腑之气味皆出于胃，而变见于气口"。又《素问·玉机真脏论》指出："五脏者皆禀气于胃，胃者五脏之本也。脏气者，不能自至于手太阴，必因于胃气，乃至于手太阴也。"由于胃气在生命活动中起后天的重要作用，所谓"有胃则生，无胃则死"，而寸口为胃气"变见"之处，胃气盛

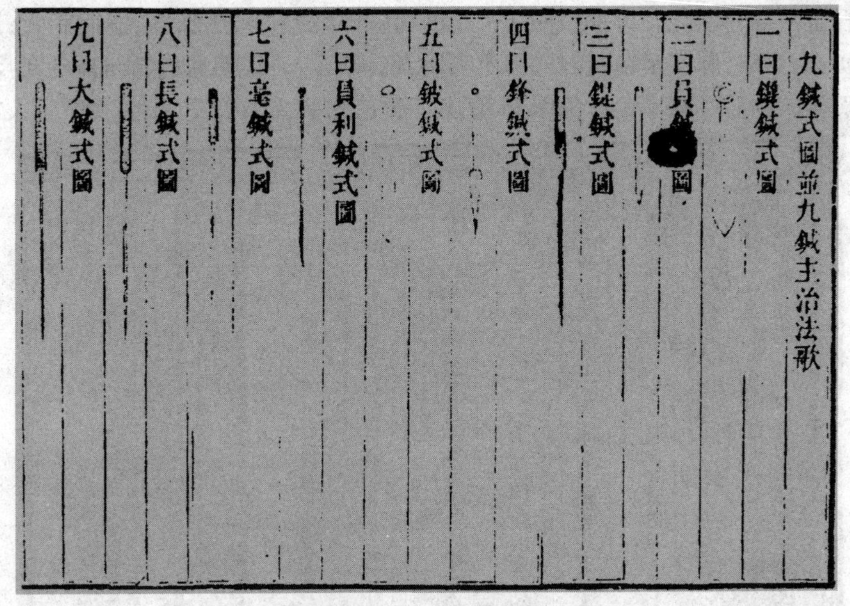

清代吴谦等《医宗金鉴》中的九针图

衰变化可以直接反映到寸口脉上来。二是肺朝百脉。《素问·五脏别论》说："气口亦太阴也。"又《素问·经脉别论》说："肺朝百脉""气口成寸，以决死生"。手太阴肺经为十二经气流注之始点，且肺朝百脉，主一身之气，可见肺是十二经脉，五脏六腑，全身气血的朝会之所。而寸口部位正是肺经的经穴"经渠"和腧穴"太渊"之地。"太渊"又为诸脉之会，为气血流注最为显现的浅表部位。因此，全身气血盛衰及运行情况都可以反映到寸口脉象上来，故而独取寸口法就成为切脉诊病的重要部位之一。

诊察寸口脉象，主要是候脉之长、短、滑、疾、浮、沉等，以别其有余不足。其具体内容见《素问·平人气象论》。从寸口脉之太过不及，以识其阴阳之偏胜，从脉之长短促，以知病之在头、在足胫、在肩背；从脉之沉紧浮盛，以分表里外中；从脉之

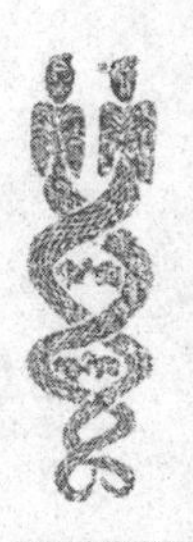

盛滑小实坚，以别病之在内在外；从脉之小弱涩滑浮疾，以辨气血正邪之盛衰，别病之久新。

关于脉诊的意义，表现在中医诊断中占有很重要的地位。它反映了祖国医学诊断疾病的特点和经验，为历代医家所重视。是因为脉象是中医辨证的一个重要依据，对分析疾病的原因，推断疾病的变化，识别病情的真假，判断疾病的预后，都具有重要的临床意义。在《内经》中，对脉诊的意义及重要性均有全面而深刻的论述。如《素问·阴阳应象大论》说："善诊者，察色按脉，先别阴阳……观权衡规矩而知病所主；按尺寸，观浮沉滑涩而知病所生。"说明通过察四时色脉的正常与否可知病在何脏何腑；诊察尺肤和寸口，从其浮、沉、滑、涩可了解疾病所生原因。又如本篇指出："一候后则病；二候后则病甚；三候后则病危。"说明通过脉诊可以了解疾病轻重甚危的变化。再如《素问·玉机真脏论》说："病热脉静；泄而脉大；脱血而脉实；病在中，脉实坚；病在外，脉不实坚者，皆难治。"说明通过脉与证的相反，以推断疾病的预后。在本篇中亦具体论述了脉诊的意义及其重要性，如"故人有三

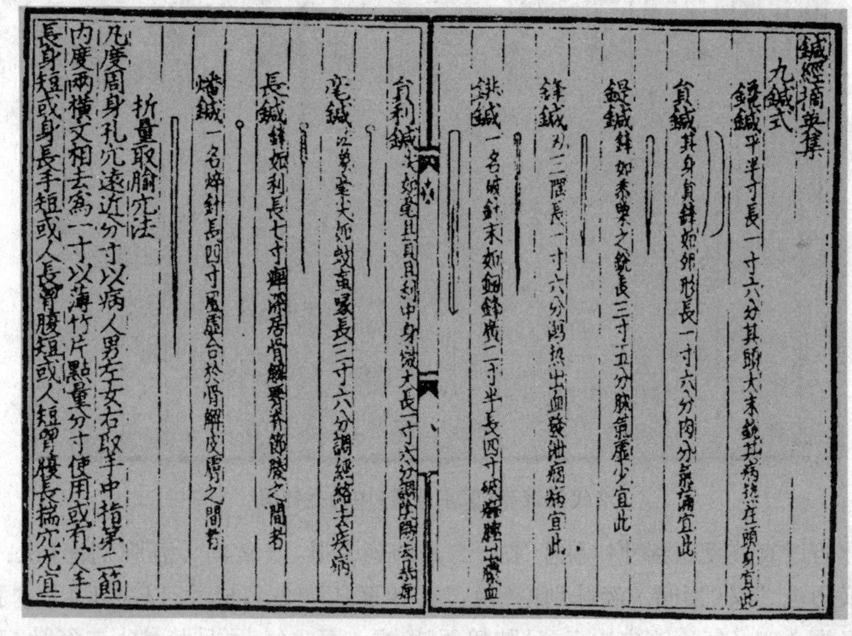
鍼經摘英集
九鍼式
鑱鍼 平半寸長一寸六分其頭大末銳其病熱在頭身宜此
員鍼 其身員鋒如卵形長一寸六分肉分氣滿宜此
鍉鍼 鋒如黍粟之銳長三寸五分脈氣虛少宜此
鋒鍼 刃三隅長一寸六分瀉熱出血發泄痼病宜此
鈹鍼 一名破鍼末如劍鋒廣二寸半長四寸破癰腫出膿血
員利鍼 尖如氂且員且銳中身微大長一寸六分調陰陽去暴痹
毫鍼 法象毫尖大如蚊虻喙長三寸六分調經絡去疾病
長鍼 鋒如利長七寸痹深居骨解腰脊節腠之間者
燔鍼 一名焠針長四寸風虛合於骨解皮膚之間者
折量取腧穴法
凡度周身孔穴遠近分寸以病人男左女右取手中指第二節內度兩橫文相去為一寸以薄竹片點量分寸使用或有人手長身短或身長手短或人長胷腹短或人短胷腹長揣穴尤宜

元代杜思敬《针经摘英集》中的九针图

部，部有九候，以决死生，以处百病，以调虚实，而除邪疾。"这就是说，在"决死生"的预后问题上，在"处百病"的辨证问题上，在"调虚实"而"除邪疾"的治疗问题上，都必须以脉象作为依据之一。

关于《内经》脉诊的意义，还在于对后世脉诊的影响，也就是说，《内经》脉诊是后世三部诊法和寸口诊法的渊薮。本篇所提出的三部九候与《难经》中所提出的三部九候不同。如《难经·十八难》说："三部者，寸、关、尺也；九候者，浮、中、沉也。"《难经》所说的"三部九候"是以寸口部寸、关、尺为三部，每部各有浮、中、沉三

候,合为九候。此即后世所称“三部九候”,与本篇所说的三部九候名同而实异。寸口诊脉法,是《难经》在《内经》的基础上提出来的。如《难经·一难》说:“十二经皆有动脉,独取寸口,以决五脏六腑死生之法,何谓也?然寸口者,脉之大会,手太阴之动脉也。”寸口诊脉法推广于王叔和《脉经》。王叔和《脉经》中进一步确立了“独取寸口”的诊脉方法以及后世常用的二十四种脉象,并详尽叙述了各种脉象的指下感觉及辨认方法等,其中对脉象的论述有很多地方与现代医学的循环生理、病理特征是十分符合的。《脉经》这一部专著,对后世中医脉学的发展有很大的影响。

三部诊法主要见于《伤寒论》。其具体诊脉部位是诊人迎以候胃气;诊寸口以候十二经;诊趺阳以候胃气。此三部诊法亦别于《内经》三部九候诊脉法。

总之,寸口诊法源于《内经》,而寸口分寸关尺三部则发于《难经》,后经《脉经》倡导,一直沿用至今,这不仅因为“寸口”的特殊生理部位,而且也因为诊察方便易于掌握运用之故。

二、关于对“七诊”的认识

经文说:“七诊虽见,九候皆从者,不死。”“七诊”究竟指什么,诸家看法不一。归纳起来,大致有三种。其一,杨上善、张志聪认为,七诊谓沉细悬绝、盛躁喘数、寒热、热中、病风、病水、土绝于四季。这种看法与本篇文义不合。其二,熊宗立认为,“七诊者,诊宜平旦一也;阴气未动二也;阳气未散其三也;饮食未进四也;经脉未盛五也;络脉调匀六也;气血未乱七也。”这种看法亦不足取,张介宾早就批判说:“焉得皆谓之诊,总之一平旦诊法耳。后世遂尔谬传,竟致失其本原矣。”其三,王冰、张介宾认为,七诊即前文所说的:独小者病;独大者病;独疾者病;独迟者病;独热者病;独寒者病;独陷下者病。一般说来,还是这种解释较为符合原文精神。意思是说虽然脉现独小、独大、独疾、独迟、独滑、独紧、独沉等变化,但只要九候协调,就仍有转机,故不死。

三、关于弹按足踝决病之法

弹按足踝决病的方法,可以认为是我国叩诊法的滥觞。中医有望、闻、问、切四诊,西医有视、触、叩、听的物理诊断方法。长久以来,在人们的印象中,好像中医没有叩诊。其实这种看法是不正确的。本篇经文说:“……当踝而弹之,其应过五寸以上。蠕蠕然者,不病;其应疾,中手浑浑然者病;中手徐徐然者病;弹之不应者死。”也就是说,通过叩击足内踝,观察经脉振动的范围、速度、形态等可以判断一个人病与不病,是生还是死。这是祖国医学叩诊法的最早记录。

四、四诊合参的意义

四诊即望、闻、问、切四种诊察疾病的方法。要想全面搜集与疾病有关的资料,为辨证提供全面详尽的依据，必须四诊合参，缺一不可。有些人只强调某一诊或两诊，忽视其他诊法，把四诊割裂开来，这些做法都是片面的、错误的。而在《内经》中十分强调四诊合参的重要性。如本篇明确指出：“决死生奈何？岐伯曰：形盛脉细，少气不足以息者危；形瘦脉大，胸中多气者死。”在这里“形盛”与“形瘦”是通过望诊而得知的；“脉细”与“脉大”是通过脉诊而得知的；“少气不足以息”和“胸中多气”是通过闻诊而得知的。这就说明了在“决死生”这样关键时刻，是通过望诊、脉诊、闻诊相参之后而做出的。同时，本篇亦提示：“必审问其所始病，与今之方病，而后各切循其脉。”这就说明在诊病时，一定要首先详细询问患者起病情况和现在症状，然后再按其病位，切其脉搏以了解病情。强调指出了问诊应在诊病之始、脉诊之前以及重要性。四诊合参的观点，至今在临床上仍有着十分重要的指导意义。作为临床医生，切不可偏执一方，强调某一诊，忽视其他诊法，以免犯片面性的错误，贻误病人。

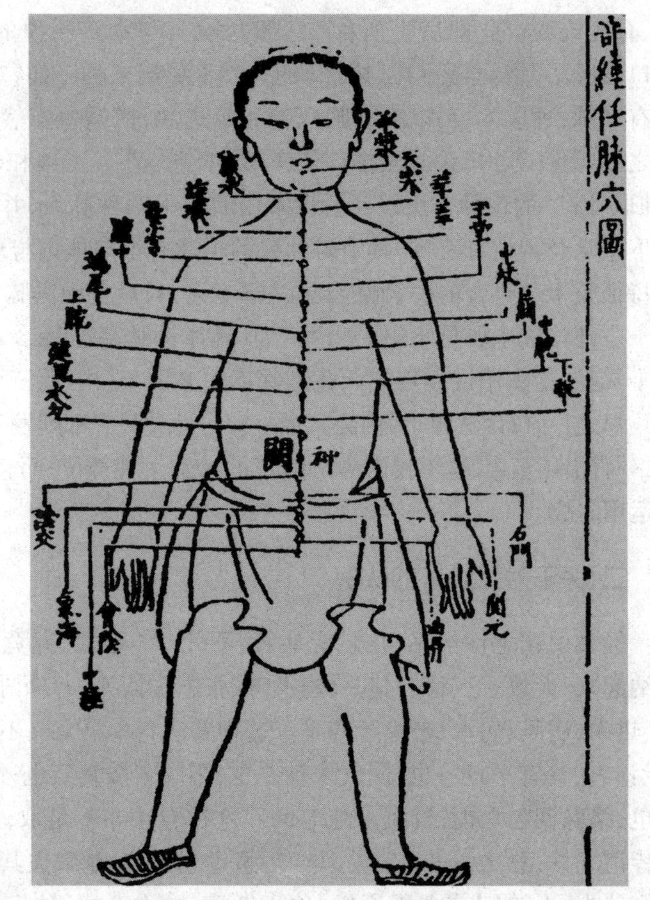

明代高武《针灸聚英》经穴图中的奇经任脉穴图

经脉别论第二十一

【要点解析】

一、说明环境、情志的变动和体力的劳逸都影响着脉搏。临床诊断，必须结合观察病人身体的强弱、骨肉皮肤的形态等，才能正确地了解病情。

二、详细地阐述了饮食物的消化、吸收、输布等过程，指出其主要是依靠脾的运化和肺的输布，得以营养全身。

三、叙述了六经偏盛所发生的症状和治法，同时阐述了气逆所出现的脉象。

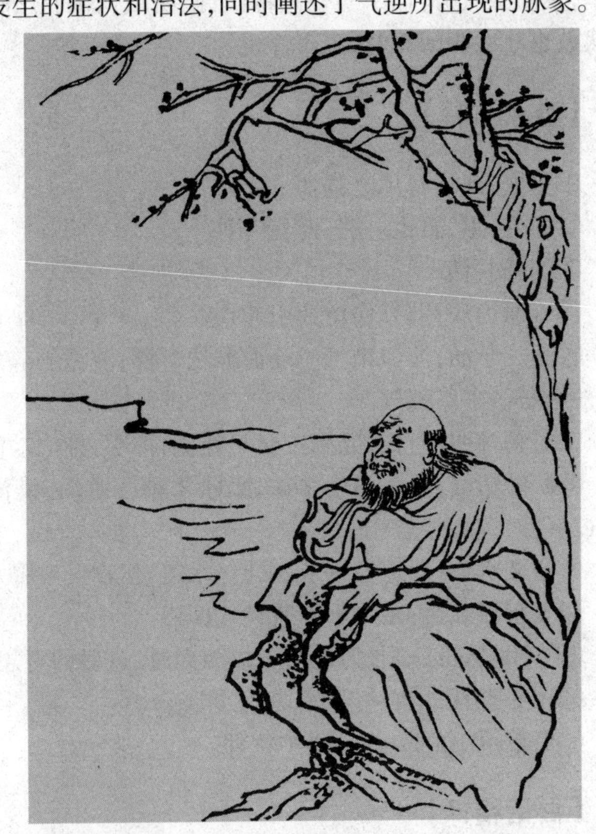

太阳经脉偏盛，则发生厥逆、喘息、虚气上逆等症状，这是阴不足而阳有余，表里两经俱当用泻法，取足太阳经的束骨穴和足少阴经的太溪穴

【内经原典】

黄帝问曰：人之居处动静勇怯[①]，脉亦为之变乎？岐伯对曰：凡人之惊恐恚劳[②]动静，皆为变也。是以夜行则喘出于肾，淫气病肺。有所堕恐，喘出于肝，淫气害脾。有所惊恐，喘出于肺，淫气伤心。度[③]水跌仆，喘出于肾与骨，当是之时，勇者气行则已，怯者则着而为病[④]也。故曰：诊病之道，观人勇怯骨肉皮肤，能知其情，以为诊法也。故饮食饱甚，汗出于胃；惊而夺精，汗出于心；持重远行，汗出于肾；疾走恐惧，汗出于肝；摇体劳苦，汗出于脾。故春秋冬夏，四时阴阳，生病起于过用，此为常也。

食气入胃，散精于肝，淫气于筋[⑤]。食气入胃，浊气[⑥]归心，淫精于脉。脉气流经，经气归于肺，肺朝百脉，输精于皮毛。毛脉合精，行气于府。府精神明[⑦]，留于四藏，气归于权衡，权衡以平，气口成寸，以决死生。饮入于胃，游溢精气[⑧]，上输于脾。脾气散精，上归于肺，通调水道[⑨]，下输膀胱。水精四布，五经并行，合于四时五藏，阴阳揆度以为常也。太阳藏独至[⑩]，厥喘虚气逆，是阴不足阳有余也，表里当俱泻，取之下俞。阳明藏独至，是阳气重并也，当泻阳补阴，取之下俞。少阳藏独至，是厥气也，跻前卒大，取之下俞，少阳独至者，一阳之过[⑪]也。

太阴藏搏者，用心省真[⑫]，五脉气少，胃气不平，三阴也，宜治其下俞，补阳泻

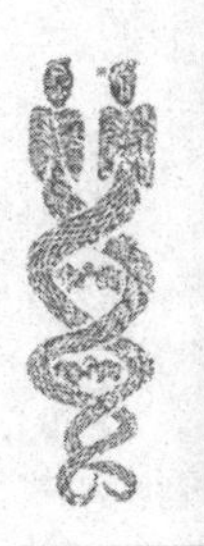

阴。一阳独啸，少阳厥也，阳并于上，四脉争张，气归于肾，宜治其经络，泻阳补阴。一阴至，厥阴之治也，真虚痟心⑬，厥气留薄，发为白汗，调食和药，治在下俞。

帝曰：太阳藏何象？岐伯曰：象三阳而浮也。帝曰：少阳藏何象？岐伯曰：象一阳也，一阳藏者，滑而不实也。帝曰：阳明藏何象？岐伯曰：象大浮也。太阴藏搏，言伏鼓也。二阴搏至肾，沉不浮也。

【难点注释】

①勇怯：此指身体之强弱。

②恚劳：恚，怒也。劳，此指劳神。

③度：同“渡”。

④着而为病：邪气停留而引起疾病。

⑤淫气于筋：流溢精气于筋而养之。淫，流溢滋养之义。

⑥浊气：水谷精气。

⑦府精神明：府精，经脉中精气旺盛；神明，神的功能正常。

⑧游溢精气：意为消化水饮，吸收水精。游溢，满溢，分离。实指消化、吸收的过程。

⑨通调水道：即疏通调节水通。水道，指宣发肃降水液的通道。

⑩太阳藏独至：足太阳膀胱经气偏盛。

⑪一阳之过：一阳，为太阳；过，为太过、过盛的意思。即太阳经气太过。

⑫用心省真：用心审察确切。

⑬痟心：痟，忧郁。心，心中忧郁。

【白话精译】

黄帝问道：人们的居住环境、活动、安静、勇敢、怯懦有所不同，其经脉血气也随着起变化吗？岐伯回答说：人在惊恐、愤怒、劳累、活动或安静的情况下，经脉血气都要受到影响而发生变化。所以夜间远行劳累，就会扰动肾气，使肾气不能闭藏而外泄，则气喘出于肾脏，其偏胜之气，就会侵犯肺脏。若因坠堕而受到恐吓，就会扰动肝气，而喘出于肝，其偏胜之气就会侵犯脾脏。或有所惊恐，惊则神越气乱，扰动肺气，喘出于肺，其偏胜之气就会侵犯心脏。渡水而跌仆，跌仆伤骨，肾主骨，水湿之气通于肾，致肾气和骨气受到扰动，气喘出于肾和骨。在这种情况下，身体强盛的人，气血畅行，不会出现什么病变；怯弱的人，气血留滞，就会发生病变。所以说：诊察疾病，观察病人的勇怯及骨骼、肌肉、皮肤的变化，便能了解病情，并以此作为诊病的方法。在饮食过饱的时候，则食气蒸发而汗出于胃。惊则神气浮越，则心气受伤而汗出于心。负重而远行的时候，则骨劳气越，肾气受伤而汗出于肾。疾走而恐惧的时候，由于疾走伤筋，恐惧伤魂，则肝气受伤而汗出于肝。劳力过度的时候，由于脾主肌肉四肢，则脾气受伤而汗出于脾。春、夏、秋、冬四季阴阳的变化都有其常度，人在这些变化中所以发生疾病，就是因为对身体的劳用过度所致，这是通常的道理。

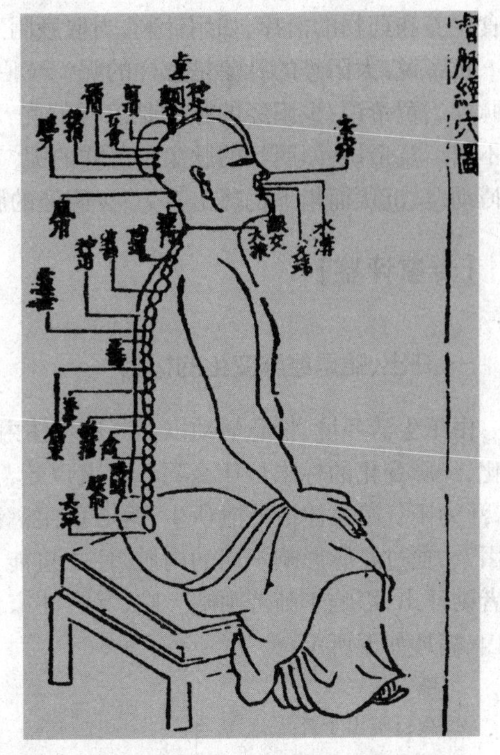

明代高武《针灸聚英》经穴图中的督脉经穴图

五谷入胃，其所化生的一部分精微之气输散到肝脏，再由肝将此精微之气滋养于筋。五谷入胃，其所化生的精微之气，注入于心，再由心将此精气滋养于血脉。血气流行在经脉之中，到达于肺，肺又将血气输送到全身百脉中去，最后把精气输送到皮毛。皮毛和经脉的精气汇合，又还流归入于脉，脉中精微之气，通过不断变化，周流于四脏。这些正常的生理活动都要取决于气血阴阳的平衡。气血阴阳平衡，则表现在气口的脉搏变化上，气口的脉搏，可以判断疾病的死生。水液入胃以后，游溢布散其精气，上行输送于脾，经脾对精微的布散转输，上归于肺，肺主清肃而司治节，肺气运行，通调水道，下输于膀胱。如此则水精四布，外而布散于皮毛，内而灌输于五脏之经脉，并能合于四时寒暑的变易和五脏阴阳的变化。做出适当的调节，这就是经脉的正常生理现象。

太阳经脉偏盛，则发生厥逆、喘息、虚气上逆等症状，这是阴不足而阳有余，表里两经俱当用泻法，取足太阳经的束骨穴和足少阴经的太溪穴。阳明经脉偏盛，是太阳、少阳之气重并于阳明，当用泻阳补阴的治疗方法，当泻足阳明经的陷谷穴，补太阴经的太白穴。少阳经脉偏盛，是厥气上逆，所以阳跻脉前的少阳脉猝然盛大，当取足少阳经的临泣穴。少阳经脉偏盛而独至，就是少阳太过。太阴经脉鼓搏有力，应当细心地省察是否真脏脉至，若五脏之脉均气少，胃气又不平和，这是足太阴脾太过的缘故，应当用补阳泻阴的治疗方法，补足阳明之陷谷穴，泻足太阴之太白穴。二阴经脉独盛，是少阴厥气上逆，而阳气并越于上，心、肝、脾、肺四脏受其影响，四脏之脉争张于外，病的根源在于肾，应治其表里的经络，泻足太阳经的经穴昆仑、络穴飞扬，补足少阴的经穴复溜，络穴大钟。一阴经脉偏盛，是厥阴所主，出现真气虚弱，心中痠痛不适的症状，厥气留于经脉与正气相搏而发为白汗，应该注意

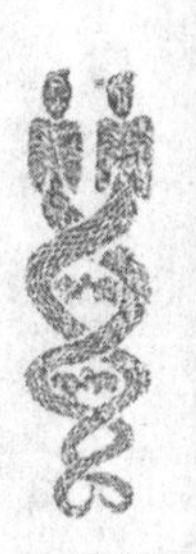

饮食调养和药物的治疗，如用针刺，当取厥阴经下部的太冲穴，以泻其邪。

黄帝说：太阳经的脉象是怎样的呢？岐伯说："其脉象似三阳之气浮盛于外，所以脉浮。黄帝说：少阳经的脉象是怎样的呢？岐伯说：其脉象似一阳之气初生，滑而不实。黄帝说：阳明经的脉象是怎样的呢？岐伯说：其脉象大而浮。太阴经的脉象搏动，虽沉伏而指下仍搏击有力；少阴经的脉象搏动，是沉而不浮。

【专家评鉴】

一、汗出、喘是经脉变化的标志

由于生活环境、情志活动以及劳逸等体内外环境的改变，势必影响人体经脉的变化，经脉变化的标志是什么呢？本文以喘与汗为例加以说明。喘为肺气上逆所致，汗为阳气蒸发津液外泄所生，为心所主。因人体是一个有机的整体，不同的致病因素，通过经脉影响不同的内脏，使之机能紊乱。脏腑之间又相互影响，影响于心者则汗出，影响于肺者则喘。喘，又有注家认为意指恐惧，此处以喘息析之。其病因、病理如下所示：

喘：

夜行喘出于肾
堕恐喘出于肝
惊恐喘出于肺
渡水跌仆喘出于肾与骨
} 均影响于肺，肺气上逆——喘

汗：

饮食饱甚，汗出于胃
持重远行，汗出于肾
摇体劳苦，汗出于脾
} 阳极盛

惊而夺精，汗出于心
疾而恐惧，汗出于肝
} 影响神

} 均影响于心，腠理开泄——汗

文中以喘汗作为经脉受内外环境影响而变化的标志，是有一定理由的。因喘为气病，汗为血病，血汗同源，经脉主运行气血。又因肺主气，心主血主神志，居处环境、动静劳逸、身体强弱以及精神活动等状况，都能影响心肺的生理功能，从而使经脉气血的运行发生相应的变化，经文所举喘与汗就是其变化的标志。但此时的喘与汗仅属于一时性的生理反应，能否形成喘症和汗出异常，则与体质因素有重要关系。

二、勇和怯是病与不病的原因

经脉沟通人体上下内外，为气血运行的通道。在一定的环境中，惊恐、恚劳、动静、饮食等诸种因素作用于人体，首先影响相关的脏腑，通过经脉，影响经脉中气血

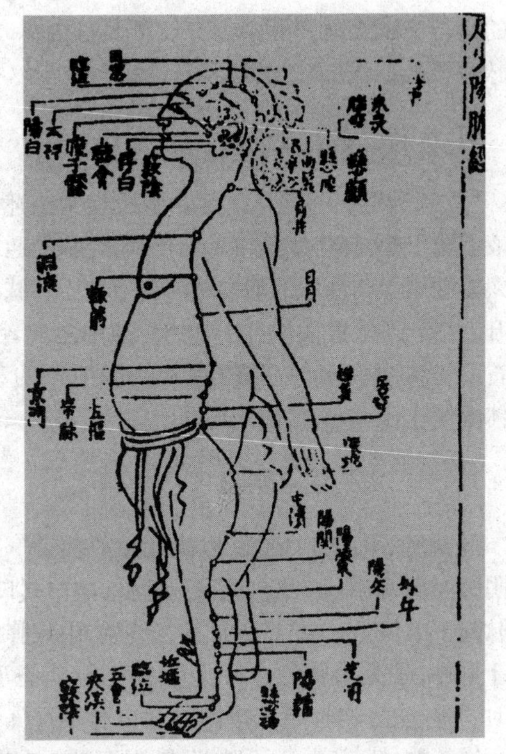

明代高武《针灸聚英》经穴图中的足少阳胆经图

的运行,进一步导致内脏机能紊乱,表现出一些征象来,然而病与不病则与体质的强弱和诸种病因的程度有密切的关系。如经文所说:“当是之时,勇者气行则已,怯者则着而为病也。”文中举夜行、堕恐、惊恐、渡水、跌仆等情况为例,以说明之。如果身体强壮之人(勇者),气血通畅,经脉和调,虽有惊恐、恚劳等变动,只出现一时性的生理反应,但经脏腑的自身调节,事过即消失,可以不发病。假如身体虚弱之人(怯者),气血不和,经脉不调,若受以上诸种因素的刺激,脏腑机能不能进行自身调节,则留着不去,而发生病变。由此可知,致病因素作用于人体,是否发病,与人的体质因素有重要关系。

在一定的生活环境中,即便是体质强壮之人,若饮食、劳倦、精神等致病因素过度,同样可以发病,即经文所说“故春秋冬夏,四时阴阳,生病起于过用,此为常也。”这就提示了各种致病因素过度与发病的关系。

三、观勇怯、骨肉、皮肤是诊病的法则

“诊病之道,观人勇怯、骨肉、皮肤,能知其情,以为诊法也。”人体是一个有机的整体。在病理的情况下,内脏的变化通过经脉反映于外。因此,通过外在的形体,如骨骼的大小,肌肉的坚脆,皮肤的色泽疏密,观察体质强弱的大概情况。从而了解疾病的发生、发展、变化,以预测疾病的吉凶。自然不失诊断疾病的一种重要法则。

四、水谷精微的输布过程

“食气入胃……气归于权衡。”本段原文论述了饮食水谷化生为精微物质,以及在体内输布的过程。饮食水谷入胃,经胃的腐熟和脾的运化作用,转化为水谷精气,其中一部分输于肝,经肝气的疏泄作用,滋养周身的筋脉。另外一部分归于心,注之于血脉。在心的推动下沿血脉运行。肺主气,朝百脉,皮毛为肺之合。经脉之

气的运行又赖于肺气的宣发,敷布周身内外。最后气血交会,经心的作用又流入血脉。

五、水液代谢的过程

"饮入于胃……五经并行。"本段经文论述了水液代谢的过程。水液入胃后,其津液上输于脾,脾将津液再上归于肺,经肺的通调水道作用,将清中之清者敷布全身,供人体利用。利用后的清中之浊者下输于膀胱,肾助膀胱气化,又将浊中之清者气化上升,上归于肺,供人体再次利用。浊中之浊者由膀胱排出体外则为尿。水液代谢,需胃的受纳,脾的转输,肺的通调水道,肾阳的蒸化,同时又与三焦分不开,三焦总司人体的气化,是水液代谢的通路。

六、气口决死生之原理

"权衡以平,气口成寸,以决死生。"何谓气口?张介宾:"气口之义其名有三,手太阴肺经也,肺主气,气之盛衰见于此,故曰气口。"气口何以决死生呢?其一,手太阴肺脉起于中焦,为十二经脉循行之终始,中焦脾胃是人体营卫气血化生之源。营血俱走于脉中,手太阴肺的寸口脉与之相连,病态下,卫气营血盛衰在气口上有所表现。同时。胃气之强弱,亦直接影响寸口脉。胃气足,五脏精气充沛,正能胜邪,脉有胃气。胃气败,精气衰,正不胜邪,脉现真脏。有胃则生,无胃则死,因此脉之胃气可作决死生之依据。其二,气血行于脉中,肺主气,心主血,肝藏血,脾统血。手太阴肺之气口与心肝脾关系密切。肾之阴阳与气口亦有关。因此,五脏病变通过气血可表现于手太阴气口,气口可反映五脏强弱虚实。其三,肺主气,朝百脉,气口得以成为脉之大会,因此十二经脉的变动,从气口可以测知。

七、人体与自然界息息相应

中医学认为,人体是一个有机的整体,人与自然界息息相应。人体五脏阴阳变化,必须随自然界四时寒暑变迁,做出相应的调节,使内外环境协调统一,才能保证机体的健康状态。这就是经文所说"合于四时五脏阴阳,揆度以为常也"。

八、三阴三阳脉气独至的症治

"太阳藏独至……治在下俞。"列表如下(表 21-1)。

九、三阴三阳经脉偏胜的脉象

"太阳藏何象……肾沉不浮也"。太阳经——浮。少阳经——滑而不实。阳明经——大而浮。太阴经——伏而有力。少阴经——沉而不浮。厥阴经——缺。

表 21-1　三阴三阳脉气独至的症治

六经	症状	病机	治疗
太阳经气偏盛	喘虚气逆	阴不足阳有余	取足太阳经的束骨，足少阴经的太溪，均用泻法
阳明经气偏盛	（缺）	两阳相并，阳气盛实	泻足阳明经的陷谷，补足太阴经的太白
少阳经气偏盛	跻前卒大	少阳经气太过，其气善逆	取足少阳本经的临泣
太阴经气偏盛	（省察是否为真脏脉）	五脏脉气衰少、胃气不平和太阴经气太过	补足阳明的陷谷，泻足太阴经的太白
少阴经气偏盛	少阴热厥	少阴相火上越，心肺肝脾不和	泻足太阳经穴昆仑、络穴飞扬，补足少阴经穴复溜、络穴大钟
厥阴经气偏盛	心痠痛自汗出	真气虚弱，厥气流经与真气相薄	治厥阴经之太冲穴，注意药食调治

【临床应用】

一、关于勇怯的问题

勇，指人体质健壮，正气充足；怯者则与此相反。若勇怯这两种人，感受同样的致病因素，勇者则不病，或病轻，或恢复快；而怯者则发病，或病重，难以恢复。发病与不发病，关键在于人之正气，而人之正气则和锻炼、营养、精神的调摄以及卫生保健等关系很大，因此要注意摄生、保养正气。

二、对"喘"的认识

对喘出于肾，喘出于肝，喘出于肺等"喘"字的认识，历代医家均按"气喘"解释。认为由于夜行、堕恐、惊恐等环境情志的突然变化，影响相关内脏，使之功能发生异常改变而喘，或者又进一步波及于肝，使肺气上逆而气喘。如马莳注："盖肾属少阴，卫气夜行于阴，营气以寐而养，夜行则喘息内出于肾，肺为肾母，子气受淫，上干于肺，肺斯病焉。"张志聪注："肾属亥子，而气主闭藏，夜行则肾气外泄，故喘出于肾。肾为本，肺为末，肾气上逆，故淫伤于肺也。"通观全文，旨在讨论经脉的作用及病理变化，所以这里的喘作气喘解释，难以理解。《内经》中"喘"字，除有指呼吸急迫气喘之义外，又有指脉跳疾速之意。故本段经文"喘"按脉喘解释则更切合原文精神。理由是：其一，篇名《经脉别论》，内容主要是讨论经脉的问题；其二，文章提出的问题是人的居处、动静、勇怯是否会引起脉的变动，回答是"皆为变也"。在夜行、堕恐、渡水、跌仆等情况下，出现心跳加快，脉象数疾如喘状，正说明经脉的变动。其三，居处、动静、勇怯导致脉为之变，说明当时在健康无病的条件下，而气喘

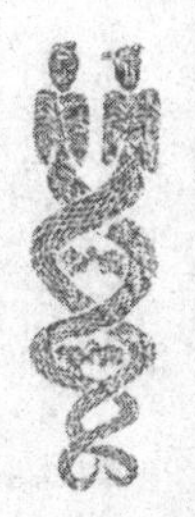

的症状在《内经》中一般都是出现在疾病中。故这里的喘，不应指气喘。其四，因惊恐、夜行、跌仆而使脉疾如喘，与因饮食、惊恐、持重、远行、疾走、劳苦而导致汗出，都是人们生活中常见的生理现象，经过一段时间，便可自行恢复。所以虽然“脉皆为之变”，但不属于病理。当然在某些人，特别是“怯者”及“过用”的情况下，也可以“着而为病”。说明人的体格、体质、意志、精神状态在抵御疾病中的重要作用，这也是本段原文所提出的。

三、汗与五脏的关系

津液出于皮肤则为汗。《灵枢·决气》说：“汗出溱溱是谓津。”出汗的机理是阳气蒸发津液外泄。《素问·阴阳别论》说：“阳加于阴谓之汗。”引起津液外泄与活动剧烈、阳气亢盛有关，如“饮食饱甚”，“持重远行”，“疾走”，“摇体劳苦”等。津液入脉化血，心主血脉，出汗受神的调节。故有“汗为心液”之说。若神的活动异常，亦可出汗。因此，汗的代谢和全身有关，只要能引起阳热亢盛，阳气迫津外泄及神的调节障碍，皆可以出汗。文中所提出“汗出于胃”，“汗出于脾”，“汗出于肝”，“汗出于肾”等，不能理解为汗直接由内脏而出，而是由于不同的病因作用于不同的脏腑，阳气迫津外泄的结果。

四、关于“生病起于过用”的发病学观点

“生病起于过用”是《内经》发病学的重要思想。它指疾病的产生是由于外界各种因素发生异常变化，超过了人体适应限度，损伤脏腑气血所导致的。如张介宾说：“五脏受气，强弱各有常度，若勉强过用，必损其真，则病之所由起也。”结合《内经》其他篇有关发病内容的原文来看，大致如下几种因素发生变化，使脏腑气血“过用”，都可引起疾病。

情志失常：生理状态下的情志变化，是机体适应外界各种刺激的正常反应。它可调节脏腑气机，不引起疾病。如喜能使气血调达，营卫通利，心气舒畅。怒为发泄之意，有助于肝气疏泄条达。但是反复持久不良的精神刺激或剧烈的精神创伤，超过了生理调节功能范围，使脏腑气机紊乱，情志出现持续性的变化，就可发生疾病。情志失常，包括太过、不及两个方面，因为这两种情况都可引起疾病。如“怒伤肝”大怒不止，肝气上逆、血随气涌，并走于上，而见面赤、头痛、呕血，甚至意识不清发为“薄厥”。情志过分抑郁，肝气疏泄不及，失其条达之性，可见胸闷，太息，胸胁及少腹胀痛等肝郁之症。其他情志异常变化同样也可导致疾病。情志失常致病，首先影响心，因为“心者，五藏六府之大主，精神之所舍也”（《灵枢·邪客》），继则波及相应之脏，使气血津液化生、运行失常变生多种疾病。情志失常导致疾病的特点是“身心俱病”，或曰“形神俱病”。其表现既有身形改变，又有神志异常。情志失常是导致疾病的重要原因，因此《内经》认为调摄精神是预防疾病的重要措施。

所谓“虚邪贼风，避之有时，恬惔虚无，真气从之，精神内守，病安从来”（《素问·上古天真论》）。

饮食失节：饥饱无度，寒温失调，恣食肥甘，偏嗜五味，皆可伤及脏腑而生病。饮食摄入不足，气血生化之源乏竭，则脏气虚衰。“谷不入，半日则气衰，一日则气少”（《灵枢·五味》）。“气衰”“气少”则易感邪生病。暴饮暴食，损伤脾胃功能，百病丛生。如“因而饱食，筋脉横解，肠澼为痔”（《素问·生气通天论》）。饮食过寒过热，亦是发病之因。“因寒饮食，寒气熏满（《甲乙》“满”作“脏”从之）则血泣气去，故曰虚”（《素问·调经论》）。因此《灵枢·师传》说：“食饮者，热无灼灼，寒无沧沧。寒温中适，故气将持。乃不致邪僻也”。嗜食肥甘厚味，可使湿热痰浊内生，壅滞气血，发为痈疮。所谓“高梁之变，足生大丁”（《素问·生气通天论》）。药食五味，可以协调脏腑，长养脏气。由于五脏“嗜欲不同，”所以五味对五脏“各有所通。”如“酸入肝，辛入肺，苦入心，成入肾，甘入脾”（《素问·宣明五气》）。五脏有病，可以选择相应的药食之味补养脏气，使身体康复，“久而增气，物化之常也。”但偏噜五味，日积月久，又会损伤五脏，如“味过于酸，肝气以滓、脾气乃绝……”（《素问·生气通天论》）所谓“气增而久，夭之由也”。此皆“过用”所为。

过劳过逸：适当的体力劳动体育锻炼，使谷气得消，血脉流通，体质增强，提高抗病能力。若过劳其形，则气少力衰，四肢困倦，懒于言语，精神疲惫，所谓“劳则气耗”，其甚者，阳气鸥张，发为“煎厥”。过于劳心，暗耗阴血，心神失养，心悸健忘，失眠多梦。过于安逸，可使气血运行不畅，脾胃纳化呆滞，食少乏力，精神萎靡等，所以人逸则气滞。《素问·宣明五气》说：“久视伤血，久卧伤气，久坐伤肉，久立伤骨，久行伤筋。”皆因过“久”，超过了生理常度，就要致伤人体，产生疾病。因此劳逸必有一定限度。另外，纵欲无度，强力行房则伤肾耗精，久之精气耗散，伤身折寿。因此房劳过度，也是致病的重要因素。

气候异变：不同的地理环境、居住条件、气候因素等，在一定条件下都可引起疾病。其中以气候异常变化与发病关系密切。四时气候变化，有春温、夏热、秋凉、冬寒的阴阳消长变化规律。如果破坏了这种变化规律，与四时节令不相符者，称为“非时之气”，但有太过、不及之分，如“未至而至此谓太过”，“至而不至，此谓不及”（《素问·六节藏象论》）。气候发生太过、不及的变化，违背了四时阴阳正常消长变化规律，破坏人体“阴平阳秘”生理状态，使阴阳偏盛偏衰，脏腑功能失调，疾病随之而生。

总之，“生病起于过用”，提示疾病的产生，是由于人体内在或外界各种因素，发生太过、超越了正常限度所引起的。《内经》虽然强调人体正气在发病中的主导作用，但亦不忽视外界因素的致病性。如“五疫之至，皆相染易，无问大小，病状相似”（《素问·遗篇·刺法论》）。说明自然界疫毒有强烈的致病作用。“正气存内，邪不可干”是“不相染者”的内在因素，但又要主动“避其毒气”。这说明疾病的发生与内外因皆有密切关系。“生病起于过用”，与“正气存内，邪不可干”的发病学思想互为补充，相辅相成。要达到“正气存内，邪不可干”，首先必须调摄精神，饮食有节，起居有时，劳逸适度，顺应四时阴阳变化规律，避免外邪侵袭。一切皆有常度，不能“过用”。因此“生病起于过用”与“正气存内，邪不可干”二者并行不悖，相得益彰，能更全面反映《内经》发病学思想的全貌。“生病起于过用”的观点，指导临床治疗，亦可从中获得启发，无论用针、用药，均必须适度，而不能太过，故《素问·至真要大论》说：“久而增气，物化之常也。气增而久，夭之由也。”《素问·五常政大论》说：“大毒治病，十去其六……无使过之，伤其正也。”成为临床治疗的一个重要原则。

五、整体观念

整体观念是中医学的基本特点之一。人与自然界是统一协调的，人体是一个有机的统一整体。“合于四时五脏阴阳，揆度以为常也。”阐明了内外环境对立统一协调的重要性。人和自然界的统一，从组织结构上分析，脏腑体华窍以脏为中心联系各个局部，五脏之中以心为中心。如“散精于肝，淫气于筋”，“浊气归心，淫精于脉”。说明了脏与五体的联系。“府精神明，留于四藏，气归于权衡，权衡以平，气口成寸。”说明了五脏之中以心为中心，其它四脏在心的统帅下其他，彼此协作，共同发挥人体的生理机能。如本文对水液代谢的认识就是如此。水液在体内代谢需要胃、脾、肺、膀胱、三焦、肾等共同完成，反映了生理功能上的整体性。内脏功能虽然不同，但是彼此协作。其所以能这样，主要是由于经脉起着联系和沟通的作用，因此经脉在人体的整体性方面有重要的意义。从诊断上分析，内脏有病通过经脉可反映于面部、舌部、脉象等方面。如寸口诊脉法就可以反映全身的情况，邪气的盛衰，正气的强弱，推断正邪力量的消长，预测疾病的凶吉和病情的轻重。

六、对物质代谢的认识

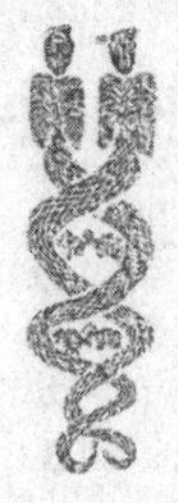

文中描述了精微物质输布的过程。气血输布主要是通过经脉来实现的。心主血，肺主气，气血循行又与心肺关系密切。气血循行全身，并且相互交会，营养全身，精微归脏，废物排出。经脉对人体的新陈代谢有着重要意义。有人认为文中具有现代医学大小循环的雏形，这一理论可以进一步研究。本文的经脉所指是多元的，如有时指血脉，有时指经脉。这个问题有待于经络实质解决后再统一。

七、关于水液代谢问题

水液代谢涉及脾、胃、肺和膀胱。脾主运化水湿，肺主通调水道，膀胱为水府。水液的代谢与脾胃肺及膀胱的关系，是后世“肺为水之上源，膀胱为水之下源”的理论导源。是水液代谢障碍后出现的病症从肺脾肾三脏治疗的根据。如水在肺，导水必自高源出(开壶揭盖,发汗治水)。水在脾,筑以防堤(健脾利水)。水在膀胱,当利小便(包括温阳利水)。

八、对“行气于府,府精神明”的认识

历代医家多把句中“府”释为“气海”或“六府”。“府精神明”释为气海之气或六府之津液与神的关系。细心研读本篇全文,并参阅《内经》其他篇章有关内容,“行气于府,府精神明”句,其原义应为:气血运行于经脉之中,经脉作用正常,气血充盈旺盛,运行畅通无阻,神能显明于外。现浅析如下。

本句中的“府”指何而言?综观历代医家注释,其义有三:一指气海(膻中)而言。王冰认为:“府,谓气之所聚也,是谓气海。在两乳间,名曰膻中。”马莳、张介宾基本同王注。马莳说:“府者,膻中也,《灵枢·五味》谓大气积于胸中,《灵枢·邪客》谓宗气积于胸中,《灵枢·刺节真邪》谓气流于海者,是也。膻中为府,其精气最为神明。”张介宾也认为:“府者,气聚之府也,是谓气海,亦曰膻中。”二指“玄府”而言。吴昆说:“毛属肺气,脉属心血。毛脉合其精,则行气于玄府,是为卫气。玄府,腠理也。”三指“六府”而言。张志聪说:“夫皮肤主气,经脉主血,毛脉合精者,血气相合也。六府为阳,故先受之。府精神明者,六府之津液相成,而神乃自生也。”高士宗也说:“毛脉合精,行气于府者,皮肤百脉,合肺输之精,而行气于六府也。”丹波元简否定府作“气海”和“玄府”两种说法。他认为:“马、张仍王注,以府为膻中,其义虽详备。以膻中为府,经无明义……吴添玄字,玄府,腠理也,大误。玄府,汗空也,与腠理自异。”丹波氏见解可从。“府”作“六府”讲,就医理而言,虽有可取之处,但“经无明义”,亦有穿凿之嫌。“行气于府”之上句是“毛脉合精”。“毛脉合精”是指皮毛与经脉气血相合。气血相合之后,仍需还流于经脉之中,以运行到人体各部,继续发挥其“濡筋骨、利关节”等营养机体的作用。“行气于府”之“气”字,在本句并非专指气,实指气血而言。气血均行于经脉之中。“府精神明”是在“行气于府”的基础上进一步阐发。只有气血在经脉中正常运行,神才能发挥其应有的作用。通观《素问·经脉别论》从“食气入胃,散精于肝……气归于权衡”本段原文,主要论述了经脉对水谷的输布、水谷精气所化生的气血津液运行与经脉的关系以及经脉与脏腑的关系。由是观之,“府”作经脉讲,则较符合本篇经义。

至于“府精神明”还阐明了气血和神的关系。这里的“府”亦指经脉。经脉的作用是营运气血的。正如《灵枢·本藏》说:“经脉者,所以行血气而营阴阳。”“精”,《康熙字典》说:“《增韵》:凡物之纯至者皆曰精。《注》:精,犹精密也。”“府精”可引申理解为经脉的约束作用正常,气血充盈旺盛,运行畅通无阻。“神明”二字,在中医学中多作为一个医学术语看待,但结合“府精神明”句法特点来看,二字应该分开讲,而且各具有不同的含义。“神”有广义狭义之分。广义指整个人体生

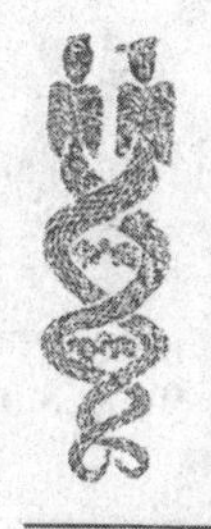

命活动总的外在表现,狭义指心所主的神志,即人的精神意识思维活动。这里主指广义之神而言。“明”具有“表明、显明”(《辞海》)“显示、显著”(《辞源》)之意,又《说文》:“明,照也。”所谓“神明”,是说神的作用清明,通过人体整个生命活动才能表现于外。“明”则是对“神”正常反映于外的概括。犹如人之面色红润而有光泽;两目活动灵活而又明亮;四肢劲健有力;语声洪亮,气息平稳;脉搏和缓有力,从容有节;神志清晰,精力充沛等,均谓之有神,也就是神在生命活动中的正常显明。病理状态下的“失神”“假神”则不能谓之神明。

神为心所主,气血是其活动的物质基础。气血与神之间有不可分割的密切关系。《素问·八正神明论》说:“血气者,人之神也。”说明了血气和神之间的关系。气血充盈旺盛,则神志清晰精力充沛。正如《灵枢·平人绝谷》说;“血脉和利,精神乃居。”故“行气于府,府精神明”句释为:气血运行于经脉之中,经脉能约束气血,气血充盈旺盛,神才能正常表现于人体生命活动中。此种译释则较“膻中为府,其精气最为神明”或“六府之津液相成,而神乃自生”更能反映经文原意。总之,“行气于府,府精神明”高度概括了经脉、气血和神三者之间的关系。神的活动必以经脉、气血为物质基础,神的作用正常又调节经脉,使之协调;调节气血,使之正常运行。

九、关于三阴三阳名称的次序问题

一阳、二阳、三阳、一阴、二阴、三阴的次序由来,是根据阴阳盛衰的程度而命名的。与阴阳分太少的意义相同。但和六经传变顺序相比,则是两个不同的概念。

三阳:

少阳——一阳(阳之始盛)

阳明——二阳(二阳合明)

太阳——三阳(阳之最盛)

三阴:

厥阴——一阴(阴尽阳生)

少阴——二阴(阴之始盛)

太阴——三阴(阴之最盛)

脏气法时论第二十二

【要点解析】

一、论述“合人形以法四时五行五治”的道理。

二、阐明五脏病“愈”“加”“持”“起”的时间、禁忌与治则。

三、五脏虚实的症候及具体治法。

四、论述五色、五味及五谷、五果、五畜、五菜对五脏之所宜。

【内经原典】

黄帝问曰：合人形以法四时五行而治，何如而从？何如而逆？得失之意，愿闻其事。岐伯对曰：五行者，金木水火土也，更贵更贱[①]，以知死生，以决成败。而定五藏之气，间甚[②]之时，死生之期也。

帝曰：愿卒闻之。岐伯曰：肝主春，足厥阴少阳主治，其日甲乙，肝苦急，急食甘以缓[③]之。心主夏，手少阴太阳主治，其日丙丁，心苦缓，急食酸以收之。脾主长夏，足太阴阳明主治，其日戊己，脾苦湿，急食苦以燥之。肺主秋，手太阴阳明主治，其日庚辛，肺苦气上逆，急食苦以泄之。肾主冬，足少阴太阳主治，其日壬癸，肾苦燥，急食辛以润之，开腠理，致津液，通气也。病在肝，愈于夏，夏不愈，甚于秋，秋不死，持于冬，起于春，禁当风。肝病者，愈在丙丁，丙丁不愈，加于庚辛，庚辛不死，持于壬癸，起于甲乙。肝病者，平旦慧，下晡甚，夜半静。肝欲散，急食辛以散之，用辛补之，酸泻之。病在心，愈在长夏，长夏不愈，甚于冬，冬不死，持于春，起于夏，禁温食热衣。心病者，愈在戊己，戊己不愈，加于壬癸，壬癸不死，持于甲乙，起于丙丁。心病者，日中慧，夜半甚，平旦静。心欲软，急食咸以软之，用咸补之，甘泻之。

病在脾，愈在秋，秋不愈，甚于春，春不死，持于夏，起于长夏，禁温食饱食，湿地濡衣。脾病者，愈在庚辛，庚辛不愈，加于甲乙，甲乙不死，持于丙丁，起于戊己。脾病者，日昳慧，日出甚，下晡[④]静。脾欲缓，急食甘以缓之，用苦泻之，甘补之。

病在肺，愈在冬，冬不愈，甚于夏，夏不死，持于长夏，起于秋，禁寒饮食寒衣。肺病者，愈在壬癸，壬癸不愈，加于丙丁，丙丁不死，持于戊己，起于庚辛。肺病者，下晡慧，日中甚，夜半静。肺欲收，急食酸以收之，用酸补之，辛泻之。病在肾，愈于春，春不愈，甚于长夏，长夏不死，持于秋，起于冬，禁犯焠烪热食，温炙衣。肾病者，愈在甲乙，甲乙不愈，甚于戊己，戊己不死，持于庚辛，起于壬癸。肾病者，夜半慧，四季甚，下晡静。肾欲坚，急食苦以坚之，用苦补之，咸泻之。

夫邪气之客于身也，以胜相加[⑤]，至其所生而愈，至其所不胜而甚，至于所生而持，自得其位而起。必先定五藏之脉，乃可言间甚之时，死生之期也。肝病者，两胁下痛引少腹，令人善怒；虚则目𥆨𥆨[⑥]无所见，耳无所闻，善恐如人将捕之，取其经，厥阴与少阳，气逆，则头痛，耳聋不聪，颊肿，取血者。心病者，胸中痛，胁支满，胁下痛，膺背肩胛间痛，两臂内痛；虚则胸腹大，胁下与腰相引而痛，取其经，少阴太阳，舌下血者。其变病，刺郄中[⑦]血者。

脾病者，身重善肌肉痿，足不收，行善瘈，脚下痛；虚则腹满肠鸣，飧泄食不化，取其经，太阴阳明少阴血者。肺病者，喘咳逆气，肩背痛，汗出，尻阴股膝髀腨胻足皆痛；虚则少气，不能报息，耳聋嗌干，取其经，太阴足太阳之外、厥阴内血者。肾病者，腹大胫肿，喘咳身重，寝汗⑧出憎风；虚则胸中痛，大腹小腹痛，清厥⑨意不乐，取其经，少阴太阳血者。肝色青，宜食甘，粳米牛肉枣葵皆甘。心色赤，宜食酸，小豆犬肉李韭皆酸。肺色白，宜食苦，麦羊肉杏薤皆苦。脾色黄，宜食咸，大豆豕肉栗藿皆咸。肾色黑，宜食辛，黄黍鸡肉桃葱皆辛。辛散，酸收，甘缓，苦坚，咸软。毒药攻邪，五谷为养，五果为助，五畜为益，五菜为充，气味合而服之，以补精益气。此五者，有辛酸甘苦咸，各有所利，或散或收，或缓或急，或坚或软，四时五藏，病随五味所宜也。

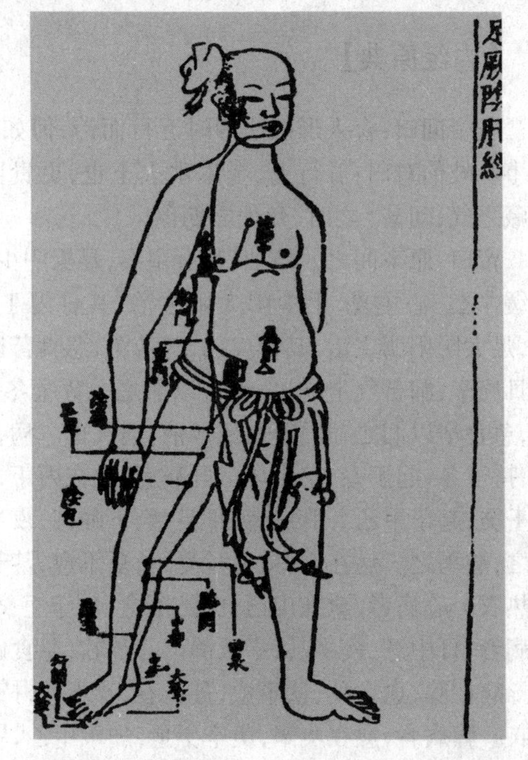

明代高武《针灸聚英》经穴图中的足厥阴肝经图

【难点注释】

①更贵更贱：更，更替。更贵更贱，张介宾注："五行之道，当其旺则为贵，当其衰则为贱。"句意为五行之道，有盛衰之更替。

②间甚：间，疾病减轻；甚，疾病加重。

③缓：弛缓，涣散。

④下晡：太阳西下之时，约相当于下午五、六点钟时。

⑤以胜相加：邪气侵袭人体，按照五行相胜的规律伤人。

⑥目𥆧𥆧：𥆧（huāng），目不明。目𥆧𥆧，双眼视物不清。

⑦郄中：郄（xī），同郤。

⑧寝汗：睡眠中出汗。

⑨清厥：四肢寒冷。

【白话精译】

黄帝问道：结合人体五脏之气的具体情况，取法四时五行的生克制化规律，作为救治疾病的法则，怎样是从？怎样是逆呢？我想了解治法中的从逆和得失是怎么一回事。岐伯回答说：五行就是金、木、水、火、土，配合时令气候，有衰旺胜克的变化，从这些变化中可以测知疾病的死生，分析医疗的成败，并能确定五脏之气的盛衰、疾病轻重的时间，以及死生的日期。

黄帝说：我想听你详尽地讲一讲。岐伯说：肝属本，旺于春，肝与胆为表里，春天是足厥阴肝和足少阳胆主治的时间，甲乙属木，足少阳胆主甲木，足厥阴肝主乙木，所以肝胆旺日为甲乙；肝在志为怒，怒则气急，甘味能缓急，故宜急食甘以缓之。心属火，旺于夏，心与小肠为表里，夏天是手少阴心和手太阳小肠主治的时间；丙丁属火，手少阴心主丁火，手太阳小肠主丙火，所以心与小肠的旺日为丙丁；心在志为喜，喜则气缓，心气过缓则心气虚而散，酸味能收敛，故宜急食酸以收之。脾属土，旺于长夏（六月），脾与胃为表里，长夏是足太阴脾和足阳明胃主治的时间；戊己属土，足太阴脾主己土，足阳明胃主戊土，所以脾与胃的旺日为戊己；脾性恶湿，湿盛则伤脾，苦味能燥湿，故宜急食苦以燥之。肺属金，旺于秋；肺与大肠为表里，秋天是手太阴肺和手阳明大肠主治的时间；庚辛属金，手太阴肺主辛金，手阳明大肠主庚金，所以肺与大肠的旺日为庚辛；肺主气，其性清肃，若气上逆则肺病，苦味能泄，故宜急食苦以泄之。肾属水，旺于冬，肾与膀胱为表里，冬天是足少阴肾与足太阳膀胱主治的时间；壬癸属水，足少阴肾主癸水，足太阳膀胱主壬水，所以肾与膀胱的旺日为壬癸；肾为水脏，喜润而恶燥，故宜急食辛以润之。如此可以开发腠理，运行津液，宜通五脏之气。

肝脏有病，在夏季当愈，若至夏季不愈，到秋季病情就要加重；如秋季不死，至冬季病情就会维持稳定不变状态，到来年春季，病即好转。肝木性喜条达而恶抑郁，故肝病急用辛味以散之，若需要补以辛味补之，若需要泻，以酸味泻之。

心脏有病，愈于长夏；若至长夏不愈，到了冬季病情就会加重；如果在冬季不死，到了明年的春季病情就会维持稳定不变状态，到了夏季病即好转。心有病的人应禁忌温热食物，衣服也不能穿得太暖。心痛欲柔软，宜急食咸味以软之，需要补则以咸味补之，以甘味泻之。

脾脏有病，愈于秋季；若至秋季不愈，到春季病就加重；如果在春季不死，到夏季病情就会维持稳定不变状态，到长夏的时间病即好转。脾病应禁忌吃温热性食物及饮食过饱、居湿地、穿湿衣等。脾脏病需要缓和，甘能缓中，故宜急食甘味以缓之，需要泻则用苦味药泻脾，以甘味补脾。

肺脏有病，愈于冬季；若至冬季不愈，到夏季病就加重；如果在夏季不死，至长夏时病情就会维持稳定不变状态，到了秋季病即好转。肺有病应禁忌寒冷饮食及穿得太单薄。肺气欲收敛，宜急食酸味以收敛，需要补的，用酸味补肺，需要泻的，用辛味泻肺。

肾脏有病，愈于春季；若至春季不愈，到长夏时病就加重；如果在长夏不死，到秋季病情就会维持稳定不变状态，到冬季病即好转。肾病禁食炙煿过热的食物和穿经火烘烤过的衣服。肾主闭藏，其气欲坚，需要补的，宜急食苦味以坚之，用苦味补之，需要泻的，用咸味泻之。

凡是邪气侵袭人体，都是以胜相加，病至其所生之时而愈，至其所不胜之时而甚，至其所生之时而病情稳定不变，至其自旺之时病情好转。但必须先明确五脏之平脉，然后始能推测疾病的轻重时间及死生的日期。

肝脏有病，则两胁下疼痛牵引少腹，使人多怒，这是肝气实的症状；如果肝气虚，则出现两目昏花而视物不明，两耳也听不见声音，多恐惧，好像有人要逮捕他一样。治疗时，取用厥阴肝经和少阳胆经的经穴。如肝气上逆，则头痛、耳聋而听觉失灵、颊肿，应取厥阴、少阳经脉，刺出其血。

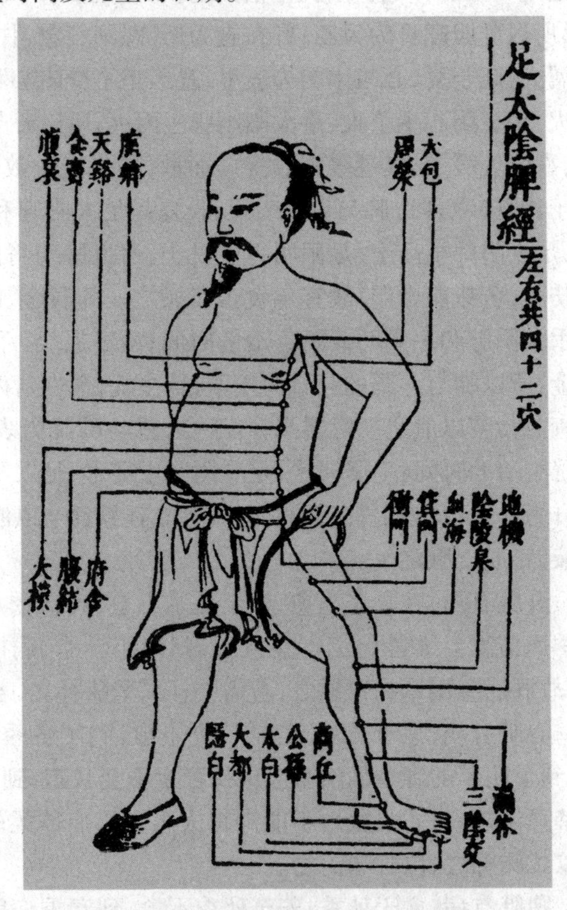

明代张介宾《类经图翼》经穴图之足太阴脾经

心脏有病，则出现胸中痛，胁部支撑胀满，胁下痛，胸膺部、背部及肩胛间疼痛，两臂内侧疼痛，这是心实的症状。心虚，则出现胸腹部胀大，胁下和腰部牵引作痛。治疗时，取少阴心经和太阳小肠经的经穴，并刺舌下之脉以出其血。如病情有变化，与初起不同，刺委中穴出血。

脾脏有病，则出现身体沉重，易饥，肌肉痿软无力，两足弛缓不收，行走时容易抽搐，脚下疼痛，这是脾实的症状；脾虚则腹部胀满，肠鸣，泄下而食物不化。治疗时，取太阴脾经、阳明胃经和少阴肾经的经穴，刺出其血。

肺脏有病，则喘咳气逆，肩背部疼痛，出汗，尻、阴、股、膝、髀骨、腨肠、胻、足等部皆疼痛，这是肺实的症状；如果肺虚，就出现少气，呼吸困难而难于接续，耳聋，咽干。治疗时，取太阴肺经的经穴，更取足太阳经的外侧及足厥阴内侧，即足少阴肾经的经穴，刺出其血。

肾脏有病，则腹部胀大，胫部浮肿，气喘，咳嗽，身体沉重，睡后出汗，恶风，这是肾实的症状；如果肾虚，就出现胸中疼痛，大腹和小腹疼痛，四肢厥冷，心中不乐。治疗时，取足少阴肾经和足太阳膀胱经的经穴，刺出其血。

肝合青色，宜食甘味，粳米、牛肉、枣、葵菜都是属于味甘的。心合赤色，宜食酸味，小豆、犬肉、李、韭都是属于酸味的。肺合白色，宜食苦味，小麦、羊肉、杏、薤都是属于苦味的。脾合黄色，宜食咸味，大豆、猪肉、栗、藿都是属于咸味的。肾合黑色，宜食辛味，黄黍、鸡肉、桃、葱都是属于辛味的。

五味的功用：辛味能发散，酸味能收敛，甘味能缓急，苦味能坚燥，咸味能软坚。凡毒药都是可用来攻逐病邪，五谷用以充养五脏之气，五果帮助五谷以营养人体，五畜用以补益五脏，五菜用以充养脏腑，气味和合而服食，可以补益精气。这五类食物，各有辛、酸、甘、苦、咸的不同气味，各有利于某一脏气，或散，或收，或缓，或急，或坚，或软等，在运用的时候，要根据春、夏、秋、冬四时和五脏之气的偏盛偏衰及苦欲等具体情况，各随其所宜而用之。

【专家评鉴】

本篇主要以四时五脏为主体，用五行生克的理论来说明五脏与四时的关系，四时对五脏疾病的影响，五脏疾病的药食补泻原则，借以阐述“合人形以法四时而治”的道理。其次还讨论了五脏的虚实病症和针刺治法，五脏与五色的关系以及五味药食调摄，最后提出“四时五脏，病随五味所宜”的调治原则。

一、“合人形以法四时五行而治”的含义

这句话是本篇的中心论点，全文皆围绕这一命题而展开讨论。合，指配合、结合；人形，人的形体脏腑；法，效法、取法；四时，指春、夏、秋、冬四个季节；五行，指木、火、土、金、水。全句的意思是说，应结合人体脏腑之气，而按照四时、五行的变化规律，来确定疾病的治疗法则。

二、人身脏腑与四时五行的关系

人身有心、肝、脾、肺、肾、小肠、大肠、胆、胃、膀胱、三焦等五脏六腑，简称为脏腑；自然界时令气候有春温、夏热、秋凉、冬寒四个季节的更迭变化，称为四时；还有木、火、土、金、水五种最基本的物质，称为五行。人类长期生存在自然界里，与自然界是一个有机的整体。四时五行的运动变化对人体脏腑的生理活动、病理变化有着很大的影响。本节首先明确论述了五脏与四时、五行的生理联系。举肝为例：肝脏在四时应春令，故肝主春；五行属木；肝与胆互为表里脏腑，所以春季是足厥阴肝经、足少阳胆经所主；甲乙属木，甲为阳木，内应于胆，乙为阴木，内应于肝，因此肝胆之气旺盛于甲乙日。其余诸脏皆可依此类推。将五脏与四时五行的关系简析列表如下（表22-1）：

表 22-1 五脏与四时五行

五脏	四时	五行	经气主治	主日
肝	春	木	足厥阴、足少阳	甲乙
心	夏	火	手少阴、手太阳	丙丁
脾	长夏	土	足太阴、足阳明	戊己
肺	秋	金	手太阴、手阳明	庚辛
肾	冬	水	足少阴、足太阳	壬癸

三、四时天日对五脏疾病的影响

四时与五脏相应，四时气候时令的变化，乃至某一天日、某一时辰的变化都会直接影响到人身五脏之气的盛衰，进一步对五脏疾病产生极大的影响。

（一）四时对五脏疾病的影响

仍以肝脏病为例分析：肝属木、应春令，六气主风。夏季属火，按五行生克关系金克木、木生火、火克金，夏季火旺克金，金气被制而木气旺盛，所以肝病"愈于夏"；秋属金，金克木，秋金气旺则肝病加重，故"甚于秋"；冬属水，水生木，母子相生，所以肝病"持于冬"，即冬季患者病情稳定，无明显变化；春属木，为肝旺之时，肝病至春季即可趋于好转，故曰"起于春"；风气通于肝，因此肝病者当避风。这里主要根据五行的生克关系来说明肝病在一年四季中的病情演变规律，其他四脏皆可仿此类推。将四时对五脏疾病的影响简析列表如下（表 22-2）：

表 22-2 四时对五脏疾病的影响

病在	愈于	甚于	持于	起于	禁忌
肝	夏	秋	冬	春	当风
心	长夏	冬	春	夏	温食热衣
脾	秋	春	夏	长夏	温食饱食，湿地濡衣
肺	冬	夏	长夏	秋	寒饮食寒衣
肾	春	长夏	秋	冬	焠烪热食，温炙衣

（二）天日对五脏疾病的影响

甲乙丙丁戊己庚辛壬癸，称为十天干，古人用来记日、记月、记年。不同天日的阴阳消长变化，都直接或间接地影响人体脏腑之气，从而对五脏疾病产生相应的影响。例如患有肝病的人，痊愈当在丙丁日，到了庚辛日病情就会明显加重，壬癸日病情相对稳定，甲乙日病情有可能好转。将天日对五脏疾病的影响分析列表如下（表 22-3）：

表 22-3 天日对五脏病的影响

病在	愈在	加于	持于	起于
肝病	丙丁日	庚辛日	壬癸日	甲乙日
心病	戊己日	壬癸日	甲乙日	丙丁日
脾病	庚辛日	甲乙日	丙丁日	戊己日
肺病	壬癸日	丙丁日	戊己日	庚辛日
肾病	甲乙日	戊己日	庚辛日	壬癸日

(三)时辰对五脏疾病的影响

子丑寅卯辰巳午未申酉戌亥十二地支,古人用来记时、记月、记年。一日之内各个时辰的阴阳盛衰更替变化对人体脏腑的生理、病理也有极大的影响。例如在长期实践中,人们观察到,肝病患者在平旦(寅时卯时)时病情较轻、神志清爽,在傍晚下晡(申酉之末)时病情比较严重,到了夜半子时病情稳定而安定。兹将时辰对五脏病的影响分析列表如下(表 22-4):

表 22-4 时辰对五脏病的影响

疾病	慧(清爽)	甚(加重)	静(安定)
肝病	平旦(寅卯时)	下晡(申酉之末)	夜半(子时)
心病	日中(午时)	夜半(子时)	平旦(寅卯时)
脾病	日昳(未时)	日出(即平旦)	下晡(申酉之末)
肺病	下晡(申酉之末)	日中(午时)	夜半(子时)
肾病	夜半(子时)	四季(辰、戌、丑、未)	下晡(申酉之末)

该段运用五行生克乘侮的关系,分析四季气候、天日时辰对五脏疾病的影响。原文“夫邪气之客于身也,以胜相加,至其所生而愈,至其所不胜而甚,至于所生而持,自得其位而起”。是对这种影响基本规律的总结。即就是说,邪气侵犯人体,都是因胜以克伐而得病,如木横克土则脾病,火胜克金则肺病等等。待到它所生的时日就痊愈,如木生火,所以肝病愈于夏季、愈在丙丁火旺日;火生土,故心病愈于长夏之戊己土日等。到了它被克的时日则病情加重、甚至恶化;如金克木,因此肝病甚于秋季,加重于庚辛金旺之日;火克金,故肺病甚于夏季,加重于丙丁火旺等。到了生己的时日,得母气之助而病情稳定,呈相持状态;如水生木,所以肝病持于冬季及壬癸水日。到了本脏当旺的时日,疾病可以好转而有起色;如肝气旺于春季,故肝病者起于春季及甲乙木日。其余诸脏病情变化皆可依此类推。原文运用五行先克理论,分析探讨五脏疾病的变化规律,说明疾病的发生发展,关键取决于邪正双方的所胜与所不胜关系;揭示正邪双方力量的对

比以及正邪斗争的结果，决定了疾病的转归趋向。因此，要求医生在临症之前，要了解四时五行之“更贵更贱”，“先定五脏之脉”，才可以“知死生，决成败”，“言间甚之时，死生之期也”。

四、五脏病的五味药食补泻原则

五脏与五行五味四时相应。五脏各有本气、本性及生理特点，五脏患病后可以根据这些特点选取相应的五味药食来补泻调理。

例如肝属春令风木之脏，性喜疏畅条达而恶抑郁。若疏泄太过，五志过激而恼怒伤肝，则应急用甘味的药食来缓和肝气；若疏泄不及，肝郁不舒，又当选用辛味的药食来疏散肝气。吴昆说：“顺其性为补，反其性为泻”。肝木喜辛散而恶酸收，所以辛味疏散之品可以顺肝气。在补肝时用之；酸味收敛之品逆肝性，在泻肝时用之。其余四脏病症的五味药食补泻规律亦可仿此类推。将五脏病的五味药食补泻分析列表如下（表 22-5）：

表 22-5　五脏病的五味药食补泻

	苦于	急食	欲	急食	补	泻
肝	急（急迫）	甘以缓之	散	辛以散之	用辛味	酸味
心	缓（涣散）	酸以收之	耎（软）	咸以耎之	用咸味	甘味
脾	湿（湿困）	苦以燥之	缓	甘以缓之	用甘味	苦味
肺	气上逆	苦以泄（降）之	收	酸以收之	用酸味	辛味
肾	燥	辛以润之	坚	苦以坚之	用苦味	咸味

五、五脏病症

原文以脏腑功能以及所属经脉为依据，运用脏腑和经脉辨证方法，归纳五脏疾病的虚实症候。以肝病为例分析如下：肝位居胁下，主藏血及疏泄，性喜条达而恶抑郁，五志为怒，为将军之官，开窍于目。足厥阴肝经循阴股、绕阴器、抵少腹，属肝络胆，贯膈入胸布胁，上连目系，交于巅顶；与少阳胆经互为表里，胆经布耳前后而入耳中。邪盛肝实，经气不疏，则见两胁疼痛，并牵引到少腹；肝气郁而化火，故烦躁易怒；肝经气火上逆，故见头痛、耳聋、颊肿等，这些皆属肝实的病症。血亏肝虚，失于濡养，则见两目昏花，视物不清，听力减退，神怯易恐惧等，这是肝虚的病症。其他四脏病症皆可依此分析，将五脏的虚实病症简析归纳如下表（表 22-6）：

表 22-6　五脏虚实病症

五脏	脏腑功能及经脉	实　症	虚　症
肝	位居肋下，主藏血主疏泄，五志为怒，开窍于目，与足少阳胆互为表里。足厥阴肝经，足少阳胆经	两肋下痛引少腹，烦躁易怒；气逆则头痛、耳聋、颊肿	眼目昏花，视物不清，听力减退；神怯易恐惧
心	位居胸中，主血脉及神志，与手太阳小肠互为表里。手少阴心经，手太阳小肠经	胸中痛，胁支满，肋下痛，膺背肩甲痛，两臂内痛	胸腹大，肋下与腰相引而痛
脾	位居中焦腹中，主运化，主肌肉四肢，与足阳明胃互为表里。足太阴脾经，足阳明胃经	身重，善饥，肉痿，足不收行，善瘛，脚下痛	腹满肠鸣，飧泄食不化
肺	位居胸中，主气司呼吸，外合皮毛，与手阳明大肠互为表里。手太阴肺经，手阳明大肠经	喘咳逆气，肩背痛，汗出尻阴股、膝髀腨胻足皆痛	少气不能接续，耳聋咽干
肾	位居下焦，主水司二便，藏精主纳气，与足太阳膀胱互为表里。足少阴肾经，足太阳膀胱经	腹大胫肿，喘咳身重，寝汗出，憎风	胸中痛，大腹小腹痛，清冷厥逆，意不乐

六、五脏病的针刺治法

五脏疾病的针刺治疗，一般遵循本经取穴和表里经取穴两大原则。本经取穴，即选取病变所属脏腑经络的俞穴；表里经取穴，是选取与病变脏腑经脉相表里经络的穴位。诸如肝脏有病时，取足厥阴肝经和足少阳胆经的穴位；肾脏病时，针刺取少阴肾经和足太阳膀胱经的穴位；心病时，选手少阴心经和手太阳小肠经的穴位等等。某些复杂的疾病，往往涉及多个脏腑经脉。或与其他经脉脏腑有联系，也可针刺多经的穴位。例如脾病时，除针刺足太阴脾经、足阳明胃经穴之外。尚可取足少阴肾经；盖少阴肾藏命门之火，火可暖土，助脾以运化。针对某些邪气壅实的急重病症，还可采取刺穴放血疗法，以泄邪气。例如肝病气火上逆而头痛、耳聋、面颊红肿者，则针足厥阴、足少阳经的穴位，并放出其血；心病者，除刺手少阴、手太阳经穴外，同时针刺舌下廉泉穴，并放出血。如果病情有变化者，还可以随症施治。例如心病有变症时，就刺其阴郄穴等。

七、五脏与五色及五脏所宜之五味

原文采取类比的方法，运用五行分类的理论，将五脏与五色相配，指出五脏的主色；根据五脏的生理特点，指出五脏所宜的五味；进一步讨论五谷、五畜、五果、五菜的五味归属，借以说明人体五脏与自然界多方面的密切联系，并与前段五脏病的药食五味相呼应。例如肝色青：肝属木，应春令，故青是肝脏的主色。“肝苦急，急

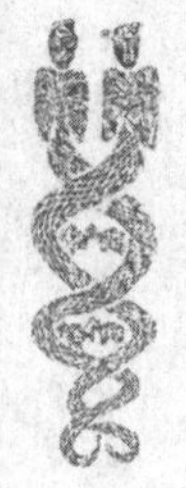

食甘以缓之”，所以肝病宜食甘甜味的药食；而甘甜味者在五谷有粳米，在五畜有牛肉、在五果有大枣、在五菜有葵菜，这些都是肝病所宜的。其余四脏依此类推。将五脏与五色、宜食五味等内容归纳如下表（表22-7）：

表22-7　五脏与五色、宜食五味及五谷、五畜、五果、五菜

五脏	五色	宜食五味	五谷	五畜	五果	五菜
肝	青	甘	粳米	牛肉	大枣	葵菜
心	赤	酸	小豆	犬肉	李子	韭菜
脾	黄	咸	大豆	猪肉	栗子	豆叶
肺	白	苦	麦	羊肉	杏子	薤
肾	黑	辛	黄黍	鸡肉	桃子	葱

八、五味的功用

辛、甘、酸、苦、咸，谓之五味，味之不同，功效各异。“辛散、甘缓、酸收、苦坚、咸耎（软）”，即概括说明了五味的基本功用。辛散，即辛味具有疏散、发散的效用；酸收，指酸味具有收敛和收涩的作用；甘缓，甘甜味可以缓和急迫；苦坚，指苦味能够坚阴；咸耎，说明咸味可以使坚硬的东西柔软。

本篇对五味功用特点的描述，奠定了中医气味学说的理论基础，尤其对中药五味理论的建立具有直接的指导意义。通过对味的认识，就可以了解药物的功效和应用范围。例如辛味能发散邪气，治疗表证；所以具备辛味的药物多属解表药，如麻黄、桂枝、细辛、薄荷、生姜等等。酸味可以收敛，固涩，治疗气血津液耗散滑脱等病症；所以具备酸味的药物多属收涩药，如五味子、山萸肉、五倍子等。甘味可以缓和急迫，治疗拘急疼痛症；因此甘味药多用于缓急止痛，如蜂蜜、饴糖、甘草等。苦味可使阴坚，能治疗阴亏而火旺的症候，如黄柏、知母皆可泻火存阴。咸味有软坚散结之效，能治疗瘰疬、痰核、痞块以及便硬等症，如牡蛎、瓦楞子、海藻、昆布、芒硝等咸味药皆属软坚散结药。

九、四时五脏的五味药食调摄

五脏与四时、五行、五味相应。药物以及五谷、五畜、五果、五菜等食物皆有五味之异，不过药物的五味主要用来祛邪治病，饮食五味则是人体营养的重要源泉。故原文说：“毒药攻邪，五谷为养，五果为助，五畜为益，五菜为充。”例如粳米、大豆、小豆、麦和黄黍等五谷粮食，是人类营养的主要来源；桃、李、杏、栗、枣等五果，只能作为辅助；牛、羊、猪、犬、鸡等五畜之肉，是血肉有情之品，常被用来补益人体；葵、藿、薤、葱、韭等蔬菜五味仅仅作为营养的补充。总之，饮食物的五味都能充养助益人体，是维持人体健康中不可缺少的营养物质。日常只有使饮食五味调和，无

偏颇之弊，才能使五脏的精气旺盛充盈，从而保证正常的生命活动。故原文说："气味合而服之，以补精益气。"作为医生，应首先了解五脏与四时、五行、五味的关系，掌握五味的功效特点，根据五味所宜，结合四时五脏，以调摄药食，养生治病。

【临床应用】

一、"合人形以法四时五行而治"与时间医学

"合人形以法四时五行而治"，集中体现了中医学人与自然是一个有机整体的天人相应观和因时制宜的精神。古代医家认为，人与自然息息相关。人体受四季气候阴阳盛衰的直接或间接影响，在其生理和病理方面产生相应的变化。《素问·宝命全形论》说："人以天地之气生，四时之法成。"《灵枢·邪客》篇说："人与天地相应。"本文以四时配五脏，用五行生克理论来分析说明四时更迭、日月变迁、昼夜交替等时间节律对人体五脏之气的影响。强调医生临床应结合人体脏腑之气，按照四时五行的运动规律，来决定治法及五味药食。这一学术观点与现代时间生物医学有类似之处。

时间医学是近代发展起来、以研究人体生命节律为主，并指导临床诊断、治疗、预防、保健的一门学科。《内经》虽然没有明确提出"生命节律"，但是文中结合天体运行、寒暑变迁，对人体经脉气血流注和脏腑功能活动等种种周期性变化现象的论述，却包含着生命运动具有节律性变化的思想和丰富的时间医学内容。近代大量资料证明，生物体内节律变化与自然界的变化密切相关。一切生命活动都随着昼夜的交替、四时的变更，呈现周期性变化。例如：日周期，人类的体温升降、心率快慢、血压的高低、血糖的含量、激素的分泌、尿中电解质离子的排泄、基础代谢率、生长激素和睡眠周期以及经络电势等，都有近似 24 小时的节律。月周期，如女性有一个变化过程十分复杂的月经周期和性腺系统，与下丘脑、垂体甚至松果体功能有关，是一种整体性生理活动的月节律。在女性近乎 30 天的月经周期中，其体温、激素、性器官状态以及生理、心理的检测结果，甚至病理改变等都有相应地近似月节律变化。季周期，人类的许多生理功能，都具有季节性倾向。如甲状腺分泌功能每年夏季最低，冬季最高。肾上腺皮质激素与尿中 17-甾酮类的排泄量也有秋冬高、春夏低的季节特点。肝脏的解毒功能和胆汁分泌，一般是夏天降低，冬天升高。人体内电解质钙、磷的变化也有明显的季节性；男性的胆固醇值也有冬季增高、夏季降低的倾向。曾有人分别在四个节气日对正常小鼠脑内神经介质 5-HT 的含量进行检测，结果表明冬至日和春分日测得值最低，说明含量最少；而在夏至日和秋分日测得值最高，即含量多，也存在着明显的季节性差异，形成与自然四季阴阳盛衰相关的变化规律。

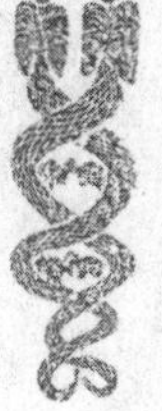

本篇曾指出五脏疾病在四季分别有“愈、甚、持、起”之趋势，在一日内分别有“慧、甚、静”之时辰，说明五脏疾病的变化也有很强的时间节律性。例如胡剑北《中医时间医学》记载，对154例肺心病患者死亡季节统计分析，在冬季（11～2月）死亡者所占百分比非常显著地高于其他三季（$P<0.01$），其他三季之间相比，死亡数无明显差异（$P>0.05$）。这一资料与本篇“病在心……甚于冬”及《灵枢·本神》篇心病“死于冬”的记载相吻合。曾有人观察心肌梗死的发病时辰，发现一般情况下，心肌梗死病人多数在晚上发病；有人发现，心源性哮喘，心律失常，心衰多发于后半夜，患者多死于后半夜。这一情况又与本篇“心病者……夜半甚”相一致。还有人总结资料表明：肺心病、尿毒症、肝坏死等病的死亡率以冬季为高，肺结核死亡以春季为多，恶性肿瘤患者夏季略少，脑出血、风心病患者死亡以冬夏为多，冠心病患者死亡在春季较少，肝硬化死亡则春多冬少，胃溃疡患者，溃疡穿孔死亡以冬春季显著增多。上海精神病院观察了20年精神病发病与复发的情况，发现每年的3~4月为发病和复发的高峰期。

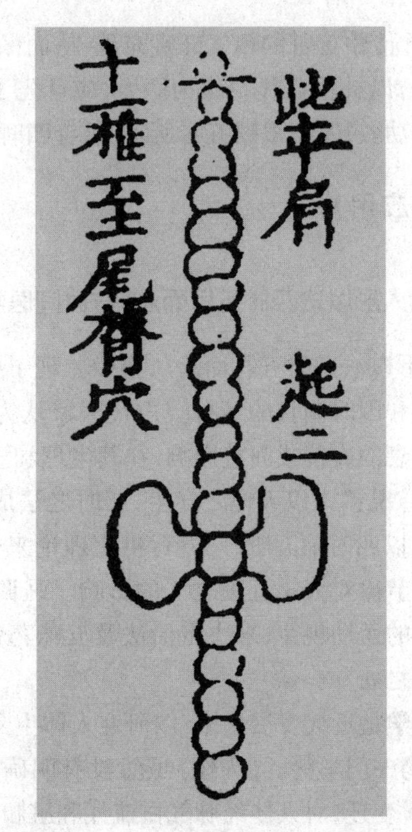

明代吴嘉言《针灸原枢》脏腑图中的肾脏形象之图

疾病的死亡规律除与病种相关外，还有大量资料表明，总体病死率与时令节气的阴阳升降相应。自然界的时令转换、节气变更，是阴阳消长升降运动的结果，疾病的发生和变化是阴阳失调的表现。因此在阴阳消长明显的节气交接日，外界条件明显影响疾病。对多数死亡病例的分析发现，节气当日的患者死亡平均数多于非节气日的患者死亡数，反映了阴阳转化与疾病恶化的关系密切。

综上所述，人体的生理机能、病理变化，以及疾病的发生演变皆具有一定的时间节律。人们揭示这些节律的目的，是为了解和掌握疾病的变化规律，以发挥时间

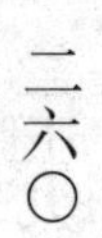

因素对临床实践的指导作用。例如本篇提出五脏主四时，著名中医学家方药中认为：五脏和四时相应，那么四季之中人体对应之脏相应会紧张起来，而产生相应的脏腑疾病，所以“五脏应四时”可作为辨证论治中时间定位诊断的依据。有人根据《内经》有关疾病随日节律产生“旦慧、昼安、夕加、夜甚”变化的论述，指出医生诊病就应根据一日四时全面分析，“旦慧昼安”之时不可漏诊，“夕加夜甚”之时不可误诊。

根据疾病的年、季、月、日和昼夜、时辰的变化节律而施以针药治疗，是《内经》因时治宜学术思想的体现。其本质与现代时间治疗学不谋而合，这也是本篇“合人形以法四时五行而治”所强调的精神。例如针灸学中有名的“子午流注法”，即是根据经脉气血流经、经穴开合的节律，主张不同时间选择不同的穴位来治病的方法。它以《内经》中的时间医学原理为理论基础，从“天人合一”的整体观出发，认为自然界四时昼夜等周期性变化，都会影响人体经络气血的盛衰，使之呈现周期性的变化。子午流注法在临床流传应用已有一千多年历史，经现代临床及实验研究证实，子午流注理论具有一定的物质基础，同时也证实了经脉气血运行具有一定的时间节律性。在药物治疗方面，人们发现助阳药以清晨服用最好；对辨证为肾阳虚的哮喘病患者，在夏天进行治疗可以降低秋冬季的发病率；观察不同时辰给大鼠(^{3}H)天麻素，发现给药时辰不同，(^{3}H)天麻素在体内作用过程有差异。以晚上给药见效快，作用明显；上午给药效果差。现代药理研究证明；许多药物的效力与毒性作用，也具有明显的时间节律。例如抗组织胺药，早晨7时给药，疗效可延续6~8小时；心脏病人对洋地黄的敏感性，上午4时大于平时40倍；糖尿病人也在上午4时对胰岛素最敏感。还有人根据肾上腺皮质激素分泌释放的自然周期节律，建议给病人服用激素时，最好选择肾上腺皮质活性周期的最高峰，如上午6~8时服药，效果最好，而且对肾上腺皮质功能抑制的副作用减少。目前，有关这些方面的研究资料日益得到人们的关注。可见在诊断、治疗用药时充分考虑时间因素能够提高疗效的事实，不仅对临床有很大的实用价值，而且对于发掘《内经》时间医学理论，以及建立中医时间医学理论体系都是很有意义的。

二、五脏虚实病症的意义、病机及治疗

本篇以五脏为中心，集中讨论了五脏的虚实病症和针刺治法。其所述症候虽较简略，内容尚欠全面，治疗仅出针刺一法，但是却奠定了脏腑辨证的基础，具有重要的理论价值和实际指导意义。

关于五脏虚实病症的病机，《素问·通评虚实论》曾高度概括为：“邪气盛则实，精气夺则虚。”实症是针对邪气盛而言，病邪侵犯五脏，使五脏功能失调，气血逆乱，或痰饮、水湿、瘀血等病理产物蓄留于脏腑之间而产生的各种临床表现的病理

概括。由于邪气盛实，正气亦未衰，正邪交争剧烈，因此多呈现一派亢奋状态。如本篇所述五脏实症之头痛、颊肿、耳聋、烦躁易怒；胸中痛，胁下痛，膺背肩胛痛；喘咳逆气；腹大胫肿、身重等等。虚症是针对正气虚而言，由于先天禀赋不足，或后天失养，耗损脏腑精气，以致脏腑机能低下而产生各种临床表现的病理概括。由于人体正气虚弱，抗邪无力，因此多呈现一派衰惫状态。诸如本篇所述之眼目昏花，视物不清，听力减退，神怯恐惧；腹满肠鸣，飧泄不化；少气咽干；清冷厥逆等。值得注意的是五脏虚实病症的临床表现十分复杂，本篇所论仅属举例而言，临症应结合病因、脏腑功能以及气血阴阳之不足而详细辨析。

五脏虚实病症的治疗，不外实则泻之，虚则补之这一基本原则。本篇仅提出针刺治法，在使用所列经脉穴位时，应根据病症的虚实性质，正确掌握针刺补泻手法，切勿犯虚虚实实之戒。此外，还应遵其法而选药组方，配合药物内服，定能提高临床疗效。

三、饮食五味，各有所利

饮食五味是人类赖以生存的基本条件。《素问·平人气象论》说："人以水谷为本，故人绝水谷则死。"本篇进一步指出："五谷为养，五果为助，五畜为益，五菜为充，气味合而服之，以补精益气。"植物性食物和动物性食物不仅有寒热温凉四气之异，而且还有辛甘酸苦咸五味的不同。不同味的食物作用各异，"辛散，酸收，甘缓，苦坚，咸耎（软）。"同时饮食五味对人体五脏也有特定的亲和关系。如《素问·宣明五气》说："五味所入，酸入肝，辛入肺，苦入心，咸入肾，甘入脾"；《灵枢·五味》篇也说："五味各走其所喜，谷味酸，先走肝；谷味苦，先走心；谷味甘，先走脾；谷味辛，先走肺；谷味咸，先走肾。"

既然饮食之性味决定食物的不同作用，且与五脏密切相关，因此在具体饮食活动中，必须了解饮食的性味和作用特点，合理地调配饮食，使食物既能充分发挥对人体五脏的补益、滋养作用，又不至于损伤人体、导致五脏气的偏盛偏衰。本篇提出："辛、酸、甘、苦、咸，各有所利……四时五脏，病随五味所宜"；提示临床应把饮食五味，与四时、五脏疾病等有机地结合起来，以养生保健、防治疾病。

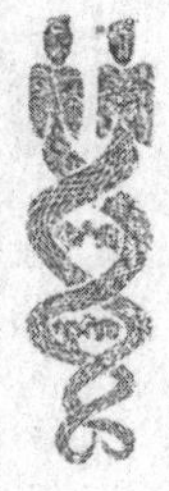

从养生角度，本篇提出："肝色青，宜食甘，粳米、牛肉、枣、葵皆甘。心色赤，宜食酸，小豆、犬肉、李、韭皆酸……"分别从五谷、五果、五菜、五畜等五味与五脏的关系，说明养生保健，五脏宜食的各种食物。

然而五味亦不可太过，太过偏嗜又会损伤五脏，妨碍健康。如《素问·生气通天论》说："阴之所生，本在五味；阴之五宫，伤在五味。是故味过于酸，肝气以津，脾气乃绝；味过于咸，大骨气劳，短肌、心气抑；味过于甘，心气喘满，色黑，肾气不衡；味过于苦，脾气不濡，胃气乃厚；味过于辛，筋脉沮弛，精神乃央。"《素问·五脏生成篇》亦说:“多食咸,则脉凝泣而变色;多食甘,则皮槁而毛拔;多食辛,则筋急而爪枯;多食酸,则肉胝皱而唇揭;多食苦,则骨痛而发落,此五味之所伤也。”《内经》的这些论述已被现代研究资料证明是有科学道理的。例如摄盐过量,能影响血液成分和血液循环,是导致高血压病的因素之一。过食辛辣之品,能耗伤津液,易导致大便秘结,有溃疡或痔疮者则更易导致出血。酒为辛热之品,少量饮酒有行气活血、通经活络之功;但若不加控制,嗜酒无度,则会“腐肠烂胃,溃髓伤筋,伤神损寿”。可见饮食五味,贵在合理调配,既不可使其匮乏,也不可偏嗜太过。只有“谨和五味”,才能使“骨正筋柔,气血以流,腠理以密”,“谨道如法,长有天命”(《素问·生气通天论》)。

从治疗角度,本篇“肝苦急,急食甘以缓之”;“心苦缓,急食甘以缓之”;“脾苦湿,急食苦以燥之”;“肺苦气上逆,急食苦以泻之”;“肾苦燥,急食辛以润之。”“肝欲散,急食辛以散之,用辛补之,酸泻之”;“心欲耎,急食咸以耎之,用咸补之,甘泻之”;“脾欲缓,急食甘以缓之,用苦泻之,甘补之”;“肺欲收,急食酸以收之,用酸补之,辛泻之”;“肾欲坚,急食苦以坚之,用苦补之,咸泻之。”这里根据脏腑的生理病理特点,结合五味的功效,提出五脏病苦欲补泻的五味配伍原则。该原则对于后世确立五脏病症的治法,以及选药范围都具有直接的指导意义。中医临床常用治法如肝病气郁用疏肝解郁法,多选辛味药组方,如四逆散、柴胡疏肝散等;脾病湿盛用燥湿健脾法,多选用苦温香燥的药物,如平胃散等;肺病气逆喘咳者用发表宣肺法,多选用辛味和苦味的药物,如麻黄汤等;肺病日久,肺气耗散而久咳不止者,用敛肺止咳法,多选用酸味收敛药组方,如九仙散等等,皆体现了五脏苦欲补泻的五味配伍原则。试以麻黄汤为例详析之。麻黄汤是东汉张仲景《伤寒论》的名方,专治太阳伤寒表实症。风寒束表,腠理闭塞,肺失宣降,肺气上逆是其基本病机。临床以恶风寒发热,头痛身痛,无汗而喘咳,脉浮而紧为主要表现。治宜发汗解表,宣肺平喘。根据本篇“辛散、甘缓”;“肺苦气上逆,急食苦以泄之”;“病在肺……用酸补之,辛泻之”等原则,所以选辛苦温之麻黄为君药,辛以发表散邪气,苦以宣降肺气止喘咳;桂枝辛温为臣,协助麻黄开腠理,发汗散表邪之功;杏仁苦温为佐,以助麻黄降泻肺气。止咳平喘;炙甘草之甘,可缓和麻黄、桂枝峻烈之性,使其发汗而不至过猛伤正,且调和诸药,故兼为佐使。全方辛苦甘温相合,辛温发表祛邪,且宣泄闭郁之肺气;苦以降泄上逆之肺气,甘以缓之调之。共奏发汗解表,宣肺平喘之功。

宣明五气第二十三

【要点解析】

本篇以五脏为中心,运用五行学说,对人的日常生活、发病因素、脏腑功能、病情变化、脉搏形象、药物性味、饮食宜忌等进行分类归纳。

【内经原典】

五味所入:酸入肝,辛入肺,苦入心,咸入肾,甘入脾,是谓五入。五气所病[①]:心为噫,肺为咳,肝为语[②],脾为吞[③],肾为欠为嚏,胃为气逆为哕[④]为恐,大肠小肠为泄,下焦溢为水,膀胱不利为癃[⑤]、不约为遗溺,胆为怒,是谓五病。五精所并:精气并于心则喜,并于肺则悲,并于肝则忧,并于脾则畏,并于肾则恐,是谓五并,虚而相并[⑥]者也。

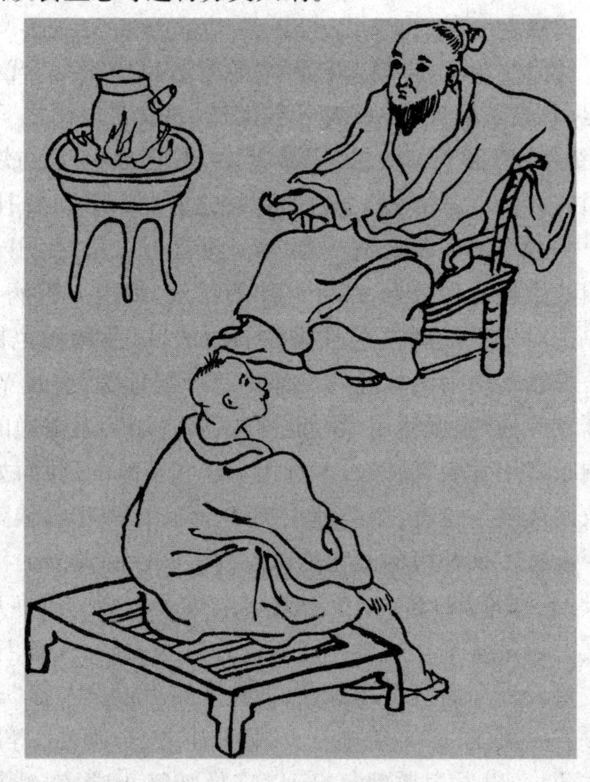

心气失调则嗳气;肺气失调则咳嗽;肝气失调则多言;脾气失调则吞酸;肾气失调则为呵欠、喷嚏;胃气失调则为气逆为哕,或有恐惧感;胆气失调则易发怒

五藏所恶:心恶热,肺恶寒,肝恶风,脾恶湿,肾恶燥,是谓五恶。五藏化液:心为汗,肺为涕,肝为泪,脾为涎,肾为唾,是谓五液。五味所禁:辛走气,气病无多食辛;咸走血,血病无多食咸;苦走骨,骨病无多食苦;甘走肉,肉病无多食甘;酸走筋,筋病无多食酸。是谓五禁,无令多食。

五病所发:阴病发于骨,阳病发于血,阴病发于肉,阳病发于冬,阴病发于夏,是谓五发。

五邪所乱:邪入于阳则狂,邪入于阴则痹,搏阳则为巅疾,搏阴则为喑,阳入之阴则静，阴出之阳则怒，是谓五乱。五邪所见：春得秋脉，夏得冬脉，长夏得春脉，秋得夏脉，冬得长夏脉，名曰阴出之阳，病善怒不治，是谓五邪皆同，命死不治。

五藏所藏：心藏神，肺藏魄，肝藏魂，脾藏意，肾藏志，是谓五藏所藏。

五藏所主：心主脉，肺主皮，肝主筋，脾主肉，肾主骨，是谓五主。

五劳所伤：久视伤血，久卧伤气，久坐伤肉，久立伤骨，久行伤筋，是谓五劳所伤。

五脉应象：肝脉弦，心脉钩，脾脉代，肺脉毛，肾脉石，是谓五藏之脉。

【难点注释】

①五气所病：五脏气机失调的病症。

②语：多言。

③吞：吞吐酸水。

④哕：哕，呃逆。

⑤癃：小便癃闭不通。

⑥虚而相并：脏气乘虚而相并。

【白话精译】

五脏之气失调后所发生的病变：心气失调则嗳气；肺气失调则咳嗽；肝气失调则多言；脾气失调则吞酸；肾气失调则为呵欠、喷嚏；胃气失调则为气逆为哕，或有恐惧感；大肠、小肠病则不能泌别清浊，传送糟粕，而为泄泻；下焦不能通调水道，则水液泛溢于皮肤而为水肿；膀胱之气化不利，则为癃闭，不能约制，则为遗尿；胆气失调则易发怒。这是五脏之气失调而发生的病变。

五脏之精气相并所发生的疾病：精气并于心则喜，精气并于肺则悲，精气并于肝则忧，精气并于脾则畏，精气并于肾则恐。这就是所说的五并，都是由于五脏乘虚相并所致。

五脏化生的液体：心之液化为汗，肺之液化为涕，肝之液化为泪，脾之液化为涎，肾之液化为唾，这是五脏化生的五液。

五味所禁：辛味走气，气病不可多食辛味；咸味走血，血病不可多食咸味；苦味走骨，骨病不可多食苦味；甜味走肉，肉病不可多食甜味；酸味走筋，筋病不可多食酸味。这就是五味的禁忌，不可使之多食。

五种病的发生：阴病发生于骨，阳病发生于血，阴病发生于肉，阳病发生于冬，阴病发生于夏。这是五病所发。

五邪所乱：邪入于阳分，则阳偏胜，而发为狂病；邪入于阴分，则阴偏胜，而发为痹病；邪搏于阳则阳气受伤，而发为巅疾；邪搏于阴则阴气受伤，而发为音哑之疾；

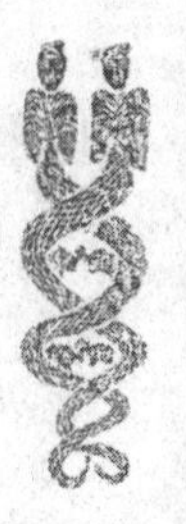

邪由阳而入于阴，则从阴而为静；邪由阴而出于阳，则从阳而为怒。这就是所谓五乱。

五脏克贼之邪所表现的脉象：春天见到秋天的毛脉，是金克木；夏天见到冬天的石脉，是水克火；长夏见到春天的弦脉，是木克土；秋天见到夏天的洪脉，是火克金；冬天见到长夏的濡缓脉，是土克水。这就是所谓的五邪脉。其预后相同，都属于不治的死症。

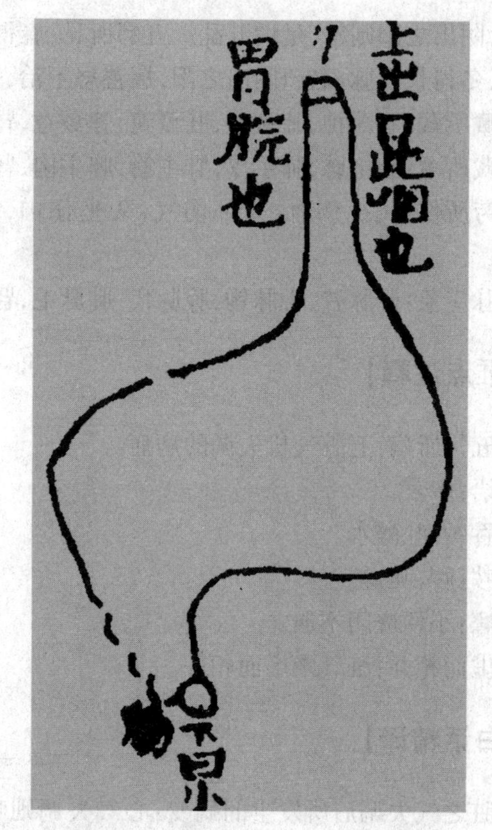

明代吴嘉言《针灸原枢》脏腑图中的胃形象之图

五种过度的疲劳可以伤耗五脏的精气：如久视则劳于精气而伤血，久卧则阳气不伸而伤气，久坐则血脉灌输不畅而伤肉，久立则劳于肾及腰、膝、胫等而伤骨，久行则劳于筋脉而伤筋。这就是五劳所伤。

五脏应四时的脉象：肝脉应春，端直而长，其脉像弦；心脉应夏，来盛去衰，其脉像钩；脾旺于长夏，其脉软弱，随长夏而更代；肺脉应秋，轻虚而浮，其脉像毛；肾脉应冬，其脉沉坚像石。这就是所谓的应于四时的五脏平脉。

【专家评鉴】

一、五味所入

五味，具体指酸、苦、甘、辛、咸五种味道，在此泛指具有各种味道的药物饮食；所入，言其所归的脏腑。由于人身五脏的生理功能和性质特点不同，因此对药食五味也具有不同的选择性；也就是说，五味进入人体后，其趋向亲和的侧重点各有不同。胃主受纳、脾主运化，共为水谷之海，后天气血化生之源。五脏六腑皆禀气于胃。药食五味入口进入胃中，经过胃纳脾运，化生精微后，再根据五味与五脏的亲和关系而将其输送到诸脏，以充养五脏的正气，所以说五味各有所入。五味入五脏

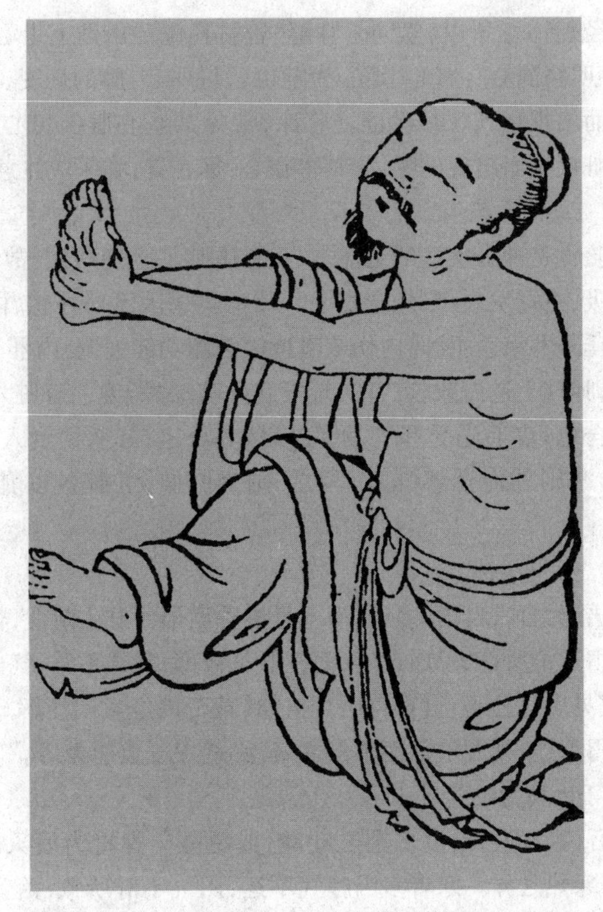

明代高濂《遵生八笺》陈希夷导引坐功图中的夏至五月中坐功图

的基本规律是，先入五味所属的本脏，后入其他脏腑。正如《素问·至真要大论》所说："夫五味入胃，各归其所喜，故酸先入肝，苦先入心，甘先入脾，辛先入肺，咸先入肾。"

"五味所入"理论的基本原理，是根据五味配五行，从其本性则化、化则入的理论提出来的。例如《素问·阴阳应象大论》说："木生酸，酸生肝"；"火生苦，苦生心"；"土生甘，甘生脾"；"金生辛，辛生肺"；"水生咸，咸生肾"。所以酸味从木化而入肝，苦味从火化而入心，甘味从土化而入脾，辛味从金化而入肺，咸味从水化而入肾。这即是明张介宾所说的："五味各从其类，同气相求也。"

二、五气所病

五气，指五脏六腑的气机；五气所病，讨论五脏六腑气机紊乱所导致的主要病症。

(一)心为噫

噫，音义同嗳，即嗳气。指气从胃中上逆，冒出有声，其声沉长，不似呃逆声急短促者。嗳气总由胃气上逆所致。如《灵枢·口问》篇说："寒气客于胃，厥逆从下上散，复出于胃，故为噫。"然而这里为什么提出"心为噫"呢？首先心胃之间有密切的关系，其经络相连。例如足太阴脾经"其支者，复从胃，别上膈，注心中"(《灵枢·经脉》)；"足阳明之正，上至髀，入于腹里，属胃，散之脾，上通于心……"(《灵

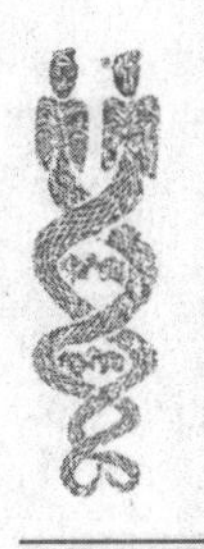

枢·经别》)。所以《素问·脉解》曾解释说:“所谓上走心为噫者,阴盛而上走于阳明,阳明络属心,故曰上走心为噫也。”说明心、脾的病变,都可以通过经络影响胃气上逆而出现噫气。其次证之临床,常见某些心脏疾患心气不舒者往往伴见嗳气。因心脏疾病而出现的嗳气,其本在心,标在胃;临床应注意辨别标本而施治。

(二)肺为咳

咳嗽是肺脏疾病的主症之一,总由肺气上逆所致,故曰“肺为咳”。盖肺主气,司呼吸,主宣发肃降,外合皮毛。咳嗽之病因不外外感、内伤两大类。外感咳嗽多由六淫外邪束表犯肺;内伤咳嗽皆因脏腑功能失调,内邪干肺。二者均可引起肺失宣肃,肺气上逆而致咳。正如《素问·咳论》所说:“五脏六腑皆令人咳”;“皮毛者,肺之合也;皮毛先受邪气,邪气以从其合也;其寒饮食入胃,从肺脉上至于肺则肺寒,肺寒则外内合邪,因而客之,则为肺咳;五脏各以其时受病,非其时,各传以与之。”

(三)肝为语

语,为自言自语、多语,而不是神昏谵语。肝主疏泄,性喜条达而言为心声。本证多由七情所伤,思虑过度,而使肝气被郁,脾气不升,气郁痰结,蒙蔽心神,不能自制,故见多言独语,自言自语。正如《黄帝内经素问注解》所说:“人有委曲,伏于肝而不得外达,则肝气郁而不舒之气,必宣发于上而为语。”

(四)脾为吞

吞,指吞酸,后世多谓之吐酸,或泛酸。脾胃为后天之本,仓廪之官。吞酸一证,有寒热之异。寒者多因脾气不运,阳气不舒所致,治宜温养脾胃,化湿醒脾;热者多由肝火犯胃,胃气不舒,治宜泄肝清火,抑酸和胃法。

(五)肾为欠,为嚏

欠,张口呵气,即呵欠,又称欠伸、呼欠;自觉困乏而伸腰张口呼气,常发生在过度疲劳时,本篇云:“肾为欠”;《灵枢·九针论》说:“肾主欠”。《灵枢·口问》篇:“黄帝曰:人之欠者何气使然?岐伯答曰:卫气昼日行于阳,夜半行于阴;阴者主夜,夜者卧;阳者主上,阴者主下;故阴气积于下,阳气未尽,阳引而上,阴引而下,阴阳相引,故数欠。”呵欠一证,有生理病理之别,应结合伴见表现辨别。若偶因过度疲劳,熬夜太深,而伸腰呼欠者,则属正常生理现象,适当休息即可。若经常呵欠频作,伴见精神疲惫、萎靡不振等,则属肾精不充,气虚阳衰的病理现象,治宜益气补肾法。

嚏,指鼻中气喷作声,即打喷嚏。《灵枢·口问》篇:“人之嚏者,何气使然?岐伯曰:阳气和利,满于心,出于鼻,故为嚏。”说明喷嚏是机体阳气鼓动上行,祛邪外出的一种生理反应。临床常见外邪束表之际,因肺气闭郁不宣,肺窍不利,体内聚集阳气,将邪气从鼻一喷而出。所以鼻塞喷嚏是外感表证的常见症状之一。此外,也有因机体阳气虚弱，经常易受外邪的影响而长期善嚏的，由于肾藏命门之火，为阳气之根，故喷嚏虽出于鼻却源于肾，治宜补肾助阳为法。

（六）胃为气逆、为哕、为恐

胃主受纳，为水谷之海，胃气以和降通顺为常。胃气不降，逆而上行则发生哕证。哕，又称呃逆；指胃气冲逆而上，呃呃有声，其声短促，不能自主的一种症候。《灵枢·口问》："人之哕者，何气使然？岐伯曰：谷入于胃，胃气上注于肺；今有故寒气与新谷气俱还于胃，新故相乱，真邪相攻，气并相逆，复出于胃，故为哕。"导致哕逆的病因颇多，但其病机总由胃气上逆动膈所致，故本篇云："胃为气逆，为哕"。关于哕证的治疗，《内经》还记载了刺鼻取嚏及转移病人注意力以达止哕的简易方法。如《灵枢·杂病》篇说："哕，以草刺鼻嚏，嚏而已；无息而疾迎引之，立已；大惊之，亦可已。"哕证较重者，当根据其虚实寒热而辨证论治，但总以和胃降逆平呃为主。

"为恐"一句，考《灵枢·九针论》无此二字，多数注家疑为衍文，且医理不通。故留疑待考，不析。

（七）大肠、小肠为泄

泄，即泄泻；是指大便次数增多，粪便稀薄，便质、便次异常为主症的疾患。《素问·灵兰秘典论》曰："大肠者，传道之官，变化出焉；小肠者，受盛之官，化物出焉。"小肠、大肠皆属六腑，主司水谷的受盛化物以及传导功能。大小肠功能正常，则清浊得泌，精微得运，糟粕的传导正常，而便次便质如常。反之，大小肠功能紊乱，传导失常，精微清气不升，湿浊下趋，则致泄泻。所以泄泻是大肠、小肠的主要病变之一。正如《素问·阴阳应象大论》篇说："清气在下，则生飧泄"；"湿胜则濡泄"。《素问·举痛论》篇亦说："寒气客于小肠，小肠不得成聚，故后泄腹痛矣。"

（八）下焦溢为水

水，指水肿。《素问·灵兰秘典论》说："三焦者，决渎之官，水道出焉。"《灵枢·营卫生会》篇说："下焦者，别回肠，注入膀胱而渗入焉……下焦如渎。"。肾与膀胱、大小肠皆位居下焦，具有升清降浊、气化主水之功能。若下焦脏腑功能失调，主水及决渎功能失常，水道不畅，水蓄不行，泛溢周身而发为水肿。故水肿病机的重点在于下焦水道不利，疏利下焦是水肿病的重要治法之一。

（九）膀胱不利为癃，不约为遗尿

《素问·灵兰秘典论》说："膀胱者，州都之官，津液藏焉，气化则能出矣。"膀胱是人体水液代谢的重要器官，有贮藏津液、气化升清降浊、排泄小便的功能。然而肾与膀胱相表里，肾主水，司二便，膀胱之升清降浊气化功能皆赖肾中阳气的温煦。可见小便不利之癃闭，以及小便频数或遗尿等小便失常的病变皆与肾和膀胱有关。癃，即癃闭；指小便量少，点滴而出，甚则小便闭塞不通为主症的一种疾患。导致癃

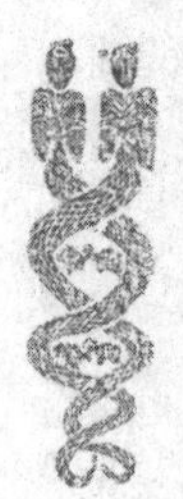

闭的病因颇多,诸如湿热蕴结、肺热气壅、肝郁气滞、尿路阻塞等等,皆使膀胱气化不行,开阖不利。故曰:“膀胱不利为癃”;《素问·标本病传论》说:“膀胱病,小便闭”;《灵枢·本输》篇说:“实则闭癃。”

遗溺,即遗尿;概指小便次数频数,甚则不禁自遗等。遗尿之产生,多由肾阳亏虚,命门火衰,下元虚冷,膀胱失于温煦气化,不能固摄、约束所致。故本篇说膀胱“不约为遗溺”;《灵枢·本输》篇亦说“虚则遗尿”。

(十)肝为怒

怒为五志之一,《内经》认为情志的变化和五脏有关,肝志为怒。《灵枢·本神》篇指出,肝气“实则怒”。然肝胆互为表里,生理相关,病理相联系。若胆气郁而不舒,肝失条达之性,木郁化火而肝胆火旺者,临床多见急躁易怒等情志改变。故本篇云:“胆为怒”。

三、五精所并

五精,当是五脏所藏的精气,五脏的精气是人体情志活动的物质基础,例如《素问·阴阳应象大论》说:“人有五脏化五气,以生喜怒悲忧恐”。五脏的精气充足,各藏于本脏,脏气之阴平阳秘,气机和畅,则人的精神情志活动协调。反之,若某一脏腑本身失调,其他脏腑的精气乘势相并,合而偏聚于该脏,则造成脏气阴阳的偏胜,从而导致异常的情志变化。例如心在志为喜,当因外界良性刺激,心情愉快时,则心动而五脏精气偏聚于心,使心气偏胜,故喜形于色、甚则大笑不止。正如《灵枢·本神》篇所说:心气“实则笑不休”。又肺在志为忧,肺虚脏气不及,五脏精气偏聚于肺,故悲;盖悲从忧生,忧甚则悲。其余诸脏义理相类似,皆由本虚脏气不及,而五脏精气乘虚相并所致。

四、五脏所恶

五脏所恶,主要是从五脏与五行、五气的关系,来归纳五脏的生理特性。肝心脾肺肾五脏分别与木火土金水五行、风热湿寒燥五气相应。张志聪说:“五脏之气,喜于生化,故本气自胜者恶之。”例如肝属木,主筋,其性与风气相通,而感风则容易伤筋,出现手足震颤、四肢抽搐、角弓反张、牙关紧闭等症状,因此说“肝恶风”。又如心属火,火性炎热,故火热炽盛则伤心,因此“心恶热”。肺属金,金性寒,故受寒则易伤肺,因此说“肺恶寒”。《难经·四十九难》曾说“形寒饮冷则伤肺”,亦含此义。脾属阴土,土性湿,湿盛则困脾,碍其运化,故“脾恶湿”。肾属水而藏精,其水性润,燥与润相反,燥气胜则肾水涸,故“肾恶燥”。

五、五脏化液

液,是汗、涕、泪、涎、唾五种分泌液的统称,亦称为“五液”。五液是津液的一部分，来源于水谷精微，经过五脏的进一步化生，贯注于外窍而成。清张志聪《素问集注》说："五脏受水谷之津，淖注于外窍而化为五液。"例如心主血脉，津液和营阴是血液的主要成分；而"腠理发泄，汗出溱溱是谓津"(《灵枢·决气》)，汗液也是由津液化生的，因此有"汗血同源"之说。血为心所主，汗为血所化，所以说心化之液为汗；《素问·本病论》又谓："汗出于心"。鼻为肺之窍，涕出于鼻，所以说肺化之液为涕，或谓涕为肺之液。目为肝之窍，泪出于目，因此说肝化之液为泪。脾开窍于口，涎出于口，故说脾化之液为涎。唾为水精，出于舌下，肾为水脏；《灵枢·根结》篇说："少阴根于涌泉，结于廉泉。"廉泉位于舌下，所以肾化之液为唾。

六、五味所禁

五味，指具备辛、甘、苦、酸、咸各种味道的药食；禁，指禁忌，不可多食之义。五味药食是人类赖以生存的基本物质。古人认识到，五味对五脏及其所属的气血筋骨肉等具有特殊的亲和关系。如前段五味所入专论五脏对五味的选择性，本段进一步说明五味与气血筋骨肉的关系，并据此提出五味的禁忌。

辛入肺，肺主气。辛味善入气分，具有发散、行气等作用，然用之太过有耗气之弊。因此肺病气虚之人不可多食辛味药食。咸味善入血分，偏嗜则有凝涩助水生渴之弊；因此血病(心病)之人不可多食咸味药食。苦味善入骨，肾藏精而生髓主骨，然苦性燥而"肾恶燥"，所以肾虚骨病之人不可过食苦味药食。甘味善入肌肉，脾主肌肉而味甘。脾虚者多用甘味药食补之；然脾喜燥恶湿，甘味药物大多质腻壅中，若因湿困脾土，肢体倦怠困重者，则不可多食甘味药食。酸味善入筋，肝主筋而酸入肝。《素问·至真要大论》说："五味入胃，各归其所喜，故酸先入肝……久而增气，物化之常也；气增日久，夭之由也。"酸味虽然对肝脏和筋具有滋补营养作用，但若偏嗜太过，就会使肝气过盛，从而引发新的病变。因此肝虚筋病之人亦不可多食酸味药食。这里所说的五禁，并非绝对禁忌食用，而是要根据疾病的具体情况，使五味协调，不可偏嗜多食罢了。其主要精神在于强调五味对五脏的影响具有有利、有害的双重性，告诫人们应充分认识这一点，兴利除害，合理应用五味药食。

七、五病所发

五病，指五脏的疾病；即五脏疾病发生显现各有一定的部位和规律。本段根据阴阳学说，结合五脏与五体、四时阴阳的相应关系，来说明五脏疾病的发病规律。

脏在内而体在外，内部之脏腑有病，会影响及相应的五体；反之外部之五体受邪发病，亦可内传五脏。"阴病发于骨"，阴，指肾。盖肾属水为阴脏，藏精生髓而主骨。肾之精气充足，骨髓生化有源，骨骼得到充分滋养则坚固有力。如果肾虚精亏髓少，骨骼失养，小儿则见囟门迟闭、骨软无力；成人多见腰膝酸软，骨骼脆弱，牙齿动摇，甚至脱落等。由于肾脏与骨的关系十分密切，故说“肾病发于骨”。

“阳病发于血”，阳，指心；血，概血脉而言。盖心属火为阳脏；《素问·痿论》说：“心主身之血脉”。所以心气的盛衰、心血的盈亏变化，可以从血脉反映出来。例如心之气血旺盛，血脉充盈，则脉搏和缓有力；若心气不足，心血亏损，则血脉空虚，脉来细弱或节律不整；若心血瘀滞，血脉不畅，则脉来涩滞或结或代等。因此说心之病发于血脉。

“阴病发于肉”，阴，指太阴脾，脾属水为阴脏，主运化，主肌肉四肢。《素问·痿论》说：“脾主身之肌肉”。盖脾脏运化水谷精微，化生气血，以营养肌肉，充养四肢。脾土运化健旺，肌肉四肢得养，则肌肉丰满，四肢健壮，灵活有力。否则，脾虚气弱，失于健运，则营养匮乏，必致肌肉痿软、四肢倦怠、消瘦无力。由于脾病易于在四肢肌肉显现出异常的改变，因此说脾之病发于肌肉。

“阳病发于冬”，言肝病源于冬季。阳，指肝。张志聪说：“肝为阴中之少阳，逆冬气则奉生者少，春为痿厥，故肝脏之阳病发于冬。”肝主藏血，肝性疏泄，体阴而用阳；其应时为春，主生发之令。若冬季失于封藏，耗泄太过，则春无以生。所以肝脏之病源于冬而发于春。

“阴病发于夏”，言肺病源于夏季。阴，指太阴肺。张志聪说：“肺为牝脏，逆夏气则奉收者少，秋为痎疟，故肺脏之阴病发于夏也。”肺主气，应时为秋，主肃杀之令。若夏时失于摄养，损耗肺气，则秋无以收，所以肺之阴病源于夏而发于秋。

本段“五病所发”，前三者如肾病、心病、脾病皆影响其所主之体（骨、血脉、肌肉），而肝病，肺病之发则从四时养生调摄失宜立论，影响及五脏，在其所主之时令发病。

八、五邪所乱

本段讨论邪气侵袭，扰乱五脏，使其阴阳失调所致的疾病。如高士宗说：“五脏阴阳为邪所乱，是谓五乱。”

邪入于阳则狂。张介宾说：“邪入阳分，则为阳邪，邪热炽盛，故病为狂。”阳，指阳脏，即上段“阳病发于血”之心，“阳病发于冬”之肝。狂为神之病，而心藏神，肝藏魂；阳邪入于阳脏，致心肝之火暴涨，扰乱神明，魂不守舍，则狂乱无知，骂詈不避亲疏，逾垣上屋，而发为狂症。正如《难经·二十难》所云：“重阳者狂。”

邪入于阴则痹。阴，指上文肾、脾、肺等阴脏而言；肾主骨，脾主肉，肺主皮毛；邪入诸阴脏，留滞于皮肉筋骨之间，故患病为痹。如《灵枢·寿夭刚柔》篇说：“病在阴命曰痹。”

搏阳则为巅疾。搏，有侵入搏击之意；阳，泛指阳分、阳经；巅者，头之意。阳邪侵犯搏击于阳分、阳经，头为诸阳之会，阳盛于上，故致头晕目眩，头痛等巅疾。

搏阴则为瘖。阴,泛指阴分、阴经;瘖,声音嘶哑,发声不扬或言不出声。邪气内犯诸阴经,壅滞于喉咙,则发为声哑、失瘖。

阳入之阴则静,阴出之阳则怒:阳邪入于阴分,阴主静;邪气从阴化而阴盛,故安静沉默少言。阴邪入于阳分,阳主动;邪气从阳化则阳盛,故患者烦躁易怒。

九、五邪所见

清高士宗说:"五邪所见者,五藏受邪,见于脉也。"本段讨论五脏受邪发病,而出现与五脏四时相逆之脉象,皆主预后不良,五脏与四时五行相配,在脉象方面也有相应的反映。如肝主春而脉应弦,心主夏而脉应钩(洪),脾主长夏而脉应代(濡缓),肺主秋而脉应毛(浮),肾主冬而脉应石(沉)。五脏病在四时见其本脉,为脉得四时之顺,则主正能胜邪、病轻、预后良好。如《素问·平人气象论》所说:"脉得四时之顺,曰病无他。"反之,五脏患病,其脉与四时五行相逆,则主正不胜邪,病重、预后不良。正如《素问·玉机真藏论》说:"脉从四时,谓之可治……脉逆四时,为不可治。""所谓逆四时者,春得肺脉,夏得肾脉,秋得心脉,冬得脾脉,其至皆悬绝沉涩者,命曰逆四时。"例如在春季患肝病当见弦脉为顺;若见轻浮之秋脉,此乃木受金克之症,为逆。夏季患心病,脉见洪象为顺;反之见沉(石)之冬脉,是水来克火之象,为逆。长夏患脾病,脉见濡缓为顺;反之若见弦脉,是木横克土之象,为逆。冬季患肾病,脉见沉象为顺;反之若见濡缓之长夏脾脉,为土来乘水之象,为逆。从"名曰"以下二十一字,由于文义不伦,疑是错简或后人旁注误人。

十、五脏所藏

本段讨论五脏与人体精神活动的内在联系。中医学将人的精神意识思维活动概括为神、魄、魂、意、志五神。五神是以五脏所藏的精气为物质基础的,随生命的孕育而产生,随着生命的终结而消亡。故曰"五藏所藏"。

心藏神。神是人体生命活动的总称。有广义、狭义之分:广义的神是指整个生命活动的外在表现,可以说神就是生命;狭义的神专指人的精神活动。神之产生与生命同源,如《灵枢·本神》篇说:"生之来谓之精,两精相搏谓之神。"然而神在五脏由心所主,盖心主血脉,《灵枢·本神》篇说:"心藏脉,脉舍神。"心的气血充盈,则神得其养,故精力充沛,神志清晰,思维敏捷;反之心之气血不足,神失其养,则见失眠多梦、健忘等;如果邪热内陷,扰乱心神,还可见到神昏谵语等神乱的症状。

肺藏魄。《灵枢·本神》篇说:"并精而出入者谓之魄。"明张介宾《类经》说:"魄之为用,能动能作,痛痒由之而觉也。"魄属于本能的感觉和动作,也是随着人的生命机能一起出现的。然而魄附于气,肺主气,故曰:"肺藏魄。"《灵枢·本神》篇说:"肺藏气,气舍魄。"

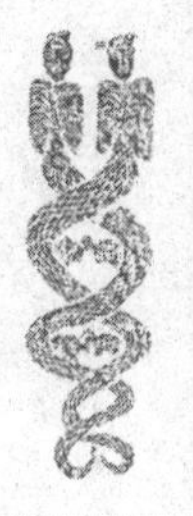

肝藏魂。《灵枢·本神》篇说:“随神往来谓之魂。”即随着生命活动而出现的知觉机能叫作魂,也是精神活动的一部分。魂在五脏与肝的关系密切,盖“肝藏血,血舍魂”(《灵枢·本神》);肝血旺盛,魂得其养,则神魂安静;反之,肝血亏虚,无血舍魂,则神魂不安,出现梦游,呓语等症状。

脾藏意。《灵枢·本神》篇说:“心有所忆谓之意。”张介宾说:“忆,思忆也。谓一念之生,心有所向而未定者。”意是指接受外界的刺激后,所产生的意念活动。脾为后天之本,是营血化生之源。脾运健旺,营血充足,则思考谋虑深远,记忆不忘;反之脾运不健,营血化源匮乏,则思虑能力降低,记忆力减退而多忘。故《灵枢·本神》篇又说:“脾藏营,营舍意。”

肾藏志。《灵枢·本神》篇说:“意之所存谓之志。”所存,即积累;即在意念积累的基础上形成的认识就是志。所以志是人类思维活动过程中,对某事物思考成熟、专心致志的能力。肾藏精,精生髓而上通于脑,精髓充足,则精神健旺,聪慧技巧,意志坚定;反之肾脏精气虚弱者,髓海空虚,则脑力衰退,精神疲惫,意志消沉。可见志的活动与肾脏的功能密切相关,所以《灵枢·本神》篇又说:“肾藏精,精舍志。”

十一、五脏所主

主,主宰、主管,在此含有相互联系之意。清张志聪说:“五藏在内,而各有所主之外合。”本段主要讨论内在之五脏与身形五体的密切联系。人以五脏为中心,五脏居内,皮、肉、筋、骨、脉等身形五体居外,外在之五体有赖于内在脏腑精气的充养,故有五脏主五体之论。

(一)心主脉

心为五脏六腑之大主,心主血,而血行于脉中。脉是血液运行的通道,故《素问·脉要精微论》说:“夫脉者,血之府也。”脉与心相通,血液运行于脉道之中,有赖于心和脉的共同作用,但起主导作用的是心,所以《素问·痿论》又说:“心主身之血脉。”脉是约束心血运行的通道,但脉正常功能的发挥,尚依赖心之气血的濡养。例如心血充足、心气旺盛,则血脉充盈,脉搏和缓有力、节律均匀;反之心血亏损,心气不足,则血脉空虚。脉搏细弱,或节律不整等。这些皆说明心与脉之间的密切联系,故说:“心主脉。”

(二)肺主皮

皮,指皮肤,在此泛指一身之表,包括皮肤、汗孔、毛发等组织,又称皮毛。肺主气,主宣发肃降,外合皮毛,主一身之表。肺主皮,是指肺脏通过宣发作用,把水谷精微输布于体表皮毛,以滋养周身皮肤、毛发。其中卫气宣发到体表,就可以发挥“温分肉、充皮肤、肥腠理、司开阖”,保卫机体、抗御外邪的作用。由于肺与皮毛的关系密切，所以《素问·痿论》篇说："肺主身之皮毛"；《灵枢·本藏》篇亦说："肺应皮"，皆与本篇"肺主皮"之意相同。

（三）肝主筋

筋，指筋膜；筋膜是一种联络关节、肌肉，主司运动的组织。《素问·痿论》篇曾说："肝主身之筋膜……宗筋主束骨而利机关也。"肝藏血而为血海，全身筋膜皆赖肝血的滋养，才能发挥正常的生理功能，因此说："肝主筋。"

（四）脾主肉

肉，指人身之肌肉。脾为后天之本，气血化生之源，外应肌肉。主要是由于脾脏运化水谷精微，以营养肌肉的缘故。脾运健旺，营养充足，则肌肉丰满。所以脾脏运化功能是否正常，就必然关系到肌肉的壮实与衰痿。因此本篇说："脾主肉"；《素问·痿论》篇还说："脾主身之肌肉"，与此同义。

（五）肾主骨

骨，指人体的骨骼组织。肾之所以主骨，是由于肾主藏精生髓的缘故。盖"肾者主水，受五藏六府之精而藏之"（《素问·上古天真论》）。肾藏精，精生髓，而骨为髓之府，髓居于骨中以滋养骨骼。如果肾精充足，肾气旺盛，则骨髓的生化有源，骨骼得到髓的充分滋养则坚固有力。所以说："肾主骨"；《素问·痿论》篇还说："肾主身之骨髓"。

十二、五劳所伤

劳，指过度、太过。本段讨论五种生理活动过度，则导致气、血、筋、骨、肉的损伤，视、卧、坐、立、行，是人类五种常见的生理活动，各种活动贵在有节有时，如果活动太过，则使体内气血耗损，阴阳失调，脏腑失和，从而造成血、气、筋、骨、肉的相应损伤。

（一）久视伤血

视，指眼睛视物；久视，谓长期用眼过度。血，指阴血、精血，具体当指心血、肝血等五脏的阴血。眼睛，古人亦称为"精明"。《素问·脉要精微论》曾论述其作用，谓"精明者，所以视万物、别黑白、审短长者也。"眼睛在生理上与五脏六腑皆有关，然尤与心肝及血脉的关系密切。例如《灵枢·大惑论》说："五藏六府之精气皆上注于目而为之精……目者，五藏六府之精也"；"目者，心之使也，神之舍也"。《灵枢·脉度》篇说："肝气通于目，肝和则目能辨五色矣"。《灵枢·五阅五使》篇说："目者，肝之官也。"《素问·五藏生成篇》亦说："诸脉者，皆属于目……肝受血而能视。"皆说明眼睛的视物辨色功能依赖于脏腑精血的濡养和心神的主司。而心主血脉藏神，肝主藏血开窍于目，若用眼过度，久视则劳心伤神、暗耗心肝阴血，故曰："久视伤血。"

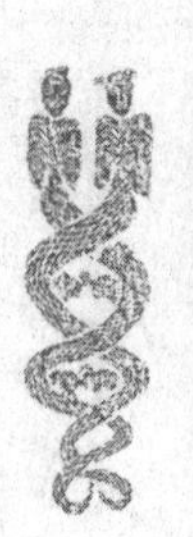

(二)久卧伤气

卧,指睡卧;伤气,指耗伤肺脾之气。谓长期睡卧时间过久,易于耗伤肺脾之气。盖肺主一身之气,脾主运化,为气血化生之源。长期久卧,使肺气不得宣降,进而影响肺之吐故纳新;其次由于久卧不动,脾气滞涩,运化不健,气血化源不充,皆致肺脾气虚。临床见某些长期卧床之人,呈倦怠萎软、疲乏无力、少气懒言、稍动则气短等,皆为"久卧伤气"之例。

(三)久坐伤肉

长期久坐少动者,易于伤肉。盖脾主肌肉、四肢,主运化。当脾运健旺,清阳之气布流全身,输送营养充足时,则肌肉丰满,四肢轻劲,灵活有力。反之,四肢肌肉的适当运动,也会对脾的运化功能产生积极影响。若长期久坐,肌肉四肢缺乏运动,则脾气滞涩,运化不健,清阳不布,营养缺乏,必致肌肉痿软、消瘦、四肢困倦。因此说"久坐伤肉"。

(四)久立伤骨

人的站立全靠腰腿骨骼的支撑,若长期站立,则腰酸腿软;长此以往,就会劳伤腰腿骨骼。由于肾主骨,"久立伤骨"亦即伤肾。

(五)久行伤筋

人的行走运动,全靠肢体关节的活动;而筋膜附于关节,关节的活动又靠筋的运动。所以长期过度的行走,则易造成筋膜的损伤。因此说:"久行伤筋。"

本段总结五种过度的生理活动有可能导致损伤和疾病。提示在日常生活中体力或脑力活动都有一定限度,无论是过度的劳累(如久视、久行、久立等),或是过度的安逸(如久卧、久坐等),都有致病的可能。这种认识对日常养生保健和治病都有一定的指导意义。关于五劳所造成的各种损伤,部分注家机械地把所伤与五脏联系起来,如久视伤血即伤心、久卧伤气即伤肺、久行伤筋即伤肝等。此说欠妥,因为筋肉、筋骨、气血之间皆有密切的联系,肺脾、心肝、肝肾等脏腑间也有密切的关系,久行伤筋亦可伤骨;久卧既可伤肺气,亦会伤脾气;久视既伤心血,亦伤肝血等等,不宜将其截然分开。

十三、五脏应象

中医学认为,人与自然界息息相关,人体脉象随自然界四时阴阳的盛衰而有适应性的生理变化。本段讨论肝心脾肺肾五脏之脉,应弦钩代毛石四时五行之象,故曰"五藏应象"。

肝属木,主春令生发之气,其性刚强;春季阳气初升,万物始生,木令当旺,内应于肝,故脉来端直以长,状如弓弦,且柔软有力,所以"肝脉弦"。弦为肝脉,主肝胆病。然而,在春季见微弦脉则属正常脉,如《素问·平人气象论》说:"春胃微弦曰平”。

心属火，主夏令生长之气，其性炎热；夏季阳气极盛，万物繁茂，火令当旺，内应于心，故脉来洪大，有来盛去衰之“钩”象。因此，心脉钩（洪）。洪脉为心脉，主内热充斥，心火亢盛。然而，在夏季见稍微洪大之脉，则属正常脉。《素问·平人气象论》说：“夏胃微钩曰平”。

肺属金，主皮毛，主秋令肃杀之气，其性凉爽；秋季凉爽，为亢热之余，阳极似阴，万物收成，草木花叶衰落，金令当旺，而内应于肺；脉来轻虚以浮，如风吹毛上。所以说肺脉毛（浮）。浮为肺脉，主表证。然而，在秋季诊得微浮之脉则属正常脉。《素问·平人气象论》说：“秋胃微毛曰平”。

肾属水，主骨，主冬季封藏之气，其性寒冷；冬季严寒，阳气潜藏，阴气隆盛，水令当旺，而内应于肾。因此肾脉石（沉），脉来如石沉水，搏聚不散。沉为肾脉，主里证。然而在冬季诊得微沉之脉，则属正常脉。《素问·平人气象论》说：“冬胃微石曰平。”

脾属土，应长夏湿土之气；土得湿则润、能长养万物，内应于脾，故“脾脉代”。代，含有软弱和缓之意，亦即缓脉。唐王冰说：“代，软而弱也。”所以，缓是脾之主脉，临床病理主脾虚、湿盛。然在长夏季节见之则属正常脉，如《素问·平人气象论》说：“长夏胃微软曰平。”另脾胃属中土，土生长万物，为后天之本，气血生化之源，五脏六腑皆赖其养；脾不独主时而寄旺于四季之末各十八日。所以脾脉之代，亦分见于四时五脏之平脉，如春季肝脉当弦而和缓，夏季心脉当钩（洪）而兼和缓，秋季肺脉当毛（浮）而兼和缓，冬季肾脉当石（沉）而兼和缓之象。《内经》把分见于四时的这种和缓均匀之脉象称为脉之“胃”气。临床诊察脉之胃气的盛衰有无，对判断疾病的进退吉凶有重要意义。

【临床应用】

一、关于五味与五脏

五味与五脏，在《内经》的多个篇章中皆有论述。本篇分别从“五味所入”，直接说明五味与五脏的特异亲和关系；“五味所禁”，则指出五味对五脏的病理影响，并据此提出五脏病的药食禁忌。

酸入肝、苦入心、辛入肺、甘入脾、咸入肾，古人经过长期、生活医疗实践，总结出五味与五脏的特异联系，提出“五味所入”的观点。这种提法是后世创立药物性味归经理论的依据，至今对临床仍具有指导意义。例如“酸入肝”：归经理论认为酸味药物多入肝经，治疗肝病须补肝时应选取味酸的药物，诸如芍药、酸枣仁、山茱萸等；又欲使药物入肝经则宜用醋酸炮制。“咸入肾”：咸味药物大多归肾经，欲使

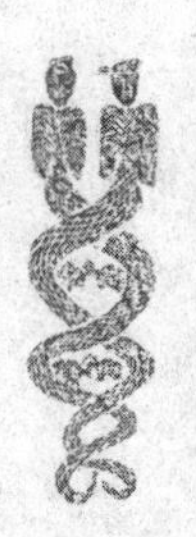

药物归入肾则宜用盐炒或用淡盐汤送服(如大补阴丸、七宝美髯丹等)。"甘入脾":甘味药多归脾经,补脾多选甘味药,如黄芪、人参、饴糖、大枣等;欲使药物入脾经则多用蜜炙、土炒等等,皆是五味所入理论的具体应用。

五味所禁,是对五味所入理论的进一步发挥。五脏赖五味以养,但是五味偏嗜太过,又会伤害五脏,导致各种疾病。《素问·生气通天论》说:"阴之所生,本在五味;阴之五宫,伤在五味。是故味过于酸,肝气以津,脾气乃绝;味过于咸,大骨气劳,短肌,心气抑;味过于甘,心气喘满,色黑,肾气不衡;味过于苦,脾气不濡,胃气乃厚;味过于辛,筋脉沮弛,精神乃央。"《素问·至真要大论》亦说:"夫五味入胃,各归其所喜。故酸先入肝,苦先入心,甘先入脾,辛先入肺,咸先入肾。久而增气,物化之常也;气增日久,夭之由也。"由于前文提及酸入肝、芋入肺、甘入脾,后文则进一步强调应用上述理论指导临床用药时又不可太过。如气(肺)病不可过多地用辛味发散药,肉(脾)病不可过多地用甘味滋腻药,筋(肝)病不可过多地用酸味药等,以免造成新的损伤。

五味与五脏的关系,体现了中医学一分为二的辩证观点。如果只知道五味对五脏有利的一面,而忽视其有害的一面,不仅难以达到治疗目的,而且还会导致相反的结果。

二、五脏与情志及精神意识活动

本篇"五精所并"及"五脏所藏"所讨论之喜悲忧畏恐等情志变化,神魄魂意志等精神意识思维活动皆与五脏相关。情志变化是人体受外界客观因素的刺激后所产生的情感反应,意识思维活动则是人脑对客观现实概括的间接的反映,二者皆属现代心理学的范畴。《内经》以五脏为中心,而把各种情志变化和复杂的精神意识思维活动与五脏联系起来,认为五脏的精气是产生上述活动的物质基础。例如《素问·阴阳应象大论》说:"人有五脏化五气,以生喜怒悲忧恐"。《灵枢·本神》篇也说:"血、脉、营、气、精、神,此五脏之所藏也……故生之来谓之精,两精相搏谓之神,随神往来者谓之魂,并精出入者谓之魄,所以任物者谓之心,心有所忆谓之意,意之所存谓之志,因志而存变谓之思,因思而远慕谓之虑,因虑而处物谓之智。"又说:"肝藏血,血舍魂……脾藏营,营舍意……心藏脉,脉舍神……肺藏气,气舍魄……肾藏精,精舍志。"中医学将属于人体大脑高级神经中枢的心理反应,如情志、精神意识思维活动皆建立在五脏精气为基础的唯物观上,并以此为依据来指导临床辨治情志失常、精神意识失调的多种疾病。例如用清心泻火法治笑病,用镇心及养心安神法治惊悸怔忡、健忘失眠症,用疏肝理脾法治郁症,用补肾填精健脑法治痴呆症等等。

三、五脏所主的临床意义

“心主脉，肺主皮，肝主筋，脾主肉，肾主骨”，是谓五脏所主。五脏所主揭示了心、肝、脾、肺、肾五脏与脉、筋、肉、皮、骨五体的内在联系，是脏象学说的主要内容之一。不仅有重要的理论价值，而且对临床诊断及治疗疾病都有重要的指导意义。

例如心主脉，心藏血而主神志，血行于脉中，脉与心连。所以心血之盈亏，心气之盛衰变化，都可以通过脉搏反映出来。心血亏虚、则血脉不充，脉来细弱；心血瘀滞，血行不畅，则脉来涩滞，或结或代；《素问·痹论》说：“心痹者，脉不通”；“脉痹不已，复感于邪，内舍于心。”说明心的病变可以影响及脉，而脉的病变也可以直接波及到心。

肺主皮，一般又称肺主皮毛，概指皮肤、汗孔、毛发等。由于肺与皮毛紧密关联，所以病理上互相影响。如肺气宣发卫气达于体表，以发挥温分肉、充皮肤、肥腠理、司开阖等保卫机体、抗御外邪的作用。肺气虚弱则不能宣发卫气，输精于皮毛，而出现经常自汗、易于感冒、皮毛憔悴等症状，治宜益肺气而固肌表。外邪侵犯人体，往往由皮毛而犯肺，证见发热恶风寒、咳嗽等，治宜解表宣肺。

脾主肌肉，是由于脾运化水谷精微以充养全身肌肉的缘故。脾运健旺，营养充足，则肌肉丰满。相反，脾运不健，气血不足，营养匮乏，则四肢无力，肌肉消瘦等，宜采用健脾益气法治之。

肝主筋，是由于肝为血海、主藏血，全身的筋膜皆赖肝血濡养。肝血充足，筋得其养则柔软灵活，肢体关节活动自如。反之，若肝血不足，血不养筋，则出现手足震颤，肢体麻木，甚则屈伸不利等症，治宜滋养肝血法。

肾主骨，是由于肾藏精，精生髓而髓养骨的缘故。肾精充足，骨髓生化旺盛，骨骼得到充分滋养，则坚固有力，发育正常。相反肾精亏虚，骨髓化源匮乏，骨骼失养，则会导致骨骼脆弱，腰膝痠软无力；小儿可见囟门迟闭，骨软无力，发育迟缓。治疗皆宜补肾填精法。“齿为骨之余”，牙齿也有赖于肾精的充养，肾精充足则牙齿固密；肾精不足，则牙齿松动、甚至脱落。所以临床某些虚症的牙痛齿摇，也采用补肾法来治疗。

四、关于五劳

本篇最早提出“五劳”的概念。说明各种生理活动太过、超过一定限度皆可损伤脏腑气血而导致疾病。根据五劳所伤论述的具体内容，可概括为过度劳累致病及过度安逸致病两类。前者如久视伤血，久行伤筋，久立伤骨三种；后者有久卧伤气，久坐伤肉两种。关于痨病和逸病的治疗，《素问·至真要大论》曾指出：“劳者温之，逸者行之”的原则，临症可以效法。

另外,“五劳”在中医概念中提法不一。《素问》本篇及《灵枢·九针论》皆载“久视伤血,久卧伤气,久坐伤肉,久立伤骨,久行伤筋”为五劳。隋·巢元方《诸病源候论·卷三虚劳候》谓:“五劳者,一曰志劳,二曰思劳,三曰心劳,四曰忧劳,五曰瘦劳。”唐·孙思邈《千金翼方·卷十五叙虚损论》谓:“五劳者,一曰志劳,二曰思劳,三曰心劳,四曰忧劳,五曰疲劳”。上述皆指五种过劳致病的因素。明·戴元礼《症治要诀》则说:“五劳者,五脏之劳也。”此说从五脏病机立论,谓肝劳、肺劳、心劳、脾劳、肾劳五种虚劳病症。其立论根据各异,不可混淆。

五、关于五脏之脉

本篇指出:“肝脉弦,心脉钩,脾脉代,肺脉毛,肾脉石,是谓五脏之脉。”应结合《素问·脉要精微论》及《平人气象论》有关论述,综合理解。《脉要精微论》说:“四变之动,脉与之上下,以春应中规,夏应中矩,秋应中衡,冬应中权。”《平人气象论》记载:“春胃微弦曰平,弦多胃少曰肝病,但弦无胃曰死,胃而有毛曰秋病,毛甚曰今病。”由上述论述,我们应体会:

(一)脉与四时阴阳相应

脉搏是人体脏腑气血运行的反映。人体生活在自然界中,受春温、夏热、秋凉、冬寒四季气候变化,阴阳盛衰的影响,气血运行也随之发生变化,因此在四时脉搏上就会发生相应的改变。此即“春应中规、夏应中矩、秋应中衡、冬应中权。”

(二)五脏脉与四时五行相应

《内经》以五脏为中心,与四时五行相应,因此在五脏脉象上也有相应的反映。此即春令肝脉弦、夏令心脉钩(洪)、长夏脾脉代(缓)、秋令肺脉毛(浮)、冬令肾脉石(沉)。

(三)五脏脉皆应有胃气

人以胃气为本,“胃者,平人之常气也”(《平人气象论》),有胃气则生,无胃气则死。脉也以胃气为本,因此诊四时五脏常脉时都应以有胃气者为佳。如“春胃微弦曰平,夏胃微钩曰平,长夏胃微软曰平,秋胃微毛曰平,冬胃微石曰平”。即在五脏本脉之前皆有一“微”字,其“微”有“和缓稍微”之意,如春季诊得和缓均匀、稍微带弦象之脉,即属春令有胃气之常脉。余意相同。

(四)五脏脉与病脉

肝脉弦、心脉钩(洪)、脾脉代(缓)、肺脉毛(浮)、肾脉石(沉),即属五脏之本脉、平脉,亦可见于病脉,当根据脉之有胃与否,四时五行以及病情综合分析。例如春季诊得和缓均匀,稍微弦象者,是肝之平脉;诊得弦劲有力,不甚和缓者,是肝之病脉;诊得脉来弦紧,毫无从容和缓之象者,主病势危重,预后不良;在春季诊得肝脉且浮者,是金来克木,主秋季发病;春季诊得脉浮甚者,是金来克木,木被重伤,即刻就会发病。

本文讨论五脏之脉的意义在于明确脉随四时五行阴阳盛衰而有适应性改变，皆属常脉。掌握这些规律，对于临床全面分析，判断所出现的脉象与疾病的关系，将会有很大的帮助。

六、本篇内容归纳

本篇以五脏为中心，运用阴阳五行学说作为推理演绎的分类方法，全面讨论了脏腑生理、病理及治疗特点等。这种以五脏为中心的分类归纳法，便于学者执简驭繁，提纲挈领地掌握五脏的生理病理特点，对临床诊断和辨治，都具有重要的指导价值。将本篇主要内容归纳列表如下：

表 23-1　五脏生理、病理的五行归类表

	肝	心	脾	肺	肾
五脏所藏	魂	神	意	魄	志
五脏化液	泪	汗	涎	涕	唾
五脏所主	筋	脉	肉	皮	骨
五脏之脉	弦	钩（洪）	代（缓）	毛（浮）	石（沉）
五脏所恶	风	热	湿	燥	寒
五精所并	忧	喜	畏	悲	恐
五气所病	语	噫	吞	咳	欠、嚏
五劳所伤	久行伤筋	久视伤血	久坐伤肉	久卧伤气	久立伤骨
五味所入	酸	苦	甘	辛	咸
五味所禁	酸走筋，筋病无多食酸	苦走骨，骨病无多食苦	甘走肉，肉病无多食甘	辛走气，气病无多食辛	咸走血，血病无多食咸

血气形志第二十四

【要点解析】

一、指出人体在生理情况下，六经气血各有多少，此为临症针刺补泻的依据之一。

二、说明形志苦乐所造成的疾病各有不同，其治疗方法亦宜区别。

三、指出了五脏俞穴在背部的部位，并说明取穴的计算方法。

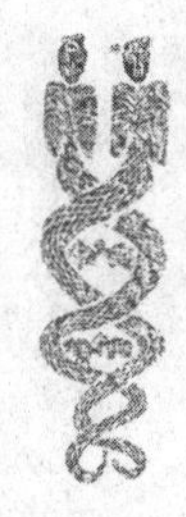

【内经原典】

夫人之常数[①]，太阳常多血少气，少阳常少血多气，阳明常多气多血，少阴常少血多气，厥阴常多血少气，太阴常多气少血，此天之常数。

足太阳与少阴为表里，少阳与厥阴为表里，阳明与太阴为表里，是为足阴阳也。手太阳与少阴为表里，少阳与心主为表里，阳明与太阴为表里，是为手之阴阳也。今知手足阴阳所苦[②]，凡治病必先去其血，乃去其所苦，伺之所欲[③]，然后泻有余，补不足。

欲知背俞[④]，先度其两乳间，中折之，更以他草度去半已，即以两隅相拄[⑤]也，乃举以度其背，令其一隅居上，齐脊大椎，两隅在下，当其下隅者，肺之俞也。复下一度，心之俞也。复下一度，左角肝之俞也，右角脾之俞也。复下一度，肾之俞也。是谓五藏之俞，灸刺之度也。

形乐志苦，病生于脉，治之以灸刺。形乐志乐，病生于肉，治之以针石。形苦志乐，病生于筋，治之以熨引。形苦志苦，病生于咽嗌，治之以甘药。形数惊恐，经络不通，病生于不仁，治之以按摩、醪药。是谓五形志[⑥]也。刺阳明出血气，刺太阳出血恶气[⑦]，刺少阳出气恶血，刺太阴出气恶血，刺少阴出气恶血，刺厥阴出血恶气也。

【难点注释】

①常数：此指气血在各经脉中分布的正常数量。

②手足阴阳所苦：手足阴阳，指手足三阴三阳经。苦，病也。

③伺之所欲：伺，诊察的意思。伺之所欲，诊察病人之所需，即根据疾病的虚实。

④背俞：指背部膀胱经上五脏的俞穴。

⑤两隅相拄：隅，边或角的意思。拄，支撑。

⑥五形志：指五种因形体、精神情志失调引起的疾病。

⑦恶气：此有不宜之意。下各“恶”字同。即针刺时不宜泻气手外。

【白话精译】

人身各经气血多少，是有一定常数的。如太阳经常多血少气，少阳经常少血多气，阳明经常多气多血，少阴经常少血多气，厥阴经常多血少气，太阴经常多气少血，这是先天禀赋之常数。

足太阳膀胱经与足少阴肾经为表里，足少阳胆经与足厥阴肝经为表里，足阳明胃经与足太阴脾经为表里。这是足三阳经和足三阴经之间的表里配合关系。手太阳小肠经和手太阴心经为表里，手少阳三焦经与手厥阴心包经为表里，手阳明大肠经与手太阴肺经为表里，这是手三阳经和手三阴经之间的表里配合关系。现已知道，疾病发生在手足阴阳十二经脉的那一经，其治疗方法，血脉壅盛的，必须先刺出其血，以减轻其病苦；再诊察其所欲，根据病情的虚实，然后泻其有余之实邪，补其不足之虚。

要想知道背部五脏俞穴的位置，先用草一根，度量两乳之间的距离，再从正中对折，另以一草与前草同样长度，折掉一半之后，拿来支撑第一根草的两头，就成了一个三角形，然后用它量病人的背部，使其一个角朝上，和脊背部大椎穴相平，另外两个角在下，其下边左右两个角所指的部位，就是肺俞穴所在。再把上角移下一度，放在两肺俞连线的中点，则其下左右两角的位置是心俞的部位。再移下一度，左角是肝俞，右角是脾俞。再移下一度，左右两角是肾俞。这就是五脏俞穴的部位，为刺灸取穴的法度。

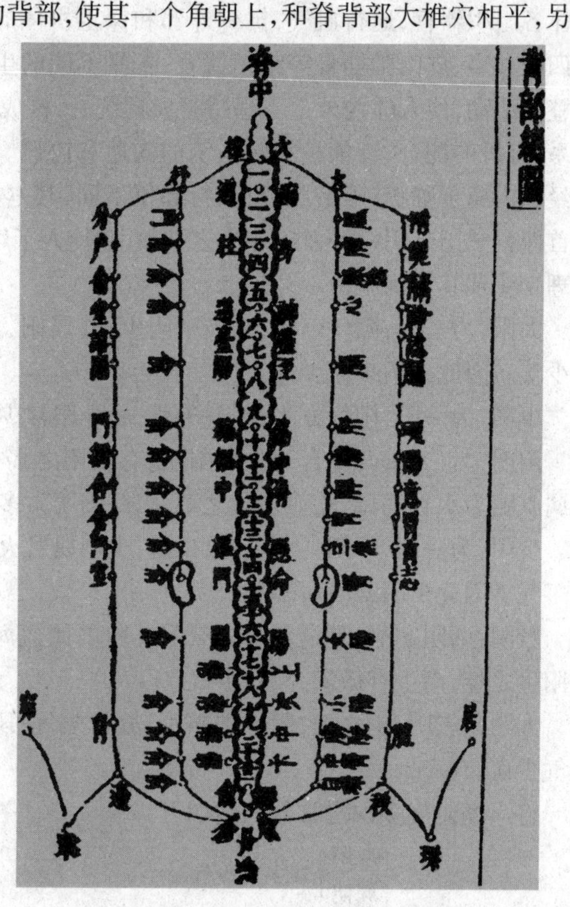

明代张介宾《类经图翼》中的背部总图

形体安逸但精神苦闷的人，病多发生在经脉，治疗时宜用针灸。形体安逸而精神也愉快的人，病多发生在肌肉，治疗时宜用针刺或砭石。形体劳苦但精神很愉快的人。病多发生在筋，治疗时宜用热熨或导引法。形体劳苦，而精神又很苦恼的人，病多发生在咽喉部，治疗时宜用药物。屡受惊恐的人，经络因气机紊乱而不通畅，病多为麻木不仁，治疗时宜用按摩和药酒。以上是形体和精神方面发生的五种类型的疾病。

刺阳明经，可以出血出气；刺太阳经，可以出血，而不宜伤气；刺少阳经，只宜出气，不宜出血；刺太阳经，只宜出气，不宜出血；刺少阴经，只宜出气，不宜出血；刺厥阴经，只宜出血，不宜伤气。

【专家评鉴】

一、六经气血的常数

《素问·调经论》说:"人之所有者,血与气耳。"血和气,产生于脏腑,是维持人体生命活动的基本物质。《灵枢·本藏》篇说:"人之血气精神者,所以奉生而周于性命者也。经脉者,所以行血气而营阴阳,濡筋骨,利关节者也。"经脉系统有联系人体各组织器官,通行血气,抗御外邪和保卫机体的作用。人体内而五脏六腑,外而四肢九窍、皮肉脉筋骨等组织器官,各具不同的生理功能,但又共同进行着有机的整体活动,使人体内外上下保持着协调统一,构成有机的统一整体。而这种互相联系,有机的配合,皆依赖经脉系统的沟通和协调。经脉的主要功能是通行气血,然经脉内属于脏腑,外络肢节,循行部位不同,其本身血气的多少亦有定数。本篇开首即言三阳三阴六经血气多少之常数,欲使人了解六经生理之常规,而便于掌握病理变化及其正确施治。

太阳,为三阳,阳气已极,阳极则阴生;气属阳,血属阴;阴生故常多血,阳极故常少气。因此太阳多血少气。

少阳,为一阳,阳气方生,阴气未盛;故少阳常少血多气。

阳明,为二阳,两阳合明是谓阳明;有太阳之多血,又有少阳之多气;加之阳明所属脏腑为水谷之海,气血生化之源,因此阳明常多血多气。

少阴,为一阴,小阴,阴未盛故少血;少阴属君火而寄命门相火,为生气之源,故常多气。因此少阴常少血多气。

厥阴:两阴交尽,是谓厥阴。厥阴肝脉内属血海,下合冲任,故常多血;又为阴尽阳生之经,而生有微阳,故曰少气。

太阴为三阴,阴之极,阴极则阳生,故常多气;阴极当变,则少血。因此太阴常多气少血。

将六经血气多少之常数归纳如下:

六经血气常数
- 太阳、厥阴——常多血少气
- 阳明——常多气多血
- 少阳、少阴、太阴——常少血多气

二、阴阳六经的表里联系

联系《灵枢·经脉》篇有关内容可知,三阴三阳六经分别以手足命名,则有手三阳经、手三阴经,足三阳经、足三阴经。手足三阳经内属于六腑为表,手足三阴经内属于六脏为里。脏腑阴阳相配,通过经脉的联系沟通,从而构成手三阳与手三阴、足三阳与足三阴相互络属的表里关系。

将手足三阴三阳经脉表里关系列表如下:

手足三阳为表		手足三阴为里
手太阳小肠经	↔	手少阴心经
手少阳三焦经	↔	手厥阴心包经
手阳明大肠经	↔	手太阴肺经
足太阳膀胱经	↔	足少阴肾经
足少阳胆经	↔	足厥阴肝经
足阳明胃经	↔	足太阴脾经

三、分经辨证,泻实补虚

在明确了十二经血气多少常数,掌握手足十二经表里联系的基础上,就可以"察其所痛,左右上下;知其寒温,何经所在"(《灵枢·官能》),运用经络辨证方法,诊断手足三阴三阳十二经的疾病,并根据"形气之所在,左右上下,阴阳表里,血气多少"(《灵枢·官能》)而确定治法原则。

大凡治病,当遵急则治其标,缓则治其本的原则。首先针刺去除其滞血,疏通经络,迅速减轻患者的主要病痛。然后了解患者的寒热饮食所欲,以明辨病情寒热虚实性质;根据"盛则泻之、虚则补之,热则疾之,寒则留之,陷下则灸之,菀陈则除之"等针灸一般施治原则处理。

"凡治病必先去其血,乃去其所苦。"言病痛急重之际,宜急刺其气血壅聚之络脉,放出滞血,以缓解病痛,然而刺络放血疗法并非针刺之常法,有络瘀血滞者则刺之,若无滞血者则不必拘泥。

四、确定背部五脏腧穴的方法

腧穴是位于经脉上的一些特定的针灸刺激点。临床上取穴位置正确与否,会直接影响到治疗效果。所以正确选定腧穴的位置是针刺的第一步。《内经》曾记载多种取穴定位法,本篇介绍量取背部五脏腧穴的方法。

具体方法是:先取一根草量取患者两乳头间的距离后,由正中 1/2 处对折;再取一根同样长度的草,折掉一半后拿来支撑第一根草的两头,做成一个等边三角形。用这个等边三角形来量该病人的背部,使一个角朝上与第七颈椎下大椎穴相平,下面左右两角所指的部位就是肺俞穴处;再把上角移到下边横过脊柱处,左右两角所指处就是心俞穴;再下移一次,左角所指处是肝俞穴,右角所指处是脾俞穴;如此再下移一次,左右两角所指处即是肾俞穴。

本篇介绍的草度三角取穴法,现代临床已弃而不用。尽管按此法所取穴位与

《灵枢·背俞》篇及《针灸甲乙经》等记载的背俞穴位置不太一致，然而不可否认，该法在针灸学创始之早期，仍不失为一种规范取穴的好方法。不仅说明当时古人已经以患者两乳间的距离作为标准长度，同身度量，因人而异，制作取穴工具；而且提示古人取穴十分认真，力求准确。

五、形志苦乐所致病症及治疗

形，指身体、形体；志，指情志、精神、或谓心志，属神的范畴。形在外而志在内，所以形志实际上是指形与神。关于形与神的关系，《灵枢·本神》篇有详尽的论述。神的存在是以身体为基础，随着形体的产生而产生，随着形体的强盛而强盛，随着形体的衰退而衰退，随着形体的消亡而消亡。形与神的这种相互依存关系习惯上称为“形神亦恒相因。”如《灵枢·天年》篇说：“何者为神？岐伯曰：血气已和，营卫已通，五脏已成，神气舍心，魂魄毕具，乃成为人。”又说：“人生……百岁，五脏皆虚，神气皆去，形骸独居而终矣。”

由于形和神二者在生理状态下存在着相依而存的密切联系，因此在病理状态下必然会相互影响。本段从形志苦乐立论，从病理角度讨论形与神的关系，说明形志苦乐所致病症及治疗。

形志各有苦乐，表现各不相同。形苦者，谓身形劳苦，过于劳力，诸如从事体力劳动者；志苦者，谓精神苦闷，思虑忧郁，心情痛苦，过于劳心。形乐者，则谓安逸舒适，不事劳作，懒于活动者；志乐者，指精神愉快，无忧无虑，亦无所用心者。由于形志苦乐有别，所致病症亦不同。一般规律是形苦多伤及筋骨，志苦多伤及血脉精气。

“形乐志苦，病生于脉，治之以灸刺。”形乐者，身无劳苦，形体安和；志苦则竭尽心机，忧思深虑，“所以任物者谓之心”，心主血脉，因此病生于血脉。多见心气亏损、心血不足、心脉瘀阻等症。治疗宜用温灸法，以益心气、温心阳、通心脉；或针刺以疏通心脉。

“形乐志乐，病生于肉，治之以针石。”逸居饱暖，不事劳作，惰于活动；志闲而少欲，懒于思考，无所用心；膏粱厚味，饱食终日，无所运用；加之多坐卧少动，故易伤于脾。脾主肌肉，脾运不健，湿聚气壅，困滞肌肉，则见形体虚浮肥胖，体倦乏力，少气自汗等；久食膏粱厚味，助湿生热，湿热壅聚肌肉，还可变生痈脓。这些皆为病生于肉者，治疗宜用针刺之，或施以砭石破其结聚，泄出脓血。

“形苦志乐，病生于筋，治之以熨引。”终日劳作，形体劳苦，劳力过度，易损伤筋骨；然心情愉快，无忧无虑，五脏平和，所以以形体筋骨病变为主。临床多见肢体，筋骨痠困疼痛等症。治疗宜用热敷熨法，或导引法，以疏通经脉，调畅气血，消除疲劳，减轻疼痛。

“形苦志苦，病生于咽嗌，治之以百（甘）药。”既形体劳苦而伤形，又心志忧思多愁虑。忧则伤肺，思则伤脾，思则气结，脾肺气伤，心阴暗耗，气虚气结则不行，故气机郁滞。咽主地气属阴，通于脾（胃）；嗌主天气属阳，通于肺，所以病生于咽嗌。临床可见咽喉干涩不适、堵闷，形体虚弱羸瘦等。此病形志俱病，阴阳俱损。《灵枢·终始》篇说：“阴阳俱不足，补阳则阴竭，泻阴则阳脱，如是者可将以苦药，不可饮以至剂。”《灵枢·邪气藏府病形》篇亦说：“阴阳形气俱不足，勿取以针，而调以甘药也。”因此，治疗宜选取甘味药物内服来调补脾肺之不足。原文之“百药”，是多种药物的意思。《灵枢·九针论》作“甘药”；新校正本亦云：“《甲乙》百药作甘药。”后世注家多从之。结合《灵枢》两篇引文，我们也作“甘药”析之。

“形数惊恐，经络不通，病生于不仁，治之以按摩醪药。”形数惊恐，指多次遭受惊恐刺激，言惊恐过度，仍属志苦范畴。惊则气乱，恐则气下，惊则伤心，恐则伤肾。气之与血，如影随形，气行则血行，气乱则血乱。屡有大惊卒恐，则使气血散乱而经络不通，营卫不行，肌肤失养，故导致肢体局部麻木不仁、痛痒全失。正如《素问·逆调论》说：“营气虚则不仁。”治疗宜施以局部按摩以疏通经络，导引气血；并配合醪药（药酒）内服以养正活血。

上述即由于形志苦乐之不同，导致病生于脉、病生于肉、病生于筋、病生于咽嗌、病生于不仁等五类，所以称为五形志病。

六、六经的针刺法原则

前面已详细讨论了手足三阴三阳六经的气血多少不同，因此在针刺治疗时，应根据各经气血多少的常数来决定补泻原则。例如阳明为多气多血之经，阳明患病多属热症实症，治宜泻热祛实；然而阳明气分热实者当清泻气分，阳明血分热者宜清泄血热。因此说“刺阳明，出血气。”太阳、厥阴二者皆为多血少气之经，所以刺太阳经和厥阴经时，只宜泻其血分之实，而不宜伤其气。少阳、太阴、少阴三经，皆为多气少血，因此刺此三经时只可泻其气，而不宜伤其血。这就是根据六经血气多少所立的针刺补泻原则。正如明张介宾所说：“十二经血气各有多少不同，乃天禀之常数。故凡用针者，但可泻其多，不可泻其少，当详查血气而为之补泻也。”

另外，“刺阳明”一段，《新校正》认为宜接在前述：“写（泻）有余、补不足”段后，根据经脉血气多少而确定针刺补泻原则，是对“写（泻）有余、补不足”精神的具体阐发。似可从。

【临床应用】

一、关于六经气血多少的问题

六经气血多少，是本篇的中心论点之一，也是中医基础理论中较复杂的问题。

试从以下方面予以探讨：

（一）六经气血多少认识的提出

中医学认为，“人之所有者，血与气耳”，气血是人体的基本物质。而“经脉者，所以行气血而营阴阳，濡筋骨，利关节者也”；“经脉者，受血而营之”（《灵枢·经水》），气血的运行离不开经脉。人体的经脉，有手足十二正经、奇经八脉等，它们络属的脏腑不同，循行部位各异，功能特点有别。为了说明各经脉的生理功能、病理变化特点，势必要联系其内行之气血，因此就有必要提出各经气血多少的问题。结合《内经》多个篇章的有关内容看，对六经气血多少认识的提出，是源于长期临床医疗实践的观察总结。例如《灵枢·五音五味》篇说：“视其颜色，黄赤者多热气，青白者少热气，黑色者多血少气。美眉者太阳多血，通髯极须者少阳多血，美须者阳明多血，此其时然也。”这里，主要通过观察面部颜色、毛发的分布来推测经脉气血的多少。《灵枢·阴阳二十五人》篇：“足阳明之上，血气盛则髯美长，血少气多则髯短；故气少血多则髯少，血气皆少则无髯。足阳明之下，血气盛则下毛美长至胸；血多气少则下毛美短至脐，行则善高举足，足指少肉，足善寒；血少气多则肉而善瘃；血气皆少则无毛，有则稀枯悴，善痿厥足痹……手太阳之上，血气盛则有多须，面多肉以平；血气皆少则面瘦恶色。手太阳之下，血气盛则掌肉充满；血气少则掌瘦以寒。”分别介绍六经血气多少的生理特征。《灵枢·经水》篇说：“足阳明，五脏六腑之海也，其脉大血多，气盛热壮，刺此者，不深弗散，不留不泻也。”则说明其病理特征和刺法原则。

《灵枢·经水》篇还指出：“若夫八尺之士，皮肉在此，外可度量切循而得之，其死可解剖而视之，其脏之坚脆，府之大小，谷之多少，脉之长短，血之清浊，气之多少，十二经之多血少气，与其少血多气，与其皆多血气，与其皆少血气，皆有大数。”说明还可以通过解剖手段来了解十二经血气的多少。

（二）对六经气血多少的机理认识

本篇及《灵枢》“经水篇”“五音五味”篇，在论及六经血气多少时皆谓，此为“天之常数”，或“有大数”。意即六经气血之多少是人体恒定的生理规律。那么，六经之气血为什么会有多少之异？对此，后世的解释不一，有从阴阳盈虚解释者，例如清代医家张隐庵说：“夫气为阳，血为阴；腑为阳，脏为阴；脏腑阴阳，雌雄相合，而气血之多少，自有常数。如太阳之多血少气，则少阴少血多气；少阳少血多气，则厥阴多血少气。阳有余则阴不足，阴有余则阳不足，此天地盈虚之常数也。惟阳明则气血皆多，盖血气皆生于阳明也。”清代高士宗《素问直解》则以运气学说解释，谓：“人之常数，后天之数也。后天之数，从太而少，由三而一。太阳，三阳也；少阳，一阳也；阳明，太少两阳相合而成也。太阳常多血少气者，阴至于太，阳气已极，阳极则阴生。血、阴也，阴生故常多血；气、阳也，阳极故常少气。少阳常少血多气者，阳始于少，阳气方生，阴气未盛，故常少血；阳气方生，莫可限量，故常多气。阳明常多气多血者，有少阳之多气，有太阳之多血，以征太少相合成阳明也。此言人之常数也。先天之数，自少而太，由一而三也。言少阴自少而太也，次言厥阴，终言太阴。由一而三，先少阴，阴未盛，故常少血；少阴为生气之源，故常多气。厥阴肝脉下合冲任，故常多血；厥阴为一阴，而生微阳，故常少气。太阴为三阴，阴极则阳生，故常多气；阴极当衰，故常少血。夫由一而三，自少而太，此天之常数也。人之常数，而论三阳，阳予之正也；天之常数，而论三阴，阴为之主也。知天人阴阳之常数，则知人之血气矣。"

从阴阳盈虚或运气学说来解释六经气血多少，虽然都有一定道理，但尚欠全面。还须联系六经所属的脏腑功能特点，才能全面理解六经气血多少的基本原理。

(三)对六经气血多少的不同记载

六经气血各有多少不等，对此历代医家毫无异议。但是，具体何经多气、何经多血，都众说纷纭、记载不一。即就是《内经》论述六经气血多少的各篇(《素问·血气形志》《灵枢·五音五味》《灵枢·九针论》)记载也不统一。晋皇甫谧《针灸甲乙经》以及隋杨上善《黄帝内经太素》的记载又有出入。

对六经气血多少的记载为什么会有出入？一般认为有以下几个原因：首先可能系传录之误。古籍在辗转传抄过程中，由于笔误而造成且经历代沿袭，流传至今。其次可能属各家的不同见解。众所周知《黄帝内经》是战国至秦汉时期，许多医家不断搜集、整理、综合成书的，并非出自一时一人之手，所以书中某些观点不可能完全一致。最后还可能加入后世某些医家的新见解。例如杨上善就指出："太阴多血气。"将历代医籍对六经血气多少的不同记载列表归纳如下：

表 24-1　历代医籍对六经血气多少的不同记载

	《素问》	《灵枢》		《针灸甲乙经》		《黄帝内经太素》	
	血气形志	五音五味	九针论	阴阳二十五人形性血气不同	十二经水	任脉	知形志所宜篇
太阳	多血少气	多血少气	多血少气	多血少气	多血气	多血少气	多血少气
少阳	少血多气	多气少血	多气少血	少血多气	少血气	少血多气	少血多气
阳明	多气多血	多血多气	多血多气	多血多气	多血气	多血气	多血气
少阴	少血多气	多血少气	多血少气	多血少气	多气少血	多血少气	多气少血
厥阴	多血少气	多气少血	多血少气	多气少血	多血少气	多血少气	多血少气
太阴	多气少血	多血少气	多血少气	多血少气	多血少气	多血气	多血气

(四)探讨六经血气多少的意义

六经血气有多少之异，这是天人之常数，亦即人体正常的生理规律。掌握六经血气多少的常数，有助于了解人体正常的生理特征，对于分析病理变化、确定治法

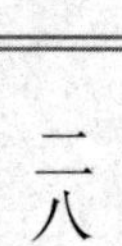

原则,皆有一定的指导意义。

例如《伤寒论》之六经病症,即外邪侵犯六经,使六经所属经络脏腑的病理变化反映于临床的症候。六经气血的多少,直接影响该经病症的病变性质。阳明为多气多血之经,正气充足,阳气旺盛;故邪入阳明,迅速随阳化热,正邪交争剧烈,呈现出一派邪实正盛的局面,而为里热实症;治宜清热泻实法。然阳明病也有气分、血分之异,气分热盛之经症、腑症当以清热、泻实通腑为主,以祛除气分邪热,方用白虎汤、承气汤类;阳明病血热症,则以泻热凉血祛瘀为法。张仲景予内服抵当汤,或针刺期门穴,"随其实而泻之。"《伤寒论》阳明病的病理及治法,恰合《内经》"阳明多气多血"及"刺阳明,出血气"之旨。

按照六经血气多少的常数,来决定针刺补泻法则,前面已经详述,此处从略。

二、关于针刺补泻

本篇提出针刺治病也应遵循"泻有余,补不足"的原则。还根据六经血气多少之异,指出各经病的具体补、泻法则。针刺治法的补泻原则,一般和内服药物治病相同,即盛者泻之,虚者补之,泻有余之实邪,补不足之正气。在此原文仅举例提出"出血、出气","恶血、恶气"的法则。其"出",可理解为祛除邪气,当属泻有余之法;其"恶",含有"不宜""不可"之意,可理解为"勿扰动",似属补不足之法。至于针刺补泻的具体手法应如何掌握?根据《内经》各篇的论述,后世归纳为开阖补泻法、迎随补泻法、徐疾补泻法、捻转补泻法、提插补泻法五种,分述如下:

开阖补泻法。《素问·刺志论》:"人实者,左手开针空也,人虚者,左手闭针空也。"即针刺实症出针时,边退边摇,以开大针孔,使邪气外出者为泻法;针刺虚症出针后,轻轻按揉使针孔闭合,不令经气外泻者为补法。

迎随补泻法。《灵枢·终始》篇:"泻者迎之,补者随之。"即针刺时顺着经脉循行方向进针者为补法,逆着经脉循行方向进针的为泻法。

徐疾补泻法。《灵枢·小针解》云:"徐而疾则实者,言徐内而疾出也;疾而徐则虚者,言疾内而徐出也。"即慢进针快出针者为补法,快进针慢出针者为泻法。

捻转补泻法。《灵枢·官能》篇说:"泻必用员,切而转之;……补必用方……微旋而徐推之。"即捻转的幅度较大,频率较快、次数较多者为泻法;捻转的幅度较小,频率较慢、次数较少者为补法。

提插补泻法。《难经·七十八难》谓:"推而内之,是谓补;动而伸之,是谓泻。"后世发展为重插轻提为补,重提轻插为泻。

三、关于背部五脏腧穴

背俞穴是脏腑之经气输注于背部足太阳膀胱经上穴位,与各脏腑的病理变化有密切的联系。例如背部的五脏腧穴可以治疗与脏腑有关器官的疾病。肝开窍于目,取肝俞可以治疗目疾;肾开窍于耳,取肾俞可治疗耳聋等。由于五脏腧穴具有较高的使用价值,因此本篇详细介绍了取穴定位方法。

考《内经》论述背部五脏腧穴者,除本篇外,尚有《灵枢·背俞》篇。将两篇所述部位对照列表如下:

通过上述对照可知,《素问》和《灵枢》取穴方法不同。前者用草度三角模型测量取穴法,后者以背部骨性标志取穴法。二者记载的穴位部位亦不甚一致。例如本篇所述皆挟脊旁开四寸,而《背俞》篇所述皆挟脊旁开三寸;且肝俞、脾俞部位亦不相合。一般认为,本篇所载背部五脏腧穴位置不太准确,后世多遵《灵枢·背俞》所载取之。

表 24-2 五脏俞穴部位对照表

	《素问·血气形志篇》	《灵枢·背俞》
肺俞	将边长为四寸的等边三角形①,上角对齐大椎穴,其下左右两角所指处	三焦(椎)之间,挟脊相去三寸所③
心俞	将三角形下移一度②,其下两角所指处	五焦(椎)之间,挟脊相去三寸所
肝俞	将三角形下移一度,其左角所指处	九焦(椎)之间,挟脊相去三寸所
脾俞	其右角所指处	十一焦(椎)之间,挟脊相去三寸所
肾俞	将三角形再下移一度,其左右两角所指处	十四焦(椎)之间,挟脊相去三寸所

①《灵枢·骨度》:"两乳之间广九寸半。"后世一般作八寸。据此,按本文文意所做等边三角形边长为四寸。

②下移一度:一度,指三角形的上角与底边的垂线距离。亦即下移距离为该三角形的高。

③挟脊相去三寸所:指以脊柱为中心,两侧各旁开一寸五分。

四、对"形乐志乐、病生于肉"的理解

关于形志苦乐,对于"形苦,志苦",后世注家皆作病因解析。但对"形乐、志乐",多数注家没有按病因分析。如王冰注为"不甚劳役,悦泽忘忧";高士宗注为:"过于安逸,无有动作。"全面分析原文,形志的苦与乐都应当作为致病因素来理解。《素问·宣明五气》谓五劳所伤说:"久视伤血,久卧伤气,久坐伤肉,久立伤骨,久行伤筋。"明确指出"久卧、久坐"也属"劳"的范围。过度的安逸,也会成为致病因素,伤气或伤肉而致病。因此,这里的"形乐志乐"应理解为逸居饱暖,不事劳作,且惰于活动;志闲而少欲,懒于思考,无所用心。

关于"病生于肉"一句,注家多随文浅注,仅云"脾主肌肉",并未深究其机理和病状。联系前文,我们作终日饱食,膏粱厚味,加之不事劳作、思考,多坐卧少动,以致伤损于脾;脾运不健,湿滞气壅,困滞肌肉解。临床可见形体虚浮肥胖,腹胀体

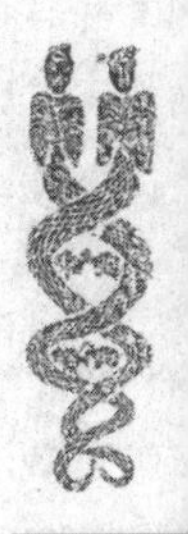

倦，少气自汗等。若过食厚味，尚可助湿生热，湿热壅聚肌腠，还可酿生痈脓，如此理解，既不悖经旨，又和临床实际相吻合。更重要的是提示人们在日常养生保健工作中，既要避免过度劳力伤形、劳心伤神而致病；也要防止因过度安逸、缺少锻炼而有损健康。

宝命全形论第二十五

【要点解析】

一、说明治病之道、养身之法均离不开内外环境的统一；天人相应的整体观念，是医生必须掌握的基本原则。

二、具体阐述针刺必须懂得五个关键问题及候气的重要意义。

三、指出医务工作者的临症态度，应该审察至微，全神贯注，谨慎用针。

【内经原典】

黄帝问曰：天覆地载，万物悉备，莫贵于人。人以天地之气生，四时之法成[①]，君王众庶，尽欲全形，形之疾病，莫知其情，留淫[②]日深，著于骨髓，心私虑之。余欲针除其疾病，为之奈何？岐伯对曰：夫盐之味咸者，其气令器津泄；弦绝者，其音嘶败；木敷者，其叶发[③]；病深者，其声哕。人有此三者，是谓坏府，毒药无治，短针无取，此皆绝皮伤肉，血气争黑。

帝曰：余念其痛，心为之乱惑，反甚其病，不可更代，百姓闻之，以为残贼，为之奈何？岐伯曰：夫人生于地，悬命于天，天地合气，命之曰人。人能应四时者，天地为之父母；知万物者，谓之天子。天有阴阳，人有十二节；天有寒暑，人有虚实。能经天地阴阳之化者，不失四时；知十二节之理者，圣智不能欺也；能存八动之变，五胜更立④；能达虚实之数者，独出独入，呿吟[⑤]至微，秋毫在目。

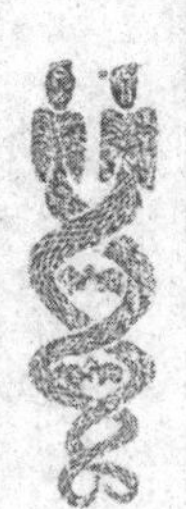

帝曰：人生有形，不离阴阳，天地合气，别为九野，分为四时，月有小大，日有短长，万物并至，不可胜量，虚实呿吟，敢问其方？岐伯曰：木得金而伐，火得水而灭，土得木而达，金得火而缺，水得土而绝，万物尽然，不可胜竭。故针有悬布天下者五，黔首共余食，莫知之也。一曰治神，二曰知养身，三曰知毒药为真[⑥]，四曰制砭石小大，五曰知府藏血气之诊。五法俱立，各有所先。今末世之刺也，虚者实之，满者泄之，此皆众工所共知也。若夫法天则地，随应而动，和之者若响，随之者若影，道无鬼神，独来独往。

帝曰：愿闻其道。岐伯曰：凡刺之真，必先治神，五藏已定，九候已备，后乃存针,众脉不见,众凶弗闻[7],外内相得,无以形先,可玩往来[8],乃施于人。人有虚实,五虚勿近,五实勿远,至其当发,间不容瞚[9]。手动若务[10],针耀而匀,静意视义,观适之变[11],是谓冥冥[12],莫知其形,见其乌乌,见其稷稷,从见其飞,不知其谁,伏如横弩,起如发机。

帝曰:何如而虚?何如而实?岐伯曰:刺实者须其虚,刺虚者须其实,经气已至,慎守勿失,深浅在志,远近若一,如临深渊,手如握虎,神无营于众物。

【难点注释】

①四时之法成:指人随着四时温暑凉寒、生长收藏的变化规律而生存立命。

②留淫:留淫当为"留衍",意为日积月累。

③木敷者,其叶发:敷,《太素》作"陈",木陈者,即为木陈久,毁坏。其叶发,即树叶毁坏飘落。

④五胜更立:指五行相胜,有衰有旺,更替主时。

⑤呿吟:呿谓欠呿,吟谓吟叹。呿吟,比喻极小的变化。

⑥为真:为,作用。真,此指药物的性味。

⑦众脉不见,众凶弗闻:一说脉,应作"目",众脉,即众目,比喻人多。凶,通"讻",即聚讼,比喻声音多而杂乱。

⑧可玩往来:针刺技术熟练。

⑨瞚:瞚(shūn),同"瞬",一眨眼,比喻时间短暂。

⑩动若务:王冰:"手动用针,心如专务于一事也。"务,指精神必须专一。

⑪静意视义,观适之变:"义"应做"息",即冷静细致地观察针气所至,病人呼吸所发生的变化。

⑫冥冥:幽隐,无形的样子。

【白话精译】

黄帝问道:天地之间,万物俱备,没有一样东西比人更宝贵了。人依靠天地之大气和水谷之精气生存,并随着四时生长收藏的规律而生活着,上至君主,下至平民,任何人都愿意保全形体的健康,但是往往有了病,却因病轻而难于察知,让病邪稽留,逐渐发展,日益深沉,乃至深入骨髓,我为之甚感忧虑。我要想解除他们的痛苦,应该怎样办才好?岐伯回答说:比如盐味是咸的,当贮藏在器具中的时候,看到渗出水来,这就是盐气外泄;比如琴弦将要断的时候,就会发出嘶败的声音;内部已溃的树木,其枝叶好像很繁茂,实际上外盛中空,极容易萎谢;人在疾病深重的时候,就会产生呃逆。人要是有了这样的现象,说明内脏已有严重破坏,药物和针灸都失去治疗作用,因为皮肤肌肉受伤败坏,血气枯槁,就很难挽回了。

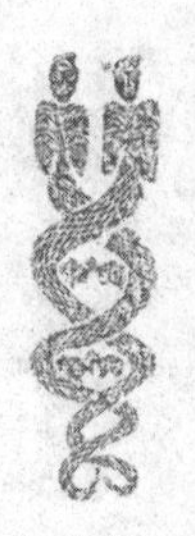

黄帝道：我很同情病人的痛苦，但思想上有些慌乱疑惑，因治疗不当反使病势加重，又没有更好的方法来替代，人们看起来，将要认为我残忍粗暴，究竟怎么好呢？岐伯说：一个人的生活，和自然界是密切相关联的。人能适应四时变迁，则自然界的一切，都成为他生命的泉源。能够知道万物生长收藏之道理的人，就有条件承受和运用万物。所以天有阴阳，人有十二经脉；天有寒暑，人有虚实盛衰。能够顺应天地阴阳的变化，不违背四时的规律，了解十二经脉的道理，就能明达事理，不会被疾病现象弄糊涂了。

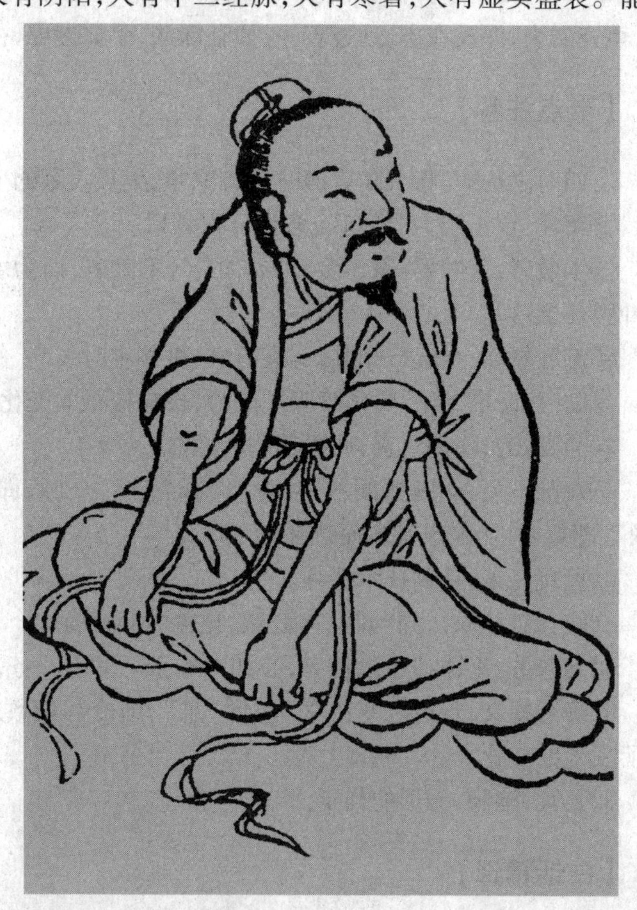

明代高濂《遵生八笺》陈希夷导引坐功图中的大暑六月中坐功图

黄帝道：人生而有形体，离不开阴阳的变化，天地二气相合，从经纬上来讲，可以分为九野，从气候上来讲，可以分为四时，月行有小大，日行有短长，这都是阴阳消长变化的体现。天地间万物的生长变化更是不可胜数，根据患者微细呵欠及呻吟，就能判断出疾病的虚实变化。请问运用什么方法，能够提纲挈领，来加以认识和处理呢？岐伯说：可根据五行变化的道理来分析：木遇到金，就能折伐；火受到水，就能熄灭；土被木植，就能疏松；金遇到火，就能熔化；水遇到土，就能遏止。这种变化，万物都是一样，不胜枚举。所以用针刺来治疗疾病，能够嘉惠天下人民的，有五大关键，但人们都弃余不顾，不懂得这些道理。所谓五大关键：一是要精神专一，二是要了解养身之道，三是要熟悉药物真正的性能，四要注意制取砭石的大小，五是要懂得脏腑血气的诊断方法。能够懂得这五项要道，就可以掌握缓急先后。

黄帝道：希望听你讲讲用针的道理。岐伯说：凡用针的关键，必先集中思想，了解五脏的虚实，三部九候脉象的变化，然后下针。还要注意有没有真脏脉出现，五脏有无败绝现象，外形与内脏是否协调，不能单独以外形为依据，更要熟悉经脉血气往来的情况，才可施针于病人。病人有虚实之分，见到五虚，不可草率下针治疗，见到五实，不可轻易放弃针刺治疗，应该要掌握针刺的时机，不然在瞬息之间就会错过机会。

黄帝道：怎样治疗虚症？怎样治疗实症？岐伯说：刺虚症，须用补法，刺实症，须用泻法；当针下感到经气至，则应慎重掌握，不失时机地运用补泻方法。

针刺无论深浅，全在灵活掌握，取穴无论远近，候针取气的道理是一致的，针刺时都必须精神专一，好像面临万丈深渊，小心谨慎，又好像手中捉着猛虎那样坚定有力，全神贯注，不为其他事物所分心。

【专家评鉴】

一、天地万物人最贵

早在《内经》时代，人们就已经认识到，在天覆地载的大自然生物界中，虽然存在着多种多样的生物，诸如动物、植物等等，其中尤以人类最为宝贵。在漫长的生物进化过程中，人类经过长期的生活和生产实践，不仅改造了客观世界，而且也改造了人类自身。如使自己具有完全直立的姿势，学会了使用双手，创造了复杂而有音节的语言，具有善于思维的大脑，并且学会了制造工具、具有能动改造自然的本领。从而使人类在自然生物界发展阶段上居于最高位置，并与其他生物有了本质的区别。人类不仅和其他生物一样能够适应自然而生存，而且还能够不断地认识自然、改造自然、

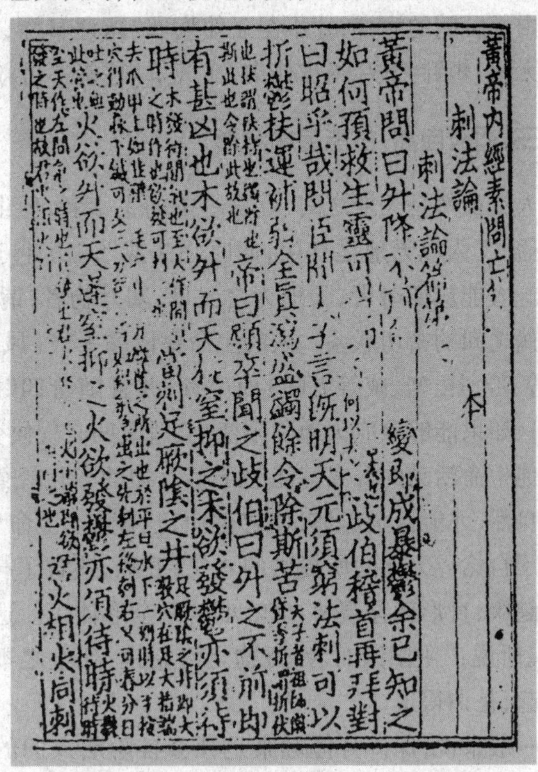
黄帝内經素問亡篇

刺法論　本

刺法論篇[illegible]

黃帝問曰：升降不前[illegible]變，即成暴鬱，余已知之，

如何預救生靈，可得[illegible]？岐伯稽首再拜對

曰：昭乎哉問！臣聞夫子言，既明天元，須窮法刺，可以

折鬱扶運，補弱全真，瀉盛蠲餘，令除斯苦。[illegible]

[illegible]

帝曰：願卒聞之。岐伯曰：升之不前，即

有甚凶也。木欲升而天柱窒抑之，木欲發鬱，亦須[illegible]

時，[illegible]當刺足厥陰之井[illegible]

[illegible]

火欲升而天蓬窒抑之，火欲發鬱，亦須待時[illegible]

[illegible]君火相火同刺[illegible]

金刊本宋·佚名氏辑素问亡篇之《刺法论》书影

征服自然。所以人类是天地万物之主宰。因此,本文开篇即言:“天覆地载,万物悉备,莫贵于人。”正如《尚书·泰誓上》所说:“惟天地万物父母,惟人万物之灵。”皆强调人是世界万物中最宝贵的,是自然生物界的主人。

二、察形知内,见微知著

“君王众庶,尽欲全形;形之疾病,莫知其情,留淫日深,著于骨髓……夫盐之味咸者,其气令器津泄;弦绝者,其音嘶败;木敷者,其叶发;病深者,其声哕”。既然人是自然界的主人,无论身份之贵贱,大家都愿意保全形体的健康,然而却不得其要领,既或是生病后也不知晓,以致病邪久稽,逐渐加重,深入骨髓,危及性命。《内经》在此采取比类取象的方法,借器具(如陶瓦罐等)贮藏咸盐后,就有盐卤外渗;琴弦将要断绝时,就会发出嘶败的声音;树木已腐朽者,枝叶就极易枯谢等自然现象,以说明形体与内脏是一个有机的整体,脏腑功能失常,在外部形体上必定有所反映。此即“有诸内必形诸外”。试举一具体病症,如某些疾患脏腑衰败,胃气垂绝时,就会出现哕逆的症状。因此,在大病、久病之际,一旦听见哕逆的声音,则往往提示病势危重。借此说明临床医生要善于通过形体的某些微小变化的观察,来测知内部脏腑的病变,才不至于使病邪“留淫日深,著于骨髓”,以致发展到“坏腑,毒药无治,短针无取,绝皮伤肉,血气争黑”等不可救药的危险境地。

三、适应自然,才能宝命全形

人类虽然是天地之间、万物之中的主宰者,但生存却离不开自然,且与自然息息相通。“人以天地之气生,四时之法成”;“人生于地,悬命于天,天地合气,命之曰人。人能应四时者,天地为之父母;知万物者,谓之天子。”这些都说明了人与天地自然之间的密切联系。人的生命要依靠天气(风、寒、暑、湿、燥、火等六气)和地气(酸、苦、甘、辛、咸等五味)而生存,并且随着四时春生、夏长、秋收、冬藏的规律成长。如果能够顺应天地阴阳变化、适应四时气候变迁,则天地自然界的一切就都成为他生命活动的源泉。能够了解万物的变化规律,就会充分地利用万物。如此适应自然,才能保全形体,使之健康,这就是“宝命全形”的基本含义。相反,如果离开了自然界天地间所提供的六气、五味,违背了自然四时的演变规律,就会损害人的健康,身形就会遭殃,也就难以保全形体了。这一点正如《素问·四气调神大论》篇所说:“阴阳四时者,万物之终始也,死生之本也。逆之则灾害生,从之则苛疾不起,是谓得道。”

一般来说,保持身体健康是社会各阶层人们的共同愿望。要达到这一目标。就必须了解人与自然的关系,懂得自然对人类健康的影响,并据此调节自己的日常生活,做好养生保健工作。作为医生,就更应该处处注意到人体气血虚实与自然界阴阳变化的关系，这样在诊断和治疗时，才不至于失误。

原文："能经天地阴阳之化者，不失四时；知十二节之理者，圣智不能欺也；能存八动之变，五胜更立，能达虚实之数者，独出独入，呿吟至微，秋毫在目。"进一步强调掌握自然阴阳变化规律的人，就不会违背四时；了解人体十二经脉道理的人，就能明达病机，不会被复杂的疾病所迷惑。如果掌握了八风的演变以及五行的生克制化规律，通晓病情的虚实变化，那么在辨证上就一定会有独到的见解，哪怕是病者极微小的呵欠、呻吟等动态变化，也能够明察秋毫，洞彻底细。

四、人生有形，不离阴阳

"人以天地之气生"，天为阳，地为阴。由于人是禀受天地阴阳二气而生有形体的，所以人体本身也就离不开阴阳的变化。人体上下、内外各脏腑组织之间，以及每一脏腑本身，都可以用阴阳来概括说明。例如就人体部位来说，上部属阳、下部属阴，体表属阳、体内属阴；体表之背部属阳、腹部属阴，外侧属阳、内侧属阴。以脏腑来分，则五脏属阴、六腑属阳；五脏中又分阴阳，即心肺属阳，肝、脾、肾属阴。具体到每一个脏腑，则又有阴阳之分，如心阴、心阳，肝阴、肝阳，肾阴、肾阳等等。因此，本篇说："人生有形，不离阴阳。"

五、五行制化是万物之道

古人认为，自然界的一切事物，都是由木、火、土、金、水五种基本物质运动与变化所构成的。自然界万物的变化及其之间的关系，人体脏腑之间的生理病理联系，都可以用五行生克制化的原理予以解释。"木得金而伐，火得水而灭，土得木而达，金得火而缺，水得土而绝"，这是《内经》中对五行相互制约（相克）规律最直接的表述。"伐、灭、达、缺、绝"，都是运用比类的方法，说明"克制"的意思。这段原文论述五行相克规律的目的，在于说明五行相克规律，存在于自然界万物之中。虽"万物并至，不可胜量"；但"万物尽然，不可胜竭。"对于人体变化多端的各种疾病，"虚实呿吟"，都可以按照五行生克的规律进行分析和认识。例如"土得木而达"，木克土，木能疏土，脾土赖肝木的疏泄而能运化。若肝郁不达，木不疏土；或肝气横逆，木横克土，皆可使肝脾失调而发病。《金匮要略》："见肝之病，知肝传脾，当先实脾"，则是运用五行生克关系指导治疗的具体体现。

六、针刺五法

"针有悬布天下者五"，指出临床应用针刺法治病时，应当注意的五个关键问题。根据内容看，实际是对临床医生的五点具体要求。

（一）知治神

治，调治、调理；神，指精神、神志。清高士宗说：“以我之神合彼之神，得神者昌，故治神为先。”就是要求医生在临症之际，应首先调整自己的精神，做到注意力集中，精神专一，全神贯注、认真负责地诊治。切不可左顾右盼，马马虎虎，敷衍了事。治神，也就是唐代医家孙思邈在《大医精诚》中所要求的：“凡大医治病，必当安神定志，无欲无求。”要做到这一点，就要求医生必须注意自己道德、品质、性格的修养，具有高尚的医德风范。

（二）知养身

即了解养身保健之道。作为医生应当具备广博的知识，要上知天时，下知地理，中知人事，通晓顺应天地阴阳四时变化的规律，以指导人们养身却病，达到宝命全形之目的。

（三）知毒药为真

《素问·藏气法时论》说：“毒药攻邪。”毒药，泛指各种用于治病的药物。中医认为，药物治病主要是利用药性之偏，来纠正病理状态下机体阴阳的偏盛偏衰。药性之偏，即就是毒。所以凡用于祛邪治病的药物皆有一定的毒性。药物用之不当，不仅难以达到补偏救弊治病的目的，而且还会损伤人体正气，造成新的损害。因此，就要求医生必须确切地掌握各种药物的性味、功效、配伍以及禁忌等，做到选药精当，配伍合理，祛邪除疾而无伤正之弊。例如《神农本草经》共载药 365 种，根据药性功效之不同，分为上、中、下三品。上品 120 种，毒性较小，多属补益正气类，主养命以应天；中品 120 种，多属补养而兼有攻治作用，主养性以应人；下品 125 种，毒性较强，多属除寒热、破积聚等攻除病邪作用，主治病以应地。只有充分了解药物的这些性能特点，详辨病情之寒热虚实，才能合理用药。否则，药性不明，辨证不清，妄投毒药，损伤正气，则有悖于“宝命全形”之旨。

（四）知制砭石大小

砭石，又称箴石，是我国最古老的医疗工具，约起源于新石器时代。为一种楔形的石块，用于砭刺患部以治疗各种疼痛和排脓放血等。随着社会生产力的发展，砭石逐渐被金属制品九针所代替。本篇强调医生在临症之前，要了解针刺用具等医疗工具的大小规格及其用途，临症时选择合适的针具，如此才能提高疗效。所谓“工欲善其事，必先利其器”也。清高士宗说：“上古之世，冶铸未兴，砭石为针，则小大之制宜审也。”

《灵枢·九针十二原》和《九针论》所介绍的镵针、员针、鍉针、锋针、铍针、员利针、毫针、长针和大针等九种针具，其形态、长短规格各异，就是针对不同的病症而设计的。《灵枢·官针》说：“九针之宜，各有所宜，长短大小，各有所施也，不得其用，病弗能移。”《素问·针解》也说：“虚实之要，九针最妙者，为其备有所宜也……九针之名，各不同形者，针穷其所当补泻也。”对这些内容，医生要了如指掌，使用时才能得心应手。

（五）知脏腑血气之诊

要求医生应通晓人体脏腑经络、营卫气血的生理功能及其病理变化。在临症之时，才能审证求因，准确地辨别出脏腑气血失调的各种症候，而施以恰当的治法针药。

上述“针刺五法”，分别从医德修养、医学基础理论、医疗技能诸方面，对临床医生提出五点基本要求，时至今日，仍具有普遍的现实指导意义。

七、针刺的具体要求

原文：“帝曰：愿闻其道……手如握虎，神无营于众物。”这段文字阐述了针刺的某些注意事项，介绍了针刺的具体手法。

（一）凡刺之真，必先治神

如前所述，治神是针刺之前对医生的首要要求。医生必须先调整好自己的精神，做到精神专一，全神贯注，“众脉不见，众凶弗闻”，细心地体察患者的病情。对病人的五脏虚实盛衰、三部九候的脉搏变化等，全部了然心中，“外内相得”之时，才可施针。

另外，在施针过程中，也要做到思想集中，动作协调，“手动若务”，密切观察病人的针刺反应，不要左顾右盼，心不在焉。要像面临万丈深渊那样小心谨慎，像手擒猛虎那样的神情专注，不为其他事物所分心。“神无营于众物”，《素问·针解》篇说：“神无营于众物者，静意观病人，无左右视也。”

（二）详辨疾病之虚实

“人有虚实，五虚弗近，五实弗远。”人的疾病不外虚症、实症两种类型。在施针之前，必须明辨病情之虚实性质，根据“泻有余，补不足”的原则施治。否则，虚实不辨，盲目用针，难免会犯“虚虚实实”之戒。“刺实者须其虚，刺虚者须其实”，意即刺实症须用泻法，刺虚症须用补法。

（三）选择适当的针具

“制砭石小大”，“针耀而匀”，皆提出对所用针具的要求。医生不仅要了解针具的大小规格及用途，根据治疗目的选择合适的针具；而且所用的各类针具都要做工精细、粗细均匀，针体洁净无损伤，切忌针具粗糙，针体锈蚀损伤。以免因针具不当而造成新的伤害。

（四）掌握针刺手法

针刺手法是指针刺具体操作方法，包括进针、行针、出针过程所运用的方法，针刺治病的疗效在很大程度上取决于针刺手法。本段原文要求在针刺时手的动作要专一；针入之后应平心静意地体会、观察用针后的反应情况；在针气未至时，须留针

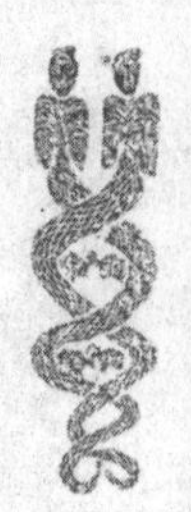

候气，如横弩待发之静；当针气已至之时，则应迅速起针，有如拨动弓弩上的机关、弩箭随之而出，“至其当发，间不容瞚”，即是此意。

（五）注意针刺得气

得气，又称“气至”，或“针感”。指在针刺穴位后，经过手法操作或较长时间的留针，使病人出现痠、麻、胀、重等感觉，行针者亦觉得针下沉紧。针刺得气与疗效有密切的关系。《灵枢·九针十二原》说：“刺之要，气至而有效。”本段说：“经气已至，慎守勿失。”《素问·针解》也说：“经气已至，慎守勿失者，勿变更也。”意思是说针刺后要注意是否得气，如果已经得气，就应谨慎地掌握，不要随便地变更手法。

【临床应用】

一、《内经》的人类生成观

“天覆地载，万物悉备，莫贵于人”。人是天地间万物之灵，是大自然的主宰者。然而，人类是如何产生的？生命与形体有什么关系？自有人类以来，这些问题就一直困扰着人类。关于这一问题，始终存在着唯心主义和难物主义的两种观点。唯心主义的哲学家认为，是上帝创造了万物、创造了人类，人的生命是存在于形体之外的一种永恒不灭的灵魂。唯物主义的观点则认为，现在地球上形形色色、种类繁多的生物，都是在自然界逐渐进化发展而来的；人类是由古猿在自然界经过极其漫长的岁月，逐步进化而成的，人的生命随其形体而产生或消亡。

早在《内经》时代，人们就用朴素的唯物论观点来探讨人类的生成和生命现象。如本篇说：“人以天地之气生，四时之法成”；“人生于地，悬命于天，天地合气，命之曰人。”明代医家张介宾曾解释说：“天，阳也；地，阴也；阴精阳气，合而成人。”意思就是说，人的生成主要是由自然界天地阴阳二气交感、滋生而成的。这样，就给人的生成以唯物主义的解释。

关于精神、意识、思维等生命现象，《内经》将其概括为神、魂、魄、意、志等，也统称为“神”。《灵枢·本神》详述其产生，谓：“故生之来谓之精，两精相搏谓之神，随神往来谓之魄，并精出入谓之魂，所以任物者谓之心，心有所忆谓之意，意之所存谓之志”；《灵枢·平人绝谷》说：“神者，水谷之精气也”；《素问·八正神明论》也说：“血气者，人之神。”《素问·宣明五气》还说：“心藏神，肺藏魄，肝藏魂，脾藏意，肾藏志。”都说明人的生命现象神、魂、魄、意、志是以五脏的功能及其气血为基础的。《灵枢·天年》说：“何者为神？岐伯曰：血气已和，营卫已通，五藏已成，神气舍心，魂魄毕具，乃成为人。”又指出神与形的关系是相随而生。由此可见，《内经》对生命现象的理解也基本符合唯物史观。

二、关于阴阳五行学说

阴阳五行学说，是我国古代朴素的唯物主义和辩证法思想。它认为自然世界是在阴阳两种对应性的物质势力运动推移下滋生、发展着的；木、火、土、金、水五种最基本的物质是构成世界万物不可缺少的元素，也是人们日常生活中不可缺少的五种物质元素，这五种物质既具有相互资生、相互制约的关系，而且处在不断地变化、运动之中。《内经》的作者们把阴阳五行学说运用于医学领域，借以说明人与自然的关系、人的组织结构、生理功能、病理变化，并指导临床辨证和治疗。

本篇"人生有形，不离阴阳"一段，应主要从人与自然和人体本身两方面去理解。人禀受天地阴阳二气而生有形体，其形体本身也离不开阴阳的变化。诸如人体表里、脏腑，组织结构的阴阳划分，其生理功能的维持是阴阳两方面保持协调平衡的结果，进而推衍其病理变化则是阴阳失调、偏盛偏衰的结果，调整阴阳则是治疗疾病的基本法则。"木得金而伐，火得水而灭，土得木而达，金得火而缺，水得土而绝"一段，则重点介绍五行之间相互制约（相克）规律。相生、相克，是五行关系中两个最基本的规律。没有生，就没有事物的发生与成长；没有克，就不能维持正常协调关系下的变化与发展。在此，主要说明五行相互制约的规律，存在于万事万物中，即"万物尽然，不可胜竭。"

《内经》中讨论阴阳五行学说的内容非常丰富，可参阅《素问》的《阴阳应象大论》《金匮真言论》《阴阳离合论》《生气通天论》《天元纪大论》《五运行大论》，《灵枢》的《经水》《阴阳系日月》《寿夭刚柔》等篇。

三、哕逆和"病深者，其声哕"

哕，又称哕逆、呃逆。是以气逆上冲，喉间呃呃连声，声短而频，令人不能自制为特征的症候。《内经》还曾探讨哕逆的病机，如《素问·宣明五气》说："胃为气逆，为哕"；《灵枢·口问》说："今有故寒气与新谷气，俱还入于胃，新故相乱，真邪相攻，气并相逆，复出于胃，故为哕。"提示胃气上逆动膈是哕逆的基本病机。

哕逆的病因主要有饮食不节、情志不和、正气亏虚三方面。诸如过食生冷寒凉药物、或辛辣刺激之品，致胃寒或胃热气逆动膈。或因恼怒抑郁，气机不和，肝气横逆，胃气挟痰上逆动膈。或大病、久病之后，脾虚胃败，肾不纳气，而逆气动膈致哕；本篇"病深者，其声哕"，即指此而言。

哕逆在辨证上首先必须掌握虚实，明辨寒热。在治疗方面，则应区别轻重，以和胃降逆平呃为主。若偶然发作，大都较轻，常可自行消失。或遵《灵枢·杂病》用草刺激鼻孔使患者打喷嚏、或突然给以惊恐、或让其屏气等转移其注意力等措施，皆可止哕。

呃逆较重,实症而属胃寒者,治宜温中祛寒止呃,方用丁香散加味(丁香、柿蒂、高良姜、炙甘草)。属胃热者,治宜清降泄热止呃,方用竹叶石膏汤化裁(竹叶、石膏、半夏、人参、粳米、麦冬、炙甘草)。属气机郁滞者,治以顺气舒肝、降逆止呃,方用五磨饮子加减(乌药、沉香、槟榔、枳实、木香)。

呃逆属虚症脾胃阳虚者,治宜温补脾胃,和中降逆,方用理中汤(干姜、白术、人参、炙甘草)合橘皮汤(橘皮、生姜)。胃阴亏虚者治宜养胃生津止呃,方用益胃汤(沙参、麦冬、生地、玉竹、冰糖)合橘皮竹茹汤(橘皮、竹茹、生姜、人参、大枣、甘草)。

总之,呃逆一证,轻重的差别极大。轻证或正气不衰者,可根据寒热虚实辨证,给予适当的药物治疗,常可渐止。若在大病、久病的病变过程中出现呃逆,则多为病势转向危重的一种表现。一般谓之"土败胃绝",亦即本篇"病深者,其声哕",预后欠佳,应引起高度重视。

四、"法天则地"和"道无鬼神"

本篇原文的中心论点是"宝命全形",怎样才能做到"宝命"呢?这里提出了"法天则地",即珍重天命,顺应自然。只有了解人与自然的密切关系,掌握天地阴阳变化对人体生理功能、病理变化的影响,才能上法天时,下则地理,随自然阴阳规律而施治,疗效必定超然卓著,有如桴鼓相应。此即"法天则地,随应而动,和之者若响,随之者若影。"

"道无鬼神",道,指医道,治疗方法。针刺治病疗效神奇,但基本原理不外"法天则地"罢了,并没有什么神秘之处。这里提出"道无鬼神"的观点,很有实际意义,首先说明在《内经》时代的中医学已经摆脱了神学迷信的羁绊,开始用科学的态度去探讨疾病生成的原理和治疗机理,在实践中总结治疗经验,而不是求助于鬼神。《素问·五脏别论》曾明确提出"拘于鬼神者,不可与言至德",也佐证了这一点。其次还破除了医学神秘论。医学理论虽然深奥,但并不神秘,只要认真学习,悉心钻研,都能学懂弄通,掌握真谛。关键是"法天则地",按照天地阴阳的规律,去随机应变,就能在临症时得心应手,左右逢源,这就达到了"独来独往"的水平。

五、关于"五虚勿近,五实勿远"

关于"五虚勿近,五实勿远"两句,后世医家的认识不一。简述如下:

(一)五虚、五实

明张介宾引《素问·玉机真脏论》:"脉盛,皮热,腹胀,前后不通,闷瞀,此谓五实;脉细,皮寒,气少,泄利前后,饮食不入,此谓五虚。"清高士宗则说:"五虚,五脏正气虚也";"五实,五脏邪气实也。"前者从临床表现立论,后者从五脏虚实病机立论，尽管二者说法不同，但本质是一致的。例如《素问·玉机真脏论》之五实症、五虚症，皆可落实到五脏。心主血脉，脉盛是心受邪盛、脉细是心血亏虚；肺主皮毛，皮热是肺受邪盛，皮寒是肺气不足；肝主疏泄，闷瞀是肝受邪盛，气少是肝气不足；肾司二便，二便不通是肾受邪盛，泄利前后是肾气亏虚；脾主大腹、主运化，腹胀是脾受邪盛，饮食不入是脾气亏虚。所以，可将五虚、五实直接理解为五脏的虚症、实症。

(二)勿近、勿远

由于本篇讲述针刺的道理颇多，因此，注家多把“勿近”作“不离针刺”解；把“勿远”作“不宜针刺”解。如明张介宾说：“虚病不利于针，故五虚勿近；实邪最所当用，故五实勿远。盖针道难补而易泻耳。”清高士宗也持该说，谓：“虚则不可针，故曰弗近”；“实则宜针，故曰弗远。”然而“泻有余，补不足”（《素问·血气形志》）是一切疾病的共同治则；下文有“刺实者须其虚，刺虚者须其实”。针刺疗法和药物疗法相同，也有补泻之别，虚症施以补法，实症施以泻法。难道针刺只能治实症，而不能治虚症吗？答案是否定的，据此可见张、高二氏的认识欠妥。我们认为，该句的主要精神在于要求医者明辨症候之虚实。只有虚实了然，才能用补法刺虚症，使“阳气隆至，针下热，乃去针也”（《素问·针解》）；用泻法刺实症，使“阴气隆至，乃去针也”（《素问·针解》）。

八正神明论第二十六

【要点解析】

一、阐明四时八正对人体气血盛衰、针刺补泻的关系。

二、“上工救其萌芽”，“下工救其已成”，说明了早期诊断、早期治疗的重要意义；同时指出了三部九候的诊断价值，不但要注意外在的形征，更重要的是分析它的本质。

三、阐明针刺补泻，必须掌握“方”“圆”的关键；并指出更要注意病人形体的肥瘦和营卫气血的盛衰，给以适当的治疗。

四、指出诊断疾病，要把望、闻、问、切四诊结合阴阳四时虚实来加以分析；并要掌握到“形”和“神”的病变及其症状。

【内经原典】

黄帝问曰：用针之服[①]，必有法则焉，今何法何则？岐伯对曰：法天则地，合以天光[②]。帝曰：愿卒闻之。岐伯曰：凡刺之法，必候日月星辰，四时八正之气，气定乃刺之。是故天温日明，则人血淖液而卫气浮，故血易泻，气易行；天寒日阴，则人血凝泣而卫气沉。月始生，则血气始精[③]，卫气始行；月郭满，则血气实，肌肉坚；月郭空，则肌肉减，经络虚，卫气去，形独居。是以因天时而调血气也。是以天寒无刺，天温无凝。月生无泻，月满无补，月郭空无治，是谓得时而调之。因天之序，盛虚之时，移光定位[④]，正立而待之。故曰：月生而泻，是谓藏虚；月满而补，血气扬溢，络有留血，命曰重实；月郭空而治，是谓乱经。阴阳相错，真邪不别，沉以留止，外虚内乱，淫邪乃起。

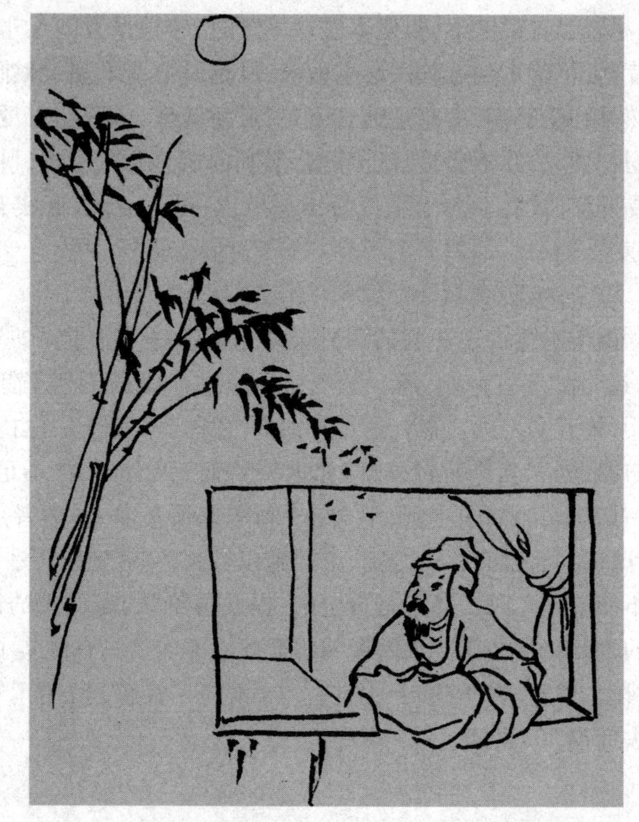

天气寒冷，不要针刺；天气温和，不要迟疑；月亮初生的时候，不可用泻法；月亮正圆的时候，不可用补法；月黑无光的时候，不要针刺。

帝曰：星辰八正何候？岐伯曰：星辰者，所以制日月之行也。八正者，所以候八风之虚邪以时至者也。四时者，所以分春秋冬夏之气所在，以时调之，八正之虚邪，而避之勿犯也。以身之虚，而逢天之虚，两虚相感，其气至骨，人则伤五藏，工候救之，弗能伤也，故曰：天忌不可不知也。

帝曰：善。其法星辰者，余闻之矣，愿闻法往古者。岐伯曰：法往古者，先知《针经》也。验于来今者，先知日之寒温，月之虚盛，以候气之浮沉，而调之于身，观其立有验也。观其冥冥者，言形气荣卫之不形于外，而工独知之，以日之寒温，月之虚盛，四时气之浮沉，参伍相合而调之，工常先见之，然而不形于外，故曰观于冥冥焉。通于无穷者，可以传于后世也，是故工之所以异也，然而不形见于外，故俱不能见也。视之无形，尝之无味，故谓冥冥，若神仿佛。虚邪者，八正之虚邪气也。正邪者，身形若用力，汗出，腠理开，逢虚风，其中人也微，故莫知其情，莫见其形。上工救其萌芽，必先见三部九候之气，尽调不败而救之，故曰上工。下工救其已成，救其已败。救其已成者，言不知三部九候之相失，因病而败之也。知其所在者，知诊三部九候之病脉处而治之，故曰守其门户焉，莫知其情而见邪形也。

帝曰：余闻补泻，未得其意。岐伯曰：泻必用方，方者，以气方盛也，以月方满也，以日方温也，以身方定也，以息方吸而内针，乃复候其方吸而转针，乃复候其方呼而徐引针，故曰泻必用方，其气乃行焉。补必用员，员者行也，行者移也，刺必中其荣，复以吸排针也。故员与方，非针也。故养神者，必知形之肥瘦，荣卫血气之盛衰。血气者，人之神，不可不谨养。

帝曰：妙乎哉论也！合人形于阴阳四时，虚实之应，冥冥之期，其非夫子，孰能通之。然夫子数言形与神，何谓形？何谓神？愿卒闻之。岐伯曰：请言形，形乎形，目冥冥，问其所病，索之于经，慧然在前，按之不得，不知其情，故曰形。

帝曰：何谓神？岐伯曰：请言神，神乎神⑤，耳不闻，目明心开而志先⑥，慧然独悟。口弗能言，俱视独见⑦，适若昏⑧，昭然⑨独明，若风吹云，故曰神。三部九候为之原，九针之论不必存也。

【难点注释】

①服："事"也。

②合以天光：王冰："谓合日月星辰之行度。"天光，本指日月星辰之光辉，又称三光。此指日月运行的规律。

③血气始精：血气开始充盛。

④移光定位：根据日月光线的移动，以确定时序的位置。

⑤神乎神：指神极其微妙。常言变化莫测为之神。

⑥目明心开而志先：指目光敏锐、心灵聪慧、思维敏捷。

⑦俱视独见：张志聪："众人之所共视，而我独知之也。"

⑧适若昏：指如置于昏昧之中。适，至也，此作置解。

⑨昭然：很清楚的样子。

【白话精译】

黄帝问道：用针的技术，必然有它一定的方法准则，究竟有什么方法，什么准则呢？岐伯回答说：要在一切自然现象的演变中去体会。黄帝道：愿详尽地了解一下。岐伯说：凡针刺之法，必须观察日月星辰盈亏消长及四时八正之气候变化，方可运用针刺方法。所以气候温和，日色晴朗时。则人的血液流行滑润，而卫气浮于表，血容易泻，气容易行；气候寒冷，天气阴霾，则人的血行也滞涩不畅，而卫气沉于里。月亮初生的时候，血气开始流利，卫气开始畅行；月正圆的时候，则人体血气充实，肌肉坚实；月黑无光的时候，肌肉减弱，经络空虚，卫气衰减，形体独居。所以要顺着天时而调血气。因此天气寒冷，不要针刺；天气温和，不要迟疑；月亮初生的时候，不可用泻法；月亮正圆的时候，不可用补法；月黑无光的时候，不要针刺。这就是所谓顺着天时而调治气血的法则。因天体运行有一定顺序，故月亮有盈亏盛虚，观察日影的长短，可以定四时八正之气。所以说：月牙初生时而泻，就会使内脏虚弱；月正圆时而补，使血气充溢于表，以致络脉中血液留滞，这叫作重实；月黑无光的时候用针刺，就会扰乱经气，叫作乱经。这样的治法必然引起阴阳相错，真气与邪气不分，使病变反而深入，致卫外的阳气虚竭，内守的阴气紊乱，淫邪就要发生了。

黄帝道：星辰八正观察些什么？岐伯说：观察星辰的方位，可以定出日月循行的度数。观察八节常气的交替，可以测出异常八方之风，是什么时候来的，是怎样为害于人的。观察四时，可以分别春夏秋冬正常气候之所在，以便随时序来调养，可以避免八方不正之气候，不受其侵犯。假如虚弱的体质，再遭受自然界虚邪贼风的侵袭，两虚相感，邪气就可以侵犯筋骨，再深入一步，就可以伤害五脏。懂得气候变化治病的医生，就能及时挽救病人，不至于受到严重的伤害。所以说天时的宜忌，不可不知。黄帝道：讲得好！

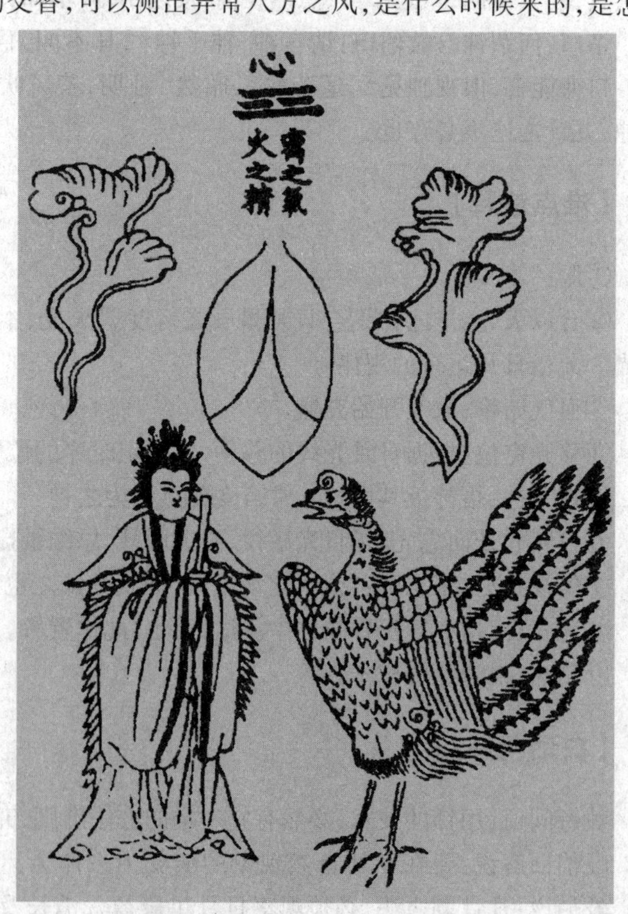

唐代胡愔《黄庭内经五脏六腑图》之心图

关于取法于星辰的道理，我已经知道了，希望你讲讲怎样效法于前人？岐伯说:要取法和运用前人的学术,先要懂得《针经》。要想把古人的经验验证于现在,必先要知道日之寒温,月之盈亏,四时气候的浮沉,而用以调治于病人,就可以看到这种方法是确实有效的。所谓观察其冥冥,就是说荣卫气血的变化虽不显露于外,而医生却能懂得,他从日之寒温,月之盈亏,四时气候之浮沉等,进行综合分析,做出判断,然后进行调治。因此医生对于疾病,每有先见之明,然而疾病并未显露于外,所以说这是观察于冥冥。能够运用这种方法,通达各种事理,他的经验就可以流传于后世,这是学识经验丰富的医生不同于一般人的地方。然而病情是不显露在表面,所以一般人都不容易发现,看不到形迹,尝不出味道,所以叫作冥冥,好像神灵一般。

虚邪,就是四时八节的虚邪贼风。正邪,就是人在劳累时汗出腠理开,偶尔遭受的虚风。正邪伤人轻微,没有明显的感觉,也无明显病状表现,所以一般医生观察不出病情。技术高明的医生,在疾病初起,三部九候之脉气都调和而未败坏之时,就给以早期救治,所以称为"上工"。"下工"临症,是要等疾病已经形成,甚或至于恶化阶段,才进行治疗。所以说下工要等到病成阶段才能治疗,是因为不懂得三部九候的相得相失。致使疾病发展而恶化了。要明了疾病之所在,必须从三部九候的脉象中详细诊察,知道疾病的变化,才能进行早期治疗。所以说掌握三部九候,好像看守门户一样的重要,虽然外表尚未见到病情,而医者已经知道疾病的形迹了。

黄帝道:我听说针刺有补泻二法,不懂得它的意义。岐伯说:泻法必须掌握一个"方"字。所谓"方",就是正气方盛,月亮方满,天气方温和,身心方稳定的时候,并且要在病人吸气的时候进针;再等到他吸气的时候转针,还要等他呼气的时候慢慢地拔出针来。所以说泻必用方,才能发挥泻的作用,使邪气泄去而正气运行。补法必须掌握一个"圆"字。所谓"圆",就是行气。行气就是导移其气以至病所,刺必要中其荥穴,还要在病人吸气时拔针。所谓"圆"与"方",并不是指针的形状。一个技术高超有修养的医生,必须明了病人形体的肥瘦,营卫血气的盛衰。因为血气是人之神的物质基础,不可不谨慎地保养。

黄帝道:多么奥妙的论述啊!把人身变化和阴阳四时虚实联系起来,这是非常微妙的结合,要不是先生,谁能够弄得懂呢!然而先生屡次说到形与神,究竟什么叫形?什么叫神?请你详尽地讲一讲。岐伯说:请让我先讲形。所谓形,就是反映于外的体征,体表只能察之概况,但只要问明发病的原因,再仔细诊察经脉变化,则病情就清楚地摆在面前,要是按寻之仍不可得,那么便不容易知道他的病情了,因外部有形迹可察,所以叫作形。黄帝道:什么叫神?岐伯说:请让我再讲神。所谓神,就是望而知之,耳朵虽然没有听到病人的主诉,但通过望诊,眼中就明了它的变化,亦已心中有数,先得出这一疾病的概念,这种心领神会的迅速独悟,不能用言语来形容，有如观察一个东西，大家没有看到，但他能运用望诊，就能够独自看到，有如在黑暗之中，大家都很昏黑，但他能运用望诊，就能够昭然独明，好像风吹云散，所以叫作神。诊病时，若以三部九候为之本原，就不必拘守九针的理论了。

【专家评鉴】

一、“法天则地，合以天光”是用针的方法和准则

原文“黄帝问曰：用针之服……气定乃刺之”，指出针刺必须“法天则地，合以天光”。

人与自然息息相关，天人相应是中医学的一个重要观点，贯穿于中医学的理论及临床各个方面。上篇《宝命全形论》重点讨论人类应当珍重天命，顺应天地阴阳，才能保全形体健康。指出“法天则地，随应而动，和之者若响，随之者若影，道无鬼神，独来独往。”本篇承上文，进一步阐述针刺“法天则地”的具体方法和准则是“合以天光。”天光，张介宾说：“天之明在日月，是谓天光。”故天光概指日月星辰。《灵枢·岁露》说：“人与天地相参也，与日月相应也。”日月星辰的晦明圆缺变化无时不对人体经脉气血产生着巨大的影响。因此，在施以针刺时，不仅要注意四季气候、阴阳盛衰，而且还必须考虑日月星辰变化对人体的影响。原文：“凡刺之法，必候日月星辰，四时八正之气，气定乃刺之”，就强

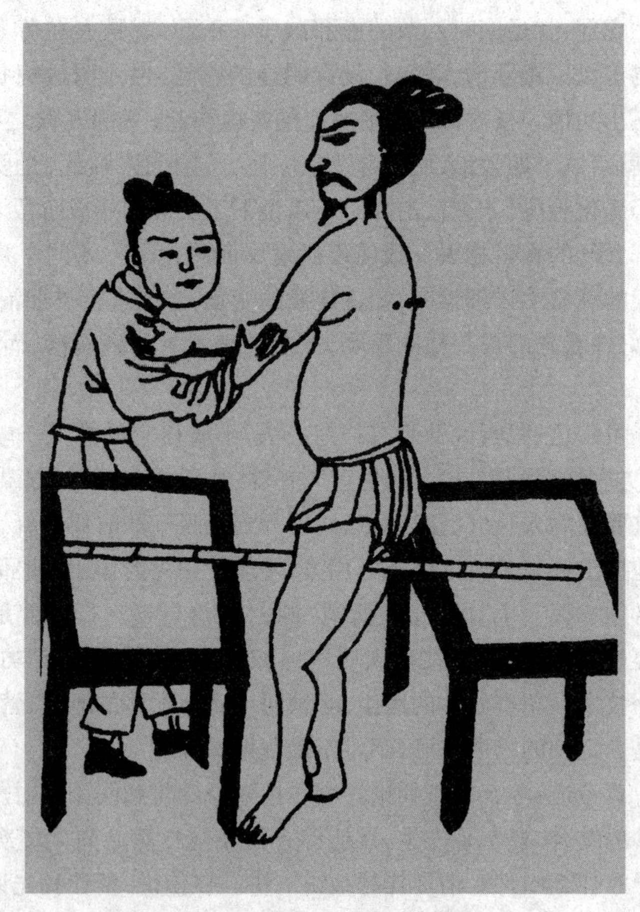

元代医书《澹寮集验秘方》中的骑竹马灸法之图

调了这一问题。四时,谓春温、夏热、秋凉、冬寒四季;八正,指天地八方之正位。天之八正,指星辰的方位;地之八正,谓东、西、南、北、东南、西南、西北、东北等八个方位。

要求在针刺之前,必须弄清楚日月星辰的运行规律,掌握四季八方的气候变化,选择对人体经脉气血影响较小、且有助于扶正或祛邪的时机才可行针。

二、顺应自然,得时而调,是针刺的择时原则

原文:“是故天温日明……外虚内乱,淫邪乃起。”指出天时及太阳、月亮运行对人体气血的影响,强调针刺应当顺应天时,按照太阳、月亮的情况来选择针刺的时机,决定针刺补泻。

(一)按“太阳”而调

“天温日明,则人血淖液,而卫气浮,故血易泻,气易行;天寒日阴,则人血凝涩,而卫气沉。”即根据天时寒温、太阳之阴晴来选择针刺时机。人身的气血,上应于天日。天气暖和的季节以及阳光明媚的日子,则人的血液流行滑润,卫气偏浮于表,所以血容易泻、气容易行,宜于针刺治疗。反之,在天气寒冷的季节,或阴云密布、毫无阳光的日子,人的血液运行涩滞不畅,卫气沉伏于里;此时血难以泻、气难以行,所以不宜施针,此即“天寒无刺”的由来。

(二)按“月亮”而调

根据月生、月满、月廓空而决定针刺补泻。

“月始生,则血气始精,卫气始行。”在月亮刚开始生起的时候(上弦月),人的阴血也开始旺盛,卫气开始畅行。当此之际,只可顺应天时用补法,而不宜用泻法,此即“月生无泻”的由来。

“月廓满,则血气实,肌肉坚。”在月亮正圆的时候(满月,或望月),人的气血也十分旺盛充盈,肌肉坚强。此时只宜用泻法,而不可用补法。即“月满无补。”

“月廓空,则肌肉减,经络虚,卫气去,形独居。”当月亮由圆到缺,至月黑无光的时候(下弦月、或月晦),人的气血也随之衰减,肌肉松弛,经络空虚。此时不宜使用针刺,即“月廓空无治”之意。

“是以天寒无刺,天温无疑,月生无泻,月满无补,月廓空无治”一段,是对上文天时、日月运行规律下针刺法则的总结。概言之,即天暖日明宜针刺,天寒日晦不宜针刺;月生之时勿伐其生气,故针刺宜补勿泻;月圆之时勿益有余,故宜泻勿补;月黑无光,则血弱气尽,所以不宜针刺。作为一位针刺医生,经常要牢记这些法则,充分利用时间生物节律,顺应天时,选择最佳的治疗时机,定能提高临床疗效,减少副作用。

(三)违背天时而针刺的恶果

“月生而泻，是谓藏虚。”在月牙初生之际（上弦月），针刺用泻法，此属伐生气而损不足，犯“虚虚”之戒，进一步就会损伤脏腑正气。

“月满而补，血气扬溢，络有留血，命日重实。”在月圆之际（望月）针刺用补法，此属补有余而犯“实实”之戒，则使血气妄行，失其常度，流溢于经络之外，故“络有留血。”

“月廓空而治，是谓乱经。”在月黑无光之际（晦月），本不宜针刺，却误用针刺，就会扰乱经脉气血，而造成较严重的后果。

上述三种违背天时而针刺者，皆可导致“阴阳相错，真邪不别”，病邪深入留止不除，正虚邪扰，而使病情恶化。这些都是违背天时，针刺不当造成的恶果。

三、了解天地四时八正，以避八风虚邪

原文“帝曰：星辰八正何候……天忌日不可不知也。”本段介绍天地八正、四时八风的含义，说明掌握四时八正的意义，就在于有效地预防八风邪气。

“星辰者，所以制日月之行也。”清高士宗说：“天之八正，日月星辰也。”通过观察记载星辰的方位，就可以制定出太阳和月亮的运行轨道。相反，通过日月的运行轨道，也可以了解星辰的方位变化。

“八正者，所以候八风之虚邪，以时至者也。”高士宗说：“地之八正，四方四隅也。”四方者，指东、南、西、北；四隅，指东南、东北、西南、西北。四方四隅合之即为八方，八个方向的正位就叫八正，明辨八方正位及主时，就可以按时以候八气（又叫八风）。《灵枢·九宫八风》篇说：“各以其所主占贵贱，因视风所从来而占之。风从其所居之乡来为实风，主生长养万物。从其冲后来为虚风，伤人者也，主杀主害者。”风来自当令的方位，且与季节时令相适应者，叫作实风，又名正风、正气，主生长、养育万物；如果使人生病，则叫“正邪”。若风从当令相反的方向来，且与季节时令相抵触，就叫虚风，又名贼风、虚邪，八风虚邪是损害万物，致人生病的主要病邪。

“四时者，所以分春秋冬夏之气所在，以时调之也。”观察四时，可以分别掌握春温、夏热、秋凉、冬寒四时气候的变化规律，并且按照这些规律来调养正气，防病治病。如《素问·四气调神论》说：“四时阴阳者，万物之根本也，所以圣人春夏养阳，秋冬养阴，以从其根。”“故阴阳四时者，万物之终始也，死生之本也，逆之则灾害生，从之则苛疾不起，是谓得道。”关于顺应四时的气候变化以调摄精神，养生防病的具体方法，可参见《素问·四气调神论》。

天地四时八正之气，是自然界阴阳气候的正常变化，是人类赖以生存的必要条件。人们了解并顺应这些变化，则可养生保健、防病治病。反之，天地四时、阴阳气候发生异常变化，八正之气变为八风虚邪，就成为导致人体生病的致病因素。因此,为养生保健计,对八风虚邪,应避之而勿犯,正如《素问·上古天真论》所说:“虚邪贼风,避之有时”。假如不慎摄养,在正气不足,身体虚弱的前提下,又感受了八风虚邪,邪气就会乘虚而入,由表及里,由浅到深,进而伤及五脏,造成严重的疾患。所以,要做一位高明的医生,必须懂得天地四时八风及其对人体生理、病理的影响,预防为主,早期施治。

四、法古验今,是对医生的基本要求

原文“愿闻法往古者……若神仿佛”。强调医生应善于吸取前人的学术理论及经验,掌握天地日月四时阴阳的变化规律,以指导自己的临床实践。

“法往古者,先知《针经》也。”就是说要效法学习前人的学术理论,作为针灸医生,首先应学习《针经》。《针经》即《灵枢经》,是《素问》的姊妹篇,该书除讨论阴阳五行、病因病机、脏象治则等中医学基本理论外,侧重论述经脉俞穴,针具刺法等,内容十分丰富,所以岐伯在此将其作为法古的代表著作提出来。

“验于来今者,先知日之寒温,月之虚盛,以候气之浮沉,而调之于身,观其立有验也。”从这些论述可知,验今是要求医生了解“日之寒温,月之虚盛,四时气之浮沉”,此即上段所说天地日月四时之气的演变规律。掌握这些规律及其对人体经脉气血的影响,然后进行调治才能获得良好的效果。

法古验今,既是对医生本身学术修养的基本要求,也是对中医教育原则的阐发,与现代教育理论联系实践的思想是一致的,很有实际指导意义。如果一个医生能做到法古验今,即使“形气营卫之不形于外”,也能达到“观于冥冥”,“工独知之”的高超诊疗水平。

五、上工救其萌芽,下工救其已败

原文:“虚邪者,八正之虚邪气也……莫知其情,而见邪形也。”指出虚邪、正邪的致病的特点,上工、下工治病之不同,强调早期诊断、早期施治的重要意义。

(一)虚邪、正邪的致病特点

“虚邪者,八正之虚邪气也。”承上文说明虚邪即就是四时八方的贼风,为非时之气,是伤人致病的主要因素。《灵枢·刺节真邪》篇说:“邪气者,虚风之贼伤人也,其中人也深,不能自去。”所以虚邪贼风致病,病位较深,病情较重。

“正邪者,身形若用力,汗出,腠理开,逢虚风。”正邪,又叫正风,为正常当令的八正之风。只是由于人在劳累过度,汗出腠理开泄之时偶然感受八正之风而致病。《灵枢·刺节真邪》篇说:“正气者,正风也……正风者,其中人也浅,合而自去,其气来柔弱,不能胜真气,故自去。”可知正邪致病,病位较浅,病情较轻,且可自愈。

(二)上工与下工,治病不同

“上工救其萌芽，必先见三部九候之气，尽调不败而救之。”上工，《灵枢·邪气藏府病形》篇说：“故善调尺者，不待于寸；善调脉者，不待于色；能参合而行之者，可以为上工，上工十全九。”意即能够综合色脉，医术精良的高明医生为上工。萌芽，疾病之初、早期。医术精良的高明医生总是通过三部九候脉象的细微变化而诊察出疾病。在气血尚未混乱、衰败的疾病早期就给予必要的调治，因此疗效较高，所以称之为“上工”。“下工救其已成，救其已败；救其已成者，言不知三部九候之相失，因病而败之也。”下工临症，因其医理不明，医术不精，不能通过三部九候脉象的细微变化而早期诊断疾病，只有等到气血逆乱，疾病已经形成，甚至恶化后才能发现疾病，进行治疗。结果使正气衰败、病情危重，所以治疗效果较差，故称他们为“下工”。

由此可见，上工、下工治病的区别，关键是能否掌握三部九候诊法，能否及早地发现疾病，早期施治。所以原文总结说，掌握了三部九候脉法，就如同看守门户一样重要；许多外表尚未出现明显病态的疾病早期，医生通过三部九候的变化，就可以了解疾病的形迹了。

六、泻必用方，补必用员，把握针刺补泻的时机

原文“帝曰：余闻补泻，未得其意……故员与方，非针也。”本段讨论针刺补泻时机的选择。

“泻必用方”，针刺的泻法应遵循“方”的原则。原文谓：“方者，以气方盛也，以月方满也，以日方温也，以身方定也；以息方吸而内针，乃复候其方吸而转针，乃复候其方呼而徐引针。”在此，“方”含有“正”的意思，具体包括针刺时间（季节、时日）的选择和进针、行针、出针时机的把握两方面。如针刺的最佳时间应选择在天地日月及人体“气方盛”的时候，即在月亮正圆、天气正温和、人体气血正旺盛的日子施针。针刺时，又应在病人正吸气时进针，等到他正吸气时行针，再等到他正呼气时慢慢地出针。这就是“泻必用方”的具体措施，其目的在于使邪气泄除而正气通行。

“补必用员”，针刺的补法必须遵循“员”的原则。原文谓：“员者，行也；行者，移也；刺必中其荣，复以吸排针也。”员，与“圆”通，有圆通、圆活之意。使气血圆活，行于周身以补不足，因此“补必用员”。关于补必用员的具体时间，本文未明言，可根据“泻必用方”之意来分析掌握。明代医家马莳曾归纳说：“用针以天温日明为主，而欲行泻法宜于朔望月满之时，欲行补法宜于两弦初生之际”，可资参考。具体用针时，要求深刺中其荥穴，盖重插深入为补；还应在病人呼气时出针。

本文“泻必用方，补必用员”，其方与员主要是从针刺时间的选择来说的，既不是指针具的形状，也不是针刺的具体手法。因此，与《灵枢·九针》之员针，《官能》篇针刺手法之“泻必用员，补必用方”的含义皆不同。

七、血气者，人之神，不可不谨养

原文：“故养神者，必知形之肥瘦，荣卫气血之盛衰。”强调医生治病时，要注意病人形体的肥瘦、营卫气血的盛衰，根据日月阴阳，四时八正的具体情况，而正确地选用方、圆补泻原则，以调理经脉气血，使病邪祛除、形体得安而神得其养。《素问·调经论》说：“人之所有者，血与气耳”，本文“血气者，人之神”，都说明血与气是人体生命活动的重要物质基础，气血的盛衰直接关系到生机的盛衰和生命的存亡。因此，必须谨慎地保养它。

八、论“形”与“神”

原文“帝曰：妙乎哉论也……九针之论，不必存也。”本段强调临床诊断疾病时，要把望、闻、问、切四诊与阴阳四时虚实等联系起来，综合分析。并借诊察疾病的过程，说明“形”与“神”概念。

（一）何谓形？

“形乎形，目冥冥，问其所病，索之于经，慧然在前；按之不得，不知其情，故曰形。”形，即有形之可形也。是着重于诊察形体外观变化的一种诊察方法。这种方法由于没有掌握望神诊病的技术，故“目冥冥”；因此只能通过问诊和切诊来了解病情，只有问明有什么痛苦，再切诊发现经脉气血的相应变化，才能将病情弄清楚。如果一旦切脉未发现明显变化，询问不出什么病痛，那么就难以诊断病情了。所以，只掌握形体诊察方法者，难以“救其萌芽”，而只能“救其已败”，仅属下工而已。

（二）何谓神？

“神乎神，耳不闻，目明心开而志先，慧然独悟，口弗能言，俱视独见，适若昏，昭然独明，若风吹云，故曰神。”神，“是至神而莫若神也”；即“心领神会，望而知之”之意。这种诊察方法不用询问患者的病痛，也不必切脉，而仅用望诊观察就可以掌握疾病之所在。这种心领神会的独悟独见独明，是难以言传的，是一种神技。正如《难经·六十一难》所说：“望而知之谓之神。”而掌握这种神技者，当属上工无疑。

（三）四诊结合四时阴阳虚实，综合分析

尽管医生在诊察疾病时有“形”“神”之异，“神”是每一位医生所企求达到的最高境界，然而能达到“望而知之”、具备这种神技者却为数不多。因此，着重于观察形体外观变化的问诊、闻诊、切诊等诊察方法也不可轻易偏废。临床必须将形与神结合起来，把望、闻、问、切四诊综合应用，才能全面了解疾病各个方面的变化情况，为正确诊断和治疗提供必要的依据。

人与自然息息相通，本篇所论之天地日月、四时八正等，也对人体产生着相应的影响。因此，在使用四诊方法时，还必须结合阴阳四时等情况，来综合分析，判断病情,指导治疗。

【临床应用】

一、日月运行与人体经脉气血

本篇从天人相应观出发,集中讨论了日月星辰对人体经脉气血的影响。从而提出针刺必须“法天则地,合以天光”;“候日月星辰,四时八正之气,气定乃刺之”;“因天时而调血气”,“得时而调之”等方法原则。具体有“天寒无刺、天温无疑,月生无泻,月满无补,月廓空无治”等治则,含有丰富的医学气象学及时间医学内容。

“天温日明,则人血淖液而卫气浮,故血易泻,气易行;天寒日阴,则人血凝泣而卫气沉。”说明随着四季交替,寒暑更迭,人的经脉气血也随之而变化。天热晴朗则气血畅通易行,天寒阴暗则气血凝滞沉涩。现代研究业已证明,人体血液某些生理指标具有明显的季节差异。

本篇提出:“月始生,则血气始精,卫气始行;月廓满,则血气实,肌肉坚;月廓空则肌肉减,经络虚,卫气去,形独居。”《灵枢·岁露》亦说:“故月满则海水西盛,人血气积,肌肉充,皮肤致,毛发坚,腠理郄,烟垢著。”“至其月廓空,则海水东盛,人气血虚,其卫气去,形独居,肌肉减,皮肤纵,腠理开,毛发残,腠理薄,烟垢落。”在此提出月始生、月廓满、月廓空三种月相,认为随着这三个月相,人的经脉气血亦同步发生着盛衰变化。

根据《内经》的理论,现代对经脉气血盛衰在月周期内时间特征的研究,涉及最多的是女性的月经周期。在近三十天的月经周期中,女性的体温、激素、性器官状态以及生理和心理的检查结果,甚至病理改变等都有相近似的月节律变化,更有意义的是这种变化又往往和月相的朔望相关。前西安医学院曾对414名妇女3个月内1103次的月经状况进行调查,见到当月象为朔,月球处于近地点附近的一段时间有5日,每日有月经在潮的人数处于低潮;而在月象为上弦的一段时间也约为5天,每日有月经在潮的人数处于高潮。孟琳升收集了120例月经潮汛日期资料,结果发现月经潮汛以上半月为多,占总数的60.8%,其中月满时(十四~十五日)经潮者计38例,占总数的31.7%;而在十五日当天经潮者就有19例,占15.8%。其他学者对1600名妇女行经时间与月相关系的调查分析资料表明,月满和月满前后是行经的高峰期;若以月满为中心,则发现行经时间呈正态分布;月满之时经潮人数明显多于其他时间,经统计学处理,有高度显著性差异($P<0.01$)。这些调查研究资料说明,妇女行经时间与月亮盈亏的时间节律基本一致,月经周期与月相是同步的。

鉴于日月运行、四时寒温对人体生理病理的重要影响,本篇提出:“以日之寒温，月之虚盛，四时气之浮沉，参伍相合而调之”；“因天时而调血气”；“得时而调之”等治法原则。强调临床使用药物或针灸之法时，都要根据疾病随年度、季节、月日的节律性变动而采取不同措施。这些内容则寓有时间治疗学的精神，目前正日益得到人们的广泛关注和重视。

（二）关于对“八正”的理解

对本篇之“八正”，注家解释不一。高士宗等认为四方四隅等八方之正位就是八正。四方即东、南、西、北，四隅即东北、东南、西南、西北，合之即为八个方位。王冰、马莳等认为，八正是八节之正气，“四立二分二至曰八正”。即立春、立夏、立秋、立冬、春分、秋分、夏至、冬至等四季的八个节气。

从字面上看，上述两种解释似乎差异很大，然而究其实质却是一致的。因为明确八方正位的意义在于按时以候八正之气（风、正气），通过八正之风而“候八风之虚邪”。辨八风之正气或八风之虚邪，都须结合八正方位所主时令来分析。考《灵枢·九宫八风》九宫图载：东方应春分，南方应夏至，西方应秋分，北方应冬至，东北应立春，东南应立夏，西南应立秋，西北应立冬。八方正位与四时八节相对应，所以上述两说的实质是相同的，并无矛盾。只是高氏之说更加明了些，故从其说。

三、重视预防，虚邪贼风，避之勿犯

来自八方的非时之风则为虚邪，又称贼风。虚邪贼风皆能伤人致病，是自然界引起疾病主要病因。人们通过了解八风虚邪的发生规律及其对人体的危害后，就应积极地采取措施、预防虚邪贼风，避免其伤人致病。此即体现了中医学以预防为主，主动防病的观点。这一思想贯穿于《内经》的始终。例如《素问·上古天真论》说：“夫上古圣人之教下也，皆谓之虚邪贼风，避之有时”；《灵枢·九宫八风》篇也说：“谨候虚风而避之，故圣人曰避虚邪之道，如避矢石然，邪弗能害”等等。皆体现了预防为主的思想，很有实际指导价值。

四、关于“两虚相感”的问题

“以身之虚，而逢天之虚，两虚相感，其气至骨，入则伤五脏。”这里反映了中医学对发病机理的认识，体现了中医学的发病观。

中医学的发病观认为，一切疾病的发生、发展、变化转归，都是邪正斗争的结果。其发病与否，取决于邪正两个方面，通常正气的盛衰在发病过程中占主导地位。如《素问·刺法论》说：“正气存内，邪不可干”；《灵枢·百病始生》篇也说：“风雨寒热，不得虚，邪不能独伤人。卒然逢疾风暴雨而不病者，盖无虚，故邪不能独伤人。”人体正气旺盛，邪气就难以侵袭，或虽有邪气侵袭，也不会引起发病。《素问·评热病论》说：“邪之所凑，其气必虚”；《灵枢·百病始生》篇也说：“此必因虚邪之风，与其身形，两虚相得，乃客其形。”只有当人体正气相对虚弱，不足以抵抗外邪之际，虚邪贼风乘虚而入，导致脏腑气血功能失调，才会发病。可见正气虚弱是疾病发生的根本原因。本文“以身之虚，而逢天之虚，两虚相感”一段，与中医学重视正气的发病观精神一致，提示临床只有从内养正气，外避邪气两方面入手，才能达到养生防病的目的。正如张仲景《金匮要略》所说：“若人能养慎，不令邪风干忤经络，适中经络。未流传脏腑，即医治之；四肢才觉重滞，即导引吐纳，针灸膏摩，勿令九窍闭塞；更能无犯王法，禽兽灾伤，房室勿令竭乏，服食节其冷热苦酸辛甘，不遗形体有衰，病则无由入其腠理。”

五、“上工救其萌芽”的意义及对后世的影响

“上工救其萌芽”是本篇提出的一个著名论断，该观点也散见于《内经》的多个篇章。例如《灵枢·官能》篇说：“是故上工之取气，乃救其萌芽。”《灵枢·逆顺》篇说：“上工刺其未生者也”；进一步还发挥说：“上工治未病，不治已病”。上工，是对通晓医理，医术精湛、效验极佳之高明医生的代称。《灵枢·邪气藏府病形》篇曾提出衡量上工的疗效标准为“上工十全九”。救其萌芽者，强调上工善于早期发现疾病，而及早施治；此时邪浅病轻，正气未败，故易于治疗。“上工救其萌芽”的意义就在于此。

“上工救其萌芽”，对后世中医学术发展具有一定影响。首先鼓励业医者，努力钻研医理，不断地充实自己，提高临床诊疗水平，争当上工，从而促进了中医学术发展。东汉张仲景继承“上工救其萌芽”，并将其发展成为“治未病”的学术观点，而具有普遍的指导价值。

在《金匮要略·脏腑经络先后病篇》，张仲景从天人相应及脏腑相关的整体观念出发，根据人与自然和脏腑间的相互联系，提出“治未病”的思想。治未病的具体含义有三：其一是无病先防，防患于未然。如原文说：“若五脏元真通畅，人即安和”；“若人能养慎，不令邪风干忤经络……更能无犯王法，禽兽灾伤，房室勿令竭乏，服食节其冷热，苦酸辛甘，不遗形体有衰，病则无由入其腠理。”其二是既病早治，防微杜渐。如原文说邪气“适中经络，未流传脏腑，即医治之；四肢才觉重滞，即导引、吐纳、针灸、膏摩，勿令九窍闭塞”。其三是治未病之脏腑，以防病邪传变而使病情恶化。原文说：“夫治未病者，见肝之病，知肝传脾，当先实脾。”

六、关于“泻必用员，补必用方”

本篇在讨论针刺补泻时机的选择上，提出了“泻必用方，补必用员”的原则，其具体意义已如前述。另外，在《灵枢·官能》又提出“泻必用员，补必用方”，则是指针刺的具体补泻手法而言。简介如下：

针刺治疗实症用泻法时必须用“员”的手法。《灵枢·官能》篇:“泻必用员,切而转之,其气乃行;疾而徐出,邪气乃出;伸而迎之,摇大其穴,气出乃疾。”其具体操作是:快进针而慢出针;进针时针尖逆着经脉循行方向逆经而刺;行针时捻转的角度大、频率快、刺激强;出针时摇大针孔,而便于迅速地泄除邪气。

针刺治疗虚症用补法时必须用“方”的手法。“补必用方,外引其皮,令其当门,左引其枢,右推其肤,微旋而徐推之;必端以正,安以静,坚心无解;欲微以留,气下而疾出之;推其皮,盖其外门,真气乃存”(《灵枢·官能》)。其具体操作是:针刺前先按抚皮肤,使其舒缓,找准穴位,用右手按引、使周围皮展,用右手推循着皮肤,慢慢地将针刺入;行针时轻轻地捻转;使针端正地刺入、安心静待留针候气;气至后迅速出针;出针后即按揉皮肤,使针孔闭合,以保存正气。

离合真邪论第二十七

【要点解析】

一、病邪初入人体,真邪未合,未有定处,及早治疗,可以使病尽早痊愈。

二、针刺补泻的宜忌和操作方法。

三、医生运用针刺,一定要懂得三部九候的诊法,结合天地四时阴阳来分析病情,认识疾病。突出地说明了“要能治病,必先识病”的道理。

【内经原典】

黄帝问曰:余闻九针九篇,夫子乃因而九之,九九八十一篇,余尽通其意矣。经言气之盛衰,左右倾移[①],以上调下,以左调右,有余不足,补泻于荥输,余知之矣。此皆荣卫之倾移,虚实之所生,非邪气从外入于经也。余愿闻邪气之在经也,其病人何如?取之奈何?岐伯对曰:夫圣人之起度数,必应于天地,故天有宿度,地有经水,人有经脉。天地温和,则经水安静;天寒地冻,则经水凝泣;天暑地热,则经水沸溢;卒风暴起,则经水波涌而陇起。夫邪之入于脉也,寒则血凝泣,暑则气淖泽[②],虚邪[③]因而入客,亦如经水之得风也,经之动脉,其至也亦时陇起,其行于脉中循循然[④],其至寸口中手也,时大时小,大则邪至,小则平,其行无常处,在阴与阳,不可为度,从而察之,三部九候,卒然逢之,早遏其路[⑤]。吸则内针,无令气忤,静以久留,无令邪布,吸则转针,以得气为故[⑥],候呼引针,呼尽乃去,大气皆出,故命曰泻。

帝曰:不足者补之奈何?岐伯曰:必先扪而循之,切而散之,推而按之,弹而怒之,抓而下之,通而取之,外引其门,以闭其神,呼尽内针,静以久留,以气至为故,如待所贵，不知日暮，其气以至，适而自护，候吸引针，气不得出，各在其处，推阖其门，令神气存，大气留止，故命曰补。

帝曰：候气奈何？岐伯曰：夫邪去络入于经也，舍于血脉之中，其寒温未相得，如涌波之起也，时来时去，故不常在。故曰：方其来也，必按而止之，止而取之，无逢其冲而泻之[⑦]。真气者，经气也，经气太虚，故曰其来不可逢，此之谓也。故曰：候邪不审，大气已过[⑧]，泻之则真气脱，脱则不复，邪气复至，而病益蓄，故曰：其往不可追，此之谓也。不可挂以发者，待邪之至时而发针泻矣，若先若后[⑨]者，血气已尽，其病不可下，故曰：知其可取如发机，不知其取如扣椎，故曰：知机道者不可挂以发，不知机者扣之不发，此之谓也。

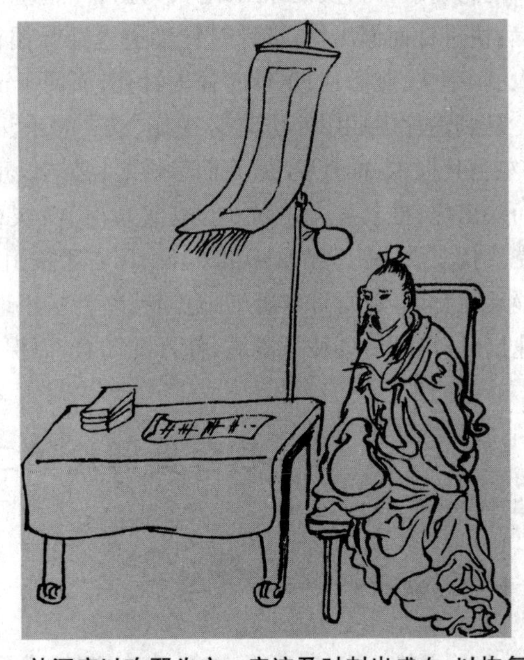

补泻应以攻邪为主。应该及时刺出盛血，以恢复正气，因为病邪刚刚侵入，流动未有定处，推之则前进，引之则留止，迎其气而泻之，以出其毒血，血出之后，病就立即会好

帝曰：补泻奈何？岐伯曰：此攻邪也，疾出以去盛血，而复其真气，此邪新客，溶溶未有定处也，推之则前，引之则止，逆而刺之，温血也。刺出其血，其病立已。

帝曰：善。然真邪以合，波陇不起，候之奈何？岐伯曰：审扪循三部九候之盛虚而调之，察其左右上下相失及相减者，审其病藏以期之。不知三部者，阴阳不别，天地不分。地以候地，天以候天，人以候人，调之中府，以定三部，故曰：刺不知三部九候病脉之处，虽有大过[⑩]且至，工不能禁也。诛罚无过，命曰大惑，反乱大经，真不可复，用实为虚，以邪为真，用针无义[⑪]，反为气贼，夺人正气，以从为逆，荣卫散乱，真气已失，邪独内著，绝人长命，予人夭殃，不知三部九候，故不能久长。因不知合之四时五行，因加相胜，释邪攻正，绝人长命。邪之新客来也，未有定处，推之则前，引之则止，逢而泻之，其病立已。

【难点注释】

①左右倾移：此指虚实盛衰。

②气淖泽：流溢滑润之义。此指气血流畅润泽。

③虚邪:此指风邪。

④循循然:沿着经脉流动的样子。

⑤早遏其路:尽早地阻止其发展道路。

⑥以得气为故:以得气为准则。

⑦无逢其冲而泻之:逢,迎也;冲,冲突,即指邪气旺盛时。无逢其冲而泻之,不要在邪气正旺盛时用泻法。

⑧大气已过:大气,此指邪气;过,过去也。下“大气”为正气。

⑨若先若后:或在邪气来之前,或在邪气来之后。

⑩大过:过盛的病邪。

⑪用针无义:义,理法,准则。用针无义,即针刺没有准则。

【白话精译】

黄帝问道:我听说九针有九篇文章,而先生又从九篇上加以发挥,演绎成为九九八十一篇,我已经完全领会它的精神了。《针经》上说的气之盛衰,左右偏胜,取上以调下,取左以调右,有余不足,在荥输之间进行补泻,我亦懂得了。这些变化,都是由于荣卫的偏胜、气血虚实而形成的,并不是邪气从侵入经脉而发生的病变。我现在希望知道邪气侵入经脉之时,病人的症状怎样?又怎样来治疗?岐伯回答说:一个有修养的医生,在制定治疗法则时,必定体察于自然的变化。如天有宿度,地有江河,人有经脉,其间是互相影响,可以比类而论的。如天地之气温和,则江河之水安静平稳;天气寒冷,则水冰地冻,江河之水凝涩不流;天气酷热,则江河之水沸腾扬溢;要是暴风骤起,则使江河之水,波涛汹涌。因此病邪侵入了经脉,寒则使血行滞涩;热则使血气滑润流利,要是虚邪贼风的侵入,也就像江河之水遇到暴风一样,经脉的搏动,则出现波涌隆起的现象。虽然血气同样依次在经脉中流动,但在寸口处按脉,指下就感到时大时小,大即表示病邪盛,小即表示病邪退,邪气运行,没有一定的位置,或在阴经或在阳经,就应该更进一步,用三部九候的方法检查,一旦察之邪气所在,应及早治疗,以阻止它的发展。治疗时应在吸气时进针,进针时勿使气逆,进针后要留针静候其气,不让病邪扩散;当吸气时转捻其针,以得气为目的;然后等病人呼气的时候,慢慢地起针,呼气尽时,将针取出。这样,大邪之气尽随针外泄,所以叫作泻。

黄帝道:不足之虚症怎样用补法?岐伯说:首先用手抚摸穴位,然后以指按压穴位,再用手指揉按穴位周围肌肤,进而用手指弹其穴位,令脉络怒张,左手按闭孔穴,不让正气外泄。进针方法,是在病人呼气将尽时进针,静候其气,稍久留针,以得气为目的。进针候气,要像等待贵客一样,忘掉时间的早晚,当得气时,要好好守护,等病人吸气时候,拔出其针,那么气就不致外出了;出针以后,应在其孔穴上揉按，使针孔关闭，真气存内，大经之气留于营卫而不泄，这便叫作补。

黄帝道：对邪气怎样诊候呢？岐伯说：当邪气从络脉而进入经脉，留舍于血脉之中，这时邪正相争，或寒或温，真邪尚未相合，所以脉气波动，忽起忽伏，时来时去，无有定处。所以说诊得邪气方来，必须按而止之，阻止它的发展，用针泻之，但不要正当邪气冲突，遂用泻法。因为真气，就是经脉之气，邪气冲突，真气大虚，这时而用泻法，反使经气大虚，所以说气虚的时候不可用泻，就是指此而言。因此，诊候邪气而不能审慎，当大邪之气已经过去，而用泻法，则反使真气虚脱，真气虚脱，则不能恢复，而邪气益甚，那病更加重了。所以说，邪气已经随经而去，不可再用泻法，就是指此而言。阻止邪气，使用泻法，是间不容发的事，须待邪气初到的时候，随即下针去泻，在邪至之前，或在邪去之后用泻法，都是不适时的，非但不能去邪，反使血气受伤，病就不容易退了。所以说，懂得用针的，像拨动弩机一样，机智灵活，不善于用针的，就像敲击木椎，顽钝不灵了。所以说，识得机宜的，一刹那毫不迟疑，不知机宜的，纵然时机已到，亦不会下针，就是指此而言。

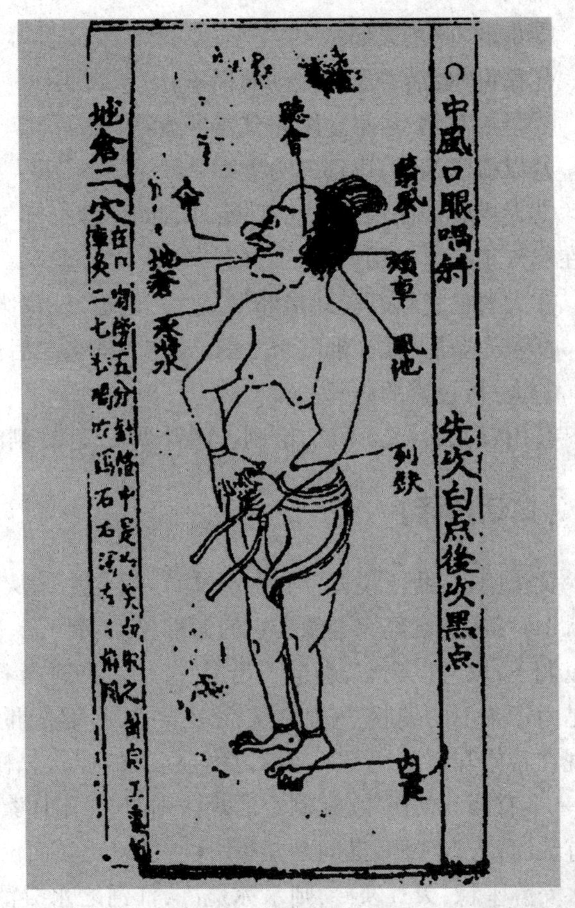

明代何柬《针灸捷径》针灸方图中的风口眼歪斜取穴图

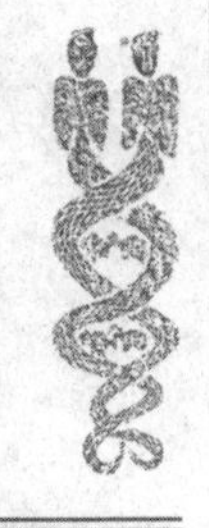

黄帝道：怎样进行补泻呢？岐伯说：应以攻邪为主。应该及时刺出盛血，以恢复正气，因为病邪刚刚侵入，流动未有定处，推之则前进，引之则留止，迎其气而泻之，以出其毒血，血出之后，病就立即会好。黄帝道：讲得好！假如到了病邪和真气并合以后，脉气不现波动，那么怎样诊察呢？岐伯说：仔细审察三部九候的盛衰虚实而调治。检查的方法，在它左右上下各部分，观察有无不相称或特别减弱的地方，就可以知道病在哪一脏腑，待其气至而刺之。假如不懂得三部九候，则阴阳不能辨别，上下也不能分清，更不知道从下部脉以诊察下，从上部脉以诊察上，从中部脉以诊察中，结合胃气多少有无来决定疾病在哪一部。所以说，针刺而不知三部九候以了解病脉之处，则虽然有大邪为害，这个医生也没有办法来加以事先防止的。如果诛罚无过，不当泻而泻之，这就叫作“大惑”，反而扰乱脏腑经脉，使真气不能恢复，把实症当作虚症，邪气当作真气，用针毫无道理，反助邪气为害，剥夺病人正气，使顺症变成逆症，使病人荣卫散乱，真气散失，邪气独存于内，断送病人的性命，给人家带来莫大的祸殃。这种不知三部九候的医生，是不能够久长的，因为不知配合四时五行因加相胜的道理，会放过了邪气，伤害了正气，以致断绝病人性命。病邪新侵入人体，没有定着一处，推它就向前，引它就阻止，迎其气而泻之，其病是立刻可以好的。

【专家评鉴】

一、经脉应经水

人与自然息息相通，与天地相应。本文以比类而论，天有宿度，地有经水，人有经脉。天有温和之气，则经水有安静之态，人的经脉亦有平和之象；天有寒冻之气，则经水有凝泣之态，人有经脉气血运行亦涩滞不畅；天有暑热之气，则经水有沸溢之态，人的经脉亦现淖泽之象；天有卒起之风暴，则经水有波涌而隆起之态，人的经脉亦有隆起之象。这些都说明了气候的变化对经脉中的气血运行有明显影响，从而更进一步阐明，邪气侵入人体，循经入里，“如经水之得风也，经之动脉，其至也亦时陇起。”出现相应变化。回答了文首提出的“余愿闻邪气之在经也，其病人何如?”的发问。

二、外邪入侵，宜早遏其路

外邪客于经脉，随脉必至寸口。《难经·一难》：“寸口者，脉之大会也。”有邪则寸口之脉隆起而相对变大，无邪则脉不隆起而相对较小。若以脉之三部九候分阴阳，则上部为阳，下部为阴；寸为阳，尺为阴；浮为阳，沉为阴，根据脉搏变化以辨别邪之所在，当尽早遏止其路，以防微杜渐，体现了重视治未病的思想。病邪初入人体，真邪未合，病尚轻浅，邪未有定处，及早正确治疗，可以使疾病早日痊愈。如何遏止其路呢？马莳：“所谓遏其路者，唯泻法耳。”针刺宜尽早迎而泻之，遏止其路。

三、呼吸补泻法

呼吸补泻是常用的补泻方法之一，是用针刺手法时配合病人的呼吸而行的一种补泻方法。“吸则内针……故命曰泻”及“呼尽内针……故命曰补”。若当病人吸气时进针、转针，于呼气时出针，并摇大针孔，为泻法。与此相反，呼尽进针，留针得气，吸气时出针，并揉按穴位，闭合针孔为补法。归纳如下：

（一）泻法

进针：吸则内针。

候气：静以久留。

得气：以得气为故。

行针：吸则转针。

起针：候呼引针，呼尽乃去。

功效：大气（邪气）皆出。

（二）补法

进针：呼尽内针。

候气：静以久留，如待所贵，不知日暮。

得气：气至为故。

起针：候吸引针。

辅助手法：扪而循之，切而散之，推而按之，弹而怒之，抓而下之，通而取之。

效果：大气（正气）留止。

四、辅助手法

辅助手法可根据不同的情况选用，如本文中列举的有“扪而循之”，是循着穴位抚摸，使皮肤舒缓。“切而散之”，是以指切捺穴位，使经气疏散通利。“推而按之”是以手指揉按其肌肤，使经气流利通畅。“弹而怒之”是以手弹穴位，使气血聚归穴位之处，从而使脉络䐜满。“抓而下之”，是进针时，以左手爪甲掐其正穴，而以右手下针，以求及时准确无误。“外引其门，以闭其神”，即以右手拔针，左手随即按闭进针的孔穴，使针孔周围皮肤回复原位，遮盖针穴，不让真气外泄。总之通过针刺辅助手法的使用可达到取准穴位，减少疼痛，促进得气，产生感应，增强疗效，藉以疏通经络，调和气血，取得最佳的治疗效果。

五、补泻宜忌

（一）邪气方来，宜早遏其路

邪气侵入人体，必然有由表入里，由浅入深的发展过程。当邪气方来未盛之时，真邪未合，宜早遏其路，迎而泻之，则邪气可散，避免邪盛而后泻，戕害真气，“方其来也，必按而止之，止而取之。”原因有三：其一，方来之时，邪气不深，流动未有定处，祛之较易。“推之则前，引之则止。”其二，补正有留邪之弊，如原文：“逆而刺之,温血也。”其三,邪去正自复,“疾出以去盛血,而复其真气。”故邪气方来,宜迎而泻之。

(二)邪气方盛,可避其锐气

邪气盛则实,实症当泻之。“卒然逢之,早遏其路,”“逢而泻之。”均属此法。在应用这一治法时,必须分析疾病所处的阶段和正邪双方斗争力量消长情况。若邪气方盛,应避其锐气,文中“无逢其冲”正是这种思想的反映。高士宗注释本句是“邪气冲突,宜避其锐。”这是兵家思想在中医治疗学中的体现。《内经》的这一思想是一贯的。如《灵枢·逆顺》:“无迎逢逢之气,无击堂堂之阵。”《素问·阴阳应象大论》:“其盛可待衰而已。”都是这一思想的反映。

(三)邪气已过,不可拘泥于泻法

当邪气已过,却仍固执于泻法,其邪必乘虚复至而益甚。正如原文“大气已过,泻之则真气脱;脱则不复,邪气复至而病益蓄。”因而告诫说:“其往不可追。”

六、掌握三部九候的意义

用针刺治疗疾病,医生必须懂得三部九候的诊法,同时必须结合天地阴阳,五运六气的知识分析病情,突出地说明要治病,必先识病的道理,三部九候的重要性就在于此。

(一)审察三部九候,可知病之虚实

“审扪循三部九候之盛虚而调之。”张志聪注释说:“审者审其病,扪者切其脉,盛者邪气盛,虚者正气虚。”诊三部九候,可测知病的虚实。

(二)诊三部九候,可知病的部位

“不知三部者,阴阳不别,天地不分,地以候地,天以候天,人以候人。”说明医生掌握了三部九候的理论,便可根据三部所相应的部位测知疾病的部位所在,从而“审其病脏以期之。”

(三)若不掌握三部九候,绝人寿命

“不知三部九候病脉之处……反为气贼,夺人正气,以从为逆,荣卫散乱,真气已失,邪独内著,绝人长命,予人夭殃。”这就从反面说明了三部九候的重要性和医生必须掌握三部九候理论的迫切性。

(四)三部以胃气为本

“调之中府,以定三部。”说明了脉有胃气的重要性。高士宗说:“三部之中,胃气为本。”何谓脉之胃气呢?《灵枢·终始》:“邪气来也紧而急,谷气来也徐而和。”说明从容和缓,节律一致是脉有胃气的表现。

七、脉、症、四时合参

天人相应,其理昭彰。脉应四时,故有春弦夏钩秋毛冬石的变化。知此,临床时才不会迷惑。"因不知合之四时五行,因加相胜,释邪改正,绝人长命。"提示医生脉症四时必须合参,确保诊断无误。

【临床应用】

一、关于候气与得气的问题

(一)得气

得气,指进针后施以一定的手法,使针刺部分产生一定的感应,得气亦称针感。其标准,一是病人的痠、麻、重、胀、沉的感觉,或出现对这种感觉的通导和传递现象。二是医生行针时有沉紧滞的感觉,从病人和医生双方的感觉而确定。《内经》对针刺得气与否有较为详尽的记述。如《灵枢·邪气藏府病形》说:"中气穴,则针游于巷。"指刺中穴位有特异的感觉。气,可理解作针下感应。《灵枢·小针解》说:"言虚与实,若有若无者,言实者有气,虚者无气也。"说明了针刺得气与不得气的一些征象。针下"实紧"为得气,针下"虚滑"为不得气。《素问·宝命全形论》中更有生动形象的描述:"是谓冥冥,莫知其形,见其乌乌,见其稷稷,从见其飞,不知其谁。"张介宾释为:"冥冥,幽隐也。莫知其形,言血气之变不形于外,惟明者,能察有于无,即所谓观于冥冥焉。""乌乌,言气至如鸟之集也。稷稷,言气盛如稷之繁也。从见其飞,言气之或往或来,如鸟之飞也。然此皆无中之有,莫测其孰为之主,故曰不知其谁。"金元时期的窦汉卿曾在《标幽赋》对针刺得气现象作了更加形象地描述:"轻滑慢而未来,沉涩紧而已至。""气之至也,如鱼吞钩铒之沉浮;气未至,闲处幽堂之深邃。"说明针刺得气时,病人在针刺部有酸胀重麻感,有时还会出现感传现象,而医生持针的手上也会感觉到沉重紧涩的现象。针刺未得气时,病人无特殊感觉,医生感到针下空虚无物。

得气的快慢与气候变化及病人体质差异有关。一般的规律是气候温暖易得气,气候寒冷不易得气。如《素问·八正神明论》说:"是故天温日明,则人血淖液而卫气浮,故血易泻,气易行;天寒日阴,则人血凝泣而卫气沉。"说明天时气候变化对气血运行,生长收藏有一定的联系,故与得气快慢密切相关。得气快慢强弱与病人体质有一定的关系,由于病人体质虚弱,经气不足,运行缓慢,故迟久不至。而危重病人久不得气,表示经气衰竭,经络功能一蹶不振。此外,得气快慢亦与医生针刺手法有关,或由于取穴不准;或由于未能掌握好针刺的角度、方向和深度而造成。总之,针刺不得气,或得气快慢与所取俞穴,针刺条件和手法的不同,以及病人个体差异等因素有关。

得气还须分辨是邪气还是正气。如《灵枢·终始》说:"邪气来也紧而疾;谷气来也徐而和。"一般说来,正常的得气是满实而不紧涩,就是在转针和提插过程中,仅有沉重的感觉，而没有涩滞或行针困难的现象。如果得气后，发觉指下紧涩，行针困难，便是邪气盛的征象；或是转针太紧，单方向捻旋幅度太大，肌肉纤维缠住针身的缘故。

得气与否和治疗效果有一定的关系。针刺必须在得气的情况下，施以适当的补泻手法，才能获得卓著的疗效，否则效果不显或无疗效。诚如《灵枢·九针十二原》所说："刺之要，气至而有效。"本篇："以得气为故。"一般得气迅速，治疗效果好；得气迟缓，效果较差，甚至无效。

得气与治神的关系。精神因素在针灸临床治疗中对医患双方都有密切关系，它对于针刺手法要求是否成功，针刺疗效能否提高，都有其重要意义。治神要求医生在针刺中要掌握和重视病人的精神状态和机体变化。如《灵枢·本神》说："凡刺之法，必先本于神。"又说："是故用针者，察观病人之态，以知精神魂魄之存亡得失也。"《素问·宝命全形论》说："凡刺之真，必先治神。"以上论述强调治神的重要性，说明医生既要察疾病的表现，又要了解病人的精神状态，内心世界和思想情绪。在全面地掌握了上述情况的前提下，正确运用相适应的手法，就能获得满意的疗效。另一方面，要求医生在诊治疾病时必须全神贯注，集中精神，排除各种干扰，专心致志地体会针刺后的感觉和观察病人的反应，随时处治针刺后的各种情况，以达取得最佳疗效为目的，防止各种异外情况的发生。如《灵枢·九针十二原》："粗守形，上守神。""神在秋毫，属意病者。"《灵枢·终始》："必一其神，令志在针。"《标幽赋》："目无外视，手如握虎，心无内慕，如待贵人。"上述经言，贵在守神。得气后，必须瞅准时机，不可挂一发之误，方能取得"如发机"的效果，否则就会"如扣椎"而顽钝不灵。

（二）候气

当针刺后无得气的感觉，医生就需要采取一定的措施促使得气，称之为"候气"与"催气。"其内容可概括为两个方面：一是根据补泻手法来候气；二是针刺后久而气未至，或虽至而未能充盛的情况下，采取积极的手法催动经气，以达气至病所的目的。《灵枢·九针十二原》说："刺之而气不至，无问其数。刺之而气至，乃去之，勿复针。"历代医家记载候气的方法很多，《金针赋》说："气不至，以手摄循，以爪切掐，以针动摇，进捻搓弹，直待气至。"后世医家以此为依据，又有很多发挥。《神应经》指出："用右手大指及食指持针，细细动摇，进退搓捻其针，如手颤之状，谓之催气。"这种方法是以摇针及提针、捻针、震颤相结合的手法施行。《针灸大成》阐发《金针赋》中"以手循摄"的方法时说："凡下针，若气不至，用手指于所属部分，经络之路，上下左右循之，使气血往来，上下均匀，针下自然气至。"这种方法临床应用较多。

（三）关于得气和候气的研究。

关于针刺手法激发循经感传的研究,针刺补泻手法的关键是“得气”和“气至病所。”《灵枢·九针十二原》说:“刺之要,气至而有效。”《灵枢·刺节真邪》所说:“用针之类,在于调气。”都说明针刺得气的重要性。近年来,经络感传的研究,经过大量普查工作,不仅肯定了经络感传现象的客观存在,并且对于循经感传现象的一些规律,循经感传的主要特征(感传路线的循经性、循经感传的效应和可阻滞性)也进行了探讨,证明了某些“气至病所”可以提高疗效的事实。从经络感传现象的观察研究说明。经络感传现象在人群中是大量存在的。循经感传的激发和控制;促进气至病所,是发挥针刺作用、提高针刺疗效的重要环节。

有人报道用传统的提插捻转手法(捻转角度180~360°捻转频率为120~200次/分钟),根据辨证论治原则,循经远端取穴,治疗疼痛病人(包括头痛、偏头痛、三叉神经痛),临床观察的结果表明:施用传统的针刺手法可激发针感和使针感按预定的方向传导,而针感的传导强度和针刺止痛的效果关系是平行的($P<0.05$)。也有人报告经络感传的激发与激发次数成正比。而感传的方向则和针刺方向、压手部位有一定关系。对经络感传在关节部位的滞留(阻滞),即针下之气传至关节不再沿经移行时,以手轻拍叩打其关节及关节上下之肌肉,促使经气通过关节继续向病所传导,同时配合欲气上行按之在下,欲气下行按之在上,以及针芒所向通关节的作用。

留针是针刺过程中的一个重要的环节。针体留置穴内,必须运用针灸候气、催气、加强针感及便于针刺中作用的加强手法。留针要根据症的虚实寒热、病程、脉象、体质、经络敏感程度和所取经穴(阳经比阴经留针时间长,足经比手经留针时间长)而定。身体功能状态,针刺得气、针刺效应也都有关系,但并不是留针时间越长刺激强度就越强,针刺的效果也就越好。福州地区对针刺治疗阑尾炎观察发现留针30分钟与留针2小时,在疗效上无何差异,主张留针时间无须过长,主要在于间隔时间内的加强手法。第二军医大学第二附属医院观察了针刺胆囊穴收缩功能的变化12例,发现留针30分钟与60分钟无明显差别,亦认为留针时间过长,并无多大意义。

对留针时间的长短,有人在观察不同的留针时间对心气虚患者心搏血量的影响中发现:在蹦针5分钟、15分钟、30分钟几个时限的留针中,以间歇动留15分钟及30分钟较明显,而间歇动留5min的效果较差。

又有人报道以运动时值为指标,观察留针不留针对中枢神经系统功能的影响,对59名病人进行76次实验,结果证明,留针与不留针可引起中枢神经系统功能不同规律的变化。留针30分钟的病人有90%实验例出现运动从属时值增大,不留针的患者有50%实验例出现从属时值减小,30%实验出现时值增大,分析29名健康人在针刺前后的运动从属时值动力学变化,发现在留针30分钟的实验例中,有

90%实验例值增大,不留针,引起时值减小者占20%,实验例,而引起时值增大者60%,有报告,观察雀啄术,间歇术,留针阵动术、留针静止术四种针刺操作对脑电图的影响。结果看到,雀啄术使脑电图先有β波增加,继而α波增加,表明大脑皮质由兴奋转为抑制;留针静止术直接使脑电图α波增加,表明直接产生抑制现象;间歇术与留针阵动术可使β波增加,间歇术更为明显,表明大脑皮质产生兴奋现象。

二、关于《内经》中"大气"含义

"大气"一词,在《内经》中多处提到,但其含义不同,故应加以区别。其义有四:一,指邪气。本文"大气已过"指邪气。王冰:"大气,谓大邪之气,错乱阴阳者也。"二,指正气。又谓经气。如本文"大气留止。"指正气。王冰:"然此大气,谓大经之气,流行营卫者。"三,指空气。如《素问·五运行大论》说:"大气举之。"四,指宗气。《灵枢·五味》:"其大气之摶而不行者,积于胸中,命曰气海。"众所周知,上气海膻中穴为宗气汇聚之处。《灵枢·邪客》:"故宗气积于胸中。"此处指宗气。

通评虚实论第二十八

【要点解析】

一、重点论述虚实的原因与病机,指出"邪气盛则实,精气夺则虚"是疾病虚实的基本病机,并以脏腑为例加以具体说明。

二、推论各种虚实,如五脏的虚实、四时的虚实、血气的虚实、重实、重虚、经虚络满、经满络虚、脉症虚实、病情虚实等等。

三、叙述了四时针灸的所宜部位,并介绍痈肿、霍乱、惊风等疾患的钟刺治疗方法,以及消瘅、偏枯、痿厥、黄疸、暴厥、癫狂等疾患的病因及所表现的症状。

【内经原典】

黄帝问曰:何谓虚实?岐伯对曰:邪气盛则实,精气夺[1]则虚。帝曰:虚实何如?岐伯曰:气虚者肺虚也,气逆者足寒也,非其时则生,当其时则死。余藏皆如此。帝曰:何谓重实[2]?岐伯曰:所谓重实者,言大热病,气热脉满,是谓重实。帝曰:经络俱实何如?何以治之?岐伯曰:经络皆实,是寸脉急而尺缓也,皆当治之,故曰滑则从,涩则逆也。夫虚实者,皆从其物类始,故五藏骨肉滑利,可以长久也。

帝曰:络气不足,经气有余,何如?岐伯曰:络气不足,经气有余者,脉口热而尺寒也，秋冬为逆，春夏为从，治主病者。帝曰：经虚络满何如？岐伯曰：经虚络满者，尺热满，脉口寒涩也，此春夏死，秋冬生也。帝曰：治此者奈何？岐伯曰：络满经虚，灸阴刺阳；经满络虚，刺阴灸阳。帝曰：何谓重虚？岐伯曰：脉气上虚尺虚，是谓重虚。帝曰：何以治之？岐伯曰：所谓气虚者，言无常也。尺虚者，行步恇然。脉虚者，不象阴也。如此者，滑则生，涩则死也。

帝曰：寒气暴上，脉满而实何如？岐伯曰：实而滑则生，实而逆则死。帝曰：脉实满，手足寒，头热，何如？岐伯曰：春秋则生，冬夏则死。脉浮而涩，涩而身有热者死。

帝曰：其形尽满[③]何如？岐伯曰：其形尽满者，脉急大坚，尺涩而不应也。如是者，故从则生，逆则死。帝曰：何谓从则生，逆则死？岐伯曰：所谓从者，手足温也。所谓逆者，手足寒也。帝曰：乳子[④]而病热，脉悬小者何如？岐伯曰：手足温则生，寒则死。帝曰：乳子中风热，喘鸣肩息者，脉何如？岐伯曰：喘鸣肩息者，脉实大也，缓则生，急则死。帝曰：肠澼[⑤]便血何如？岐伯曰：身热则死。寒则生。帝曰：肠澼下白沫何如？岐伯曰：脉沉则生，脉浮则死。帝曰：肠澼下脓血何如？岐伯曰：脉悬绝则死，滑大则生。帝曰：肠澼之属，身不热，脉不悬绝何如？岐伯曰：滑大者曰生，悬涩者曰死，以藏期之。帝曰：癫疾何如？岐伯曰：脉搏大滑，久自已；脉小坚急，死不治。帝曰：癫疾[⑥]之脉，虚实何如？岐伯曰：虚则可治，实则死。帝曰：消瘅[⑦]虚实何如？岐伯曰：脉实大，病久可治；脉悬小坚，病久不可治。帝曰：形度骨度脉度筋度，何以知其度也？帝曰：春亟治经络，夏亟治经俞，秋亟治六府，冬则闭塞。闭塞者，用药而少针石也。所谓少针石者，非痈疽之谓也，痈疽不得顷时回[⑧]。痈不知所，按之不应手，乍来乍已，刺手太阴傍三痏，与缨脉[⑨]各二。掖痈大热，刺足少阳五，刺而热不止，刺手心主三，刺手太阴经络者，大骨之会各三。暴痈筋软[⑩]，随分而痛，魄汗不尽，胞气不足，治在经俞。腹暴满，按之不下，取手太阳经络者，胃之募也，少阴俞去脊椎三寸傍五，用员利针。霍乱，刺俞傍五，足阳明及上傍三。刺痫惊脉五，针手太阴各五，刺经太阳五，刺手少阴经络傍者一，足阳明一，上踝五寸刺三针。

凡治消瘅、仆击[⑪]、偏枯、痿厥，气满发逆，甘肥贵人，则高梁之疾也。隔塞闭绝，上下不通，则暴忧之病也。暴厥而聋，偏塞闭不通，内气暴薄[⑫]也，不从内外中风之病，故瘦留着也。蹠跛，寒风湿之病也。黄帝曰：黄疸暴痛，癫疾厥狂，久逆之所生也。五藏不平，六府闭塞之所生也。头痛耳鸣，九窍不利，肠胃之所生也。

【难点注释】

①夺：通“脱”。丧失，损伤。

②重实：重，重复。此指脉症俱实。

③其形尽满:病人形体表现为虚浮胀满。

④乳子:即产妇。

⑤肠澼:澼,肠间水。肠澼,即肠中水湿之病。

⑥癫疾:指癫痫病。

⑦消瘅:古病名,体内积热,多饮多食,即消渴病。

⑧痈疽不得顷时回:不得,不能;顷时,顷刻,时间短暂;回,徘徊,犹豫。痈疽不得顷时回,痈疽病不能有顷刻的犹豫徘徊。

⑨缨脉:缨,帽带。缨脉,帽带所经过部位之脉,亦即足阳明胃经。

⑩筋软:筋软即筋缩,筋脉拘急。

⑪仆击:指猝然昏倒的中风病。

⑫薄:迫也,搏也。

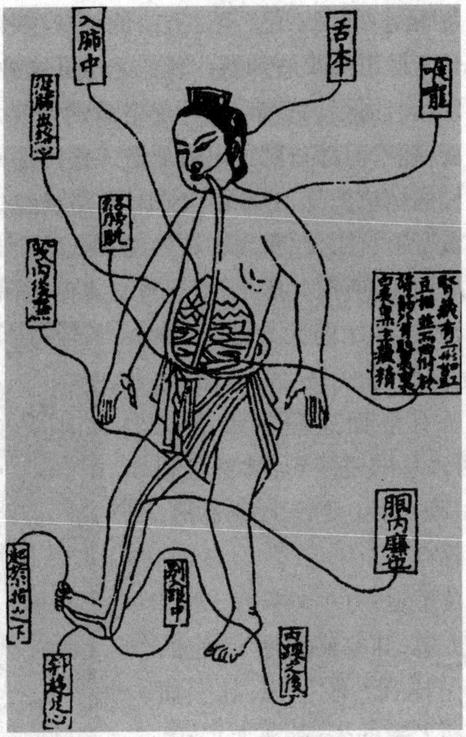

宋代朱肱《活人书》中的经络图,描绘了人体的器官部位及经络

【白话精译】

黄帝问道:什么叫虚实?岐伯回答说:所谓虚实,是指邪气和正气相比较而言的。如邪气方盛,是为实症;若精气不足,就为虚症了。黄帝道:虚实变化的情况怎样?岐伯说:以肺脏为例,肺主气,气虚的,是属于肺脏先虚;气逆的,上实下虚,两足必寒。肺虚若不在相克的时令,其人可生;若遇克贼之时,其人就要死亡。其他各脏的虚实情况亦可类推。

黄帝道:什么叫重实?岐伯说:所谓重实,如大热病人,邪气甚热,而脉象又盛满,内外俱实,便叫重实。

黄帝道:经络俱实是怎样情况?用什么方法治疗?岐伯说:所谓经络俱实,是指寸口脉急而尺肤弛缓,经和络都应该治疗。所以说:凡是滑利的就有生机为顺,涩滞的则缺少生机为逆。因为一般所谓虚实,人与物类相似,如万物有生气则滑利,万物欲死则枯涩。若一个人的五脏骨肉滑利,是精气充足,生气旺盛,便可以长寿。

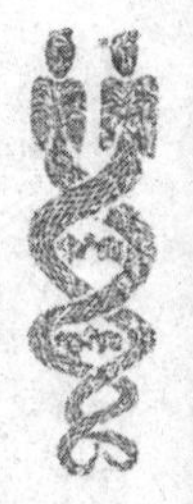

黄帝道:络气不足,经气有余的情况怎样?岐伯说:所谓络气不足,经气有余,是指寸口脉滑而尺肤却寒。秋冬之时见这种现象的为逆,在春夏之时就为顺了,治疗必须结合时令。黄帝道:经虚络满的情况怎样?岐伯说:所谓经虚络满,是指尺肤热而盛满,而寸口脉象迟而涩滞。这种现象,在春夏则死,在秋冬则生。黄帝道:这两种病情应怎样治疗呢?岐伯说:络满经虚,灸阴刺阳;经满络虚,刺阴灸阳。

黄帝道:什么叫重虚?岐伯说:脉虚,气虚,尺虚,称为重虚。黄帝道:怎样辨别呢?岐伯说:所谓气虚,是由于精气虚夺,而语言低微,不能接续;所谓尺虚,是尺肤脆弱,而行动怯弱无力;所谓脉虚,是阴血虚少,不似有阴的脉象。所有上面这些现象的病人,可以总的说一句,脉象滑利的,虽病可生,要是脉象涩滞,就要死亡了。

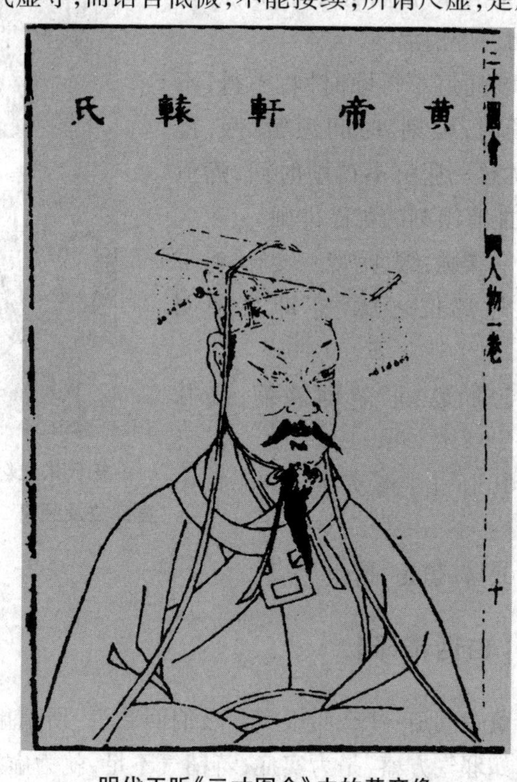

明代王昕《三才图会》中的黄帝像

黄帝道:有一种病症,寒气骤然上逆,脉象盛满而实,它的预后怎样呢?岐伯说:脉实而有滑利之象的生;脉实而涩滞,这是逆象,主死。黄帝道:有一种病症,脉象实满,手足寒冷,头部热的预后又怎样呢?岐伯说:这种病人,在春秋之时可生,若在冬夏便要死了。又一种脉象浮而涩,脉涩而身有发热的,亦死。黄帝道:身形肿满的将会怎样呢?岐伯说:所谓身形肿满的脉象急而大坚,而尺肤却涩滞,与脉不相适应。像这样的病情,从则生,逆则死。黄帝道:什么叫从则生,逆则死?岐伯说:所谓从,就是手足温暖;所谓逆,就是手足寒冷。

黄帝道:乳子而患热病,脉象悬小,它的预后怎样?岐伯说:手足温暖的可生,若手足厥冷,就要死亡。黄帝道:乳子而感受风热,出现喘息有声,张口抬肩症状,它的脉象怎样?岐伯说;感受风热而喘息有声,张口抬肩的,脉象应该实大。如实大中具有缓和之气的,尚有胃气,可生;要是实大而弦急,是胃气已绝,就要死亡。

黄帝道:赤痢的变化怎样?岐伯说:痢兼发热的,则死;身寒不发热的,则生。黄帝道:痢疾而下白沫的变化怎样?岐伯说:脉沉则生,脉浮则死。黄帝道:痢疾而下脓血的怎样？岐伯说:脉悬绝者死;滑大者生。黄帝道:痢疾病,身不发热,脉搏也不悬绝,预后如何？岐伯说:脉搏滑大者生;脉搏悬涩者死。五脏病各以相克的时日而预测死期。

黄帝道:癫疾的预后怎样？岐伯说:脉来搏而大滑,其病慢慢地会自己痊愈;要是脉象小而坚急,是不治的死症。黄帝道:癫疾脉象虚实变化怎样？岐伯说:脉虚的可治,脉实的主死。

黄帝道:消渴病脉象的虚实怎样？岐伯说:脉见实大,病虽长久,可以治愈;假如脉象悬小而坚,病拖长了,那就不可治疗。

黄帝道:形度,骨度,脉度,筋度,怎样才测量得出来呢？

岐伯道:春季治病多取各经的络穴;夏季治病多取各经的俞穴;秋李治病多取六腑的合穴;冬季主闭藏,人体的阳气也闭藏在内,治病应多用药品,少用针刺砭石。但所谓少用针石,不包括痈疽等病在内,若痈疽等病,是一刻也不可徘徊迟疑的。

痈毒初起,不知它发在何处,摸又摸不出,时有疼痛,此时可针刺手太阳经穴三次和颈部左右各二次。生腋痈的病人,高热,应该针足少阳经穴五次;针过以后,热仍然不退,可针手厥阴心包经穴三次,针手太阴经的络穴和大骨之会各三次。急性的痈肿,筋肉挛缩,随着痈肿的发展而疼痛加剧,痛得厉害,汗出不止,这是由于膀胱经气不足,应该刺其经的俞穴。

腹部突然胀满,按之不减,应取手太阳经的络穴,即胃的募穴和脊椎两旁三寸的少阴肾俞穴各刺三次,用员利针。霍乱,应针肾俞旁志室穴五次和足阳明胃俞及胃仓穴各三次。治疗惊风,要针五条经上的穴位,取手太阴的经穴各五次,太阳的经穴各五次,手少阴通里穴旁的手太阳经支正穴一次,足阳明经之解溪穴一次,足踝上五寸的少阴经筑宾穴三次。

凡诊治消瘅、仆击、偏枯、痿厥、气粗急发喘逆等病,如肥胖权贵人患这种病,则是由于偏嗜肉食厚味所造成的。凡是郁结不舒,气粗上下不通,都是暴怒或忧郁所引起的。突然厥逆,不知人事,耳聋,大小便不通,都是因为情志骤然激荡,阳气上迫所致。有的病不从内发,而由于外中风邪,因风邪留恋不去,伏而为热,消烁肌肉,着于肌肉筋骨之间。有的两脚偏跛,是由于风寒湿侵袭而成的疾病。

黄帝道:黄疸、骤然的剧痛、癫疾、厥狂等症,是由于经脉之气,久逆于上而不下行所产生的。五脏不和,是六腑闭塞不通所造成的。头痛耳鸣,九窍不利,是肠胃的病变所引起的。

【专家评鉴】

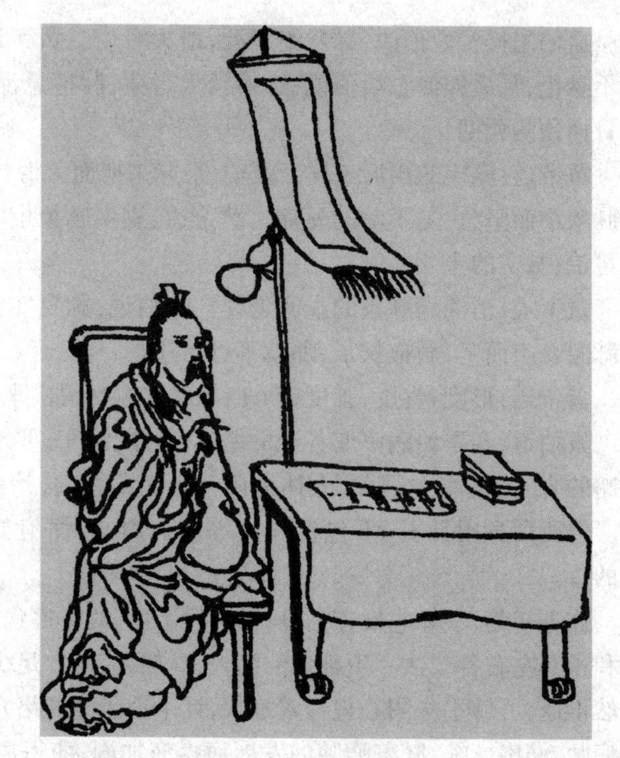
古医解病图

一、邪正与虚实的关系

“邪气盛则实，精气夺则虚。”是辨别虚实的总纲，是全篇精髓。实是指实症而言，发病初期，邪气亢盛。正气不虚，邪气侵入人体而正气能急起而应之。邪正双方力量势均力敌，以邪气方盛为矛盾主要方面的病理变化，呈现一派病势亢盛的病理反映。正如丹波元简所说：“邪气之客于人体，其始必乘精气之虚而入，已入而精气旺，与邪俱盛则为实。”这里所说的“始必乘精气之虚而入”。可理解为一时之虚，但素体正气较强，在一时性抵抗能力低下的情况：如汗出之时，腠理开泄，饥饿以及疲倦之时，精气暂时衰，房事刚毕、阴阳未复等都是邪气乘虚而入的机会。因此虚是正气相对于邪气而言的相对之虚，并非虚症。“精气夺则虚”，虚指虚症，是以正气虚损为矛盾主要方面的病理变化。精气者正气也。其病机的主要方面是正气虚，此时的邪气已经祛除，主要反映出机体气血阴阳不足及由此而导致的脏腑经络功能低下，抗病无力的一系列症状与体征。形成虚症。总之虚症与实症是以邪正盛衰消长变化为依据确定的。

二、虚实例证

“邪气盛则实，精气夺则虚”为纲领，以脏腑、经络、气血、脉象为例证，进行全面，广泛的论述。

（一）五脏虚实

原文“帝曰：虚实何如……余脏皆如此。”本段以肺为例，来阐述五脏的虚实，并说明病变与时令逆顺有密切关系，以此可推测疾病的预后：当相生之时则生，遇相克之时则死。

（二）重实、重虚

原文“何谓重实……是谓重实。”“帝曰：何谓重虚……是谓重虚。”本段在虚实基础上进一步论述重实与重虚症的病因、病机、病症。重实症乃为邪热充斥于气分血分所致，气分热盛，邪气充斥故见大热，血分邪热炽盛，脉道充盈故见脉满，为气血阴阳俱实之症，故称重实。重，重迭之意。重虚症乃为阴阳气血俱虚之症，其证表现为脉虚、气虚、尺虚。由于气虚宗气不相接续。而表现为言语无力；气虚无力推动血行和血亏不能充盈脉道而见脉虚；气血不能润泽肌肤筋骨，而见尺肤脆弱，行步恇然、虚怯。

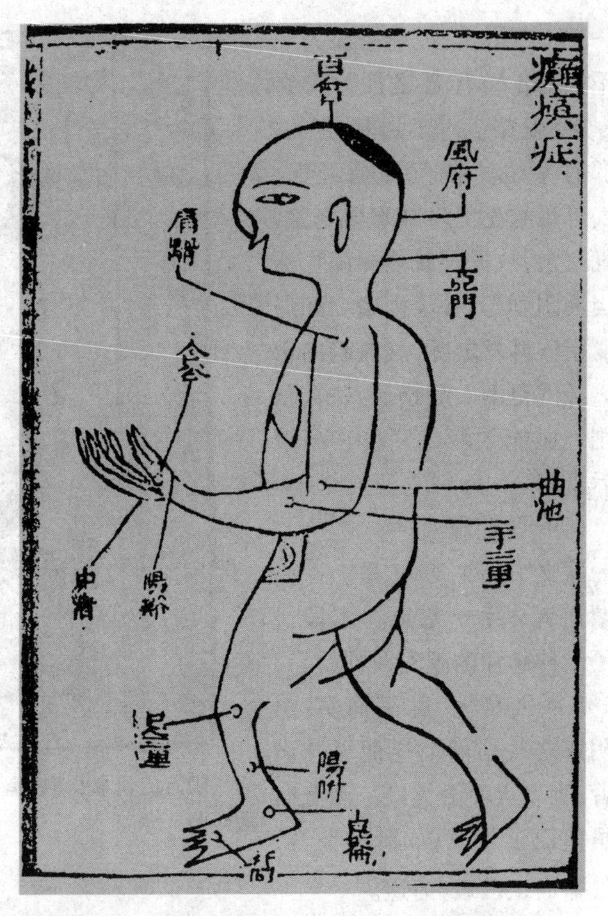

清代张希纯《针灸便用》针灸方图中的瘫痪证取穴图

（三）经络虚实

原文“帝曰：经络虚实何如……经满络虚，刺阴灸阳。”本段对经络俱实、经实络虚、经虚络实分别进行了讨论，示人寸口诊经，尺肤察络的诊断方法，并对经络虚实病症提出了相应的针刺原则。

1.经络俱实：经络俱实症为邪热充斥于经络所致，邪盛于经故寸口脉急紧，热盛于络，故尺肤松弛而缓。治疗当经络同治。此时如见脉滑为邪气虽盛而正气未衰，因此预后良好，如见脉涩为邪盛正衰，预后较差。

2.经实络虚：经实络虚属经气有余而络气不足的虚实夹杂症。由于邪盛于经故见寸口脉显热象，络气不足，肌表失其卫气温养故见尺肤寒涩。如遇春生夏长之际，阳气趋向于表，正气能祛邪外出，预后较好。如遇秋收冬藏之时，体内刚气敛沉趋向于里，正气不能驱邪外散，故为逆，为死。治疗原则为刺阴灸阳，即泻经补络。

3.经虚络实：经虚络实为经气不足，络气有余之症。张介宾：“经虚络实者，阴气不足。阳邪有余也。”阴气即指经气，经气不足故见寸口脉寒涩之象，络气有余，故见尺肤热而满。治疗当灸阴刺阳，补经泻络。如遇春夏阳气升发之际，气血趋向于表。经气更虚。故预后差；在秋冬则气血能敛藏，经气内守，故预后良好。

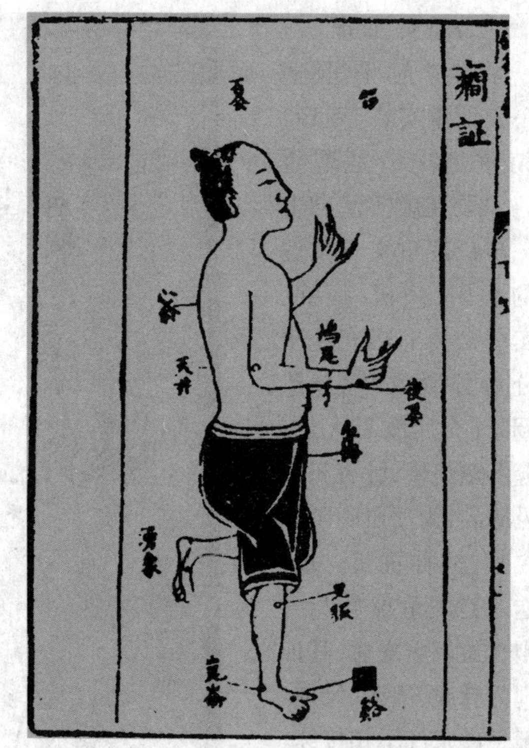

明万历刊本《杨敬斋针灸全书》针灸方图中的痌证取穴图

（四）脉症虚实

原文“帝曰：寒气暴上……所谓逆者。手足寒也。”本段讨论了四种脉症的虚实及预后。

1.寒气暴上，脉满而实：由于阴寒之气卒然上逆而见脉满实者，当以实而滑为顺。因此时邪虽盛而正未衰；如脉实而涩，邪气盛而正已衰，为逆。

2.脉实满，手足寒头热：为阳邪盛于上。阴邪盛于下的寒热错杂症，遇春秋阴阳平和之时则生，逢冬夏阴阳盛极之时则死。

3.脉浮而涩，涩而有身热：是虚阳外越，正气虚极，阴阳离决之候，故为死症。

4.其形尽满，脉急大坚，尺肤涩而不应者：为寒水泛溢肌腠，闭阻络脉，血不营肤之症，如见手足温者，为阴寒虽盛而阳气未衰，故生；如见手足寒者，为阴寒之气充斥内外，阳气虚极不能温煦四肢，故死。

（五）疾病的虚实

原文“帝曰：乳子而病热……病久不可治。”本段以乳子病、肠澼、癫痫、消瘅为例，论述疾病的虚实。

1.乳子病：哺乳期妇女发热而脉悬小者，为热病伤正所致。马莳注：“是阳证见阴脉也。”然手足温和，正气犹存，故可以得生，如手足寒者，正气大虚不能温养四肢则死。产后外感风热而喘息者为阳证实症，脉当实大，如大而见缓为脉有胃气则生，如大而见急为真脏脉现，则死。

2.肠澼：原文讨论了三种痢疾的预后判断。赤痢预后好坏，在于身热有无。身热者为邪热盛而阴血已败，预后差，无热者，阴血尚得保存，预后较好。白痢预后好坏，在于脉的沉浮，脉沉者为脉症相符故生，脉浮为阴病而见阳脉，与症相反，故死。赤白痢的预后好坏在于脉的悬绝或滑大，悬绝者为真脏脉现则死，滑大者为血气未伤则生。而三者以脉象滑大或悬涩来作为判断死生的关键。滑大者，气血充盛，既使邪气充斥气血，不至于死，悬涩者为正气衰极，正不胜邪，真脏脉现，死于所不胜之时。

3.癫痫：原文以脉症来推论癫痫的预后。脉搏大滑者，为邪虽盛而正气未衰，故病久自已，脉小坚急为邪盛正衰，真脏脉现故死不治。此外提出癫痫之脉宜虚不宜实，虚乃搏大滑中而见柔和之象，为邪气渐退，正气将复，脉有胃气，如弦急无柔和之象属邪极盛，正气衰，脉无胃气，故死。

4.消瘅：原文讨论了消瘅病的预后。脉实大者，邪气虽盛而精血尚充，病虽久仍可治；脉悬小坚者邪气盛而精气渐衰，故病久不可治。

（六）根据虚实，确定治法

人与自然是息息相通的，人体经络气血随着四时气候变化亦有生长收藏的相应反映，文中"春亟治经络……"一段，提出了虚实病症的四时针刺及用药规律，如"春亟治经络"，张志聪："春气生升，故亟取络脉"；"夏亟治经俞"，张氏："夏取分腠，故宜治其经俞"："秋亟治六府"，张氏："秋气降收，渐入于内，故宜取其合以治六腑"；"冬则闭塞，闭塞者，用药而少针石也"，张氏："冬时之气闭藏于内，故宜用药而少针石，盖针石治外，毒药治内也。"即春治络，夏治经，秋治府，冬应用药而少用针石，反之则伤正。并指出灵活运用，如冬月患痈疽，应及时针刺祛邪，不必拘泥于"冬月少针石"之戒。疾病不同、虚实各异，故针刺治法亦不同，并列举痈疽，腹暴痛、霍乱、痫惊等病的具体针刺方法。

（七）病症虚实的原因

病症虚实各异，其原因各不相同。文中列举了消瘅、仆击、偏枯、痿厥、气逆发满是由饮食所伤引起的。是因肥胖权贵之人，生活条件较好，嗜食肥甘厚味引起的。隔塞暴厥、郁结不舒、气阻上下不通等是由暴怒或忧郁等情志不畅所引起的。瘦留著，蹠跛分别是由风邪留着，伏而化热消烁肌肉和寒邪入侵，筋肉挛痛的六淫邪气所引起的。黄疸，暴痛，癫疾，厥狂等是由五脏不和六腑闭塞，气上逆而引起的。

【临床应用】

邪正盛衰与疾病的关系

"邪气盛则实，精气夺则虚"是本篇的纲领。邪气，泛指一切致病因素，有产生在自然界的,如六淫和疫疠之气皆是;有产生在人体内的,如痰饮、瘀血、虫积、蓄食不化等。邪有阴阳之分,如六淫邪气中风暑火(热)为阳,而寒湿为阴;《内经》对邪气的记载很多,如“正邪”“虚邪”“奇邪”“微邪”等。邪气有物质性的亦有条件性的,邪与邪气一般是联名互称的,邪即谓邪气,在古代气一元论认为气是物质的代名词。即“气者物之化也,物者气之变也。”气与物是联系在一起的,故气即是物质性的内涵,邪是条件性的因素。邪又是与正相对而言的,王冰:“不正之目,皆谓之邪”。正即正气,是人体内具有抗邪愈病作用的各种物质的总称。正气所指物质主要有精气血津液(或称为气血阴阳),人体的各组织器官则是这些重要物质存在的基础。正气的作用方式有两个方面:一是抗御外邪、预防疾病,抵抗驱邪外出;二是自身调节,控制,以适应外环境的变化,维持生理平衡,或病后的修复能力。李中梓:“精气即正气,乃谷气所化之精微”。正气亦称精气,真气或真元之气。邪正盛衰是致病因素与抗病能力相互斗争发生的盛衰与消长变化。其贯穿在疾病的始终,与疾病的发生,发展变化和预后转归有密切的关系。疾病的全过程和阶段性,疾病的各种症状体征都是邪正盛衰力量消长变化的反映。从发病机理分析,邪气是发病的主要条件,正气虚是疾病发生的内在根据,发病与否,取决于邪正双方力量消长变化的情况,即邪盛正虚则发病。

(一)邪气在发病中的作用

邪气是致病的重要条件,当邪气超越了人体的正气,邪气对疾病的发生就能起主要作用,如高温、高压电流、化学毒剂、枪弹伤、冻伤,虫兽咬伤,即使正气强,也难免被伤害而致病。又如某些疫疠之邪,对一般人来说也往往难以抵御而发病。外邪侵入人体的时机是“乘虚”而入,有两种情况,一是正气虚损,无力抗邪,邪乘虚而入。二是乘一时之虚,如汗出之时,腠理开疏,饥饿时,精气暂衰,房事刚毕,阴阳未复,都是邪气乘虚而入的时机。所以人们在日常生活中也应避诸禁忌,不使邪气有可乘之机,方可确保健康。邪气一旦侵入人体会给人体造成功能性障碍或器质性破坏,这与邪气的性质、受邪的轻重、感邪的方式有关。邪气侵入人体有感而即发和伏而后发两种情况,感而即发,一般是感邪较重,邪气凶猛,正气难以抵抗,故发病迅速,感而即发。邪气侵入人体,体内有虚弱之处,此处之虚,便是留邪之地;另一方面留邪与体内痰湿、瘀血等内邪相搏结,待到一定的时机和诱因即可伏而后发。

(二)正气在发病中的作用

在疾病发生过程中,邪气与正气两个方面的因素都是不能忽视的。但是,二者之间在发病中的作用又不是同等的,中医学在充分重视邪气对发病重要作用的同时,更重视正气在发病中的主要作用。如《素问·刺法论》:“正气存内,邪不可干。”是说明正气在抗邪中的主要作用,同时又告诉人们“避其毒气”,说明了外邪对发病也有一定的作用，不可不防。中医发病学中十分重视正气在发病中的作用。在一般情况下正气旺盛，足以抗御邪气的入侵，即使受到邪气的侵犯，也能消除其不良影响，因此不会发生疾病，当正不足，即正气相对虚或已经虚损，无力抗御邪气，又不能及时消除对人体不利的影响，处于正虚邪盛的力量对比的情况下，疾病可发生。正气的抗邪作用体现在皮肤的屏障作用方面，皮肤能担当抗邪作用必须厚而致密，如《素问·生气通天论》："肉腠闭拒，虽有大风苛毒，弗之能害。"人体卫气行于脉外，遍布周身充于腠理，盛于肌表，起着极其重要的抗邪作用，如《灵枢·本藏》："卫气者，所以温分肉、充皮肤，肥腠理，司开合者也。"

（三）邪正盛衰与疾病急缓变化

疾病发生后其变化有急缓两种情况，这除了与正邪盛衰有关以外还与邪气的性质和受邪的轻重有关。疾病的急进发展过程即急性发病，其特点是发病急骤，病情危重，时间短暂，主要原因是邪毒炽盛，感而即发，邪气来势凶猛，正气来不及抵抗，邪已侵入人体，故发病较快；或由于伏邪诱而触发，伏邪深藏体内，平时不发，一旦遇到特定的条件和诱因，一触即发，如中风，素有肝肾阴虚，肝阳偏亢，或风痰内盛，但还不足以发病，若遇到剧烈的精神刺激可导致肝阳暴张，阳气亢逆变动而发生暴厥。或由于直接暴烈伤害人体的因素，如金刃伤，枪弹伤，跌打损伤，烧烫伤，虫兽伤等物理因素等发病急暴凶险；或由于误服毒药而危及生命，或因情志骤变，气血逆乱而骤然发病，凡此种种皆属疾病的急进过程。另一方面，是疾病的缓进过程，是指发病时间较长，无明显起病之时日，初起轻微，以后逐渐加重而呈现慢性发病。常见于微邪聚集，缓慢成疾；或饮食失宜，气血渐衰；或由于劳累过度，积劳成疾；或由于房事不节，下元渐亏；或由于思虑过度，营血暗耗，正气亏虚，抗病能力低下，疾病潜移默化，呈慢性发病过程。

（四）邪正盛衰与疾病的虚实变化

本文开始"邪气盛则实，精气夺则虚"是分析邪正盛衰与虚实变化的纲领，李中梓高度评价："此二语为医宗之纲领，万世之准绳。"实症，是以邪气盛为矛盾主要方面的病理变化，即邪气方盛。正气不虚，正气相对邪气而虚，形成的症候。其原因主要外感六淫和疫疠初期、中期，或食积不化、痰涎涌盛、水饮泛滥、内火炽盛、瘀血留内所形成的病症。其病理特征是，邪气方盛，正气不虚，能积极与邪气抗争，故正邪斗争剧烈，反映的病机特点是积极、剧烈和有余的症状和体征。《素问·玉机真藏论》："脉盛、皮热、腹胀、前后不通、闷瞀，此谓五实。"即五脏因邪气盛出现的实症，这仅是实症的举例罢了。实症常见于疾病的早期，中期阶段，故有新病多实之说。其主要表现是壮热、狂躁、声高气粗、疼痛拒按、二便不通，脉实有力，舌苔厚腻、痰食血水蓄积等。虚即虚症，是以正气不足为矛盾主要方面的病理变化。其主要原因有外感疾病的后期，多种慢性消耗性疾病因病而致虚。或因先天禀赋不足，后天缺乏锻炼，营养不良，或因急性病大汗、大吐、大泻、大出血等消耗了人体的精气血津液以及由此导致的脏腑经络功能低下，抗病能力下降而形成虚症。其病理特征是正气不足，无力抗邪，因此正邪斗争难以出现剧烈交争的局面，常以功能低下，虚损衰弱为特征。常见于疾病的中后期，故有久病多虚的说法。其临床表现有面色苍白或萎黄、神疲乏力、心悸、气短、盗汗、自汗、五心烦热，或畏寒肢冷，舌质嫩，脉虚无力等表现。《素问·玉机真藏论》："脉细、皮寒、气少、泄利前后，饮食不入，此谓五虚。"即五脏精气不足的虚衰症候。在邪正盛衰的变化中既有邪气之盛，又有正气之虚，二者交错夹杂一起出现称为虚实夹杂，或虚实错杂。临床上分为以正气虚损为主兼见邪气方盛的虚中夹实症和以邪气盛为主兼见正气虚的实中夹虚症。此证常见于虚实转化的中间阶段和一些复杂性疾病。其原因有以下三个方面：一是正气本虚，无力抗御邪气而正虚邪盛。二是因正气虚损，体内产生的邪气，如阳虚，气化功能减退，水湿不化而潴留体内。三是邪盛伤正，如阳胜则阴病的病理变化。在邪正盛衰的变化中偶有本质与外象不相一致而出现的虚实真假症。若本质为邪气盛的实症，而外现却以正气虚损的真实假虚；或本质为正气虚损的虚症而外象却是邪气方盛的真虚假实症。如《苏沈良方》称"大实有羸状"和"至虚有盛候"。此症候是邪正盛衰的特殊表现，临床上必须透过外象看本质，不致被假象所迷惑，防止虚虚实实之弊的发生。李中梓所说："久实有羸状、误补益疾"，"至虚有盛候、反泻含冤"，正是对这种错误治疗酿成不良后果的抨击。

（五）邪正盛衰与疾病的预后关系

一般情况下，邪盛正虚，疾病发展，邪盛正亡，疾病恶化，最终导致死亡；若正盛邪却，疾病逐渐好转，最终正气将邪气造成的病理损害完全修复，身体阴阳重新平衡，疾病则告痊愈；若邪正双方力量势均力敌；处于邪正相持或正虚邪恋的状态，则疾病进入缠绵的过程，即慢性或迁延病变的一种病理状态，在这种状态下，正气不能完全驱邪外出，邪气也不能深入传变，从而疾病处于相对稳定的状态。有时却留下了某些组织器官或功能的障碍，有的终生难以康复则为后遗症。此外，疾病初愈，一旦出现了正气损伤或助长邪气的条件，很容易打破邪正相安的局面，于是邪气复盛而旧病复发，其主要条件性因素有食复、劳复、情志复、色复和重感复。

（六）邪正盛衰变化的临症意义

邪正盛衰变化贯穿在疾病全过程，其与疾病的发生，病理变化，病程的急缓，病症的虚实及预后转归有密切关系，是疾病过程的普遍矛盾，因此在养生防病，确定治则方面有重要意义。在养生方面根据祛其所本无，保其所固有的原则确定的法则是调养身体，提高正气的抗邪能力；同时要防止邪气给人造成损害，从而达到长寿的目的。邪正盛衰与虚实变化的关系为八纲辨证提供了理论依据，至今对临床辨证仍有重要的意义。在治则方面，补虚泻实，攻补兼施是根据邪正盛衰的理论确立的，即虚者补之，实者泻之，先补后攻，先攻后补，以祛邪不伤正，补正不助邪为原则。

太阴阳明论第二十九

【要点解析】

一、论述了太阴、阳明表里两经在阴阳异位、虚实逆从等方面的不同变化，进而推至三阴三阳六经及其所属脏腑的发病规律；外感六淫之邪则阳受之而多病在六腑，饮食起居不节则阴受之而多病在五脏。

二、脾不主时，是因其属土，位居中央，分旺于四时以长四脏。

三、脾主四肢，是由于脾为胃行其津液以濡养四肢，脏腑亦各因脾经而受气于阳明，脾病则四肢不用。

【内经原典】

黄帝问曰：太阴阳明为表里，脾胃脉也，生病而异者何也？岐伯对曰：阴阳异位，更虚更实，更逆更从，或从内，或从外，所从不同，故病异名也。帝曰：愿闻其异状也。岐伯曰：阳者，天气也，主外；阴者，地气也，主内。故阳道实，阴道虚。故犯贼风虚邪[1]者，阳受之；食饮不节，起居不时者，阴受之。阳受之则入六府，阴受之则入五藏。入六府则身热，不时卧，上为喘呼；入五藏则䐜满闭塞，下为飧泄，久为肠澼。故喉主天气，咽主地气，故阳受风气，阴受湿气。故阴气[2]从足上行至头，而下行循臂至指端；阳气[3]从手上行至头，而下行至足。故曰阳病者上行极而下，阴病者下行极而上。故伤于风者，上先受之；伤于湿者，下先受之。

帝曰：脾病而四支不用[4]何也？岐伯曰：四支皆禀气[5]于胃，而不得至经[6]，必因于脾，乃得禀也。今脾病不能为胃行其津液，四支不得禀水谷气，气日以衰，脉道不利，筋骨肌肉，皆无气以生，故不用焉。帝曰：脾不主时何也？岐伯曰：脾者土也，治中央，常以四时长四藏，各十八日寄治，不得独主于时也。脾藏者，常著胃土之精[7]也，土者生万物而法天地，故上下至头足，不得主时也。帝曰：脾与胃以膜相连耳，而能为之行其津液何也？岐伯曰：足太阴者三阴也，其脉贯胃属脾络嗌，故太阴为之行气于三阴。阳明者表也，五藏六府之海也，亦为之行气于三阳。藏府各因其经而受气于阳明，故为胃行其津液。四支不得禀水谷气，日以益衰，阴道不利，筋骨肌肉，无气以生，故不用焉。

【难点注释】

①贼风虚邪:即虚邪贼风,泛指四时不正之气。

②阴气:手足三阴经之气。

③阳气:手足三阳经之气。

④四支不用:四肢失去了正常功能活动。

⑤禀气:受气。

⑥至经:即直接到达。

⑦脾藏者,常著胃土之精:著,昭著也。胃土水之精昭著于外,由脾脏之气运行,故脾脏者,常著胃土之精也。

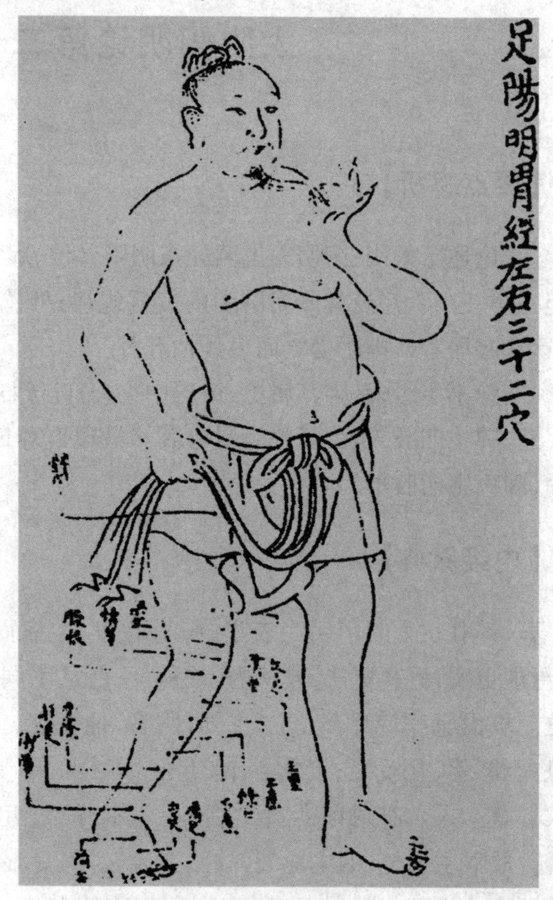

明抄本《普济方》中的足阳明胃经左右三十二穴图

【白话精译】

黄帝问道:太阴、阳明两经,互为表里,是脾胃所属的经脉,而所生的疾病不同,是什么道理?岐伯回答说:太阴属阴经,阳明属阳经,两经循行的部位不同,四时的虚实顺逆不同,病或从内生,或从外入,发病原因也有差异,所以病名也就不同。黄帝道:我想知道它们不同的情况。岐伯说:人身的阳气,犹如天气,主卫护于外;阴气,犹如地气,主营养于内。所以阳气性刚多实,阴气性柔易虚。凡是贼风虚邪伤人,外表阳气先受侵害;饮食起居失调,内在阴气先受损伤。阳分受邪,往往传入六腑;阴气受病,每多累及五脏。邪入六腑,可见发热不得安卧,气上逆而喘促;邪入五脏,则见脘腹胀满,闭塞不通,在下为大便泄泻,病久而产生痢疾。所以喉司呼吸而通天气,咽吞饮食而连地气。因此阳经易受风邪,阴经易感湿邪。手足三阴经脉之气,从足上行至头,再向下沿臂膊到达指端;手足三阳经脉之气,从手上行至头,再向下行到足。所以说,阳经的病邪,先上行至极点,再向下行;阴经的病邪,先下行至极点,再向上行。故风邪为病,上部首先感受;湿邪成疾,下部首先侵害。

黄帝道：脾病会引起四肢功能丧失，这是什么道理？岐伯说：四肢都要承受胃中水谷精气以濡养，但胃中精气不能直接到达四肢经脉，必须依赖脾气的转输，才能营养四肢。如今脾有病不能为胃输送水谷精气，四肢失去营养，则经气日渐衰减，经脉不能畅通，筋骨肌肉都得不到濡养，因此四肢便丧失正常的功能了。

黄帝道：脾脏不能主旺一个时季，是什么道理？岐伯说：脾在五行中属土，主管中央之位，分旺于四时以长养四脏，在四季之末各寄旺十八日，故脾不单独主旺于一个时季。由于脾脏经常为胃土转输水谷精气，譬如天地养育万物一样，无时或缺的。所以它能从上到下，从头到足，输送水谷之精于全身各部分，而不专主旺于一个时季。

黄帝道：脾与胃仅以一膜相连，而脾能为胃转输津液，这是什么道理？岐伯说：足太阴脾经，属三阴，它的经脉贯通到胃，连属于脾，环绕咽喉，故脾能把胃中水谷之精气输送到手足三阴经；足阳明胃经，为脾经之表，是供给五脏六腑营养之处，故胃也能将太阴之气输送到手足三阳经。五脏六腑各通过脾经以接受胃中的精气，所以说脾能为胃运行津液。如四肢得不到水谷精气的滋养，经气便日趋衰减，脉道不通，筋骨肌肉都失却营养，因而也就丧失正常的功用了。

【专家评鉴】

一、太阴阳明相为表里

“太阴阳明为表里”开宗明义说明足太阴脾与足阳明胃的密切关系。其主要体现在生理功能上的相互配合，病理变化上的相互影响。归纳如下：

（一）生理特性

“阳道实，阴道虚”一段明确说明脏为阴，藏精气，满而不实，阴者主内，有藏有虚的特点，阴经属脏，故阴道为虚。腑为阳，传化物，实而不满，有盈有实的特点，阳经属腑，故阳道实。这种用阳阴刚柔，内外虚实，满实盈亏有别来高度概括脾胃的生理特性的方法，也同样适用于其他表里相配的脏腑。

（二）相互关系

1.脾胃之间的关系：一是以膜相连。二是以经脉相通，相互络属。三是在功能上表里相互为用。脾为胃行其津液于四肢、脏腑、经络；胃为水谷之海，为脾的运化提供物质基础。沈金鳌：“脾内胃外，以脏腑言之也；脾阴而胃阳，以表里言之也；脾主运胃主化，以气化言之也。”

2.脾胃与其他脏腑的关系：胃主受纳，“为五脏六腑之海也”，“故太阴为之行气于三阴”，“亦为之行气于三阳”，“脏腑各因其经而受气于阳明。”可知脾胃和五脏六腑的关系极为密切，主要体现在脾胃通过经脉把水谷之精气输布到“三阴三阳”，使各脏腑不断得到后天补养，保持正常的生理功能。正如《素问·经脉别论》所说：“食气入胃，浊气归心，淫精于脉，脉气流经，经气归于肺，肺朝百脉，输精于皮毛。毛脉合精，行气于府，府精神明，留于四脏。”

3.脾胃和四肢的关系：“四肢皆禀气于胃，而不得至经。必因于脾，乃得禀也。”寥寥数语把脾胃与四肢的关系揭示的十分深刻，寓病理于生理之中，说明“四肢不用”是由于脾失健运，不能为胃运行精微物质营养四肢的缘故。

（三）脾胃的病理

1.互为表里，生病各异的原因：主要是脾胃阴阳异位。即包括脾胃经脉有阴阳属性的不同；适应自然有虚实逆从之别；感邪有从内从外之异这三方面。

一是病机特征：胃经属阳，通天气，主外，主喉，其病多实；脾经属阴，通地气，主内，主咽，其病多虚。

二是病症特点：胃经多为阳证（身热、不时卧、喘呼），多为外邪侵犯；脾经多为阴证（膜满闭塞，飧泄肠澼），多为内伤。

三是感邪途径：此处原文是从经脉之气循行之生理为据论之，但由于经脉就是邪气在体内传变的途径，所以，此处虽论生理，但以生理所示病传。故就脾胃受邪而言，胃经，主要感受风邪（贼风虚邪），上先受之，由手上头至足（上行极而下）。脾经，主要感受湿邪（饮食起居），下先受之，由足上头至手（下行极而上）。

2.病因病理：病因：脾和胃有阴阳异位的不同，故在感受病邪上也有阳邪伤阳、阴邪伤阴的特点。王冰和张介宾都认为是“同气相求”。这也和《素问·六节藏象论》中“嗜欲不同，各有所通”的观点是一致的。

病理：脾胃的病理简而言之，就是气机升降失调。邪入六腑，致使胃气不降而出现身热、不时卧、上为喘呼。邪入五脏，致使脾气不升而出现膜满闭塞、飧泄肠澼。《素问·阴阳应象大论》：“清气在下则生飧泄，浊气在上则生膜胀。”病邪侵入体内，必然会使气机受阻，升降失常，阴阳反作，百病由生。

四肢不用的病因病机：四肢为诸阳之本，主在脾胃。若脾不健运，水谷精气不能达于四肢，久则懈惰无力，四肢痿废不用。

二、脾不主时

原文“脾不主时，何也……”一段，是因为“脾者土也”和“生万物而法天地”，所以治中央，常以四时长四脏。脾胃为脏腑之本，运化水谷，化生气血，滋养四肢百骸，五脏六腑，如同自然界土能生长、滋养万物一样，突出说明了脾胃为后天之本的重要性。文中“脾不主时”的理论在于说明脾虽不独主一时，但却一年四季无时不主，人体任何脏腑组织器官在任何时令中，都不能离开脾胃化生的水谷精气的滋养。和《素问·玉机真藏论》：“脾脉者土也。孤脏以灌四旁也。”是一脉相承的。

【临床应用】

一、关于"阳道实,阴道虚"的讨论

这一观点,注家众说纷纭。一从天地阴阳解,如杨上善注:"阳为天气主外,故阳道实也;阴为地气主内,故阳道虚也。"张志聪发挥其精微,云:"阳刚阴柔,故阳道常实,阴道常虚。《系辞》:'阴阳之义配日月'。《白虎通》:'日之为言实也。常满有节;月之为言阙也,有满有阙也'。"一从外感内伤病解。如张介宾:"阳刚阴柔也。又外邪多有余,故阳道实。内伤多不足,故阴道虚。"一从阴阳六经之气解,如马莳云:"人身本与天地相参,故天在外主包于地,地在内主包于天,人身六阳气,犹天气也,主运于外,人身之六阴气,犹地气也,主运于内。阳运于外者为实,阴运于内者为虚。"三说虽义皆通。然丹波元简云:"考上文云,'阳者天气也,主外;阴者地气也,主内',则阳刚阴柔之解,于义较顺。"

二、"阳道实,阴道虚"的意义

"阳道实,阴道虚"是阴阳学说的一个重要观点。即凡事物之属于阳者,必须有刚悍、充实、向外等特点;而事物之属于阴者,必须具有柔弱、不足、向内等性质。朱震亨在《格致余论·阳有余阴不足论》中,举天地日月为例说:"天地为万物父母,天大也,为阳,而运于地之外;地居于天之中,为阴,天之大气举之。日,实也,亦属阳,而运于月之外;月,缺也,属阴,禀日光以为明者也。"据此观点来认识医学中的问题,如以男女而言,"阴阳者,血气之男女也。"(《素问·阴阳应象大论》)则男子为阳,十六岁而精满溢,宜保持长盛不衰;女子为阴,十四岁月事以时下,以畅通为顺。以人身之阴精阳气言之,"阴者藏精而起亟也,阳者卫外而为固也。"(《素问·生气通天论》)以脏腑阴阳言之,六腑为阳,主传导,"实而不能满";五脏主藏精,"满而不能实"(《素问·五藏别论》)。阳主外,阴主内,所以外感病邪先伤人阳分,由表入里,传于阳腑,故阳经、阳腑之病多热多实;内伤饮食劳倦,先伤人阴分,病发于内,脏气受损,故阴经、阴脏之病多寒多虚。以脾胃言之,阳明之病,津液易伤,病多从燥化、热化,故以热症、实症为多见,如阳明热盛,症见身热,大汗,烦渴,脉洪大者,宜辛寒清热,方如白虎汤或白虎加人参汤;若热结阳明,腑气不通,症见腹满而痛,大便不通,潮热谵语者,宜苦寒泻下,方如大承气汤。若太阴阳虚,寒湿不化,症见腹满时痛,呕吐,自利不渴,舌淡苔白者,治宜温中健脾,方如理中汤之类;若寒湿较甚,肾阳受损,症见四肢逆冷,脉沉细者,宜用桂附理中汤或四逆汤,以温阳散寒。脾为阴脏,其病多虚;胃腑为阳,其病多实。故对中焦之病,有"实则阳明,虚则太阴"之论。虽然胃亦有虚寒之症,但此类病症常兼脾虚表现,治疗时亦常从补脾入

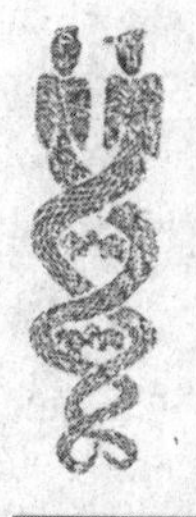

手，如理中汤也是治疗胃之虚寒的重要方剂；脾亦偶有实热症，治疗时也往往从泻胃入手，如泻黄散虽为泻脾而设，但方中栀子、石膏均为泻胃之药。综上所述，本节是以脾胃生理病理为例阐发“阳道实，阴道虚”这一阴阳学说之理，并为这一重要观点的临症运用做出示范。这一观点的提出对理论研究亦有重要意义，如对金元时代滋阴派倡导的“阳常有余，阴常不足”的观点有一定的影响。

三、关于“脾不主时”的讨论

“脾不独主于时而寄旺于四季之末”的观点，进一步补充了四时五脏阴阳的理论。肝心肺肾分主春夏秋冬，这在《内经》中是一贯的，唯脾之主时有两说。其一，“脾主长夏，足太阴阳明主治”（《素问·脏气法时论》），这一观点还体现于《素问·阴阳应象大论》《素问·金匮真言论》等多篇。其二，脾不独主时，而旺于四季，这就是本篇所论，《素问·玉机真藏论》也含有这一精神。两说虽各不同，但从全元起之注可以看出，两者精神基本一致，都在于强调脾的重要性。全氏在对“脾主长夏”注时说：“脾王四季，六月是火王之处，盖以脾主中央，六月是十二月之中，一年之半，故脾主六月也。”是说长夏六月为一年四季之半，前可统上半年之春夏，后可主下半年之秋冬，脾旺此时，兼顾一年四季，这与本节“脾者常以四时长四脏，各十八日寄治，不得独主于时”，突出脾胃为脏腑之本的精神是统一的。脾运化水谷，化生气血，滋养四肢百骸，五脏六腑，如同自然界土能生长、滋养万物一样。本篇把“脾不主时”作为专题讨论，在于说明脾虽不独主一时，但却一年四季，无时不主，任何脏腑组织器官在任何时令中，都不能离开脾胃所运化的水谷精气滋养，故有“脾脉者土也，孤脏以灌四傍者也”（《素问·玉机真脏论》）之说。脾胃充盛，五脏安和；脾胃受损，则“五藏不安”（《灵枢·本神》）。

四、“脾不主时”的意义

生理方面：脾胃属土，胃主纳谷，脾主运化，纳化结合，灌溉四旁，以养心肝肺肾，在人后天生命活动中至关重要，故李中梓在《医宗必读》提示：“一有此身，必资谷气，谷入于胃，洒陈于六腑而气至，和调于五脏而血生，而人资之以为生者也，故曰后天之本在脾。”即脾胃为后天之本提供了重要的生理基础。在病理方面：脾胃有病，运化失常，气血精微化生不足，人体各个内脏器官得不到充分的营养，而功能就会低下，人体抗病能力不足，为外邪的入侵及内邪的滋生提供了条件。正如李东垣所说：“内伤脾胃，百病由生。”在养生方面：要保持身体健康，延年益寿，调养脾胃就非常重要，如《金匮要略》：“四季脾旺不受邪”的理论就导源于此。在治疗方面：要正确地处理好脾与其他四脏的关系，故有“脾胃有病，自宜治脾，然脾为土脏，灌溉四旁，是以五脏中皆有脾气，而脾胃中亦皆有五脏之气，此其互为相使，有可分而不可分者在焉。故善治脾者，能调五脏，即所以治脾胃也。能治脾胃，而使食进胃强即所以安五脏也”（《景岳全书·杂症谟》）。如果脾病影响四脏，分治四脏而不愈者，常常通过治脾而愈，故《慎斋遗书·辨证施治》说：“诸病不愈，必寻到脾胃之中，方无一失。何以方之？脾胃一伤，四脏皆无生气，故疾病日多矣。万物从土而生，亦从土而归。‘补肾不若补脾’，此之谓也。治病不愈，寻到脾胃而愈者甚多。凡见咳嗽、自汗、发热、肺虚生痰，不必理痰清热，土旺而痰消热退，四君子加桂、姜、陈皮、北五味子，后调以参苓白术散。”李杲也是在《内经》重视脾胃理论的基础上，根据自己的临床实践发展成为脾胃学说，更加丰富了《内经》有关脾胃的理论，至今仍有重要的现实意义。《内经》中“脾不独主时而寄旺于四时之末”和“脾主长夏”分属于四时和五时的理论，可以发现《内经》作者把阴阳五行的理论相互结合的痕迹。

五、病邪伤人，同气相求

不同性质的邪气，对人体不同部位伤犯有一种易感趋向。“伤于风者，上先受之；伤于湿者，下先受之”，就是讲这一规律。风为阳邪，其性轻扬，风邪伤害人体，往往上部先受到侵袭，如伤风感冒，轻者常见头痛、鼻塞，声重浊，汗出恶风，咳嗽等症，这是表卫受风，风邪伤上的表现，治宜疏风解表，方如川芎茶调散、参苏饮；甚者如太阳中风，症见发热汗出，恶风，鼻鸣，干呕，或颈项强急不利等，当用桂枝汤或桂枝加葛根汤，解肌祛风，调和营卫。湿为阴邪，其性重浊，所以湿邪易先伤害人体下部，常见如下肢疼痛、带下、尿浊、便脓血等。

但人是一个有机整体，内外阴阳，上下左右是相互联系，相互贯通的，所以邪气伤人虽有一定规律，但并不是绝对的，如湿邪也可侵犯其他部位，引起各种病变，如林珮琴《类症治裁》说：“湿为阴邪，乃重浊有质……其自外受者，雾露泥水，由地气之上蒸，《经》所谓‘地之湿气，感则害人皮肉筋脉’也……湿蒸于上，则头重如蒙，《经》所谓‘因于湿，首如裹’也；湿感于下，则跗肿攻注，《经》所谓‘伤于湿者，下先受之’也；在经络则痹痿重着，《经》所谓‘湿热不攘，大经緛短，小筋弛长，緛短为拘，弛长为痿’也；在脏腑则呕恶肿胀，小水赤涩，《经》所谓‘湿胜则濡泄’也；又或在肌表则恶寒自汗；在分肉则麻木浮肿，其身重如山，不利转侧，腰膝肿，筋骨痛，小溲秘，大便溏，则有湿兼风者，有湿兼热者，有湿兼寒者，有湿兼暑者，有中湿而口喎舌强，昏不知人，类中风者。”林氏从临床实践和《内经》不同篇章之论，说明对邪气伤人致病的规律应具体对待，不能固执一端。“风邪伤上，湿邪伤下。”高度概括了病邪伤人，同类相应，同气相求的特点，为中医学辨证求因和审因论治的重要内容。“上行极而下，下行极而上。”说明邪变无穷，强调病变在“极”的条件下的传变，告知医者要“知常达变。”治疗疾病既有规矩准绳，又有灵活机动的原则。

六、"脾病而四肢不用"的意义

在生理方面,脾具有运化功能,能不断将胃化生的水谷精微输转到四肢,而四肢得到营养就能正常活动。当脾有病,输转水谷精气的功能减退,四肢得不到水谷精气的充养而不能正常活动。甚则痿废不用。如脾失健运,阳气不能温煦,则四肢发凉;水渍四肢则肿胀;气血不足则四肢麻木不仁,阳气衰竭,则"四维相代"。脾病四肢不用的理论来源于实践,而又指导着临床;与"治痿独取阳明"可互参。2000多年来,该理论很受医家的重视,并在医疗实践中不断得到充实和发展,至今仍不乏其义,一直有效地指导着临床的实践活动。

阳明脉解第三十

【要点解析】

本篇解释阳明经脉的实热症状和病理变化,可与《灵枢·经脉篇》参看。

【内经原典】

黄帝问曰:足阳明之脉病,恶[①]人与火,闻木音则惕然而惊,钟鼓不为动,闻木音而惊何也?愿闻其故。岐伯对曰:阳明者胃脉也,胃者土也,故闻木音而惊者,土恶木也。帝曰:善。其恶火何也?岐伯曰:阳明主肉,其脉血气盛,邪客之则热,热甚则恶火。帝曰:其恶人何也?岐伯曰:阳明厥[②]则喘而惋[③],惋则恶人。帝曰:或喘而死者,或喘而生者,何也?岐伯曰:厥逆连[④]藏则死,连经则生。

帝曰:善。病甚则弃衣而走,登高而歌,或至不食数日,逾垣[⑤]上屋,所上之处,皆非其素所能也,病反能者何也?岐伯曰:四支者诸阳之本也,阳盛则四支实,实则能登高也。帝曰:其弃衣而走者何也?岐伯曰:热盛于身,故弃衣欲走也。帝曰:其妄言骂詈,不避亲疏而歌者,何也?岐伯曰:阳盛则使人妄言骂詈[⑥],不避亲疏而不欲食,不欲食故妄走也。

【难点注释】

①恶:厌恶也。

②厥:气逆也。

③惋:同郁。《甲乙经》作闷。此指心中郁闷不舒服。

④连：牵连、波及之义。

⑤逾垣：逾，越。垣，墙也。

⑥詈：詈，骂也。

【白话精译】

黄帝问道：足阳明的经脉发生病变，恶见人与火，听到木器响动的声音就受惊，但听到敲打钟鼓的声音却不为惊动。为什么听到木音就惊惕？我希望听听其中道理。岐伯回答说：足阳明是胃的经脉，属土。所以听到木音而惊惕，是因为土恶木克的缘故。黄帝道：好！那么恶火是为什么呢？岐伯说：足阳明经主肌肉，其经脉多血多气，外邪侵袭则发热，热甚则所以恶火。黄帝道：其恶人是何道理？岐伯说：足阳明经气上逆，则呼吸喘促，心中郁闷，所以不喜欢见人。黄帝道：有的阳明厥逆喘促而死，有的虽喘促而不死，这是为什么呢？岐伯说：经气厥逆若累及于内脏，则病深重而死；若仅连及外在的经脉，则病轻浅可生。黄帝道：好！有的阳明病重之时，病人把衣服脱掉乱跑乱跳，登上高处狂叫唱歌，或者数日不进饮食，并能够越墙上屋，而所登上之处，都是其平素所不能的，有了病反能够上去，这是什么原因？岐伯说：四肢是阳气的根本。阳气盛则四肢充实，所以能够登高。黄帝道：其不穿衣服而乱跑，是为什么？岐伯说：身热过于亢盛，所以不要穿衣服而到处乱跑。黄帝道：其胡言乱语骂人，不避亲疏而随便唱歌，是什么道理？岐伯说：阳热亢盛而扰动心神，故使其神志失常，胡言乱语，斥骂别人，不避亲疏，并且不知道吃饭；不知道吃饭，所以便到处乱跑。

【专家评鉴】

阳明经的病症

原文："足阳明之脉病……不欲食故妄走也。"本篇以经脉循行及气血盛衰的理论分析了阳明经病症的病因、病机、症状。具体分析如下："其脉血气盛，邪客之则热"说明其病因病机为外邪传入阳明，该经的特点是多气多血，邪入阳明则从阳化火，火热充斥内外，上扰下窜，影响有关的内脏和经络的功能活动，故其病机特点是里实热症。由于有热，故"惕然而惊。"热盛躁扰，故有烦躁不安的表现。"恶火，弃衣而走"乃是血热内盛之故。如明马莳云："阳明主肉，其脉多气多血，邪客之则热，热甚故恶火也。"邪热上扰、热郁气机，躁扰心神，故有"烦惋、恶人、喘"。神乱则"踰垣上屋"，"登高而歌"，"弃衣而走"，"妄言骂詈"，"不避亲疏。"本段可与《素问·至真要大论》："诸躁狂越，皆属于火"的病机参合而理解。本病症预后的好坏视其是否涉及内脏而有生死之别。"厥逆连脏则死，连经则生。"马莳对此释为：

"盖厥逆内走五脏，则邪入已深，所以至死。厥逆外连经脉，则邪尚在外，所以得生。"

【临床应用】

一、本文与《灵枢·经脉》《素问·脉解》《灵枢·本神》的关系

本篇所论实际上为《灵枢·经脉》关于阳明经病症的解释，可理解为《灵枢》最早的注释，为后世分析病症之病机，奠定了基础。另外《素问·脉解》对阳明经脉病症也做了类似的阐释，可一并参阅，全面理解原文精神。本篇中原文虽重点叙述阳明经病症，其中不乏精神症状的描述。如"弃衣而走""妄言骂詈""不避亲疏""登高而歌""踰垣上屋"等皆是。《灵枢·本神》："魂魄飞扬，志意恍乱，智虑去身"，"狂忘不精"、"意不存人""迷惑不治"等须参合理解。《内经》的精彩描述对后世医家影响深远，历代医家在阐述神乱表现时多宗于此。

二、关于"四肢者，诸阳之本"的讨论

"四肢者，诸阳之本"：原文是在解释阳明病甚，患者出现"登高而歌，或至不食数日，踰垣上屋，所上之处，皆非其素所能也"的症状时说："四肢者，诸阳之本。阳盛则四肢实，实则能登高也。"历代对"四肢者，诸阳之本"句的解释多从唐王冰。王说："阳受气于四肢，故四肢为诸阳之本也"，这种解释虽然未完全畅明其义，但基本符合原旨。"诸阳"当指手足三阳经。虽然本篇是解释阳明经脉的病变，但由于阳明经脉，直接关系到手足诸阳经的盛衰，如《素问·太阴阳明论》篇说："阳明者，表也，五脏六腑之海也，亦为之行气于三阳。"所以也可以通过诸阳经的盛衰，判断阳明经的虚实。考"本"之义，除有通常理解的"根源""依据"外，还有"重要""关键"的含义。手三阳经从手走头，足三阳经从头走足，四肢末端是手足三阳经和手足三阴经交接之处，是测知和判断经气盛衰的"关键"和"重要"部位。正因为如此，才把四肢称之为"本"。如清高士宗解释说："手之三阳从手走头，足之三阳从头走足，故四肢者，诸阳之本也。"阴经阳经皆交接于四肢，为何只言为阳经之"本"？据《灵枢·终始》篇说："阴者主脏，阳者主腑，阳受气于四末，阴受气于五脏。"阴、阳分别指阴经和阳经，"受"通"授"，即给予的意思。就是说，阴经主于五脏，阳经主于六腑。阳经把经气授于四肢，而阴经则把经气授于五脏。因此，只言四肢为诸阳经的关键部位，而不言阴经。近年来有人对此句提出了质疑，认为"四肢为诸阳之末，并不是诸阳之本"，"本"为"末"之误；也有人认为"本"为"本"（《说文》："进趋也，从十犹兼人也"）之误。二说都不足取。综上所述，"诸阳"和"本"是理解该句的要害，联系本篇所讨论的问题，和本句所在的语言环境，结合《内经》

其他篇章的精神,"诸阳"只能指经脉,"本"当认为是作为判断经气盛衰的"关键",或者"依据"。只有在此前提之下,才会有"阳盛则四肢实,实则能登高"的必然结果。

对"四肢为诸阳之本"还有另外的说法,引述于此,作为参考。脾主肌肉、四肢,为气血化生之源,所以四肢状况能反映脾胃功能的盛衰,所谓"四肢为诸阳之本"实际上是指"脾胃为诸阳之本。"认为"四肢"为"脾胃"的代名词。《内经》中可以从多处找到用局部组织代表脏器的例子,如"骨正筋柔"骨指肾,筋指肝;"毛脉合精"毛即皮毛,代表肺,脉指血脉,代表心。从生理角度上分析,脾胃为后天之本,气血化生之源,脾胃将其生化的气血输布四肢,四肢的功能才会正常。故《素问·太阴阳明论》说:"四肢皆禀气于胃"。从病理角度上分析:脾胃有病则气血生化不足,阳气不能充分布达于四肢,则会出现四肢的病变。《素问·太阴阳明论》:"脾病而四肢不用。"《灵枢·本神》曰:"脾愁忧不解则伤意,意伤则悗乱,四肢不举。"从诊断上看,四肢状况可以作为推测体内阳气盛衰的依据之一,阳气充足则四肢温热,相反脾胃虚寒则四肢厥冷,软弱无力。《素问·厥论》:"阳气日损,阴气独在,故手足为之寒也","阳气独盛,故手足为之热也。"在治疗上,四肢病可以从脾胃治疗,如《素问·痿论》有"治痿独取阳明"之说。在保健养生上,人体阳气的盛衰与人的生长发育和寿命长短有密切的关系。《素问·生气通天论》说:"阳气者,若天与日,失其所则折寿而不彰。"故加强四肢活动,能促进脾胃功能,有利于阳气的发生,有利于养生长寿。"要得人体安,三里常不干",就是指灸下肢的足三里穴并使之发泡,有一定养生保健的作用。从理论上阐明了四肢与脾胃的客观关系,在临床上四肢病症应首先考虑从脾胃论治,同时加强四肢活动锻炼有助于促进脾胃功能,有利于养生长寿。关于四肢为脾胃代名词一说,虽有其一定道理,但不合本篇原旨,引之以为争鸣。

三、阳明与火症的关系

阳明经多气多血,邪入阳明,多从阳而化火,火热之性炎上,故易躁扰心神,出现神昏谵语,循衣摸床,烦躁等表现。而病机十九条中总结"诸躁狂越,皆属于火",正是此义。《病机临症分析》:"烦热多心肺之火郁而不得发越所致,里实热郁,大便不通,心神不安,坐卧难宁,脉实有力者,下之则定。"对于此症的治疗宜用清热泻火,釜底抽薪法,屡获效验。此观点对《伤寒论》用大承气汤和桃仁承气汤治疗神乱症有一定的启迪作用。

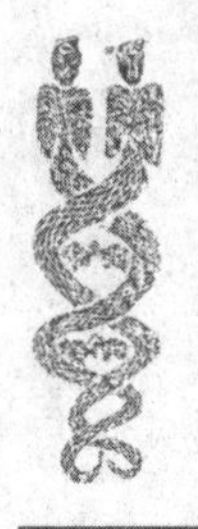

素问卷之五

热论第三十一

【要点解析】

一、这是一篇系统而又比较全面地论述热病的文献，它把热病的原因、症状、变化、预后、禁忌、治疗等一系列问题，都做出了创造性地阐发，对指导后世临床学术的发展，起着重要的作用。

二、指出一切外感热病，都属于伤寒一类的疾病，但由于发病季节的不同，又有伤寒、温病、暑病等的区别。

三、论述了“两感”热病的脉症特点及预后，并指出决定预后好坏的关键在于“胃气”的存亡。

四、热病的一般治疗原则是汗、下两大法。

五、指出病遗、食复的原因、症状、治疗；申明热病禁忌及其重要性。

【内经原典】

黄帝问曰：今夫热病者，皆伤寒之类也，或愈或死，其死皆以六七日之间，其愈皆以十日以上者何也？不知其解，愿闻其故。岐伯对曰：巨阳者，诸阳之属也，其脉连于风府，故为诸阳主气也。人之伤于寒也，则为病热，热虽甚不死；其两感[1]于寒而病者，必不免于死。

帝曰：愿闻其状。岐伯曰：伤寒一日，巨阳[2]受之，故头项痛，腰脊强。二日阳明受之，阳明主肉，其脉侠鼻络于目，故身热目疼而鼻干，不得卧也。三日少阳受之，少阳主胆，其脉循胁络于耳，故胸胁痛而耳聋。三阳经络，皆受其病，而未入于藏者，故可汗而已。四日太阴受之，太阴脉布胃中络于嗌，故腹满而嗌干。五日少阴受之，少阴脉贯肾络于肺，系舌本，故口燥舌干而渴。六日厥阴受之，厥阴脉循阴器而络于肝，故烦满[3]而囊缩。三阴三阳，五藏六府皆受病，荣卫不行，五藏不通，则死矣。其不两感于寒者，七日巨阳病衰，头痛少愈；八日阳明病衰，身热少愈；九日少阳病衰，耳聋微闻；十日太阴病衰，腹减如故，则思饮食；十一日少阴病衰，渴止不满，舌干已而嚏；十二日厥阴病衰，囊纵，少腹微下，大气皆去。病日已矣。帝曰：治之奈何？岐伯曰：治之各通其藏脉④，病日衰已矣。其未满三日者，可汗而已；其满三日者，可泄而已。帝曰：热病已愈，时有所遗者何也？岐伯曰：诸遗者，热甚而强食之，故有所遗也。若此者，皆病已衰而热有所藏，因其谷气相薄，两热相合，故有所遗⑤也。帝曰：善。治遗奈何？岐伯曰：视其虚实，调其逆从，可使必已矣。帝曰：病热当何禁之？岐伯曰：病热少愈，食肉则复，多食则遗，此其禁也。

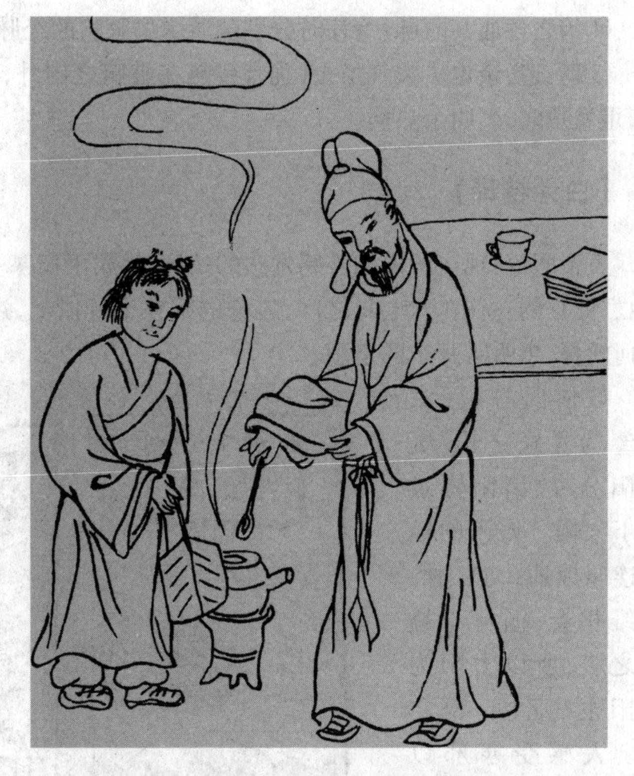

治疗时，应根据病在何脏何经，分别予以施治，病将日渐衰退而愈。对这类病的治疗原则，一般病未满三日，而邪犹在表的，可发汗而愈，病已满三日，邪已入里的，可以泻下而愈

帝曰：其病两感于寒者，其脉应与其病形何如？岐伯曰：两感于寒者。病一日则巨阳与少阴俱病，则头痛口干而烦满；二日则阳明与太阴俱病，则腹满身热，不欲食，谵言；三日则少阳与厥阴俱病，则耳聋囊缩而厥，水浆不入，不知人，六日死。

帝曰：五藏已伤，六府不通，荣卫不行，如是之后，三日乃死，何也？岐伯曰：阳明者，十二经脉之长也，其血气盛，故不知人，三日其气乃尽，故死矣。凡病伤寒而成温者，先夏至日者为病温，后夏至日者为病暑，暑当与汗皆出，勿止。

【难点注释】

①两感：为表里的两经同时感邪发病。

②巨阳：巨阳，太阳也。

③烦满：满，通“懑”，烦满，即是烦闷的意思。

④治之各通其藏脉：治疗时分别疏通受病脏腑的经脉。

⑤遗：遗，余也。大气虽去，犹有残热在脏腑之内外，因多食，以谷气与故热相薄，重发热病，名叫余热病。

【白话精译】

黄帝问道：现在所说的外感发热的疾病，都属于伤寒一类，其中有的痊愈，有的死亡，死亡的往往在六七日之间，痊愈的都在十日以上，这是什么道理呢？我不知如何解释，想听听其中的道理。

岐伯回答说：太阳经为六经之长，统摄阳分，故诸阳皆隶属于太阳。太阳的经脉连于风府，与督脉、阳维相会，循行于巅背之表，所以太阳为诸阳主气，主一身之表。人感受寒邪以后，就要发热，发热虽重，一般不会死亡；如果阴阳二经表里同时感受寒邪而发病，就难免于死亡了。

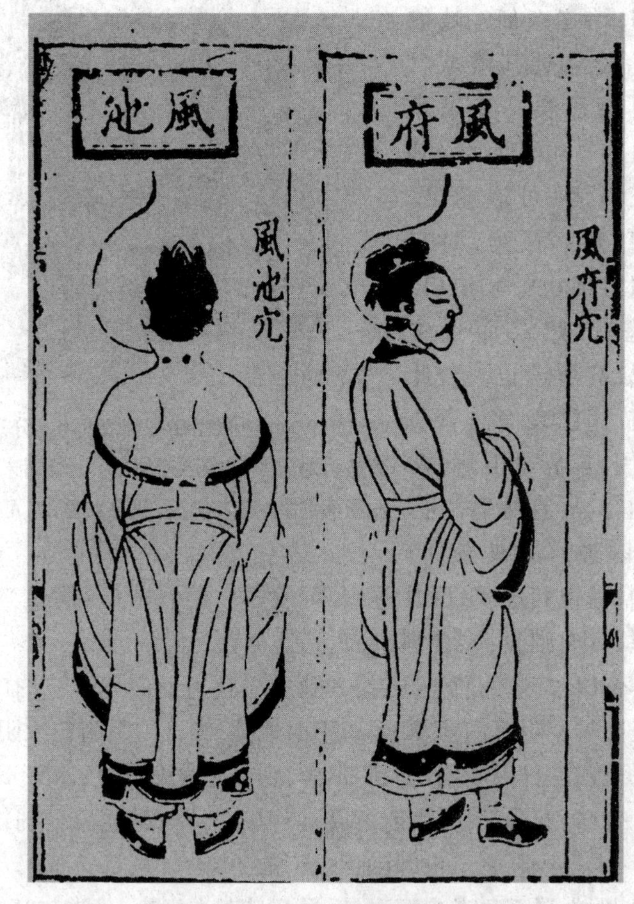

元刊本《活人书》中的风府穴与风池穴图

黄帝说：我想知道伤寒的症状。岐伯说：伤寒病一日，为太阳经感受寒邪，足太阳经脉从头下项，夹脊抵腰中，所以头项痛，腰脊强直不舒。二日阳明经受病，阳明主肌肉，足阳明经脉夹鼻络于目，下行入腹，所以身热目痛而鼻干，不能安卧。三日少阳经受病，少阳主骨，足少阳经脉，循胁肋而上络于耳，所以胸胁痛而耳聋。若三阳经络皆受病，尚未入里入阴的，都可以发汗而愈。四日太阴经受病，足太阴经脉散布于胃中，上络于咽，所以腹中胀满而咽干。五日少阴经受病，足少阴经脉贯肾,络肺,上系舌本,所以口燥舌干而渴。六日厥阴经受病,足厥阴经脉环阴器而络于肝,所以烦闷而阴囊收缩。如果三阴三阳经脉和五脏六腑均受病,以致营卫不能运行,五脏之气不通,人就要死亡了。

如果痛不是阴阳表里两感于寒邪的,则第七日太阳病衰,头痛稍愈;八日阳明病衰,身热稍退;九日少阳病衰,耳聋将逐渐能听到声音;十日太阴病衰,腹满已消,恢复正常,而欲饮食;十一日少阴病衰,口不渴,不胀满,舌不干,能打喷嚏;十二日厥阴病衰,阴囊松弛,渐从少腹下垂。至此,大邪之气已去,病也逐渐痊愈。黄帝说:怎么治疗呢?岐伯说:治疗时,应根据病在何脏何经,分别予以施治,病将日渐衰退而愈。对这类痛的治疗原则,一般病未满三日,而邪犹在表的,可发汗而愈;病已满三日,邪已入里的,可以泻下而愈。

黄帝说:热病已经痊愈,常有余邪不尽,是什么原因呢?岐伯说:凡是余邪不尽的,都是因为在发热较重的时候强进饮食,所以有余热遗留。像这样的病,都是病势虽然已经衰退,但尚有余热蕴藏于内,如勉强病人进食,则必因饮食不化而生热,与残存的余热相搏,则两热相合,又重新发热,所以有余热不尽的情况出现。黄帝说:好。怎样治疗余热不尽呢?岐伯说:应诊察病的虚实,或补或泻,予以适当的治疗,可使其病痊愈。黄帝说:发热的病人在护理上有什么禁忌呢?岐伯说:当病人热势稍衰的时候,吃了肉食,病即复发;如果饮食过多,则出现余热不尽,这都是热病所应当禁忌的。

黄帝说:表里同伤于寒邪的两感证,其脉和症状是怎样的呢?岐伯说:阴阳两经表里同时感受寒邪的两感证,第一日为太阳与少阴两经同时受病,其症状既有太阳的头痛,又有少阴的口干和烦闷;二日为阳明与太阴两经同时受病,其症状既有阳明的身热谵言妄语,又有太阳的腹满不欲食;三日为少阳与厥阴两经同时受病,其症状既有少阳之耳聋,又有厥阴的阴囊收缩和四肢发冷。如果病势发展至水浆不入,神昏不知人的程度,到第六天便死亡了。

黄帝说:病已发展至五脏已伤,六腑不通,营卫不行,像这样的病,要三天以后死亡,是什么道理呢?

岐伯说:阳明为十二经之长,此经脉的气血最盛,所以病人容易神志昏迷。三天以后。阳明的气血已经竭尽,所以就要死亡。

大凡伤于寒邪而成为温热病的,病发于夏至日以前的就称之为温病,病发于夏至日以后的就称之为暑病。暑病汗出,可使暑热从汗散泄,所以暑病汗出,不要制止。

【专家评鉴】

一、热病的定义

“今夫热病者,皆伤寒之类也。”明确地指出一切外感热病,皆属于伤寒的范畴。外感病称为伤寒者,乃是以病因言之;谓之热病,是以症状特点命名。因为发热是外感病的共同特征,故泛称外感病为热病,目前就更直接地称为外感热病。本文所言的伤寒即后世之广义伤寒。《难经》说:“伤寒有五:有中风,有伤寒,有湿温,有热病,有温病。”本文所论之伤寒是指“伤寒有五”之广义。泛指一切外感热病。再者,题为“热论”,内容论伤寒,可见是把“热病”和广义伤寒当作同义语,即热病就是(广义)伤寒,是一切外感病的总称。

二、发热是外感病的特征

“人之伤于寒也,则为病热,热虽甚不死。”在外感病中,邪气侵袭人体,正气与之抗争。正邪交争,阳气郁遏于肌表,故见发热。《素问·调经论》说:“阳盛生外热奈何?岐伯曰:上焦不通利,则皮肤致密,腠理闭塞,玄府不通,卫气不得泄越,故外热。”可见,外感病之发热是人体卫阳之气不衰的反映,若人体正气不足,无力抗邪,卫阳之气虚衰,一般不会发热。所以说“热虽甚不死”,《素问·生气通天论》说的“体若燔炭,汗出而散”,则从治疗的角度,论述外感病发热是邪正交争,正气不衰的表现。当然,在外感病的不同阶段,由于正邪双方力量消长的不同,其热型是有区别的,发病初期,正邪交争于肌表,则表现为恶寒与发热兼见的热型;若交争于半表半里,则表现为恶寒发热交替,即寒热往来的特有热型。若正邪交争于里,正气未伤,势均力敌,则表现为但热不寒,或为壮热,或为日晡潮热等。倘若正气被伤,阴精不足,则会有暮热早凉或夜间更甚等。临床

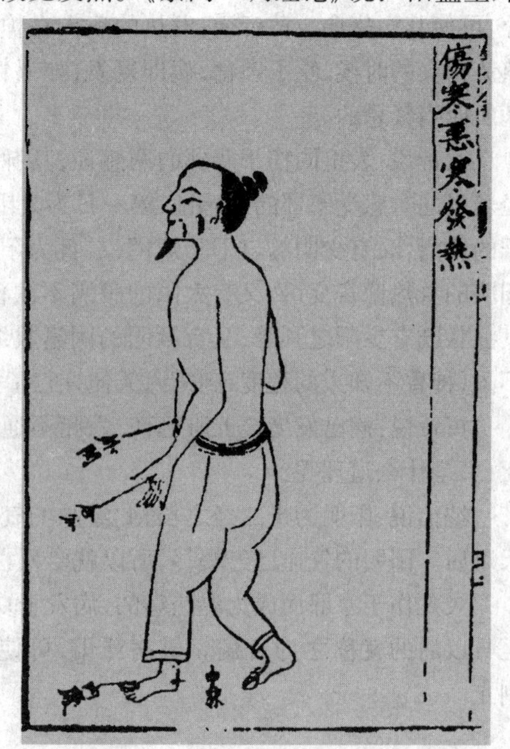

明万历刊本《杨敬斋针灸全书》针灸方图中的伤寒恶寒发热取穴图

上常根据病人的热型判断邪正的盛衰及疾病发展中所处的阶段。

三、热病的传变规律及六经分症

“愿闻其状……故烦满而囊缩。”该段原文论述了两个观点：

(一)传变规律

原文所谈的“伤寒一日，巨阳受之……二日阳明受之……”，论述了热病的一般传变规律，示意如下：

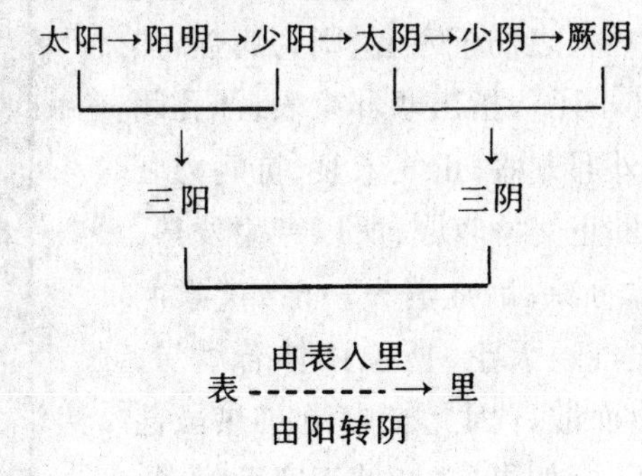

(二)六经分症

文中列举的六经症状皆为实热症，未及虚寒症。仅列举了各经脉循行通过部位出现的症状，换句话说，是根据各经的循行部位以确定病位(即病在何经)，这种对疾病定位诊断的方法迄今仍然广泛地运用于临床。各经分证如下表：

表 31-1　六经分症表

六经	经脉所过部位	症状
太阳经	从巅入脑，挟脊抵腰中	头项痛，腰脊强
阳明经	挟鼻络目	目痛，鼻干，身热，不得卧
少阳经	循胁络于耳	胸胁痛而耳聋
太阴经	布胃中，络于嗌	腹满而嗌干
少阴经	络于肺，系舌本	口燥，舌干而渴
厥阴经	循阴器，络于肝	烦满，囊缩

四、热病的治疗及预后

(一)治疗

原文说：“其未满三日者，可汗而已；其满三日者，可泄而已。”就明确地指出热病的治疗原则。所谓“其未满三日者”，是指邪气仍在三阳之表，可用汗法治疗。所谓“其满三日者”，为邪热蕴积于三阴之里，要用清泄之法以去其热。应当注意，此处的“三日”问题，应如王冰所说：“此言表里之大体也”。“汗”“泄”两法的运用，当视病情而定，张志聪说：“此言六气相传，表里阴阳之大概耳。然伤寒病有传者，有不传者，有八九日仍在表阳而当汗者，有二三日邪中于里阴而急当下者，此又不在阴阳六气之常法也。”

(二)预后

原文说：“其两感于寒而病者，必不免于死”，“其不两感于寒者……病日已

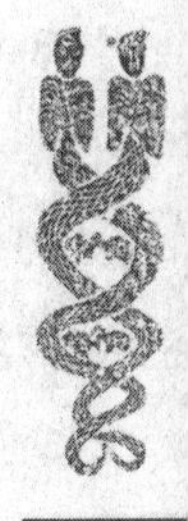

矣"。外感热病的预后是一个复杂问题,关系到病位,受邪轻重,病邪性质,体质因素等各方面。总之,和邪正斗争力量对比的消长有关。文中"人之伤于寒者,则为病热,热虽甚不死",指出寒邪束表,汗孔闭塞,外邪方盛,正气未衰,抗病力旺盛,邪正交争较剧,所以产生发热,汗出身凉,诸症消失。正如《素问·生气通天论》所说:"体若燔炭,汗出而散。"因此文中说:"热虽甚不死"。如果是"两感于寒而病者,必不免于死"。从总的精神看,两感于寒,表里同病,病邪内传,伤及脏腑及营卫气血,病情复杂,邪气充斥内外,预后较差。倘若不能及时采取有效的治疗措施,最终可导致邪盛正衰,"必不免于死"。文中的"死"与"不死"则是相对而言,意指病情之轻重,预后之好坏,不可以辞害意。

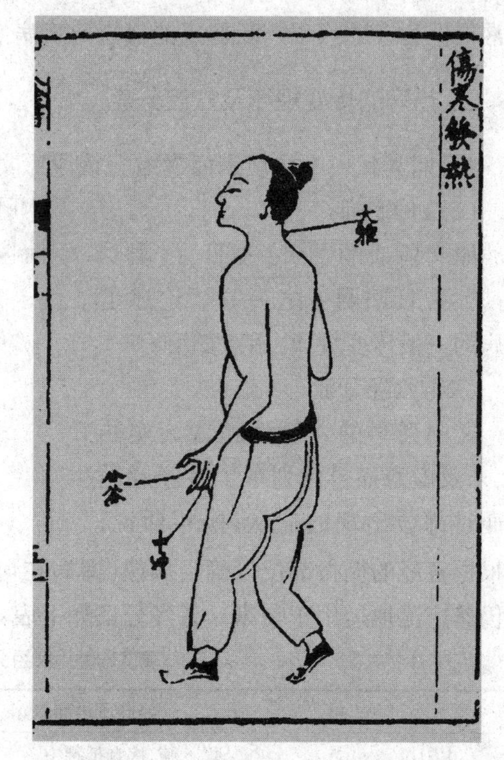

明万历刊本《杨敬斋针灸全书》针灸方图中的伤寒发热取穴图

五、遗热的原因、治疗与热病的禁忌

文中对热病过程中出现的"病遗"和"食复"等变症发生的原因、病机、治疗及热病禁忌做了论述,归纳如下:

遗热
- 遗热原因:热甚而强食之。
- 遗热病机:因其与谷气相薄,两热相合。
- 遗热治疗:视其虚实,调其逆从。
- 热病禁忌:病热少愈,食肉则复,多食则遗。

六、热病的表里两感症(逆传)

原文在此补充了前文论述的"两感于寒而病者,必不免于死"。这是外感热病中的特殊类型,是指表里两经同时受邪而病,所以病情的发展就不同于外感热病的一般规律,疾病的预后也差,并且提出了判断预后的标准。归纳如下:

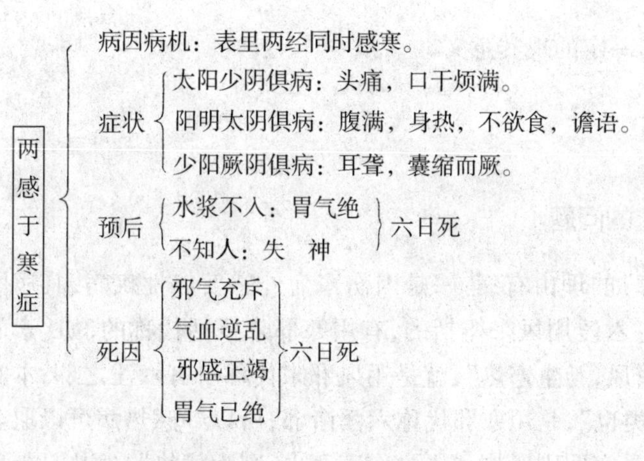

七、寒、温、暑病的区别

原文说："凡病伤寒而成温者，先夏至日为病温，后夏至日为病暑。"对此内容有两种理解：一种认为"凡病伤寒"为冬日感受寒邪，"而成温者"系指温热病而言，包括温病、暑病。而温病、暑病，均由伏邪所致，故首句即指发病因素，"凡病伤寒而成温者"，说明了温病、暑病，同是冬日感受寒邪，伏而不发，至来年春夏才发病，虽然感受之病因相同，但因发病的时间和发病的特点不同而有温病和暑病的区别。以季节而言，温病发于夏至以前，暑病发于夏至之后（即大、小暑之间）。以发热轻重而言，温病发热较轻，暑病发热较重，故王启元说："阳热未盛曰温，阳热大盛曰暑。"另一种理解认为，因篇首已说："今夫热病者，皆伤寒之类也"，伤寒之类为广义，即泛指一切外感热病，因病因为四时不同的时邪，所以四时就有不同特点的外感热病，冬日感受寒邪即为伤寒（即狭义伤寒），夏日感受时邪即成为暑病，夏至以前的春季若感其时邪便成温病。这种按感受四时不正之气所患病症的分类方法对后世温病学的发展有一定贡献，我们认为第二种解释虽然优胜一些，但于经旨未合。所以，"凡病伤寒"是指冬令感受寒邪，而篇首之"伤寒之类"是指广义伤寒病症，应注意区别。

八、暑病的治疗

原文说："暑当与汗皆出，勿止。"由于暑病见于夏日，有明显的季节性，因夏日气候炎热，人体为了适应外界的高温环境，汗孔开张，出汗排热，积极适应外环境的变化。如《灵枢·五癃津液别》说："天暑衣厚则腠理开，故汗出"。酷暑炎热则汗出，本是生理现象，倘若感受暑热之邪而病者，因其有阳热发泄的特征，暑热迫津外泄，则汗大出，因为汗出也有利于暑热之邪外出，所以治疗暑病时，切勿见汗止汗，须查清原因，治之宜清暑，若错用止汗收敛之法，会酿成暑热内闭，关门留寇，暑热必传心包，造成危急症候，故张介宾说："暑气侵入，当令有汗，则暑随汗出，故曰勿止。”这一治暑之法，有其一定的现实意义。

【临床应用】

一、热病取名“伤寒”的问题

外感热病取名“伤寒”的理由有三：一是因伤寒为外感发热性疾病，其病因为六淫邪气，《内经》中有将六淫用风来概括的，有用寒邪来概括代称的，如《素问·生气通天论》说：“因于露风，乃生寒热”，就是用风邪来代称所有六淫之邪；本文中“今夫热病者，皆伤寒之类也”，是用寒邪代称六淫诸邪，所以外感热病可以取名为“伤寒”。二是因人体感受寒邪则发热，“人之伤于寒也，则为病热”，发热是外感病的共有症状，叫“热病”是从症状言，称“伤寒”是从病因言，故“伤寒”和“热病”之名可以互相并称。三是太阳为寒水之经，六经之藩篱，统摄人身营卫，外邪伤人，太阳寒水之经首当其冲，如果从发病病位言之，外感病则可命曰“伤寒”。本文篇首论及发热机制时说：“巨阳（太阳）者，诸阳之属也，其脉连于风府，故为诸阳主气也”。又说：“伤寒一日，巨阳受之”等，可见，称伤寒为外感发热性疾病的总名是有其一定意义的。

二、伤寒的范围

中医之伤寒，范围极其广泛，凡由自然环境（包括气候、地域等）的变迁，人体不能适应而发生由表入里的疾病都称为伤寒，陈修园说：“太阳主一身之表，司寒水之经，凡病自外来者，皆谓伤寒，非寒热之寒也。”《难经》说：“伤寒有五：有中风，有伤寒，有湿温，有热病，有温病。”根据以上的说法可以看出，伤寒范围是极广的，不是专指某一种类的疾病，而是泛指外界六淫邪气所伤而引起的一切病症的总称。如王焘说：“此病方家称为伤寒，而所以为外感病之总称也。”同时也包括现代所说的多种传染性疾病。如《千金方》引用《小品》之说，“伤寒，雅士之称，云天行、温疫，是田舍间号耳。”再如张仲景《伤寒论》自序说，其宗族在十年之内，死亡者三分之二，伤寒十居其七。可见伤寒包括传染病在内的所有外感疾病。

三、《素问·热论》与《伤寒论》的关系

《素问·热论》是《伤寒论》一书的理论渊源，后者是在继承前者的基础上，结合临床实践，丰富和发展起来的。张仲景根据《热论》“今夫热病者，皆伤寒之类也”，“人之伤于寒者，则为病热”之说，认为所伤之寒为病之因，发热则是因寒所致的症状，于是按其病因对疾病命名，用“伤寒”概称所有的外感发热病症，故书名曰《伤寒论》。

《伤寒论》的六经分症沿用了《热论》中以六经为纲的辨证方法，但二者仍有明显区别：其一，《热论》以经脉论证为中心，范围较狭窄，只提到实热症候而无虚寒症候。而《伤寒论》在此基础上，以辨证论治为核心，以八纲的内容（虽未明确提出）为纲领，根据病位、病性、抗病能力将复杂多变的外感热病皆归纳在六经病症之中，使之条目清晰，井然有序；其二，从《热论》所说的三阳经证看，相当于六经病症中的太阳证，三阴经证相当于《伤寒论》中之阳明症，故《热论》说："其未满三日者，可汗而已；其满三日者，可泄而已。"而《伤寒论》则结合临床所得，补充了外感热病后期出现的虚症和寒症，丰富和发展了《热论》的症候分类。在症状归纳方面二者同中有异，归纳如下表：

表 31-2 《素问·热论》《伤寒论》六经分症异同表

经脉	热论	伤寒论
太阳	头项痛，腰脊强	脉浮，头项强痛而恶寒，发热
阳明	头项痛，目痛鼻干，不得卧	身热自汗，渴饮，便结潮热，谵语
少阳	胸胁痛而耳聋	口苦咽干，目弦，胸胁苦满，寒热往来
太阴	腹满而嗌干	腹满而吐，食不下，自利益甚，时腹自痛
少阴	口燥舌干而渴	脉微细，但欲寐，恶寒身倦，手足逆冷
厥阴	烦满而囊缩	消渴，气上冲心，心中痛热，饥不知食，食即吐蛔，下利不止

《热论》与《伤寒论》对外感热病传变规律的认识，原则上是一致的，由于感受外邪而病，所以疾病传变的总规律是从表入里，由阳入阴。《热论》中论及了循经以次相传和表里两经同时受病两种，《伤寒论》在循经传变的基础上，又提出了"越经""直中""合病""并病"等多种方式。另外对《热论》中提到日传一经的说法不可拘泥。如高士宗说："一日受之，二日受之，乃循次言之，非一定不移之日期也，领悟圣经，当勿以辞害意。"

在治疗方法方面，《素问·热论》仅提及汗、泄二法，《伤寒论》以六经统属外感病的表里寒热虚实症，治法相应地提出了汗、吐、下、和、温、清、消、补八法。总之，张仲景师古而不泥古，他在《热论》基础上，结合他自己的临床体会加以发挥而著成千古不朽的《伤寒论》。

四、关于"人之伤寒也，则为病热"的问题

本篇首言"今夫热病者，皆伤寒之类也"的热病概念后，对为什么把伤寒又称为热病的问题做了进一步论述。"伤于寒"讲发病原因是感受寒邪，"病热"是指症状。"病"用如动词，有产生、发生之意，"病热"就是发热。

寒为阴邪，易伤阳气，而发热症状，在一般情况下是指人体阳气偏盛所致。《素问·阴阳应象大论》说："阳盛则热"，今感受阴寒之邪又何以能发热？因为寒属阴

邪,其性收引。寒邪所伤的太阳之表为人身之藩篱,为“诸阳主气”,故阳气最盛。当太阳之表为寒邪所伤时,腠理闭塞不通,阳气不得向外泄越,而偏胜于肌表,如《素问·调经论》:“阳盛生外热,奈何?岐伯曰:上焦不通利,则皮肤致密,腠理闭塞,玄府不通,卫气不得泄越,故外热”。《医经解惑论》对此进一步分析说:“诸阳之气,皆从内而达于外,故外伤于寒,则阳气不能发达于外,而外邪欲破阳内入,阳欲拒邪外出,邪正之争,乃怫郁为病热也。”可见,感受寒邪之发热是阳气被郁而偏盛,是阳气不衰的表现,所以说:“热虽甚不死”。应当注意,此处是针对外感发热而言,应与阴盛格阳之发热鉴别,后者是阳气虚极的外脱之象,两者不可混淆。另外,临床见发热症状,可由感受暑、火、热等阳邪所致,也可因寒邪引起,当然,诸如瘀血、痰饮、食滞、虫积也可引起发热,辨证时应全面分析病情,探求其病因病机,不可泥守一端。

五、关于“今夫热病者,皆伤寒之类”的含义及意义

“今夫热病者,皆伤寒之类也”这是本篇对热病所做的定义。此处的“伤寒”一词,是指广义而言,泛指外感病症。之所以把伤寒又称为热病,是因外感病皆有发热的共同症状,就此意义讲,言热病,是以症状特点名之;称伤寒,是从病因命名。此二者同一病症而名不同。

但下文“人之伤于寒也,则为病热”句,则是指狭义伤寒;此是指人体感受了寒邪,因寒邪收引,致使肌腠闭塞,阳气被郁遏于体内,因而有发热之状。如《素问·调经论》所云:“上焦不通利,则皮肤致密,腠理闭塞,玄府不通,卫气不得泄越,故外热。”就是对这种感寒之后引起发热症状机理的阐述。由此可见,伤寒的广狭两义非自《难经》,而是在本篇之中已有区别。不过《难经》讲得更明确罢了,如“五十八难”说:“伤寒有五:有中风,有伤寒,有湿温,有热病,有温病,其所苦各不同。”仲景也继承了本篇对伤寒病的广狭之义的划分,并确立出“伤寒、中风、风温、温病、痉、湿、暍”等病症,创立了外感热病的辨证论治体系,从而丰富了外感热病的内容,并从治疗用药方面,把广义伤寒与狭义伤寒加以区分。如《伤寒论·太阳病篇》第三条所说:“太阳病,或已发热,或未发热,必恶寒,体痛,呕逆,脉阴阳俱紧者,名曰伤寒。”这显然与本篇“今夫热病者,皆伤寒之类也”之广义伤寒迥然有别。

为什么把外感热病又称为伤寒呢?除上面所述,从病因而论称之为伤寒的意义外,还有认为“伤寒”是外邪首犯“太阳寒水之经”(即太阳经)的病位来解释的。亦有人认为所伤之“寒”是六淫外邪的代称,也就是说“伤寒”即“伤邪”之义。因为在《内经》中用一种邪气或二邪代称诸邪的例句不乏其文,如《素问·生气通天论》说:“大风苛毒,弗之能害”,“因于露风,乃生寒热”等,即是例证。

至于热病的病因问题,认识也有很大的分歧,其看法有三:一是认为“伏邪”发

病。持此论者，是据《素问·生气通天论》等篇所言的“冬伤于寒，春必病温”，提出寒邪藏匿肌肤之故。二是否认“伏邪”发病的观点，如吴又可在其《温疫论》中指出：“风寒湿之邪，与吾身之营卫势不两立，一有所中，疫苦作矣。苟或不除，不危即毙。”《伤寒例》也说：“冬时严寒所伤，中即病者为伤寒……然风寒所伤，轻则感冒，重则伤寒。即感冒症，乃风寒所伤之最轻者，尚尔头痛身痛，四肢拘急，鼻塞声重，痰嗽喘急，恶寒发热，当即为病，不能容隐，今冬时严寒所伤，非细事也，反能藏伏过时而发病邪……况风寒所伤，焉有不由肌表而入，所伤皆营卫，所感均系风寒，一者何其懞懵，藏而不知？一者何其灵异，感而即发？”三是认为养生不当，正气不足，抵抗力减弱所致，以为不仅冬不藏精，来年可能发生温病、暑病，如果正气损伤严重，任何季节均可致使病症迁延，如《素问·金匮真言论》认为冬天不做过度劳累的事，正气得以保养者，到了来年，“春不鼽衄，春不病颈项，仲夏不病胸胁，长夏不病洞泄寒中，秋不病风疟，冬不病痹厥、飧泄”。张琦等也据此而反对“伏邪”说。实质上，任何季节都会感受六淫外邪而发生相应的外感热病。

刺热第三十二

【要点解析】

一、五脏热病的症状、演变、预后及其针刺疗法。

二、热病的色诊，可以从外知内，善为运用，确能做到早期诊断和早期治疗，有预防的积极意义。

三、刺热病的孔穴以及护理方法，如五十九刺、脊椎诸穴，和饮水寒水、寒衣、寒处等。

【内经原典】

肝热病者，小便先黄，腹痛多卧，身热，热争[①]则狂言及惊，胁满痛，手足躁，不得安卧，庚辛甚，甲乙大汗，气逆则庚辛死，刺足厥阴少阳，其逆则头痛员员，脉引冲头也。心热病者，先不乐，数日乃热，热争则卒心痛，烦闷善呕，头痛，面赤无汗，壬癸甚，丙丁大汗，气逆财壬癸死，刺手少阴太阳。脾热病者，先头重颊痛，烦心颜[②]青，欲呕身热，热争则腰痛不可用俯仰，腹满泄，两颔痛，甲乙甚，戊己大汗，气逆则甲乙死，刺足太阴阳明。肺热病者，先淅然[③]，厥起毫毛，恶风寒，舌上黄，身热。热争则喘咳，痛走胸膺背，不得太息，头痛不堪，汗出而寒，丙丁甚，庚辛大汗，气逆则丙丁死，刺手太阴阳明，出血如大豆，立已。

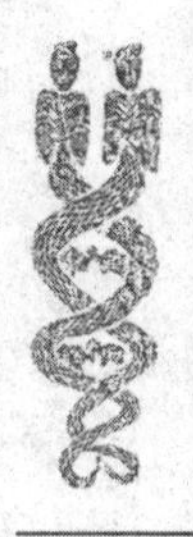

肾热病者，先腰痛骱[4]酸，苦渴数饮，身热，热争则项痛而强，骱寒且酸，足下热，不欲言，其逆则项痛员员澹澹然，戊己甚，壬癸大汗，气逆则戊己死，刺足少阴太阳，诸汗者，至其所胜日汗出也。肝热病者，左颊先赤，心热病者颜先赤，脾热病者鼻先赤，肺热病者右颊先赤，肾热病者颐[5]先赤，病虽未发，见赤色者刺之，名曰治未病[6]。热病从部所起者，至期而已；其刺之反者，三周而已；重逆[7]则死。诸当汗者，至其所胜日，汗大出也。

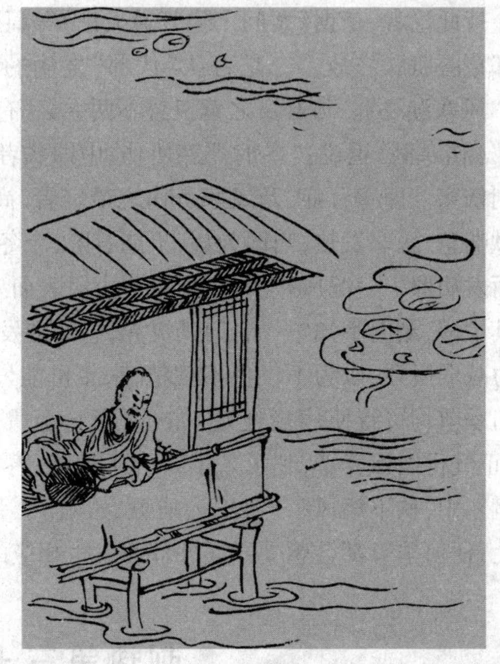

凡治疗热病，应在喝些清凉的饮料，以解里热之后，再进行针刺，并且要病人衣服穿得单薄些，居住于凉爽的地方，以解除表热，如此使表里热退身凉而病愈。

诸治热病，以饮之寒水乃刺之，必寒衣之，居止寒处，身寒而止也。热病先胸胁痛，手足躁，刺足少阳，补足太阴，病甚者为五十九刺。热病始手臂痛者，刺手阳明太阴而汗出止。热病始于头首者，刺项太阳而汗出止。热病始于足胫者，刺足阳明而汗出止。热病身先重，骨痛，耳聋好瞑[8]，刺足少阴，病甚为五十九刺。热病先眩冒而热，胸胁满，刺足少阴少阳。太阳之脉，色荣颧骨，热病也，荣未交，曰今且得汗，待时而已。与厥阴脉争见者，死期不过三日，其热内连肾，少阳之脉色也。少阳之脉，色荣颊前，热病也，荣未交，曰今且得汗，待时而已，与少阴脉争见者，死期不过三日。热病气穴[9]：三椎下间主胸中热，四椎下间主鬲中热，五椎下间主肝热，六椎下间主脾热，七椎下间主肾热，荣在骶也，项上三椎，陷者中也。颊下逆颧为大瘕[10]，下牙车为腹满，颧后为胁痛，颊上者鬲上也。

【难点注释】

①热争：指热邪与正气相争。

②颜：王冰注："颜，额也。"

③淅然：淅然，怕冷的样子。

④骱：骱，同"胻"，胫骨上部，此指脚胫。

⑤颐：颐，腮部。

⑥治未病:有两个含义,即未病先防和既病防变,此属后者。

⑦重逆:指治疗一误再误。

⑧好瞑:困而欲寐也,即困倦嗜睡的样子。

⑨气穴:即穴位。

⑩大瘕:瘕,大瘕,即大瘕泄,属今之痢疾之类。

【白话精译】

肝脏发生热病,先出现小便黄,腹痛,多卧,身发热。当热邪入脏,与正气相争时,则狂言惊骇,胁部满痛,手足躁扰不得安卧;逢到庚辛日,则因木受金克而病重,若逢甲乙日木旺时,便大汗出而热退,若将在庚辛日死亡。治疗时,应刺足厥阴肝和足少阳胆经。若肝气上逆,则见头痛眩晕,这是因热邪循肝脉上冲于头所致。

心脏发生热病,先觉得心中不愉快,数天以后始发热,当热邪入脏与正气相争时,则突然心痛,烦闷,时呕,头痛,面赤,无汗;逢到壬癸日,则因火受水克而病重,若逢丙丁日火旺时,便大汗出而热退,若邪气胜脏,病更严重将在壬癸日死亡。治疗时,应刺手少阴心经和手太阳小肠经。

脾脏发生热病,先感觉头重,面颊痛,心烦,额部发青,欲呕,身热。当热邪入脏,与正气相争时,则腰痛不可以俯仰,腹部胀满而泄泻,两颔部疼痛,逢到甲乙日木旺时,则因土受木克而病重,若逢戊己日土旺时,便大汗出而热退,若邪气胜脏,病更严重,就会在甲乙日死亡。治疗时,刺足太阴脾经和足阳明胃经。

肺脏发生热病,先感到体表淅淅然寒冷,毫毛竖立,畏恶风寒,舌上发黄,全身发热。当热邪入脏,与正气相争时,则气喘咳嗽,疼痛走窜于胸膺背部,不能太息,头痛得很厉害,汗出而恶寒,逢丙丁日火旺时,则因金受火克而病重,若逢庚辛日金旺时,便大汗出而热退,若邪气胜脏,病更严重,就会在丙丁日死亡。治疗时,刺手太阴肺经和手阳明大肠经,刺出其血如大豆样大,则热邪去而经脉和,病可立愈。

肾脏发生热病,先觉腰痛和小腿发酸,口渴得很厉害,频频饮水,全身发热。当邪热入脏,与正气相争时,则项痛而强直,小腿寒冷酸痛,足心发热,不欲言语。如果肾气上逆,则项痛、头眩晕而摇动不定,逢戊己日土旺时,则因水受土克而病重,若逢壬癸日水旺时,便大汗出而热退,若邪气胜脏,病更严重,就会在戊己日死亡。治疗时,刺足少阴肾经和足太阳膀胱经。以上所说的诸脏之大汗出,都是到了各脏气旺之日,正胜邪却,即大汗出而热退病愈。

肝脏发生热病,左颊部先见赤色;心脏发生热病,额部先见赤色;脾脏发生热病,鼻部先见赤色;肺脏发生热病,右颊部先见赤色;肾脏发生热病,颐部先见赤色。病虽然还没有发作,但面部已有赤色出现,就应予以刺治,这叫作"治未病"。热病只在五脏色部所在出现赤色,并未见到其他症状的,为病尚轻浅,若予以及时治疗,则至其当旺之日，病即可愈；若治疗不当，应泻反补，应补反泻，就会延长病程，需通过三次当旺之日，始能病愈；若一再误治，势必使病情恶化而造成死亡。诸脏热病应当汗出的，都是至其当旺之日，大汗出而病愈。

凡治疗热病，应在喝些清凉的饮料，以解里热之后，再进行针刺，并且要病人衣服穿得单薄些，居住于凉爽的地方，以解除表热，如此使表里热退身凉而病愈。

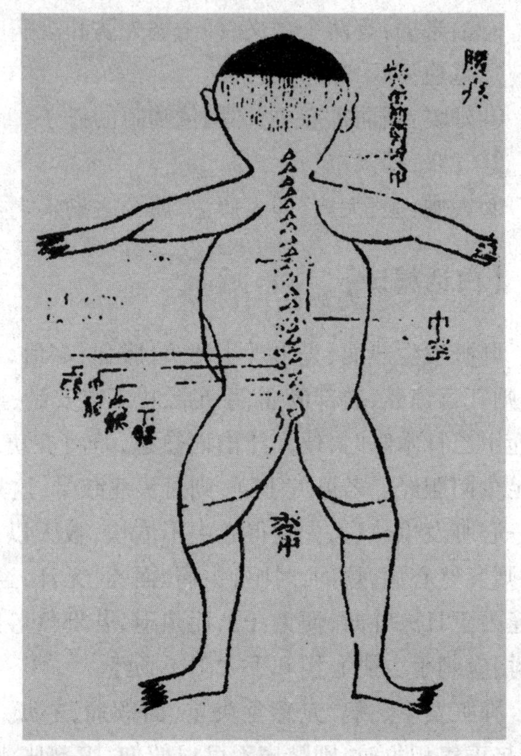

清代张希纯《针灸便用》针灸方图中的腹疼取穴图

热病先出现胸胁痛。手足躁扰不安的，是邪在足少阳经，应刺足少阳经以泻阳分之邪，补足太阴经以培补脾土，病重的就用“五十九刺”的方法。热病先手臂痛的，是病在上而发于阳，刺手阳明、太阴二经之穴，汗出则热止。热病开始发于头部的，是太阳为病，刺足太阳经项部的穴位，汗出则热止。热病开始发于足胫部的，是病发于阳而始于下，刺足阳明经穴，汗出则热止。热病先出现身体重，骨节痛，耳聋，昏倦嗜睡的，是发于少阴的热病，刺足少阴经之穴，病重的用“五十九刺”的方法。热病先出现头眩晕昏冒而后发热，胸胁满的，是病发于少阳，并将传入少阴，使阴阳枢机失常，刺足少阴和足少阳二经，使邪从枢转而外出。

太阳经脉之病，赤色出现于颧骨部的，这是热病，若色泽尚未暗晦，病尚轻浅，至其当旺之时，可以得汗出而病愈。若同时又见少阴经的脉症，此为木盛水衰的死症，死期不过三日，这是因为热病已连于肾。少阳经脉之病，赤色出现于面颊的前方，这是少阳经脉热病，若色泽尚未暗晦，是病邪尚浅，至其当旺之时，可以得汗出而病愈。若同时又见少阴脉色现于颊部，是母胜其子的死症，其死期不过三日。

治疗热病的气穴：第三脊椎下方主治胸中的热病，第四脊椎下方主治膈中的热病，第五脊椎下方主治肝热病，第六脊椎下方主治脾热病，第七脊椎下方主治肾热病。治疗热病，既取穴于上，以泻阳邪，当再取穴于下，以补阴气，在下取穴在尾骶骨处。项部第三椎以下凹陷处的中央部位是大椎穴，由此向下便是脊椎的开始。诊察面部之色，可以推知腹部疾病，如颊部赤色由下向上到颧骨部，为有“大瘕泄”

病；见赤色自颊下行至颊车部，为腹部胀满；赤色见于颧骨后侧，为胁痛；赤色见于颊上，为病在膈上。

【专家评鉴】

本篇论述的内容，涉及五脏热病的临床表现、辨色诊断、针刺方法及误刺后果、预后、调护等内容。尤其以叙述针刺选穴的原则，行刺的时间及针刺方法等内容为详。下面根据原文顺序，分段解析其经义。

一、肝热病的表现，预后及刺法

（一）肝热病的表现

肝热病初起，由于湿热阻滞，肝胆疏泄不利，故先出现小便发黄，胁肋胀满疼痛，胁腹满痛，倦怠嗜卧，身体发热等表现。如果邪势较盛，正气不衰，邪正交争，就会出现语声高亢、语言烦多、惊厥、烦躁、胸胁满痛、坐卧不安。邪热如果循经上扰清窍，气血逆乱，还可以出现头痛，眩晕。

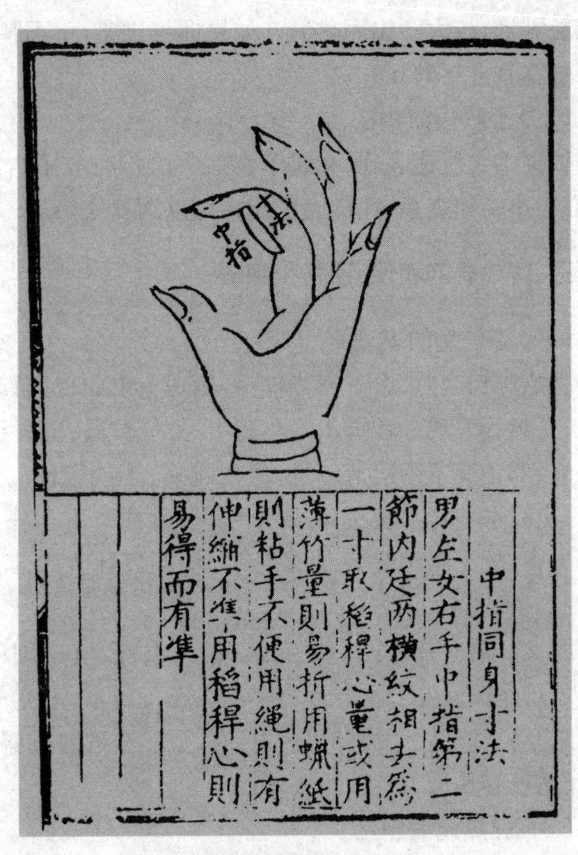

中指同身寸法

男左女右手中指第二節內廷兩横紋相去為一寸取稻稈心量或用薄竹量則易折用蠟紙則粘手不便用繩則有伸縮不準用稻稈心則易得而有準

明代高武《针灸聚英》中的指寸图

（二）肝热病的预后

原文“庚辛甚，甲乙大汗，气逆则庚辛死”。是指患肝热病者，逢庚辛日疾病就要加重，因为庚辛在五行属金，金能克木，故重。逢甲乙日正气来复，正能胜邪，大汗出而热退。如果正气不能胜邪，邪气肆逆，又逢庚辛日则病势加重甚至导致死亡。

（三）肝热病的刺法

根据本文所述表现，皆属实症无疑。治疗时宜泻其邪热，选取足厥阴肝经和足少阳胆经的穴位以泻其实。

二、心热病的表现，预后及刺法

(一)心热病的表现

热邪初犯心经，先出现郁闷不乐，几天后才出现身热。进而热邪较甚而正气不衰，邪正相争，影响血脉运行及心神的安宁，所以出现心前区疼痛，心胸烦闷。由于热邪充斥上扰，胃气失于和降，故见头痛，面红，恶心欲呕。热邪耗伤心阴，汗源减少故见无汗。

(二)心热病的预后

原文“心热病者……壬癸甚，丙丁大汗，气逆则壬癸死”一段，是说明心热病患者逢壬癸之日病情就要加重。因为壬癸属水，水能克火，故重。逢丙丁之日正气来复正能胜邪，故大汗出而热退。如果邪气过盛，正不胜邪，邪气肆逆，又逢壬癸之日病情危笃就会导致死亡。

(二)心热病的刺法

根据本文所述表现，亦属于实症。治疗时取手少阴心经和手太阳小肠经的穴位，心与小肠相表里，这样表里配穴可以泻其实热。

三、脾热病的表现，预后和刺法

(一)脾热病的表现

脾热病初起时，由于邪势较轻，出现头重如裹，面颊疼痛，心烦，颜面发青，恶心欲呕，身热等表现。皆提示湿热犯中，清气被遏，胃失和降之象。进而邪势转盛，正气不衰，邪正交争则病情加重，出现腰痛，不能俯仰。因为脾属土，肾属水，腰为肾之府，土克水使肾水壅滞，经脉不畅，故腰痛。由于脾与胃相表里，脾土壅滞，脾胃运化失常，故见腹满泄泻，两颔疼痛(阳明经脉所达，经气不利故痛)。

(二)脾热病的预后

原文:“脾热病者……甲乙甚，戊己大汗，气逆则甲乙死。”是指脾热病患者逢甲乙之日病情就要加重。因为甲乙在五行属木，木克土，故重。逢戊己日正当脾土正气来复，正能胜邪，故汗出热退而病愈。若邪势较盛，正不胜邪，又逢甲乙木旺之日，病情就容易加重甚至导致死亡。

(三)脾热病的刺法

根据文中所述表现，此脾热病当属实症，治疗时宜取足太阴脾经和足阳明胃经的穴位，这样表里配穴运用泻法可以祛除邪热。

四、肺热病的表现，预后和刺法

（一）肺热病的表现

肺热病初起，外邪犯表，由于肺主表，邪正相争于卫表，出现卫表失和的表现，如恶寒，皮肤粟起（俗称“鸡皮疙瘩”），汗毛竖立，发热，舌苔发黄。邪热进一步加重，正气不衰，邪正交争而病情加重，出现咳嗽气喘，胸膺部及背部疼痛，不能深呼吸。邪热上扰清窍，气血逆乱出现头痛不堪。邪犯卫表，故见汗出而恶寒。

（二）肺热病的预后

原文的意思是说肺热病的患者，逢丙丁之日病情就要加重，因为丙丁在五行属火，火克金，肺又属金，故重。逢庚辛之日肺经正气来复，正能胜邪，故见大汗出邪退而病愈。如果邪势过盛，正不胜邪，邪气肆逆，又逢丙丁之日则病情容易危笃甚至导致死亡。

（三）肺热病的刺法

根据本文所述表现亦属实症，治疗时取手太阴肺经和手阳明大肠经的穴位，这样表里配穴可以泻其实邪。还可在两经的穴位上采取放血疗法，刺后出血如大豆，可以很快起到退热祛邪的效果。

五、肾热病的表现，预后和刺法

（一）肾热病的表现

由于肾主骨，腰又为肾之府，所以在肾热病的初期。先出现腰痛，胫痠，口渴多饮，发热。热邪进一步发展，邪势较盛与正气交争就使病情加重。由于肾与膀胱相表里，膀胱经脉循项背，所以病重时出现项强疼痛，胫寒且痠，足下发热，舌不能言，这些表现均与肾的经脉循行路线有关。如果邪气循经上逆，上扰清窍，还可以出现项强眩晕如有旋转摇动的感觉。

（二）肾热病的预后

根据原文所述，是指肾热病的患者，逢戊己之日病情就要加重，因为戊己在五行属土，土克水，肾又属水，所以逢此时必重。逢壬癸之日肾经正气来复，正能胜邪故汗出热退而疾病向愈。如果邪势过盛，正不胜邪，邪气肆逆，又逢戊己之日则病情危笃甚至导致死亡。

（三）肾热病的刺法

根据其所述表现，此肾热亦当属实症。治疗时取足少阴肾经和足太阳膀胱经的穴位，这样表里配穴可以泻其邪热。

“诸汗者，至其所胜日汗出也”一句疑为下文衍于此。其意是指五脏各有所胜，即本气自旺之时，如肝之甲乙，心之丙丁……当此之时正气胜，抗邪力强，可以驱邪外出。这也提示临床治疗疾病时，凡祛邪亦当俟其时日，不可盲目驱邪。

六、热病的面部望诊及治疗宜忌

（一）五脏热病的面部望诊

肝热病的病人，左颊部先发红；心热病的病人，前额部先发红；脾热病的病人，鼻部先发红；肺热病的病人，右颊部先发红；肾热病的病人，两腮下先发红。这是根据五脏在面部的部位划分，提出望色诊病的理论，在临床上有一定的意义。

（二）热病宜早治及“治未病”

原文：“病未发，见赤色者刺之，名曰治未病”体现了及早治疗及治未病的思想。提示人们一旦发现某个部位发红就要抓紧时机进行针刺，从而阻止病邪的传变。这种治未病的思想给后世启发很大。

（三）正确治疗与误治后果

原文：“热病从部所起者……重逆则死”。指出五脏热病据所属部位的表现，经过合理治疗，到了它本脏之气当旺的日期，疾病就会痊愈。如果针刺错误，要延迟三个周期才能痊愈，如果治疗上反复出现错误，就会导致死亡。

“诸当汗者，至其所胜日汗大出也”一语，提出了正确把握治疗机会的重要性。各类热病，应该从汗而发的时候，就要等到其本气自旺的时日（如心之丙丁、肝之甲乙、脾之戊已……）采取刺法，协助正气驱邪外出。

七、热病的护理原则

原文：“诸治热病者……身寒而止之也”是说明治疗热病，除针刺外，也要重视调护，包括内服冷水使之里寒，寒衣寒处使之表寒，这可能也是较早的物理降温法。这种降温措施目前仍有临床意义。

八、热病初期症状与治疗的关系

原文：“热病先胸胁痛……刺足少阴、少阳。”此段主要论述五脏热病初发病时临床表现与内脏的关系及其针刺方法。如初起表现胸胁痛，手足躁扰，此为木强土弱，所以要泻足少阳胆经之实，补足太阴脾经之虚。病情严重时还可选刺有泻热作用的59个穴位。如初起时表现手臂疼痛，此乃手阳明大肠经和手太阴肺经病变，所以要取手阳明经和手太阴经的穴位发其汗，汗出邪退则病可愈。如初起时头部发热项背不舒，是足太阳膀胱经受邪，所以要取足太阳经项部的穴位发汗祛邪。如果初起足胫部发热者，是足阳明经受邪，所以应取足阳明经穴位发汗祛邪，如果初起先身体困重，骨节痠痛，耳聋，嗜睡，是足少阴肾经受邪，所以应取足少阴经穴位，病重时亦可选刺有泻热作用的59个穴位。如果初起眩晕发热，胸胁胀满，是足少阴和足少阳受邪，应当取足少阴和足少阳经的穴位刺之。

九、太阳、少阳热病的色诊及预后

原文："太阳之脉，色荣颧骨……死期不过三日"一段，主要论述太阳热病和少阳热病的面色改变及判断预后的方法。根据文义，是指患太阳热病的人，其赤色先见于颧骨部，由于邪势未入营分，还可以从汗而解，等待其本气当旺之日即可痊愈。如果邪势深入与厥阴脉表现并见者，说明病情危重，故死期不超过 3 日，因为其热病内连于肾，故重。少阳热病，其赤色先见于双颊前部，也由于其邪未入营分，可以从汗而解，等待其本气当旺之日即可痊愈。如果其邪势深入与少阴经病变并见者，说明病情危重，死期亦不超过 3 日。

十、热病气穴的部位

原文："热病气穴……项上三椎陷者中也"一段，主要讲热病气穴的位置。根据文义应该指的是胸椎，如言第三椎间隙主治胸中发热；第四椎间隙主治膈中发热；第五椎间隙主治肝经发热；第六椎间隙主治脾经发热；第七椎间隙主治肾经发热；骶部穴位主治营分发热，"项上三椎陷者中也"说的依次取穴的基点，古人对颈椎的认识与现代有出入（主要是条件限制），此处的项下三椎相当于现在的第七颈椎，三椎下凹陷的中点即今之大椎穴。意指以上椎序以大椎穴为基点，依次向下推算。

十一、望面色诊察腹内疾病

原文："颊下逆颧为大瘕……鬲上也"一段，是举例说明通过观察面部颜色来诊察腹内疾病，如发现颊下部至颧部颜色异常，说明腹内有大瘕；颊车部色泽异常提示有腹满；颧后部色泽异常提示有胁痛；颊上部色泽异常提示膈上有病变。

【临床应用】

一、热病的分类及症治分析

按五脏对热病进行分类是本篇的首创，根据原文内容，此处的热病，多数不属于外感温热之邪引起。而是由于内生湿热或五志化火所致。现根据原文所述结合现代中医发展情况列述如下：

（一）肝热症候

症状：发热，胁肋胀痛，烦躁不安，腹部胀痛，小便发黄，倦怠嗜卧，眩晕头痛。据症推测脉舌，舌苔黄腻，脉象滑数或弦数。

病机:湿热壅滞中焦,肝胆疏泄不利

治法:疏肝利胆,清利湿热。

方剂:龙胆泻肝汤加减。

(二)心热症候

症状:心前区疼痛,心烦欲呕,头痛面赤,郁闷不乐,可有发热。据症推测,还可能有少寐易惊,失眠多梦,舌尖红苔薄黄,脉细数。

病机:心火上炎,心神不宁,心血不畅。

治法:清心安神,化瘀通脉。

方剂:黄连清心饮加减

(三)脾热症候

症状:头身困重,身热不扬,心烦欲呕,腰痛不可俯仰,腹满泄泻,两颊疼痛。据症推测,还可能有纳呆脘痞,大便溏而不爽,舌苔黄腻或白腻,脉象濡数。

病机:湿热中阻,清阳被遏,运化不健。

治法:清化湿热,健脾和中。

方剂:三仁汤加减。

(四)肺热症候

症状:恶寒发热,咳嗽气喘,胸背疼痛,深吸气则更甚,头痛较甚,舌苔黄。据症推测,类似于肺痈初起或悬饮早期,伴有外邪犯肺、卫表失和的情况,还可能有胸闷气短,转侧不利,咯痰黄而不爽,脉浮数。

病机:风热外袭,肺卫失宣。

治法:疏风清热,宣肺散邪。

方剂:银翘散加减。

(五)肾热症候

症状:发热口渴,头项强痛,腰痛胫痠,眩晕摇摆,足下发热,倦怠懒言。据症推测,类似于消渴病阴虚燥热之候。还可能有心烦,耳鸣,眼花,舌质红苔少或薄黄,脉细数。

病机:阴虚火旺,虚火灼津,津伤气耗。

治法:滋阴降火。

方剂:麦味地黄汤加减。

二、疾病的预后与时间的关系

本文提出:“肝热病者……庚辛甚,甲乙大汗,气逆则庚辛死”“心热病者……壬癸甚,丙丁大汗,气逆则壬癸死”……是在五行学说指导下推测病势、判断预后的一种方法。对于这种方法,因为它产生在远古科学尚不发达的条件之下,对当时医学科学的发展，无疑有其积极的一面。不仅如此，中国古代天文、地理、农业、术数、军事等诸多领域都渗透有干支纪年、纪日、纪时的痕迹，这就说明阴阳五行、天干地支、五运六气等古代科学内容波及面很广。但这种方法用来推断疾病的转归和预后，显然带有古典哲学和机械唯物论的痕迹。

关于一日之内，从时辰来预测疾病预后的记载，如《素问·玉机真脏论》云："一日一夜五分之，此可以占死生之早暮也。"在一天之内，阳气有盛有衰，近代有"生物钟"的学说，即提示人的抗病能力及各组织器官的功能，随着时间的推移而有变化。如：

子时：进入深睡，但对痛觉特别敏感。

丑时：全身休息，肌肉放松，肝脏加紧解毒功能，其他器官节律极慢。

寅时：血压低，脑血流量最少，听觉很灵敏。

卯时：血压升高，心率加快，睡不稳，抵抗病毒和细菌功能特别强。

辰时：肝内毒物排尽，此时喝酒很不利，精力饱满，心脏功能最佳。

巳时：精力充沛，工作效率最佳，人体不易感到疲劳。

午时：全身总动员时刻，有疲乏感，肝脏休息，糖原入血。

未时：一天中第二个低点，反应迟钝，嗅觉和味觉最敏感。

申时：血糖上升，工作效率再度提高，但不持久。

酉时：痛感下降，神经活性降低，情绪最不稳定，常易因小事起口角。

戌时：体重最重，神经活动正常，记忆力强，可以记住白天未记住的事情。

亥时：白细胞升高，体温下降，细胞开始进入恢复阶段。这种学说与《素问·生气通天论》所言："阳气者，一日而主外，平旦人气生，日中而阳气隆，日西而阳气已虚，气门乃闭"的观点原则上是一致的。生理活动有节律，病理变化也有规律，《素问·脏气法时论》云："心病者，日中慧，夜半甚，平旦静"。"肝病者，平旦慧，下晡甚，夜半静。"临床也发现，心脏血管疾病多数在夜半加重，如系心肌梗塞合并心源性休克，死亡也多发生在夜半。脾胃虚寒性胃痛，多在黎明时加重，午后减轻。肝病腹胀或肝硬化腹水，亦多在下午胀满加重。认识这些现象对于研究疾病的转归规律很有帮助。本篇对五脏热病转归预后的记载，其实质仍有待进一步探讨。

三、面部望诊的诊断价值

面部的神色改变对于诊断疾病，判断病情的作用很大。尤其是对于热病来说，由于人体十二经脉，三百六十五络，其气血皆上注于面。热为阳邪，其性上炎，热能使血流加速，微循环扩张充血，所以各类热病面部先赤，根据中医理论，面部区域分属于五脏，所以不同的热病可先表现该脏所属区域发红。如肝热病小便先黄，腹痛多卧，身热，再加上左颊先赤就可以考虑诊断。根据治未病的原则，及早采取预防措施,防止疾病向纵深发展。故本篇原文曰:“病虽未发,见赤色者刺之,名曰治未病。”

目前观察面部颜色对于诊断与辨证已有很重要的意义,红色多主热病,但通红多为外感发热或脏腑实热;颧部潮红多属阴虚火旺;重病面容清瘦却时为泛红如妆,是为“戴阳证”。其他如白色主虚寒,主失血;黄色主脾虚,主湿停;青色主寒主痛主瘀血;黑色主水饮,主瘀血。这些在临床上都有很高的价值。

评热病论第三十三

【要点解析】

一、疾病是邪正相争的一个过程。疾病的痊愈与死亡,取决于邪正斗争的胜负,正能胜邪则生,邪胜正衰则死。

二、指出阴阳交、风厥、劳风、肾风等四种热病的原因、病理、症状、治法及预后。

三、邪气侵犯人体,必定先有正气的不足之处。

【内经原典】

黄帝问曰:有病温者,汗出辄[1]复热,而脉躁疾不为汗衰,狂言不能食,病名为何?岐伯对曰:病名阴阳交[2],交者死也。帝曰:愿闻其说。岐伯曰:人所以汗出者,皆生于谷,谷生于精,今邪气交争于骨肉而得汗者,是邪却而精胜也,精胜则当能食而不复热。复热者邪气也,汗者精气也,今汗出而辄复热者,是邪胜也,不能食者,精无俾[3]也,病而留者,其寿可立而倾也。且夫《热论》曰:汗出而脉尚躁盛者死。今脉不与汗相应,此不胜其病也,其死明矣。狂言者是失志,失志者死。今见三死[4],不见一生,虽愈必死也。

帝曰:有病身热,汗出烦满,烦满不为汗解,此为何病?岐伯曰:汗出而身热者,风也,汗出而烦满不解者,厥也,病名曰风厥[5]。帝曰:愿卒闻之。岐伯曰:巨阳主气,故先受邪,少阴与其为表里也,得热则上从之,从之则厥也。帝曰:治之奈何?岐伯曰:表里刺之,饮之服汤。

帝曰:劳风为病何如?岐伯曰:劳风法在肺下,其为病也,使人强上冥视[6],唾出若涕,恶风而振寒,此为劳风之病。帝曰:治之奈何?岐伯曰:以救俯仰[7]。巨阳引精者三日,中年者五日,不精者七日,咳出青黄涕,其状如脓,大如弹丸,从口中若鼻中出,不出则伤肺,伤肺则死也。

帝曰:有病肾风者,面胕痝然,壅害于言,可刺不?岐伯曰:虚不当刺,不当刺而刺，后五日其气必至[8]。帝曰：其至何如？岐伯曰：至必少气时热，时热从胸背上至头，汗出手热，口干苦渴，小便黄，目下肿，腹中鸣，身重难以行，月事不来，烦而不能食，不能正偃[9]，正偃则咳甚，病名曰风水[10]，论在《刺法》中。

帝曰：愿闻其说。岐伯曰：邪之所凑，其气必虚，阴虚者阳必凑之，故少气时热而汗出也。小便黄者，少腹中有热也。不能正偃者，胃中不和也。正偃则咳甚，上迫肺也。诸有水气者，微肿先见于目下也。帝曰：何以言？岐伯曰：水者阴也，目下亦阴也，腹者至阴之所居，故水在腹者，必使目下肿也。真气上逆，故口苦舌干，卧不得正偃，正偃则咳出清水也。诸水病者，故不得卧，卧则惊，惊则咳甚也。腹中鸣者，病本于胃也。薄[11]脾则烦不能食，食不下者，胃脘隔也。身重难以行者，胃脉在足也。月事不来者，胞脉闭也，胞脉者属心而络于胞中，今气上迫肺，心气不得下通，故月事不来也。帝曰：善。

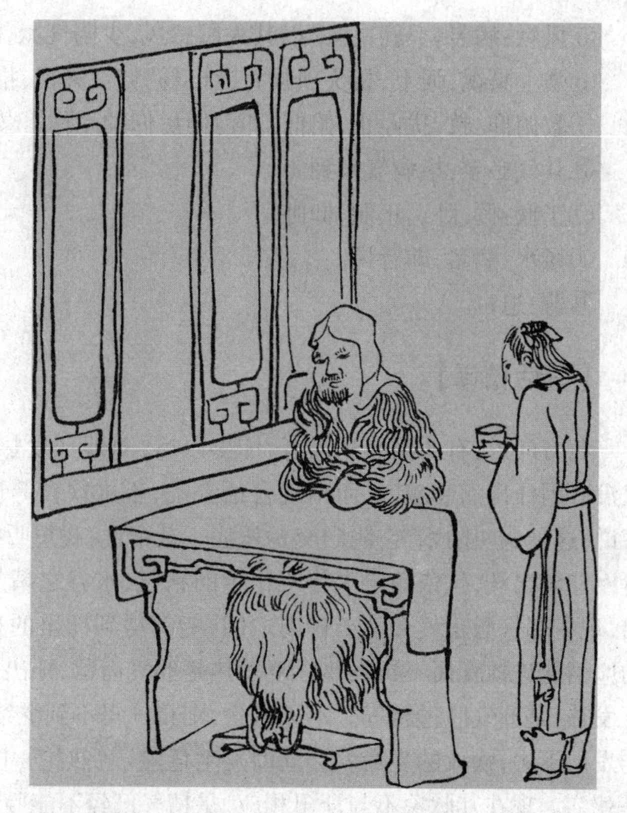

肾脏属阴，风邪属阳。肾阴不足，风阳便乘虚侵入，所以呼吸少气，时时发热而汗出。

【难点注释】

①辄：常常、总是的意思。

②阴阳交：指热病过程中，阳热之邪交于阴分，阴精被劫，是一种邪盛正衰的危重病候。

③俾：补益之义。《说文》："裨，益也。"

④三死：杨上善注："汗出而热不衰，死有三候，一不能食，二犹脉躁，三者失志。"

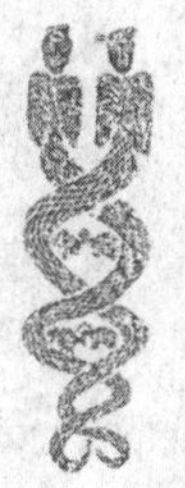

⑤风厥：病名。马莳注："以其太阳感风，少阴气厥，故名为风厥之症。"

⑥强上冥视：强上，指头项强直，难以俯仰。冥视，指目眩视物不清。

⑦救俯仰：救，犹停止；俯仰，即前俯后仰的动作。救俯仰，停止大的活动。

⑧其气必至：指病气来到。

⑨正偃：偃，卧。正偃，仰卧。

⑩风水：病名，即肾风。

⑪薄：迫也。

【白话精译】

黄帝问道：有的温热病患者，汗出以后，随即又发热，脉象急疾躁动，其病势不仅没有因汗出而衰减，反而出现言语狂乱，不进饮食等症状，这叫什么病？岐伯回答说：这种病叫阴阳交，阴阳交是死症。黄帝说：我想听听其中的道理。岐伯说：人所以能够出汗，是依赖于水谷所化生的精气，水谷之精气旺盛，便能胜过邪气而汗出，现在邪气与正气交争于骨肉之间，能够得到汗出的是邪气退而精气胜，精气胜的应当能进饮食而不再发热。复发热是邪气尚留，汗出是精气胜邪，现在汗出后又复发热，是邪气胜过精气。不进饮食，则精气得不到继续补益，邪热又逗留不去，这样发展下去，病人的生命就会立即发生危险。《热论》中也曾说：汗出而脉仍躁盛，是死症。现在其脉象不与汗出相应，是精气已经不能胜过邪气，死亡的征象已是很明显的了。况且狂言乱语是神志失常，神志失常是死症。现在已出现了三种死症，却没有一点生机，病虽可能因汗出而暂时减轻，但终究是要死亡的。

黄帝说：有的病全身发热，汗出，烦闷，其烦闷并不因汗出而缓解，这是什么病呢？岐伯说：汗出而全身发热，是因感受了风邪；烦闷不解，是由于下气上逆所致，病名叫风厥。黄帝说：希望你能详尽地讲给我听。岐伯说：太阳为诸阳主气，主人一身之表，所以太阳首先感受风邪的侵袭。少阴与太阳相为表里，表病则里必应之，少阴受太阳发热的影响，其气亦从之而上逆，上逆便成为厥。黄帝说：怎么治疗呢？岐伯说：治疗时应并刺太阳、少阴表里两经，即刺太阳以泻风热之邪，刺少阴以降上逆之气，并内服汤药。

黄帝说：劳风的病情是怎样的呢？岐伯说：劳风的受邪部位常在肺下，其发病的症状，使人头项强直，头目昏眩而视物不清，唾出粘痰似涕，恶风而寒栗，这就是劳风病的发病情况。黄帝说：怎样治疗呢？岐伯说：首先应使其胸中通畅，俯仰自如。肾精充盛的青年人，太阳之气能引肾精外布，则水能济火，经适当治疗，可三日而愈；中年人精气稍衰，须五日可愈；老年人精气已衰，水不济火，须七日始愈。这种病人，咳出青黄色粘痰，其状似脓，凝结成块，大小如弹丸，应使痰从口中或鼻中排出，如果不能咳出，就要伤其肺，肺伤则死。

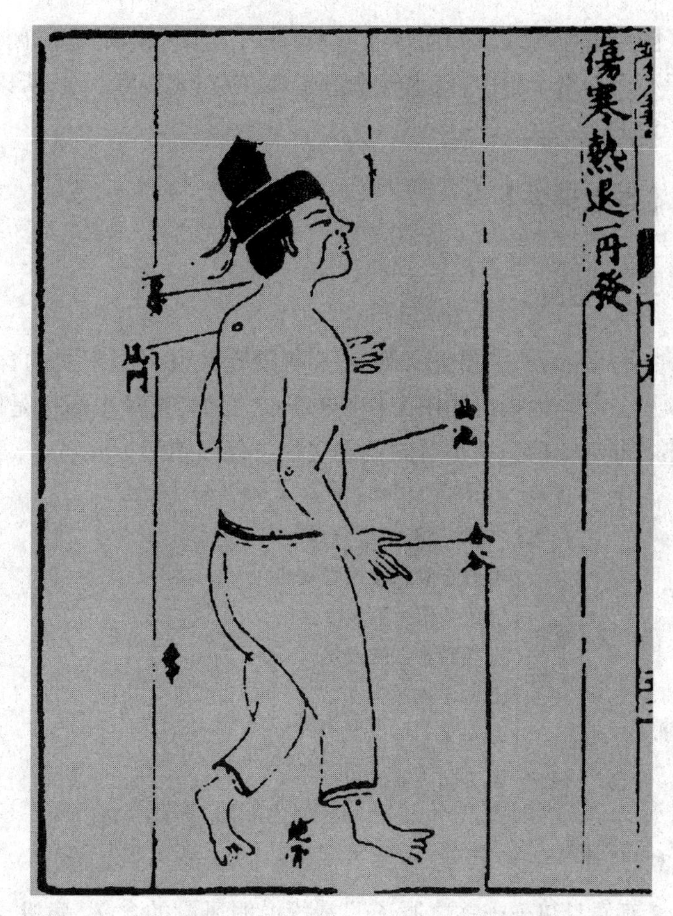

明万历刊本《杨敬斋针灸全书》针灸方图中的伤寒热退再发取穴图

黄帝说：有患肾风的人，面部浮肿，目下壅起，妨害言语，这种病可以用针刺治疗吗？岐伯说：虚症不能用刺。如果不应当刺而误刺，必伤其真气，使其脏气虚，五天以后，则病气复至而病势加重。黄帝说：病气至时情况怎样呢？岐伯说：病气至时，病人必感到少气，时发热，时常觉得热从胸背上至头，汗出手热，口中干渴，小便色黄，目下浮肿，腹中鸣响，身体沉重，行动困难。如患者是妇女则月经闭止，心烦而不能饮食，不能仰卧，仰卧就咳嗽得很厉害，此病叫风水，在《刺法》中有所论述。

黄帝说：我想听听其中的道理。岐伯说：邪气之所以能够侵犯人体，是由于其正气先虚。肾脏属阴，风邪属阳。肾阴不足，风阳便乘虚侵入，所以呼吸少气，时时发热而汗出。小便色黄，是因为腹中有热。不能仰卧，是因为水气上乘于胃，而胃中不和。仰卧则咳嗽加剧，是因为水气上迫于肺。凡是有水气病的，目下部先出现微肿。黄帝说：为什么？岐伯说：水是属阴的，目下也是属阴的部位，腹部也是至阴所在之处，所以腹中有水的，必使目下部位微肿。水邪之气上泛凌心，迫使脏真心火之气上逆，所以口苦咽干，不能仰卧，仰卧则水气上逆而咳出清水。凡是有水气病的人，都因水气上乘于胃而不能卧，卧则水气上凌于心而惊，逆于肺则咳嗽加剧。腹中鸣响，是胃肠中有水气窜动，其病本在于胃。若水迫于脾，则心烦不能食。饮食不进，是水气阻隔于胃脘。身体沉重而行动困难，是因为胃的经脉下行于足部，

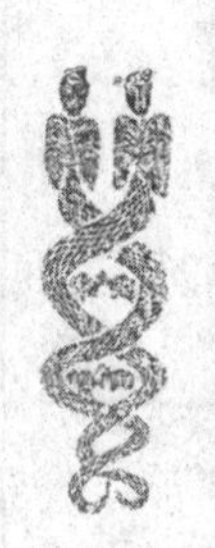

水气随经下流所致。妇女月经不来，是因为水气阻滞，胞脉闭塞不通的缘故。胞脉属于心而下络于胞中，现水气上迫于肺，使心气不得下通，所以胞脉闭而月经不来。黄帝说：好。

【专家评鉴】

一、阴阳交

“有病温者……虽愈必死也。”本段原文说明阴阳交的含义、病因、病机、症状和预后。明确地指出阴阳交作为热病之变症，其基本病机是阴精不足，热邪亢盛，阳热之邪与阴精交结不解的危重病症。仅归纳如下：

- 阴阳交
  - 含义：外感邪气引动伏邪，属温病的一种逆症。
  - 病机：邪热炽盛，精气已竭。
  - 症状分析
    - 邪胜正衰：汗出辄复热。
    - 胃败精伤：不能食。
    - 邪热鸱张：脉躁疾。
    - 心肾大伤、神志不宁：狂言失志。
  - 预后：其寿可立而倾也。

二、风厥

“有病身热……饮之服汤。”本段说明风厥的含义、病机、症状和治疗。风厥是风邪侵袭太阳经脉，引动少阴虚火上逆而烦满的热病变症。归纳如下：

- 风厥
  - 含义：太阳受风，汗出烦闷之证。
  - 病机：太阳受邪，传入少阴，经气厥逆。
  - 症状分析
    - 风性开泄：汗出。
    - 风邪袭表：身热。
    - 少阴气厥：烦闷。
  - 治疗
    - 针刺：泻太阳之邪，补少阴之气。
    - 饮食调理：饮之服汤。

三、劳风

“劳风为病何如？……肺伤则死也。”本段原文说明劳风的含义、病位、病机、治则和预后。明确说明劳风是汗劳当风、风袭太阳，内犯于肺，化热灼津，痰热涌盛的实症。归纳如下：

劳风
- 含义:因劳受风,化热壅肺的病症。
- 病位:在肺。
- 病机:风邪袭肺,灼伤阴液,痰热涌盛,肺失宣降。
- 症状分析
  - 风邪犯肺:咳嗽。
  - 风邪袭表:恶风而振寒。
  - 太阳经气不利:强上冥视。
  - 热邪煎熬津液:咳黄脓涕。
- 治则:救俯仰(利肺)巨阳(解表)。
- 预后
  - 引精者:三日
  - 中年者:五日
  - 不精者:七日
  - 不出则伤肺,伤肺则死矣。

四、风水

原文:“有病肾风者……故月事不来也。”说明风水是肾风误刺产生的变症,不仅有虚热的症状,而且还有水邪为病的更为复杂、严重的病症。本段说明了风水证的含义、病因、病机和治疗。归纳如下:

风水
- 含义:因风所伤,水液代谢失常,以水肿为主的病症。
- 病因:肾风误刺,虚而生火;肾虚水泛,变症丛生。
- 症状分析
  - 肾阴虚:少气、时热汗出。
  - 少腹有热:小便黄。
  - 水气上逆于肺:仰卧时咳嗽。
  - 水气上泛:目下微肿。
  - 胆热液泄:口苦舌干。
  - 胃气上逆:不能正偃。
  - 水气凌心:惊悸不安。
  - 胞脉阻绝:月事不来。
  - 水迫脾胃:烦闷不思食,腹中鸣。
  - 水邪外溢:身重难行。
- 治疗:论在《刺法》中。

【临床应用】

一、关于阴阳交的病症讨论

(一)何谓“阴阳交”的问题

纵观《内经》中论述热病篇章有《素问·评热病论》,《素问·刺热论》,《素问·

热论》和《灵枢·热病》四篇专论。而本篇重点论述温病方面，据原文所述“有病温者”，此属温病无疑。何谓阴阳交？历代注家有不同见解，归纳起来有三种意见：其一，张介宾：“以阳邪交于阴分，阴气不能守，故曰阴阳交。”据此段文义分析，阴阳交是指温病过程中，阳邪入于阴分，邪正交争互为胜复，邪胜正衰所致的一种危重症候；其二，王冰：“交，谓交合，阴阳之气不分别也。”其三，张志聪：“阴阳交者，谓汗乃阴液，外出于阳，阳热不从汗解，复入于阴，名曰阴阳交。”但章虚谷却认为：“外感阳分之邪，与内发阴分之邪交合为一。”我们认为章虚谷解释为妥。这是因为在《素问·刺热》中有“荣未交”之语，荣未交指冬伤于邪，藏于脉中，复感外邪，新感尚未引动脉中之伏邪，据此可知阴阳交即荣已交之义，外邪引动内伏邪气，内外邪相交。

根据原文精神分析，阴阳交是一个按病理过程命名的病症，并非一个独立的疾病。多种温热病的中后期或因邪盛正衰，或因失治误治伤津皆可出现这一种病症的危重症候。对于“交者，死也”的“死”字，不应理解为病情已经到了不可挽回的地步而必然死亡，诚如吴鞠通所说：“经谓必死之症，谁敢谓生，然药之得法，有可生之理。”实践证明，只要辨证明确，合理用药而取效者，亦是屡见不鲜的。“阴阳交”在《内经》中多处提及，其概念是不同的，请参考《素问·阴阳类论》《素问·五运行大论》中的内容理解。

（二）阴阳交病案举例

阴阳交的病机是邪盛精虚，它不同于伤于寒的发热，也与里热炽盛的实热有本质的差别，临床应予以区别。下面列举两则病案以做比较：

医案一　病热，汗出复热，而不少为身凉，此非痎疟，狂言失志，《经》所谓阴阳交，即是病也。交者，阴交于外，阳陷于内耳，此属棘手症。人参、生地、天冬。（《宋元明清名医类案·叶天士医案》）

医案二　屡下及汗，汗出辄复热，脉不躁，非阴阳交，乃伏热中溃，如炉火拨开，烟焰上腾，不久自散，无足虑也。大生地、银柴胡、黄芩、炙甘草、薄荷、连翘、黑山栀、元参、大麦冬。（蒋宝素《问斋医案》）

两则医案都有汗出复热的症状，医案一属于阴精不能制伏邪热的阴阳交病，故治以滋阴生津。医案二是伏热中溃，烟焰上腾的实热症，故治以清热滋阴。病机不同，治法迥异。

（三）指导意义

本篇所论阳热邪气唯借阴精正气以制胜的观点，对临床实践及后世温病学说的形成与发展均有重要指导意义。凡温病汗出，若见脉静身凉，为邪随汗出的佳兆；若汗出热不退，脉象躁盛，是正不胜邪的凶象；如更见烦躁不安、汗出如豆、气喘、神昏、谵语等症状，则是温邪劫烁津液，精气耗竭的危候。后世温病学说“治温

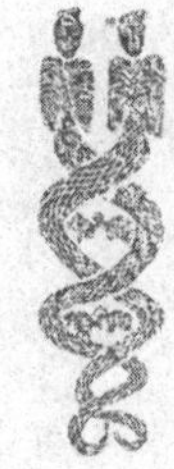

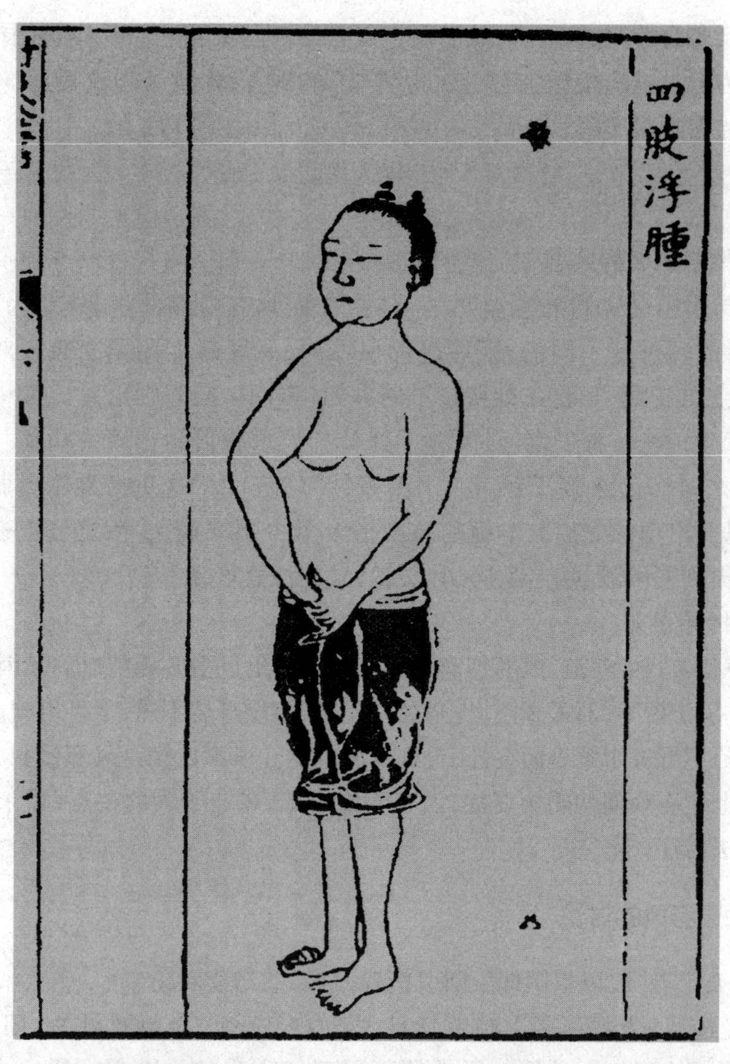

明万历刊本《杨敬斋针灸全书》针灸方图中的四肢浮肿取穴图

病宜刻刻顾其津液”及“留得一分津液，便有一分生机”的理论，以及从临床总结、制定出来的“热病以救阴为先，救阴以泄热为要”的基本治疗大法和一系列相应的治疗措施，无不受本段原文观点的启发和影响。

此外，本段提出温病热留立倾的观点和《素问·热论》“热虽甚不死”的观点是不同的。前者指在温热病的过程中，人体感受温热病邪，正邪交争于骨肉，邪胜而正虚，汗出而邪不退的病理变化。后者则指寒邪伤于肌表，卫气遏郁不得达表，邪盛而正不衰，这时只要发汗解表，邪随汗解，病即痊愈。正如《类经》所说：“寒散则热退，故虽甚不致死。”对后世属外感热病的伤寒和温病的鉴别提供了依据。

原文“有病温者，汗出辄复热而脉躁疾”的论述对后世关于外感热病的传经理论有深远的影响，如《伤寒杂病论》第四条“伤寒一日，太阴受之，脉若静者，为不

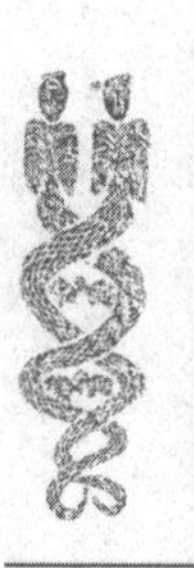

传，颇欲吐，若躁烦，脉数疾者，为传也。”本文反复强调阳热之邪，须赖阴精以制胜，这种认识为后世温病学派“存津液，保胃气”的观点，提供了理论根据。这些理论至今仍指导着临床实践。

二、关于风厥病的讨论

（一）风厥病名的问题

风厥与阴阳交皆属外感温热病范畴，二症都有身热汗出、热不为汗解的症状，但二者的病机是不同的，证情轻重也不同，风厥轻而阴阳交重。对于风厥，《内经》中三处提到，但这三处所指不同。如《素问·阴阳别论》“二阳一阴发病，主惊骇，背痛，善噫，善欠，名曰风厥。”此处指风邪伤肝胃出现的病症。《灵枢·五变》“人之善病风厥漉汗者……肉不坚，腠理疏也。”这里指素体虚弱，卫外不固，易感风邪出现的病症。本篇的风厥指太阳少阴并病，少阴之气上逆的病症。上述三篇提到的风厥，病名虽同，其义各异，应注意区别。

（二）指导意义

风为阳邪，其性开泄，风邪伤表，故常多汗，汗出过多必耗精血。又因太阳与少阴相表里，阴伤精亏，邪入少阴，少阴经气上逆，不仅身热不退，常且出现虚烦等症，故临床用药不可过用解表而妄汗，否则变症丛生。风厥之病是风邪侵犯太阳，引动少阴虚火上逆而烦闷的热病变症，因有阴虚于里，风袭于表的特点，临床宜用滋阴解表的方法治疗。

三、关于劳风的讨论

（一）关于本段“以救俯仰巨阳引精者三日”的句读问题

《内经选读》为：“巨阳引精者三日。”《内经选读》六版教材为“阳引精者三日”两种不同的读句方式是对原文的不同理解产生的。纵观本段原文，认真体会，由劳风病因病机的论述可知，此病是由于因劳受风，病位在表，太阳经气不利，肺失宣降为特征的病症。治疗当以解表宣肺，“以救俯仰，巨阳”就是这个病的治则，以“以救俯仰”即宣肺利气，“巨阳”即解表散邪。“引精者三日”即指精气充满之人患此病三日可愈。可是《内经选读》在劳风的治则及康复规律一段是这样句读的，“以救俯仰，巨阳引精者三日，中年者五日，不精者七日。”并引吴昆注云：“巨阳与少阴相表里，肾者精之府。精，阴体也，不能自行，必巨阳之气引之，乃能施泄，故曰巨阳引精，是谓少壮之人也，水足以济火，故三日可愈。”此病位在肺，并未影响肾藏精的功能，故吴氏的解释就有点转弯抹角，牵强附会之嫌。按“以救俯仰，巨阳。引精者三日，中年者五日，不精者七日。”断句为妥，“以救俯仰，巨阳”，为劳风病的治则。“引精者三日，中年者五日，不精者七日”作为康复规律理解。这样既符合文理医理,又直截了当,故可取。

(二)关于劳风病的治疗问题

劳风病即烦劳内虚而外感风邪,其病在肺。在预后方面提出“引精者三日,中年者五日,不精者七日”的康复规律。说明预后的好坏与年龄及精气的盛衰有直接关系,但不可拘泥于具体的日数。文中提出:“不出则伤肺,伤肺则死也。”说明古人已经认识到痰液不能及时排出,阻塞于气管则可发生窒息而死,在当时就有如此深刻的认识是很可贵的。提示后人对于痰涎壅盛之症应因势利导,使邪有出路,且不可闭门留寇而酿成后患。劳风病和《金匮要略》中对肺痈的症状表现的描述是极其相似的。治疗可遵千金苇茎汤和桔梗白散方加减。张氏设此方治疗肺痈,就是以这一观点作为理论根据的。

(三)劳风病案举例

田患,女,27岁,1990年10月24日初诊,咳喘5年,屡经诊治,或诊为“过敏性哮喘”,或诊为“喘息性气管炎”。曾用消炎及强的松治疗,现服安茶硷,必要时用止喘喷雾剂。现症气喘咳嗽,痰粘稠,量多色白兼有青黄,成块如脓状,有腥臭味,有时带血丝,咳剧时遗尿,咳声重浊,大便有粘液,且不成形,日2—3次,小便量少,脉弦滑,舌暗红、苔薄黄布满舌上。症属肾虚肺实,痰湿壅阻,宜先治其标,宣利大肠,用千金苇茎汤加减(王洪图:《黄帝医术临症切要》)。

四、关于肾风和风水的讨论

(一)风水与肾风有程度轻重的不同

风水一病,《内经》多处提到,如《素问·平人气象论》:“面肿曰风,足胫肿曰水”;《素问·水热穴论》:“勇而劳甚则肾汗出,肾汗出逢于风,内不得入于脏腑,外不得越于皮肤,客于玄府,行于皮里,传为胕肿,本之于肾,名曰风水”;《灵枢·论疾诊尺》:“视人之目窠上微痈,如新卧起状,其颈脉动,时咳,按其手足上,窅而不起者,风水肤胀也”。对于肾风,《内经》也有论述,如《素问·风论》:“以冬壬癸中于邪者为肾风……肾风之状,多汗恶风,面痝然浮肿,脊痛不能正立,其色炲,隐曲不利,诊在肌上,其色黑”;《素问·奇病论》:“有病痝然如有水状,切其脉大紧,身无痛者,形不瘦,不能食,食少……病生在肾,名为肾风”。可见,风水、肾风的产生,与肾虚不能行水有关,都有水邪为病更为复杂、严重的特点。所以丹波元简《素问识》认为:“本篇所谓风水者,乃因肾风误刺而变之称。”《内经》重视从临床表现动态观察疾病,从而提出对疾病转归的预见性看法,对于正确治疗疾病,防止变症产生,具有重要的指导意义。

(二)本篇风水与《金匮要略·水气病脉症并治》所说的风水,含义也有不同

《金匮要略》所说的风水,是指身体面目悉肿,兼有骨节疼痛、恶风、脉浮的表

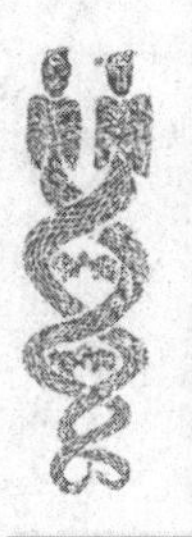

证，应该看作是在《内经》风水基础上的演变与发展，后世风水均指此而言，不能与本篇所论混为一谈。

（三）肾风、风水病案举例

病例一：杜患，男，35岁，1985年12月27日诊。自诉于85年10月以来发病，浮肿，腰困重，头晕，经山西某医院诊为“急性肾小球肾炎”，住院治疗效果不佳，遂来京诊治。现浮肿，尿少，腰困重，头昏，脉沉，舌质红，苔薄黄；尿检：蛋白++，红细胞+，血压18.63/10.33kPa。辨为此属肾风之病，治以清热散邪，宣发郁热，方用麻黄连翘赤小豆汤加减。

病例二：李患，女，26岁，1989年10月20日诊。患者四个月来全身浮肿，以头面为甚，有汗，心情抑郁，常感觉悲苦，睡眠不实多梦，精神不能集中，学习工作颇感困难，月经尚调，大便偏干，小便正常。舌质略红，苔薄白，脉弦，按头面及下肢，呈1~2度可凹性水肿，尿常规及内分泌检查，均属阴性。症属肝胆郁热为本，风水为患是标，拟先治其标，用发散风邪，祛水清热法，方选越婢汤加减（王洪图：《黄帝医术临症切要》）。

五、关于“邪之所凑，其气必虚”的意义

阐明了疾病的发生必有一定的因素，一为邪气的干扰；一为正气的不足。疾病的发生是邪正斗争，正不胜邪的结果。邪气之所以侵袭人体，必然是人正气虚，这里所说的虚，不能理解成虚症，应指正邪力量变化的病理，即邪胜正气相对不足，事实上人体所发生的疾病不都是虚症。原文说明了祖国医学重视人体正气的观点，邪气是致病的条件，正气是能否发病的根据。在正邪斗争时，如果正不胜邪，外因就会通过内因起作用，人体就会生病；若人体抗病力强，在正邪斗争时，正气抵御了邪气，则“正气存内，邪不可干”。在发病学中，正气与邪气的辨证关系是祖国医学的精华，具有重要的指导意义。

逆调论第三十四

【要点解析】

一、讨论了阴阳失调而引起的各种寒热病变，说明人体的阴阳必须保持平衡。

二、指出阴阳的平衡与内脏的虚实有关。

三、阐明“肉苛”病症是由于营卫虚弱不调而形成的。

四、经气上下不调为逆气，并指出了肺络之逆、胃气之逆、肾水之逆三种不同的

病理变化。

【内经原典】

黄帝问曰：人身非常[1]温也，非常热也，为之热而烦满者何也？岐伯对曰：阴气少而阳气胜，故热而烦满也。帝曰：人身非衣寒也，中非有寒气也，寒从中生者何？岐伯曰：是人多痹气[2]也，阳气少，阴气多，故身寒如从水中出。帝曰：人有四支热，逢风寒如炙如火者，何也？岐伯曰：是人者，阴气虚，阳气盛，四支者阳也，两阳相得而阴气虚少，少水不能灭盛火，而阳独治[3]，独治者不能生长也，独胜而止耳，逢风而如炙如火者，是人当肉烁[4]也。

帝曰：人有身寒，汤火不能热，厚衣不能温，然不冻栗[5]，是为何病？岐伯曰：是人者，素肾气胜，以水为事，太阳气衰，肾脂[6]枯不长，一水不能胜两火，肾者水也，而生于骨，肾不生则髓不能满，故寒甚至骨也。所以不能冻栗者，肝一阳也，心二阳也，肾孤藏也，一水不能胜二火，故不能冻栗，病名曰骨痹，是人当挛节也。帝曰：人之肉苛[7]者，虽近衣絮，犹尚苛也，是谓何疾？岐伯曰：荣气虚，卫气实也，荣气虚则不仁，卫气虚则不用，荣卫俱虚，则不仁且不用，肉如故也，人身与志不相有，曰死。

帝曰：人有逆气不得卧而息有音者，有不得卧而息无音者，有起居如故而息有音者，有得卧行而喘者，有不得卧不能行而喘者，有不得卧，卧而喘者，皆何藏使然？愿闻其故。岐伯曰：不得卧而息有音者，是阳明之逆也，足三阳者下行，今逆而上行，故息有音也。阳明者胃脉也，胃者六府之海，其气亦下行，阳明逆不得从其道，故不得卧也。《下经》曰：胃不和则卧不安。此之谓也。夫起居如故而息有音者，此肺之络脉逆也，络脉不得随经上下，故留经而不行，络脉之病人也微，故起居如故而息有音也。夫不得卧，卧则喘者，是水气之客也，夫水者循津液而流也，肾者水藏，主津液，主卧与喘也。帝曰：善。

【难点注释】

①常：常，即“裳”字，亦即衣裳。

②痹气：气行不畅，郁闷之气。指气机闭阻。

③阳独治：阳气旺盛而单独发挥作用。

④肉烁：指肌肉消瘦。

⑤冻栗：寒冷战栗。

⑥肾脂：肾精。

⑦肉苛：肌肉顽麻不仁。

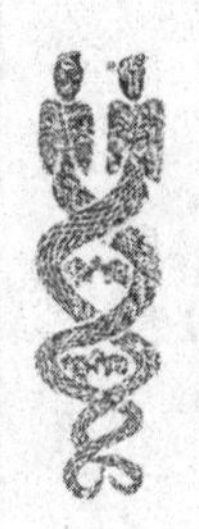

【白话精译】

黄帝问道:有的病人,四肢发热,遇到风寒,热得更加厉害,如同炙于火上一般,这是什么原因呢?岐伯回答说:这是由于阴气少而阳气胜,所以发热而烦闷。黄帝说:有的人穿的衣服并不单薄,也没有为寒邪所中,却总觉得寒气从内而生,这是什么原因呢?岐伯说:是由于这种人多痹气,阳气少而阴气多,所以经常感觉身体发冷,像从冷水中出来一样。

黄帝说:有的人四肢发热,一遇到风寒,便觉得身如热火熏炙一样,这是什么原因呢?岐伯说:这种人多因身体阴虚而阳气盛。四肢属阳,风邪也属阳,属阳的四肢感受属阳的风邪,是两阳相并,则阳气更加亢盛,阳气益盛则阴气日益虚少,致衰少的阴气不能熄灭旺盛的阳火,形成了阳气独旺的局面。现阳气独旺,便不能生长,因阳气独胜而生机停止。所以这种四肢热逢风而热得如炙如火的,其人必然肌肉逐渐消瘦。

黄帝说:有的人身体寒凉,虽近汤火不能使之热,多穿衣服也不能使之温,但却不恶寒战栗,这是什么病呢?岐伯说:这种人平素即肾水之气盛,又经常接近水湿,致水寒之气偏盛,而太阳之阳气偏衰,太阳之阳气衰,则肾脂枯竭不长。肾是水脏,主生长骨髓,肾脂不生则骨髓不能充满,故寒冷至骨。其所以不能战栗,是因为肝是一阳,心是二阳,一个独阴的肾水,胜不过心肝二阳之火,所以虽寒冷,但不战栗,这种病叫"骨痹",病人必骨节拘挛。

黄帝说:有的人皮肉麻木沉重,虽穿上棉衣,仍然如故,这是什么病呢?岐伯说:这是由于营气虚而卫气实所致。营气虚弱则皮肉麻木不仁,卫气虚弱,则肢体不能举动,营气与卫气俱虚,则既麻木不仁,又不能举动,所以皮肉更加麻木沉重。若人的形体与内脏的神志不能相互为用,就要死亡。

黄帝说:人病气逆,有的不能安卧而呼吸有声;有的不能安卧而呼吸无声;有的起居如常而呼吸有声;有的能够安卧,行动则气喘;有的不能安卧,也不能行动而气喘;有的不能安卧,卧则气喘。我想知道是什么缘故。岐伯说:不能安卧而呼吸有声的,是阳明经脉之气上逆。足三阳的经脉,从头到足,都是下行的,现在足阳明经脉之气上逆而行,所以呼吸不利而有声。阳明是胃脉,胃气亦以下行为顺,若阳明经脉之气逆,胃气便不得循常道而下行,所以不能平卧。若起居如常而呼吸有声的,这是由于肺之络脉不顺,络脉不能随着经脉之气上下,故其气留滞于经脉而不行于络脉。但络脉生病是比较轻微的,所以虽呼吸不利有声,但起居如常。若不能安卧,卧则气喘的,是由于水气侵犯所致。如肾病不能主水,水气上逆而犯肺,则人即不能平卧而气喘。黄帝说:好。

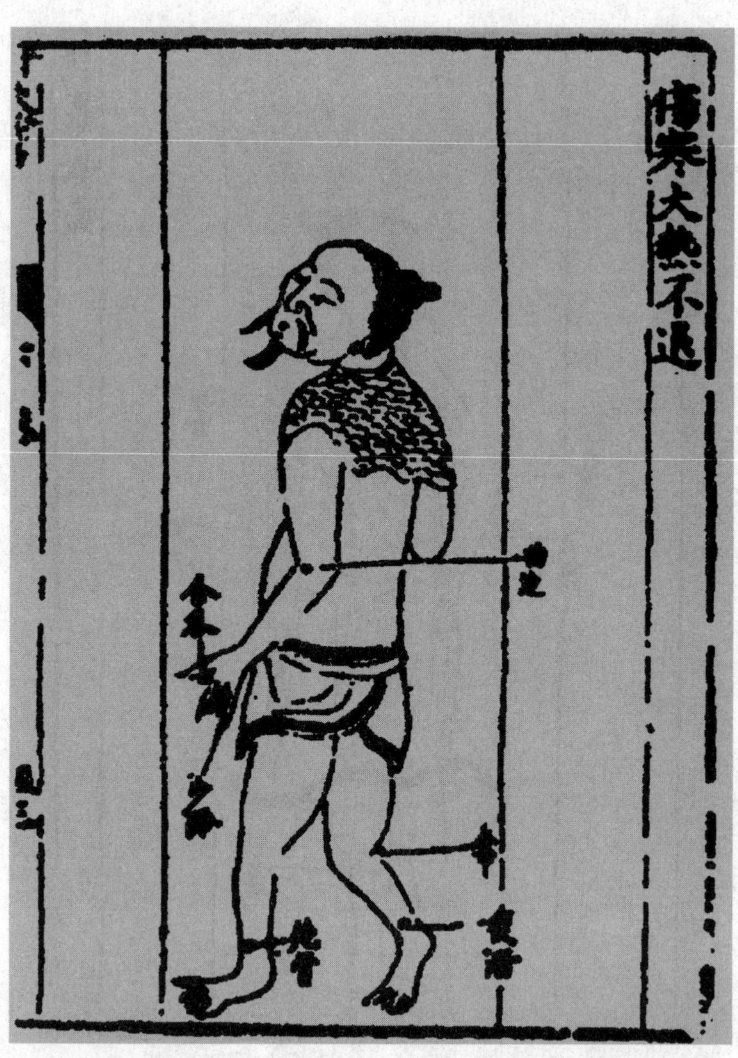

明万历刊本《杨敬斋针灸全书》针灸方图中的伤寒大热不退取穴图

【专家评鉴】

本篇内容涉及范围较广，尤其像阴阳失调、气血失调等均是中医理论的核心问题，其病机演变十分复杂。现分析如下。

一、阴虚生热、阳虚生寒的机理

（一）阴虚阳盛的病机和临床表现

病机：阴气少而阳气盛（阴虚生内热）。

表现：不因感受一般的温邪或热邪而发热、烦躁胸闷。

（二）阳虚阴盛的病机和临床表现

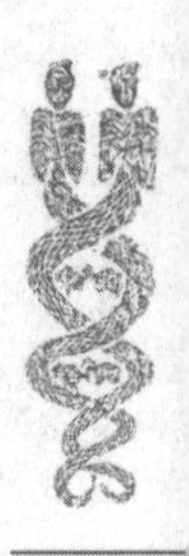

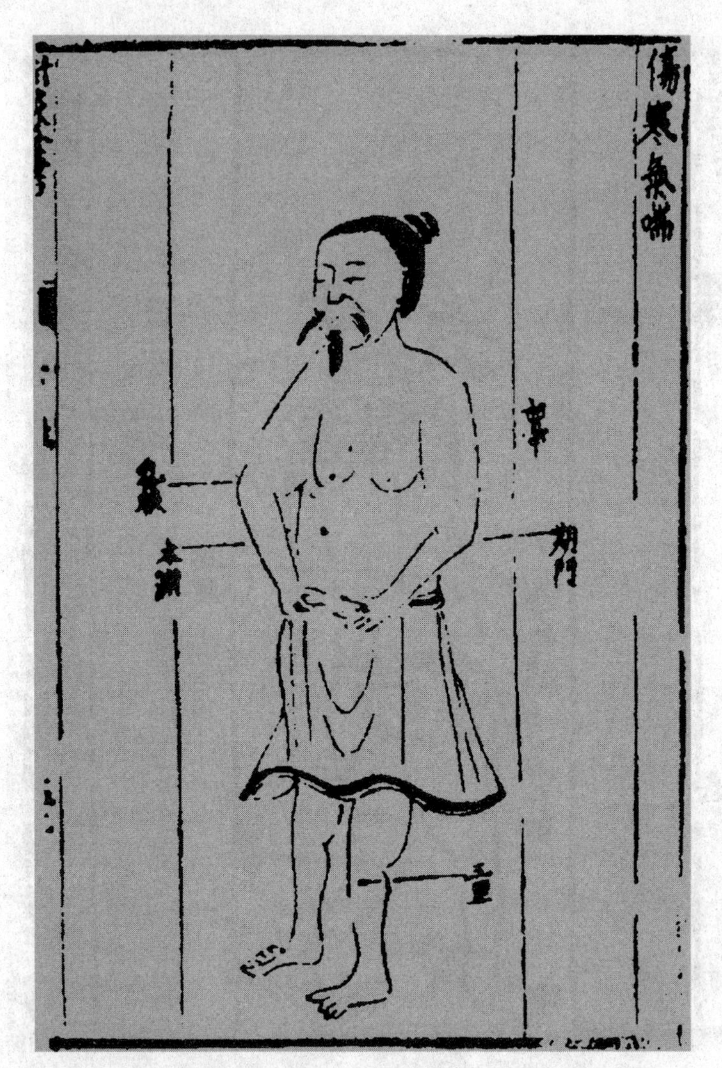

明万历刊本《杨敬斋针灸全书》针灸方图中的伤寒气喘取穴图

病机:阳气少而阴气多(阳虚生外寒)。

表现:不因衣着单薄和饮食生冷而常感怕冷,甚至浑身发冷如从水中出来一样。

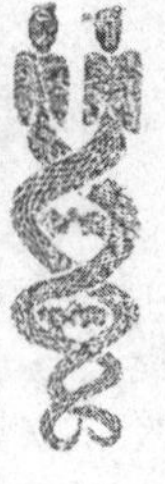
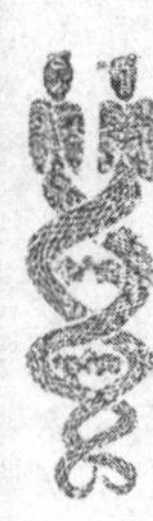

二、肉烁的病因病机和临床表现。

原文中从“人有四肢热”到“……是人当肉烁也”。主要论述阴虚阳盛出现的四肢发热,逢风如炙如火等表现的成因及演变,尤其对这种情况的机理论述详细。认为“阴气虚、阳气盛,四肢者,阳也,两阳相得,而阴气虚少,少水不能灭盛火”。并将这种状况命名为肉烁病。根据原文经义,将肉烁病的内容归纳如下:

体质:阴虚阳盛之体。

病机：其人素体阳盛，四肢又为诸阳之末，两阳相得故有四肢热；由于阴虚，少水不能灭盛火，致使虚阳独旺，壮火食气，消耗气血津液，产生肉烁病。

表现：四肢烦热，手足心热，遇风吹拂烧得像火烤一样，肌肉消瘦。

三、骨痹的病因病机和临床表现

原文中从"人有身寒"到"是人当挛节也"，论述由阳虚阴盛之体继而发展成骨痹的机理。本篇开始阐述的"阳气少，阴气多，故身寒如从水中出"其实是论述骨痹的病理基础，因为这种虚寒的产生是由于阳气虚少，阴寒之气偏盛所致，并非因于衣寒或中寒，完全是内生之寒。在这个基础上，如果病人平素恃其肾气盛而专以水为事（长期从事水湿作业），就会导致"太阳气衰，肾脂枯不长"。也就是说阴寒之体屡伤于水寒之气，导致肾阳虚衰，骨髓不长，太阳之气亦衰。肾在五行属水，而又主骨生髓，肾阳虚衰则骨髓不满，阴寒之气内侵骨髓，故产生寒冷至骨的骨痹。至于如此阴寒之甚为什么不出现冻栗，本文认为系人体阴阳互相制约互相维系的结果，虽然有肾水阴寒之盛，但又有肝阳和心阳的温煦，故曰"一水不能胜二火"。根据原文旨意，可以将骨痹病归纳如下：

体质：阳虚阴盛之体。

病因：自恃肾气素盛，长期从事水中作业，导致肾阳虚衰，太阳气衰。

病机：肾阳虚衰则骨髓不长，导致骨髓不满，阴寒之气内侵于骨，但由于心肝阳气的温煦，尚不至于出现表寒的皮肤栗起和寒战。

表现：全身发冷，寒冷至骨得温不减，骨节拘挛，身寒但不战栗。

四、肉苛的病机、表现及预后

原文中从"人之肉苛者"到"人身与志不相有，曰死"，主要论述肉苛病的病机要点、表现和预后判断。对于病机的认识，本文认为主要是营卫俱虚，营气属阴，行于血脉之中，担负着营养五脏六腑、四肢百骸的作用。如《素问·痹论》云："营者，水谷之精气也，和调于五藏，洒陈于六藏，乃能入于脉也，故循脉上下，贯五藏，络六府也。"营气的营养功能是和血密不可分的，故常"营血"并称，营气虚亏，不能濡养皮肤，导致皮肤麻木不仁。卫气属阳，运行于经脉之外，其性慓悍滑疾，也就是活动能力强而且行动快速。与人体的卫外功能和体温调节有密切关系，本文将人体的运动亦归卫气管辖。所以卫气虚亏之后，就会导致肢体运动不灵。根据原文旨意，将肉苛病的内容归纳如下：

病机：营卫俱虚，肌肤失荣，肢体失用。

表现：肌肤麻木不仁，肢体沉重难举甚至活动不灵。虽近衣絮尚犹苛也（虽然穿衣保暖仍然顽麻无知活动不灵，意可排除因气候寒冷导致的冻僵状态）。

预后：如果出现形体与神志不能协调统一（即指挥不灵）的情况，说明神明无主，故云当死，实指病情危重。

五、逆气病的症候分类及病机分析

原文中从"人有逆气"到文末，主要论述逆气病的症候分类及病机分析，原文较长，涉及问题较多，按原文层次剖析如下：

（一）症候分类

主要是从起居坐卧、呼吸有无声音和气喘两方面进行分类。

不得卧｛呼吸有声音；呼吸无声音｝

起居如故——呼吸有声音

有得卧——活动则气喘

不得卧｛不能行而喘者；卧而喘者｝

（二）病机分析

本文对逆气病的病机认识分为三类，即胃气上逆、肺气上逆、水气上逆。

1.胃气上逆：足阳明胃经之气以和降下行为顺，如果因外邪、情志、饮食等因素影响到胃气的和降，"阳明逆不得从其道"，就会导致不得卧，所谓"胃不和则卧不安"。阳明逆气上行，冲击了肺的呼吸之气，故呼吸有声音。

2.肺气上逆：肺主气司呼吸，通过其宣发肃降功能将清气布散全身，将浊气排出体外，其气机也是以下行为顺的。如果某种因素影响到肺的宣发肃降，使其气机上逆时，就会在呼吸时发出声音。由于其病位浅、病情轻，所以起居是正常的。

3.水气上逆：肾为水脏，水气上逆根源于肾阳虚衰，下焦水寒无所制伏，水停于下。水气上逆射肺，影响到肺气的肃降，故出现不得平卧、卧则呼吸困难的情况。

表 34-1　逆气病简表

脏腑	归属	病机	表现	病情
肺气上逆	上焦	宣降失调，不得循经上下而上逆	起居如故而息有音	轻
胃气上逆	中焦	胃失和降，胃不和则卧不安	不得卧而息有音	较重
水气上逆	下焦	肾阳虚衰水寒射肺	不得卧卧则喘	重

【临床应用】

一、关于阴阳失调

阴阳失调是中医的病机总纲。本篇首论阴阳失调,主要谈了阴虚生内热、阳虚生外寒的理论依据,这些对后世的理论研究和临床实践开辟了广阔的天地。

(一)理论研究方面

有关阴阳学说的理论研究涉及内容很多,大体有以下几种观点:

把阴阳与神经系统的兴奋与抑制对应起来,这种兴奋(阳)与抑制(阴)的平衡失调产生的临床症状很有规律性,通过调整阴阳可以消除这些症状。还有的学者把阴阳和植物神经的功能结合起来,认为交感神经的功能属阳,副交感神经的功能属阴,这二者的对立统一和阴阳的对立统一有很大的相似性。有人认为:阴虚、阳虚分别与交感、副交感神经偏亢以及与此有关的儿茶酚胺和胆碱酯酶活性的改变有关。关于交感、副交感与阴虚阳虚的关系存在着不同见解,有学者在研究心阴虚时,虽然发现心阴虚有较多的交感神经亢进的表现,但也有副交感神经亢进的表现。因此认为:中医的阴虚、阳虚症不能与交感神经亢进、副交感神经亢进这些概念画等号。

分子生物学研究发现,环磷酸腺苷(cAMP)和环磷酸鸟苷(cGMP)是存在于细胞内的调节细胞功能的一对重要物质,二者在功能上互相拮抗,共同平衡调节机体多种细胞功能活动的增高和降低。二者的平衡失调会导致各种细胞的功能失调,从而会产生各种疾病。还发现在某些疾病中二者增高或减少的消长关系有一定规律,但与中医的阴证、阳证之间的关系尚未发现有规律性联系。在研究 cAMP、cGMP 与阴虚阳虚症候关系中,发现 cAMP 增高可以使心血管功能兴奋,使消化道平滑肌功能减弱,使皮肤粘膜血管扩张,使唾液腺分泌减少、使糖元分解减弱,这种规律和阴虚病人表现的脉细数、大便干燥,手足心热,面红耳赤,舌质红、口干喜饮、怕热等情况是一致的。而 cGMP 与之相反,它增高时使心血管功能抑制、消化道平滑肌和支气管平滑肌兴奋性增高,皮肤粘膜血管收缩,唾液腺分泌增加,肝糖元分解减慢。这些特点和阳虚病人的脉细缓(迟)、大便溏薄、五更泻、咳嗽气喘、面色白、四肢发冷、舌质淡、畏寒等情况也是一致的。

从控制论角度认识,阴阳是对人体许多复杂的反馈调节现象的高度概括。“阴盛则阳病”“阳盛则阴病”,不仅是对互为因果的过程进行概括,而且提示了恶性循环的可能性。由于阳衰则阴更胜或阴衰则阳更胜的“正反馈”破坏了系统的稳定性,出现了阴阳偏颇的情况。而“重阴必阳,重阳必阴”又指出了一种维持稳定的

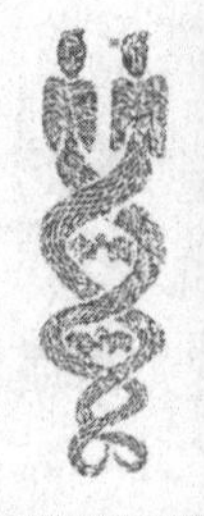

"负反馈"调节。阴阳之中复有阴阳表现在神经体液中,神经系统调节发生作用快,属阳。体液调节慢,属阴。而神经调节中兴奋又属阳,抑制属阴。体液系统的内分泌液素中,促激素属阳,抑激素属阴。所以有人认为,企图找到阴阳的实质就是一种物质的想法是无稽的,阴阳是一种哲学范畴,在人体内,它代表了不同水平的反馈原理。

(二)临床研究方面

阴阳作为八纲之总纲,长期以来指导着临床上的辨证施治,这已成为众所周知的事实。从整体观念来讲,研究人体疾病与地理环境,气候变化的关系,并因之采取因人、因时、因地制宜的措施,可称之为人与自然关系的阴阳学说。把药物按其四性五味、升降浮沉、功效主治分为阴阳两大类,也是用阴阳理论来研究临床内容、解决实际问题的一种方法。尤其是根据脏腑的气机升降、病理变化的升降逆乱进而采取相反药物的补偏救弊、调整阴阳手段,更是中医临床久盛不衰的治疗思路。在阐述病理变化时,阴阳的偏盛偏衰是使用频率很高的病理名词;在确定治则时,补阴助阳、滋阴降火、温阳利水……几乎是无处不在的治疗术语。

在"阴虚生热""阴虚生寒"的临床研究方面,从证型的客观化和治疗规范化方面都做出了大量成绩。如:阴虚火旺的症候分主症和兼症两类,凡具备主症二项、兼症一项即可确定诊断。主症有:颧红唇赤,潮热盗汗,五心烦热,腰脊痠痛。兼症有:头晕目眩,早泄梦遗,口干咽燥,溲赤便秘,虚烦少寐,舌红少苔,脉象细数。此证为阴虚生内热,虚火上炎所致。从现代医学角度分析,交感神经兴奋性增强,能量代谢进一步增高。体内营养物质和体液的消耗更加明显,全身症状更为突出,肺结核、糖尿病常出现上述症状。治法:滋阴降火。方剂:知柏地黄丸等。

二、发病学的内因与外因

外因是发病的条件,内因是发病的基础,这是现在中西医对发病学认识上的共同点。但在一千多年前,《内经》对此的记载不下数千处,从本节所论的肉烁与骨痹的产生机理来看,提示人们认识疾病不能光注视外因。这两种疾病虽然有外感风邪与寒湿等不同,但自身的阴阳失调才是疾病发生的决定性因素。如系阴虚阳亢之体,其感受风邪后就容易与体内之虚火相合,伤津耗液,消烁肌肉,风火上扰,演变成"肉烁病"。如果在阴虚阳亢的基础上感受了寒湿之气,也容易转从热化,演变成湿热中阻下注的一系列疾病来。如果系阳虚之体,阳气少,阴气多,再感受了寒湿之邪,这样阳虚生内寒和感受的外寒相合,就容易寒凝血滞、冷气入骨,演变成"骨痹病"。这种内因是发病的根本,外因是发病条件的观点,很符合辩证法思想。

三、关于冻栗

“人有身寒，汤火不能热，厚衣不能温，然不冻栗。”对于“不冻栗”，有两种看法：一是认为肾阳虽衰，心肝二火犹存，故虽冷而不至冻栗。如马莳就言：“然所以不冻栗者，亦以肝固一阳也，内有足少阳之火。心则二阳也，心有君火，而心包络中又有手少阳三焦之相火，一水不能胜此肝心之二火，故不致冻栗耳。”这个观点提出了脏腑之间具有相互关联、相互制约的作用。心与肾水火相济，心火下达于肾，肾水上济于心，维持着动态平衡。肝与肾精血同源，互相维系，在病理情况下也互相影响。本病肾阳虚衰，寒甚至骨，然又心火下降于肾，就减轻了肾水之寒；肝血所化之精滋补于肾，使肾阳得复。所以虽寒而不冻慄。这种情况也说明人是一个整体，在疾病过程中有自身协调，平衡阴阳的能力。其次，也说明骨痹之病只是肾阳虚，未累及心肝两脏。心主神，主持人的精神意识思维活动和情绪变化；肝主疏泄，也有调节情志的作用。由于病变未涉及心肝，情志活动未受影响，所以全身发冷，寒气至骨，但不冻栗。

四、对“卧”字的理解

本文“卧”的含义，有二种理解。一是认为卧即指睡眠。《灵枢·大惑论》言：“病而不得卧者，何气使然？岐伯曰：卫气不得入于阴，常留于阳。留于阳则阳气满，阳气满则阳跻盛，不得入于阴则阴气虚，故目不瞑矣。”二是认为卧即指平卧、平躺，这也是卧字的本义。一般不得卧与呼吸有关者，多指平躺而言。如本文“不得卧，卧而喘”。“不得卧，卧而息有音”均指平卧的意思。“胃不和则卧不安”中的“卧”字，从临床情况来看，既有睡眠之意，亦有平卧之意。

五、“胃不和则卧不安”的临床意义

自从《内经》提出“胃不和则卧不安”的观点以后，历代医家对此推崇备至。张介宾云：“今人有过于饱食或病胀满者，卧必不安，此皆胃气不和之故”。从现代临床观察，由脾胃疾病导致的失眠临床上比比皆是。其原因概由胃肠疾病之时，其病灶不断地向大脑发放病理性刺激冲动，这种冲动在入睡之后导致乱而繁杂的梦境迭出，没有情节和次序的梦境严重地影响了睡眠质量，甚至导致彻夜不寐。这种由胃部疾病导致的不寐临床上不但常见，而且治疗上有一定的难度。根据其表现，可以分为以下几种症型辨证施治。

（一）消食和胃法

适宜于食积胃脘的胃脘胀痛、嗳腐吞酸、不思饮食、大便不爽等症状。代表方剂为保和丸加减。

（二）清热和胃法

适宜于湿热中阻或肝胃郁热引起的胃脘烧灼疼痛，嘈杂反酸、心烦易怒、口干口苦等症状，代表方剂为丹栀逍遥散加减。

（三）理气和胃法

适应于气滞胃脘的胃脘胀痛、胁肋疼痛、胸闷善太息、嗳气呃逆，大便不畅等症状。代表方剂为柴胡疏肝散加减。

（四）化瘀和胃法

适应于瘀血阻中的胃脘刺痛、按之痛甚、食后及入夜后疼痛加剧等情况。代表方剂为丹参饮加减。

（五）健脾和胃法

适应于脾胃虚弱的胃脘隐痛、喜温喜按，空腹痛甚、得食痛减、劳累或受凉后加重、神疲乏力、纳呆便溏等表现。代表方剂为黄芪建中汤加减。

（六）养阴和胃法

适宜于胃阴亏虚的胃脘隐痛、口燥咽干、似饥而不欲食、消瘦乏力、大便干结等表现。代表方剂为益胃汤加减。

通过辨证施治，解除了引起胃气不和的病理因素，胃气调和则睡眠质量可以改善。由此也可以看出，对于部分失眠的治疗不从安神入手，而从调和脾胃入手，这也是中医治病的独特之处。它体现了“见痰休治痰、见血休治血”的治病求本精神。一千多年前出现的这种治疗思路，至今仍放射着璀璨的光辉。

六、关于肾主卧与喘

这里的“卧”字应当理解为平卧、躺卧的意思。肾主卧与喘实质上就是肾主喘的问题。“夫不得卧，卧则喘者，是水气之客也。夫水者，循津液而流也，肾者，水藏，主津液，主卧与喘也。”从这段文字来看，肾主卧与喘，是指不得卧、卧则喘而言。肾主水，水液气化失常，水邪客肺，就会影响到肺的肃降，而导致气喘不能平卧、卧则喘甚。这是从肾主水的角度来理解肾主卧与喘的，在临床上有一定的实践意义。如肾虚水停，上凌心肺的呼吸困难、痰涎壅盛不能平卧、卧则喘甚等症，多见于西医临床上的心力衰竭病人。这种情况用温肾利水方药可以取得良好疗效。

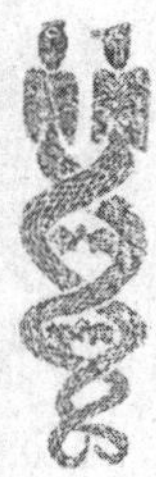

肾主喘还有另外一层含义：中医认为肺主呼吸，肾主纳气，认为肾为气之根，肾精不足，不能纳气归元，虚气上浮而出现气喘，这种呼吸困难属于虚喘，和上面所述水气上凌引起的气喘有着本质的不同。这种肾不纳气的喘症与平卧关系不大，有些甚至喜卧、卧则减轻。联系临床，相当于肺气肿稳定阶段的呼吸困难、呼吸浅短难续、动则加剧、卧则减轻。治疗上要采取补肾纳气的方药,如参蛤散、七味都气丸等加减化裁。可见肾主卧与喘其含义有虚实之异。

疟论第三十五

【要点解析】

一、本篇对疟病的病因、病理、症状、治法等做了详细的讨论。其中包括一日发、间日发、数日发以及寒热多少、但热不寒和日晏、日早等各种情况。

二、疟病的形成,大都由于感受风寒、水气、暑热等病因所致。受邪先后不同,则寒热情况亦异。瘅疟,则是由于肺素有热的关系。所以但热不寒。

三、疟邪在人体内,必和卫气相逢才能发病;病至极期,阴阳气衰,邪气和卫气相离,病才休止。因邪气所中有浅深,与卫气相逢的时间就有差别。因而有日发、间日发、数日一发以及渐迟、渐早的不同。

四、发作时的寒热交作,是由于阴阳上下交争,虚实更作,阴阳相并所致。

五、疟病发作有两种情况:一种是与四时发病规律相应的,所谓夏伤于暑,秋必病疟,这叫作应四时;另一种是与此不同,四时皆发,这就叫作反四时。

六、疟病的治疗,攻邪应在未发病之前,或已衰之后,正当发作时不能进行针刺,恐邪未去而正先受伤。

【内经原典】

黄帝问曰:夫痎疟[①]皆生于风,其蓄作[②]有时者何也?岐伯对曰:疟之始发也,先起于毫毛,伸欠乃作,寒栗鼓颔,腰脊俱痛,寒去则内外皆热,头痛如破,渴欲冷饮。帝曰:何气使然?愿闻其道。岐伯曰:阴阳上下交争,虚实更作[③],阴阳相移也。阳并于阴,则阴实而阳虚,阳明虚则寒栗鼓颔也;巨阳虚则腰背头项痛;三阳俱虚则阴气胜,阴气胜则骨寒而痛;寒生于内,故中外皆寒;阳盛则外热,阴虚则内热,外内皆热则喘而渴,故欲冷饮也。此皆得之夏伤于暑,热气盛,藏于皮肤之内,肠胃之外,此荣气之所舍也。此令人汗空疏,腠理开,因得秋气,汗出遇风,及得之以浴,水气舍于皮肤之内,与卫气并居。卫气者,昼日行于阳,夜行于阴,此气得阳而外出,得阴而内薄,内外相薄,是以日作。帝曰:其间日而作[④]者何也?岐伯曰:其气之舍深,内薄于阴,阳气独发,阴邪内著,阴与阳争不得出,是以间日而作也。帝曰:善。其作日晏与其日早者,何气使然?岐伯曰:邪气客于风府,循膂而下[⑤],卫气一

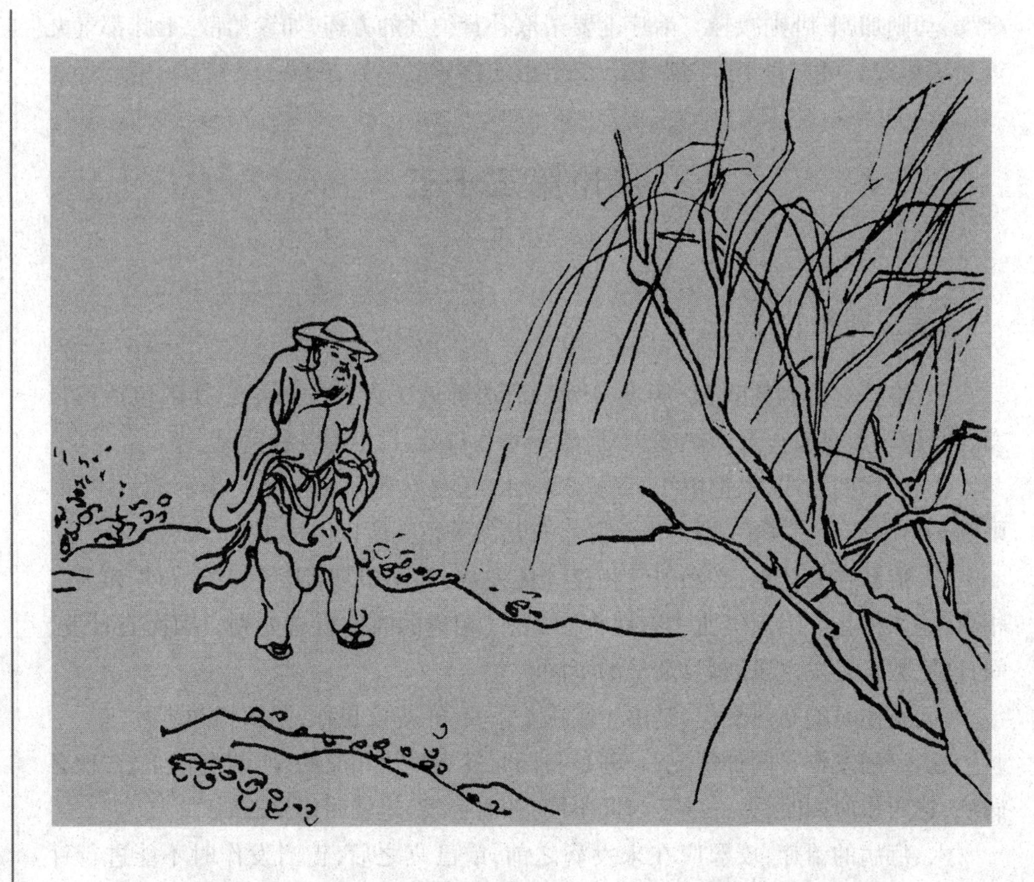

疟疾发作，先起于毫毛竖立，继而四体不舒，欲得引伸，呵欠连连，乃至寒冷发抖，下颌鼓动，腰脊疼痛，及至寒冷过去，便是全身内外发热，头痛有如破裂，口渴喜欢冷饮

日一夜大会于风府，其明日日下一节，故其作也晏，此先客于脊背也，每至于风府则腠理开，腠理开则邪气入，邪气入则病作，以此曰作稍益晏也。其出于风府，日下一节，二十五日下至骶骨，二十六入于脊内，注于伏膂之脉⑥，其气上行，九日出于缺盆之中，其气日高，故作日益早也。其间日发者，由邪气内薄于五藏，横连募原也，其道远，其气深，其行迟，不能与卫气俱行，不得皆出，故间日乃作也。帝曰：夫子言卫气每至于风府，腠理乃发，发则邪气入，入则病作。今卫气日下一节，其气之发也不当风府，其日作者奈何？岐伯曰：此邪气客于头项循膂而下者也，故虚实不同，邪中异所，则不得当其风府也。故邪中于头项者，气至头项而病；中于背者，气至背而病，中于腰脊者，气至腰脊而病；中于手足者，气至手足而病。卫气之所在，与邪气相合，则病作。故风无常府，卫气之所发，必开其腠理，邪气之所合，则其府也。帝曰：善。夫风之与疟也，相似同类，而风独常在，疟得有时而休者何也？岐伯曰：风

气留其处，故常在；疟气随经络沈以内薄[7]，故卫气应乃作。帝曰：疟先寒而后热者何也？岐伯曰：夏伤于大暑，其汗大出，腠理开发，因遇夏气凄沧之水寒[8]，藏于腠理皮肤之中，秋伤于风，则病成矣。夫寒者阴气也，风者阳气也，先伤于寒而后伤于风，故先寒而后热也，病以时作，名曰寒疟。帝曰：先热而后寒者何也？岐伯曰：此先伤于风而后伤于寒，故先热而后寒也，亦以时作，名曰温疟。其但热而不寒者，阴气先绝，阳气独发，则少气烦冤，手足热而欲呕，名曰瘅疟。

帝曰：夫经言有余者泻之，不足者补之。今热为有余，寒为不足。夫疟者之寒，汤火不能温也，及其热，冰水不能寒也，此皆有余不足之类。当此之时，良工不能止，必须其自衰乃刺之，其故何也？愿闻其说。岐伯曰：经言无刺熇熇[9]之热，无刺浑浑之脉，无刺漉漉[10]之汗，故为其病逆，未可治也。夫疟之始发也，阳气并于阴，当是之时，阳虚而阴盛，外无气，故先寒栗也。阴气逆极，则复出之阳，阳与阴复并于外，则阴虚而阳实，故先热而渴。夫疟气者，并于阳则阳胜，并于阴则阴胜，阴胜则寒。阳胜则热。疟者，风寒之气不常也，病极则复至。病之发也，如火之热，如风雨不可当也。故经言曰：方其盛时必毁，因其衰也，事必大昌。此之谓也。夫疟之未发也，阴未并阳，阳未并阴，因而调之，真气得安，邪气乃亡，故工不能治其已发，为其气逆也。帝曰：善。攻之奈何？早晏何如？岐伯曰：疟之且发也，阴阳之且移也，必从四末始也，阳已伤，阴从之，故先其时坚束其处[11]，令邪气不得入，阴气不得出，审候见之在孙络盛坚而血者皆取之，此真往而未得并者也。帝曰：疟不发，其应何如？岐伯曰：疟气者，必更盛更虚，当气之所在也，病在阳，则热而脉躁；在阴，则寒而脉静；极则阴阳俱衰，卫气相离，故病得休；卫气集，则复病也。帝曰：时有间二日或至数日发，或渴或不渴，其故何也？岐伯曰：其间日者，邪气与卫气客于六府，而有时相失，不能相得，故休数日乃作也。疟者，阴阳更胜也，或甚或不甚，故或渴或不渴。帝曰：论言夏伤于暑，秋必病疟，今疟不必应者何也？岐伯曰：此应四时者也。其病异形者，反四时也。其以秋病者寒甚，以冬病者寒不甚，以春病者恶风，以夏病者多汗。帝曰：夫病温疟与寒疟而皆安舍？舍于何藏？岐伯曰：温疟者，得之冬中于风，寒气藏于骨髓之中，至春则阳气大发，邪气不能自出，因遇大暑，脑髓烁，肌肉消，腠理发泄，或有所用力，邪气与汗皆出，此病藏于肾，其气先从内出之于外也。如是者，阴虚而阳盛，阳盛则热矣，衰则气复反入，入则阳虚，阳虚则寒矣，故先热而后寒，名曰温疟。帝曰：瘅疟何如？岐伯曰：瘅疟者，肺素有热气盛于身，厥逆上冲，中气实而不外泄，因有所用力，腠理开，风寒舍于皮肤之内、分肉之间而发，发则阳气盛，阳气盛而不衰则病矣。其气不及于阴，故但热而不寒，气内藏于心，而外舍于分肉之间，令人消烁脱肉，故命曰瘅疟。帝曰：善。

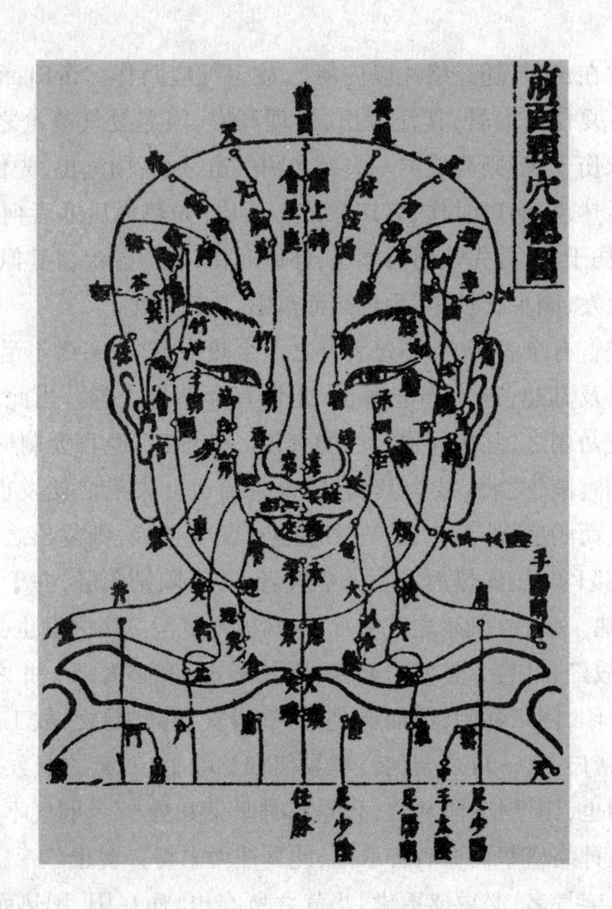

明代张介宾《类经图翼》中的前面头穴总图

【难点注释】

①痎疟：痎疟，即疟疾。

②蓄作：疟止为蓄，疟发为作。

③阴阳上下交争，虚实更作：阴出于阳，则阳实阴虚而热；阳入于阴，则阴实阳虚而寒。

④间日而作：疟疾隔日发作一次。

⑤循膂而下：膂：脊梁骨。循膂而下，沿着脊梁骨向下行走。

⑥伏膂之脉：王冰注："伏膂之脉者，谓伏膂筋之间肾脉之伏行者也。"

⑦沈以内薄：即依次向里传变。

⑧凄沧之水寒：凄沧，寒凉的意思。水寒，《甲乙经》《太素》作"小寒迫之"。

⑨熇：热也。熇熇，热高的样子。

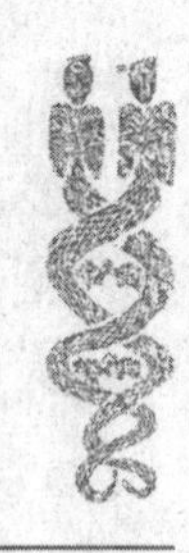

⑩漉漉：汗出不止的样子。

⑪坚束其处：紧紧束缚四肢末端。（注意每次束缚的时间不宜过久。）

【白话精译】

黄帝问道：一般说来，疟疾都由于感受了风邪而引起，它的休作有一定时间。这是什么道理？岐伯回答说：疟疾开始发作的时候，先起于毫毛竖立，继而四体不舒，欲得引伸，呵欠连连，乃至寒冷发抖，下颔鼓动，腰脊疼痛；及至寒冷过去，便是全身内外发热，头痛有如破裂，口渴喜欢冷饮。

黄帝道：这是什么原因引起的？请说明它的道理。岐伯说：这是由于阴阳上下相争，虚实交替而作，阴阳虚实相互移易转化的关系。阳气并入于阴分，使阴气实而阳气虚，阳明经气虚，就寒冷发抖乃至两颔鼓动；太阳经气虚，便腰背头项疼痛；三阳经气都虚，则阴气更胜，阴气胜则骨节寒冷而疼痛，寒从内生，所以内外都觉寒冷。如阴气并入阳分，则阳气实而阴气虚。阳主外，阳盛就发生外热；阴主内，阴虚就发生内热，因此外内都发热，热甚的时候就气喘口渴，所以喜欢冷饮。这都是由于夏天伤于暑气，热气过盛，并留藏于皮肤之内，肠胃之外，亦即荣气居留的所在。由于暑热内伏，使人汗孔疏松，腠理开泄，一遇秋凉，汗出而感受风邪，或者由于洗澡时感受水气，风邪水气停留于皮肤之内，与卫气相合并居于卫气流行的所在；而卫气白天行于阳分，夜里行于阴分，邪气也随之循行于阳分时则外出，循行于阴分时则内搏，阴阳内外相搏，所以每日发作。

黄帝道：疟疾有隔日发作的，为什么？岐伯说：咽为邪气舍留之处较深，向内迫近于阴分，致使阳气独行于外，而阴分之邪留着于里，阴与阳相争而不能即出，所以隔一天才发作一次。黄帝道：讲得好！

疟疾发作的时间，有逐日推迟，或逐日提前的，是什么缘故？岐伯说：邪气从风府穴侵入之后，循脊骨逐日逐节下移，卫气是一昼夜会于风府，而邪气却每日向下移行一节，所以其发作时间也就一天迟一天，这是由于邪气先侵袭于脊骨的关系。每当卫气会于风府时，则腠理开发，腠理开发则邪气侵入，邪气侵入与卫气交争，病就发作，因邪气日下一节，所以发病时间就日益推迟了。这种邪气侵袭风府，逐日下移一节而发病的，约经二十五日，邪气下行至骶骨；二十六日，又入于脊内，而流注于伏肿脉；再沿冲脉上行，至九日上至于缺盆之中。因为邪气日见上升，所以发病的时间也就一天早一天。至于隔一天发病一次的，是因为邪气内迫于五脏，横连于膜原，它所行走的道路较远，邪气深藏，循行迟缓。不能和卫气并行，邪气与卫气不得同时皆出，所以隔一天才能发作一次。

黄帝道：您说卫气每至于风府时，腠理开发，邪气乘机袭入，邪气入则病发作。

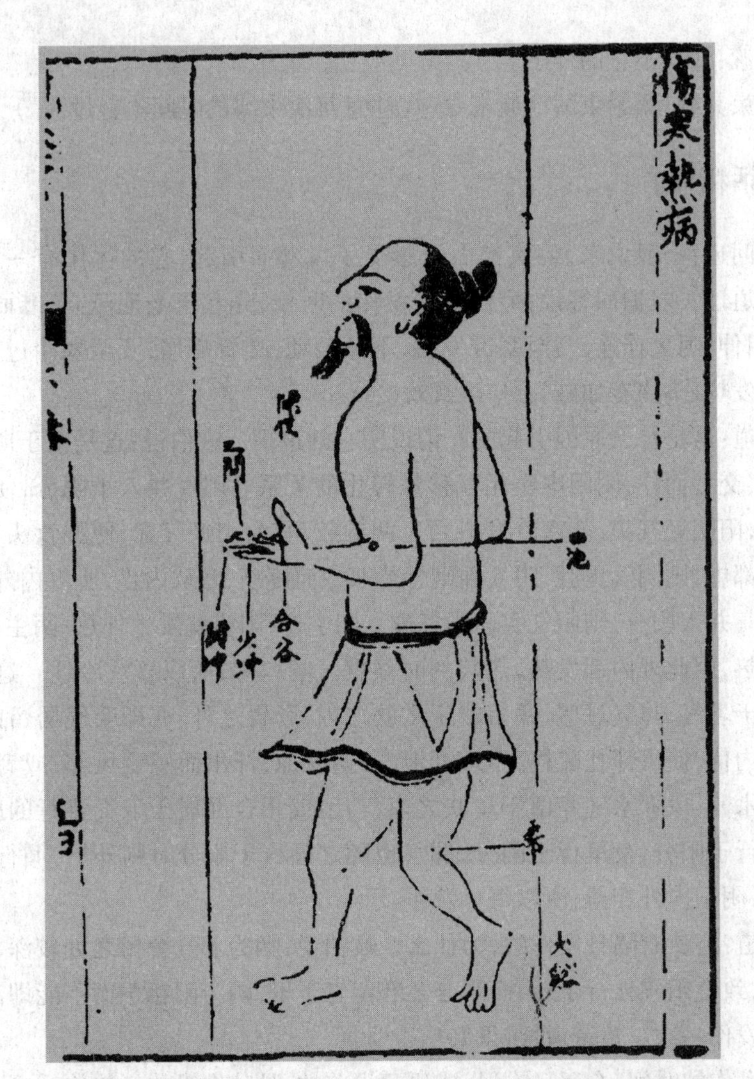

明万历刊本《杨敬斋针灸全书》针灸方图中的伤寒热病取穴图

现在又说卫气与邪气相遇的部位每日下行一节，那么发病时，邪气就并不恰在于风府，而能每日发作一次，是何道理？岐伯说：以上是指邪气侵入头项，循着脊骨而下者说的，但人体各部分的虚实不同，而邪气侵犯的部位也不一样，所以邪气所侵，不一定都在风府穴处。例如：邪中于头项的，卫气行至头项而病发；邪中于背部的，卫气行至背部而病发；邪中于腰脊的，卫气行至腰脊而病发；邪中于手足的，卫气行至手足而病发；凡卫气所行之处，和邪气相合，那病就发作。所以说风邪侵袭人体没有一定的部位，只要卫气与之相应，腠理开发，邪气得以凑合，这就是邪气袭入的地方，也就是发病的所在。黄帝道：讲得好！

风病和疟疾相似而同属一类，为什么风病的症状持续常在，而疟疾却发作有休

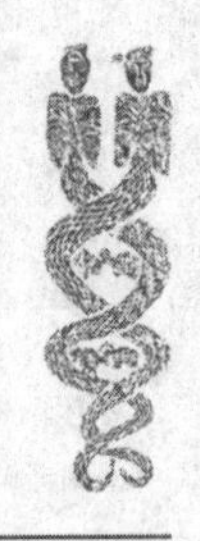

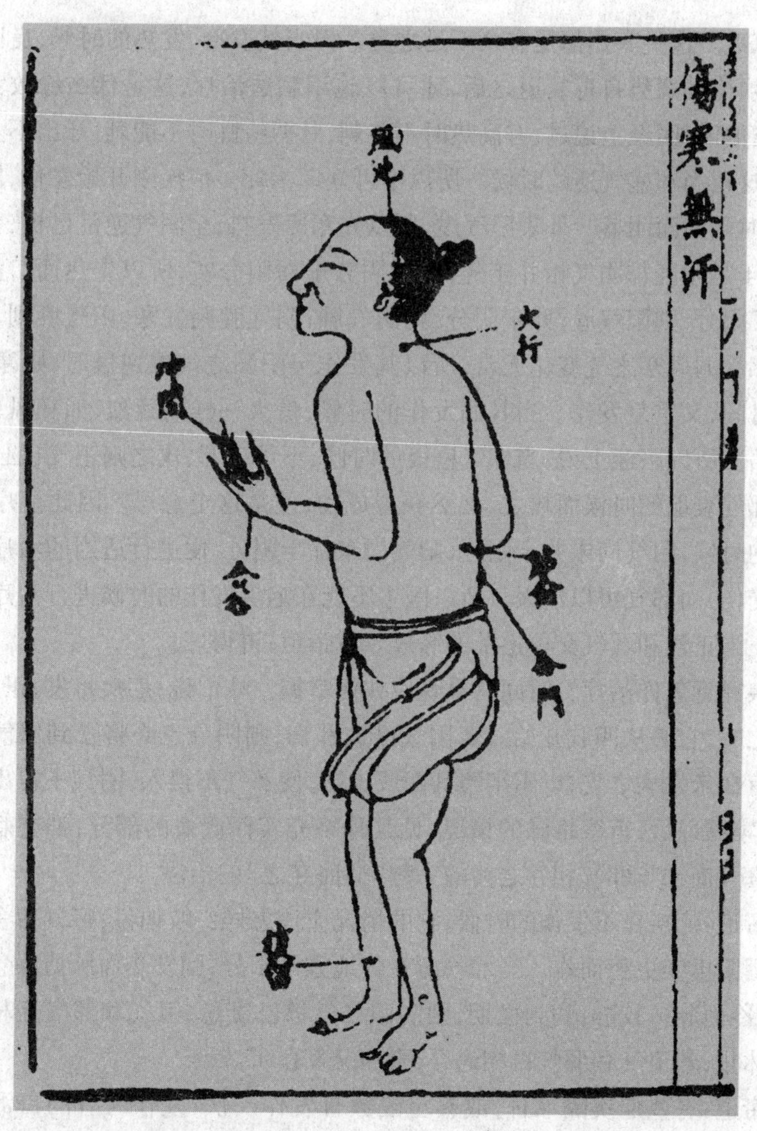

明万历刊本《杨敬斋针灸全书》针灸方图中的伤寒无汗取穴图

止呢？岐伯说：风邪为病是稽留于所中之处，所以症状持续常在；疟邪则是随着经络循行，深入体内，必须与卫气相遇，病才发作。

黄帝道：疟疾发作有先寒而后热的，为什么？岐伯说：夏天感受了严重的暑气，因而汗大出，腠理开泄，再遇着寒凉水湿之气，便留藏在腠理皮肤之中，到秋天又伤了风邪，就成为疟疾了。所以水寒，是一种阴气，风邪是一种阳气。先伤于水寒之气，后伤于风邪，所以先寒而后热。病的发作有一定的时间，这名叫寒疟。

黄帝道：医经上说有余的应当泻，不足的应当补。今发热是有余，发冷是不足。而疟疾的寒冷，虽然用热水或向火，亦不能使之温暖，及至发热，即使用冰水，也不

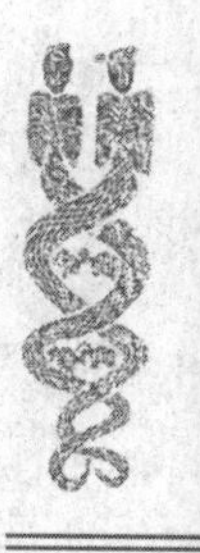

能使之凉爽。这些寒热都是有余不足之类。但当其发冷、发热的时候,良医也无法制止,必须待其病势自行衰退之后,才可以施用刺法治疗,这是什么缘故?请你告诉我。岐伯说:医经上说过,有高热时不能刺,脉搏纷乱时不能刺,汗出不止时不能刺,因为这正当邪盛气逆的时候。所以不可立即治疗。疟疾刚开始发作,阳气并于阴分,此时阳虚而阴盛。外表阳气虚,所以先寒冷发抖;至阴气逆乱已极,势必复出于阳分,于是阳气与阴气相并于外,此时阴分虚而阳分实,所以先热而口渴。因为疟疾并于阳分,则阳气胜,并于阴分,则阴气胜;阴气胜则发寒,阳气胜则发热。由于疟疾感受的风寒之气变化无常,所以其发作至阴阳之气俱逆极时,则寒热休止,停一段时间,又重复发作。当其病发作的时候,像火一样的猛烈,如狂风暴雨一样迅不可挡。所以医经上说:当邪气盛极的时候,不可攻邪,攻之则正气也必然受伤,应该乘邪气衰退的时候而攻之,必然获得成功,便是这个意思。因此治疗疟疾,应在未发的时候,阴气尚未并于阳分,阳气尚未并于阴分,便进行适当的治疗,则正气不至于受伤,而邪气可以消灭。所以医生不能在疟疾发作的时候进行治疗,就是因为此时正当正气和邪气交争逆乱的缘故。黄帝道:讲得好!

疟疾究竟怎样治疗?时间的早晚应如何掌握?岐伯说;疟疾将发,正是阴阳将要相移之时,它必从四肢开始。若阳气已被邪伤,则阴分也必将受到邪气的影响,所以只有在未发病之先,以索牢缚其四肢末端,使邪气不得入,阴气不得出,两者不能相移;牢缚以后,审察络脉的情况,见其孙络充实而淤血的部分,都要刺出其血,这是当真气尚未与邪气相并之前的一种“迎而夺之”的治法。

黄帝道:疟疾在不发作的时候,它的情况应该怎样?岐伯说:疟气留舍于人体,必然使阴阳虚实更替而作。当邪气所在的地方是阳分,则发热而脉搏躁急;病在阴分,则发冷而脉搏较静;病到极期,则阴阳二气都已衰惫,卫气和邪气互相分离,病就暂时休止;若卫气和邪气再相遇合,则病又发作了。

黄帝道:有些疟疾隔二日,或甚至隔数日发作一次,发作时有的口渴,有的不渴,是什么缘故?岐伯说:其所以隔几天再发作,是因为邪气与卫气相会于风府的时间不一致,有时不能相遇,不得皆出,所以停几天才发作。疟疾发病,是由于阴阳更替相胜,但其中程度上也有轻重的不同,所以有的口渴,有的不渴。

黄帝道:医经上说夏伤于暑,秋必病疟,而有些疟疾,并不是这样,是什么道理?岐伯说:夏伤于暑,秋必病疟,这是指和四时发病规律相应的而言。亦有些疟疾形症不同,与四时发病规律相反。如发于秋天的,寒冷较重;发于冬天的,寒冷较轻;发于春天的,多恶风;发于夏天的,汗出得很多。

黄帝道:有病温疟和寒疟,邪气如何侵入?逗留在哪一脏?岐伯说:温疟是由于冬天感受风寒,邪气留藏在骨髓之中,虽到春天阳气生发活泼的时候,邪气仍不能自行外出，乃至夏天，因夏热炽盛，使人精神倦怠，脑髓消烁，肌肉消瘦，腠理发泄，皮肤空疏，或由于劳力过甚，邪气才乘虚与汗一齐外出。这种病邪原是伏藏于肾，故其发作时，是邪气从内而出于外。这样的病，阴气先虚，而阳气偏盛，阳盛就发热，热极之时，则邪气又回入于阴，邪入于阴则阳气又虚，阳气虚便出现寒冷，所以这种病是先热而后寒，名叫温疟。黄帝道：瘅疟的情况怎样？岐伯说：瘅疟是由于肺脏素来有热，肺气壅盛，气逆而上冲，以致胸中气实，不能发泄，适因劳力之后，腠理开泄，风寒之邪便乘机侵袭于皮肤之内、肌肉之间而发病，发病则阳气偏盛，阳气盛而不见衰减，于是病就但热不寒了。为什么不寒？因邪气不入于阴分，所以但热而不恶寒，这种病邪内伏于心脏，而外出则留连于肌肉之间，能使人肌肉瘦削。所以名叫瘅疟。黄帝道：讲得好！

【专家评鉴】

一、疟疾的病因、症状及病机

（一）疟之病因

疟之主要病因为感受风邪。但疟疾的发生有两种情况：一为风暑合邪，发为疟疾。夏伤于暑，暑热过亢，藏于皮肤之内，肠胃之外，此乃经脉之中，荣血之内。暑热内伏，汗孔疏松，腠理开泄，至秋感受风寒，暑与风寒相合而发为疟疾。二是汗出受风；或沐浴时感受水气，水与风邪停留皮肤之内，与卫气相合，发为疟疾。

（二）疟发时之症状

疟发时的主要症状为恶寒、发热交替出现，其伴随症状有寒先起于毫毛，使毫毛竖直，继而四肢引申，呵欠频作，寒冷而全身战抖，两颔鼓动，腰背疼痛；发冷之后便出现全身内外发烧，头痛如破裂，口渴喜冷饮等。

（三）疟发之病机

原文“阴阳上下交争，虚实更作，阴阳相移也”说明了疟发之机理。疟发时的恶寒，为卫外阳气不足。卫阳不足故先见毫毛竖直；阴阳之气争引故四肢引申，呵欠频作；阳明主肌肉，阳明经气虚故寒冷而战抖鼓颔；足太阳经脉循肩髆挟脊抵腰中，太阳经气虚故腰背头项疼痛。疟发恶寒之后即发热，是因疟邪侵袭机体，正气（阳气）奋起抗邪于外，阳盛于外故发热；阳盛而消阴，阴虚则内热，故致内外皆热的发热症状；阳盛而津液耗伤故口渴，欲饮冷水；阳热之邪升浮于上，经气不利，故头痛如破裂。

另外，卫气行于脉外，昼夜周行于人身阴阳之分各二十五周而大会。疟邪与卫气亦一昼夜而相合，故疟日发一次。但若疟邪入深，内迫于五脏、膜原，卫气行速而

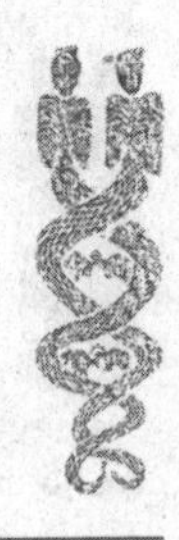

疟邪行迟，邪正不能每日相遇于风府，故疟有间日、间二日乃至间数日而发者。卫气与疟邪会风府而日下一节，疟发时间就会一天晚于一天；如日上一节，则会一天比一天早发。若卫气与邪气相离，疟病就会休止。

二、寒疟、温疟、瘅疟

（一）寒疟

具有疟疾的典型症状，为夏伤于暑热而遇微寒，邪藏伏于腠理皮肤之间，秋又伤于风而发病。以寒多热少、先寒而后热、发有定时为特征。

（二）温疟

先伤于风而后伤于寒，邪藏于肾，邪气先从内而出于外。以热重寒轻、先热而后寒，发作有定时为特征。

（三）瘅疟

瘅，热也，为温疟之类。为肺素有热，邪气内藏于心，再感于风寒而发。以但热不寒、热势较高、发作无定时为特征。

寒疟、温疟、瘅疟各有其临床症候特征，主要区别在于寒热发作的先后与多少及风、寒之邪入侵之先后。寒疟之症符合疟疾的临床表现，故后世医家认为属“真疟”，而温疟、瘅疟当为其他温热病。可见《内经》疟症的范围较广泛，除现代的疟疾外，还包括了多种其他热性病。

三、疟之刺治原则及方法

“方其盛时必毁，因其衰也，事必大昌。”突出地指出了治疗疟疾要掌握时机，治其未发和邪气已消退，而避其邪气正盛时。“熇熇之热”“浑浑之脉”“漉漉之汗”等是对邪盛正衰时之高热、脉急乱、大汗出的形容，此时若刺之则逆病气而伤正气，定不收效，故曰“无刺”；必在“阴未并阳”“阳未并阴”的疟尚未发作时治疗，才可使邪气消亡，正气安定，获得较好的治疗效果。

“坚束其处”，“孙络盛坚而血者，皆取之”等治疟之方法，后世也亦采用。如《备急千金要方·卷十·伤寒下》就有以绳索紧束四肢末端和刺孙络出血的记载：“先其时，一食倾，用细索紧束其手足十指，令邪气不得入，阴气不得出，过时乃解”；“诸疟而脉不见者，刺十指出血，血出必已”。束指及刺络出血的治疟方法，其机理有待进一步研究。

四、疟应四时与反四时

疟疾多发于夏秋之际，其他季节偶有发生，比较少见。夏伤于暑，邪气藏伏，秋遇风邪而病作，此即“应四时”。“反四时”者，指不独在秋疟发，而春夏冬病疟，且病症也各异，与四时之令不相符；“以秋病者寒甚，以冬病者寒反不甚，以春病者恶风，以夏病者多汗”。说明《内经》疟病范围较广，包括其他多种疾病，如《素问·刺疟论》就有六经疟、五脏疟、胃腑疟等。

【临床应用】

一、“横连募原”观点对后世的影响

“募原”，《新校正》云：“按全元起本募作膜，《太素》、巢元方并同，《举痛论》亦作膜原。”膜原在皮肤之内，分肉之间，胸腹之中，脏腑之外，乃半表半里少阳之分，故后世论疟，多从少阳。自东汉张仲景创小柴胡汤为和解少阳主方以来，后世医家多以小柴胡汤之类作为治疗疟疾之要方。王焘在《外台秘要》中即以柴胡去半夏加栝蒌根汤治疟病口渴者及劳疟。吴又可在《温疫论》中设达原饮以治疫疟邪伏膜原。

二、“风府”与“缺盆”

风府，本文所指含义有二：一指督脉的风府穴，在后发际正中直上一寸，两斜方肌之间的凹陷处。此穴为风邪侵袭的部位，主治一切风症。文中“邪气客于风府，循膂而下，卫气一日一夜大会于风府”即指此穴。二指风邪所客之处，凡风邪客留之处即风府，无定处。文中“风无常府”即是也。缺盆，一指足阳明胃经之“缺盆穴”，一指锁骨上窝。本文“缺盆之中”系指后者。

三、关于“邪气与卫气客于六府，而时有相失”

《素问吴注》卷十将“与卫气”三字移至句后，使原文成“邪气客于六腑，而有时与卫气相失”，文义较通。对此句中的“六腑”，历代注家解释不一。马莳曰：“凡卫在六腑，而邪亦客于六腑，邪气有时不与卫气相值，故邪气不随卫气而出也。”此作六腑解。张志聪注：“六腑者，谓六腑之募原也，六腑之募原者，连于肠胃之脂膜也。相失者，不与卫气相遇也。”此作六腑之募原解。丹波元简曰：“考上文并无客于六腑之说，疑是风府之误。”认为六腑为风府之误。以上三种观点，张说较优，可从。

四、现代对疟疾的辨证论治

(一)辨证

1.要点：明辨标本：明辨标本，方能掌握治疟之要领。所谓标以邪气言，本以正

气言。凡疟疾之初,邪势方盛,正气未衰,病属标实,此时当以截疟祛邪为主。如邪势减而正气渐虚,病属正虚邪恋,本虚标实,又当祛邪不忘扶正,标本兼顾。邪气已除,发作停止,多见正气虚衰症,则当大力扶正补虚,以复其元。

审察症候:察明兼感风寒暑湿,夹痰夹食等,是分清不同的疟疾症候的关键。如温疟多夹暑邪,寒疟多夹痰饮,温疟常兼暑湿,瘴疟常夹秽浊,劳疟多正虚夹瘀等。辨明症候,才能分别施治。同时还应注意各类症候之间的相互转化。如正疟、温疟、寒疟等发作日久,或时发时愈,则气血亏耗,可以转化为虚症的劳疟。劳疟复感新邪,出现壮热寒战,或热多寒少,或寒多热少,则又可以转化为实症的正疟、温疟、寒疟。其次,各种疟疾症状也存在掺杂互见的情况。

分清阴阳:一般来说,邪在三阳者则昼发,其病浅,邪在三阴者夜发,其病深;病邪将进者夜发,退为昼发,此为去阴就阳,其病欲已;病邪渐退者昼发,进为夜发,此为去阳入阴,其病益甚。一般病之轻者,称作三阳疟;病之重者,称作三阴疟。

2.症候:历代医家对疟疾的分类方法颇多,或以脏腑分类,如心疟、肝疟等;或以经络分类,如足太阳之疟、足阳明之疟等;或以阴阳分类,如三阳疟、三阴疟等;或以病邪分类,如暑疟、瘴疟等。为便于临床应用,兹分为正疟、温疟(瘅疟)、寒疟(牝疟)、湿疟(暑疟)、瘴疟(疫疟)、劳疟(久疟)、痢疟进行讨论。

【正疟】

症状:初起肢体痠楚,呵欠乏力,继则畏寒战栗,寒罢则遍体灼热,头痛面赤,口渴心烦,数小时后,汗出淋漓,寒热休止,诸证消失,唯觉头晕神疲。舌苔薄白或黄,其脉多弦,寒战时弦紧,发热时脉弦滑数。多为间日一发,少数有一日作或三日作。

病机分析:疟之为病,其邪伏于半表半里,出入营卫之间。初起邪始入阴,阳气被遏,营卫亏虚,故肢体痠楚,呵欠乏力;继则邪入与阴相争,则畏寒战栗,邪出与阳相争,则壮热烦渴;热迫津液而外泄,腠理疏松,则汗出淋漓;终则邪气藏伏,正邪相离,不与营卫相争,则寒热休止。初起邪气在外,苔多薄白,化热入里则苔黄。疟疾病在少阳,故弦为疟之主脉,弦紧主寒重,弦数主热甚,故分别见于寒战、壮热之际。

【温疟】

症状:其发病经过与正疟相似。惟热甚而寒微,或但热无寒(亦称瘅疟),少气烦冤,手足热而欲呕,头痛,骨节烦痛,口渴引饮。舌红苔黄,脉弦数。或兼胸胁疼痛,恶心,呕吐,甚至出现黄疸、谵妄之症。

病机分析:温疟主要是素体阳盛,暑邪内蕴,故《金匮要略·疟病》认为与"阴气孤绝,阳气独发"有关。阳胜则热,故病发而热多寒少,如但热无寒,亦称瘅疟。热盛伤气,故少气烦冤。阳盛则手足热,热盛灼伤胃阴,胃气不降,故欲作呕吐。头痛,骨节烦痛,口渴引饮,舌红脉数,均为邪热炽盛之象。如热邪久踞少阳,湿热交蒸于肝胆，不得泄越，可见胁痛，恶心，黄疸；热毒内陷心包，扰乱心神，故见谵妄之症。

【寒疟】

症状：其发病经过与正疟相似。惟寒甚而热微，或但寒不热（亦称牝疟），口不渴，或渴喜热饮，胸胁痞闷，欲吐不吐，精神困惫，苔白腻，脉弦迟。

病机分析：寒疟主要是素体阳虚，复感夏季凄沧水寒之气，藏于腠理，加之秋伤于风而发。发病后阳气不能外达肌表，故寒多热少，如但寒不热，亦称牝疟。寒重故口不渴或渴喜热饮。《症因脉治》说："牝疟之症，即痰饮之疟"。由于寒疟夹痰，少阳不和，胃气不舒，故胸胁痞闷，欲吐不吐。阳虚寒重，故神疲，苔白脉迟。

【湿疟】

症状：其发病经过与正疟相似。惟身热不扬，身体重痛，肢节烦疼，呕逆胀满，胸膈不舒，苔腻，脉洪数或弦数。

病机分析：疟疾发于暑者（又名暑疟），暑多夹湿，故《症因脉治》认为"湿疟即暑疟。"热为湿遏，故身热不扬，寒热起伏；湿性重着，暑湿阻于经络，则身体重痛，肢节烦疼。湿邪困于中焦，故呕逆胀满。湿重则胸阳痹阻，故胸膈不舒。湿热内蕴，故苔腻脉数。

【热瘴】

症状：乍寒乍热，热甚寒微，或壮热不寒，出汗，肢体烦疼，面红目赤，烦渴饮冷，胸闷呕吐，便秘尿赤，或声哑不能言，甚则突然神昏谵语，痉厥，躁狂不宁。舌质红绛或黑垢，脉洪数或弦数。

病机分析：热瘴是瘴疟之一种症候。瘴疟多发于岭南地区，是感受山岚瘴毒之气，邪郁于内，蒙闭心窍的病症。《症因脉治》说："瘴气入人脏腑，血聚上焦，败血瘀于心窍，毒液聚于肝脾，则瘴毒疟疾之症作矣。"或虽非山瘴地区，感受疫疠秽浊之邪，发为疫疟。《张氏医通》说："疫疟，夏秋之间，沿门阖境皆是也。其证壮热多汗而渴。"瘴疟、疫疟均可在一定地区，引起流行。发病急骤，病情危重多变。因二者症治相似，故统分热瘴与寒瘴讨论。

热瘴多为素体阳盛，瘴毒疫疠侵入少阳，热重于湿，或湿从热化，故乍寒乍热，热甚寒微，或壮热不寒。热毒炽盛则肢体烦疼，面红目赤，烦渴饮冷。热灼津液，肠道失润则便秘。湿热下注于膀胱则尿赤。瘴毒上冒于廉泉，则声哑不能言。甚则热入心包，神志被蒙，则神昏谵语，痉厥，躁狂不宁。舌绛而黑垢，脉数，均为热毒壅盛之象。

【寒瘴】

症状：乍寒乍热，寒甚热微，或恶寒战栗，但寒不热，甚则神昏不语，苔白厚腻，脉弦滑。

病机分析:素体阳虚,瘴毒湿浊,壅遏三焦,阳气被阻,不能宣达,故乍寒乍热,寒甚热微,恶寒战栗。甚则瘴毒痰湿之邪,蒙闭心窍,则神昏不语。苔白厚腻,脉弦滑,亦属痰湿中阻之症。

【劳疟】

症状:疟久不愈,或差后复发,或小劳即发,寒热时作,面色皖白,神情萎顿,倦怠无力,头目眩晕,或胁下结成痞块,触之可得。舌质淡胖,脉象细弱。

病机分析:疟邪久恋,耗伤气血,营卫不和,故寒热时作。久疟不愈,脾胃受伤,生化之源不足,故见面白神萎,头晕乏力,舌淡脉细之症。日久痰湿凝聚,气血瘀滞,结于胁下,而成癥块。

【痢疟】

症状:寒热时作,状如正疟,兼有腹痛泄泻,或痢下赤白,里急后重,形体瘦削,气息低弱,舌苔腻,脉弦细滑。

病机分析:由于暑邪太盛,不易解散,以致邪势入里,变而为痢。《杂病源流犀烛》说:"若疟后变症,惟痢最为危急。"由于寒热不解,泄泻不止,痢下赤白,则正气日耗,阴血益亏,故形体瘦削,气息低弱。肠道浊垢未清,故苔腻脉滑。内外合邪,正气备受克伐,故病情较为严重。

(二)治疗

1.治疗原则:施用截疟法宜早不宜迟,以免损伤正气。古代医家多认为截疟不宜过早。如《医门法律》指出:"凡用截疟之法,不俟疟势稍衰,辄求速止者,医之罪也。"其所以提出截疟不宜过早的原因,主要是因为历史条件的限制,不能早期明确诊断疟疾。今从临床实际来看,对疟疾施用截疟法宜早不宜迟,早用并不会引起不良后果。

根据不同症候遣方用药。在截疟同时,宜辨别症候,邪在少阳者和解以达邪,偏热者清热以解表,偏寒者辛温以散邪,感染瘴疫之气者治当辟秽解瘴,夹痰者祛痰,夹食者消滞。疟久转为虚症,可根据不同情况随症调治,或调补脾胃,或补养气血。如虚实夹杂,寒热交错,则当攻补兼施,温凉并用。

2.治法方药:凡诊断为疟疾即施用截疟法。下列方药可予选用:

方剂:常山饮或截疟七宝饮,煎水,于发作前4小时服1次,2小时服1次,1小时服1次。

单味药:常山或蜀漆5~10克,马鞭草或徐长卿干品30~60克,任选一味,煎水;或鲜青蒿一握,捣汁,在发作前4、2、1小时各温服1次。

针灸:取穴:大椎、陶道、两侧合谷。针刺时机:发作前2、3小时。

一方面施用截疟法，一方面辨证论治，与服汤药。如主方中已有截疟药，则不必单独施用截疟法。

【正疟】

治法：和解少阳，解表达邪。

方药：常用小柴胡汤合达原饮加减。前方为治疗正疟之代表方，其中柴胡为和解少阳主药，黄芩清热，半夏燥湿，甘草和中，方中人参初起不必过早采用。后方用槟榔、草果、厚朴等燥湿行气，透邪从膜原外达。也可加截疟要药常山配合与服。但常山易引起恶心呕吐，故宜温服，不宜热服，如与半夏、陈皮配伍，则可避免呕吐。

如表实少汗而恶寒重，舌苔白腻，加桂枝、羌活以辛温解表；口干欲饮，加葛根、石斛以生津止渴。

如患者痰湿素盛，胸闷，苔腻，可选用清脾饮。方中用青皮合半夏、白术、厚朴、草果、茯苓燥湿化痰；柴胡、黄芩、甘草和解清热。本方乃从小柴胡汤化裁而来。

【温疟】

治法：清热达邪。

方药：用白虎加桂枝汤，方用石膏、知母、甘草以清热，桂枝以解表，此乃表里双解法；可加柴胡、青蒿以和解祛邪。如大便秘结不行，舌苔黄腻，加大黄以泻火通便。如瘀热结于少阳，胆汁外泄，遍体染黄，加茵陈、栀子、黄柏、丹皮以清热化瘀退黄。神昏者加菖蒲、胆星、安宫牛黄丸。如胸闷泛噁，为湿热偏重，可选加黄连、滑石、茯苓以清热化湿，痰多者加瓜蒌、枳实、竹茹、陈皮以化痰理气。

如温疟但热不寒，口渴引饮，时时欲呕，乃此暑热亢盛，津液亏虚，用白虎加人参汤加麦冬、生地、沙参以清热生津。如病久热羁，阴液亏耗，形体消瘦，热势虽不甚壮，但逗留不退，舌光绛而干，脉细数，宜青蒿鳖甲煎以滋阴清热。

【寒疟】

治法：和解少阳，温化达邪。

方药：用柴胡桂姜汤。方中柴胡、桂枝和解达邪；干姜、甘草温化寒湿；以黄芩、栝蒌根、牡蛎清热解渴。此正如《医门法律》所说："疟多寒者，寒多于热，如三七、二八之分，并非纯寒无热。"可见寒疟并非纯属寒症，常为寒热交错，故用黄芩、栝楼根等，如苔白而不渴者，则可去之。

如寒疟但寒不热，倦怠嗜卧，胸痞泛恶，乃太阴阳气衰微，痰湿留恋。用附子理中汤合蜀漆散以温运脾阳，截疟化痰。前方以附子、干姜温阳散寒；人参、白术、甘草健脾化湿；后方以蜀漆截疟祛痰，云母须"烧二日夜"后用，以祛除其寒性，借以升发胸中之阳气；龙骨重镇以制蜀漆上越之性，敛涩以固阳气。疟疾之偏寒者，常夹食积痰湿，而见脘胀胸闷，苔腻，脉滑，可参用常山草果饮以加强化痰消食，燥湿截疟的作用。

【湿疟】

治法:清热解暑,祛暑化湿。

方药:偏于暑热者,以清热解暑为主,用加味香薷饮合益元散。方用香薷、黄连、甘草清解暑热;厚朴、扁豆燥湿健脾;益元散清暑除烦。偏于暑湿者,以祛暑燥湿为主,用柴平散加藿香、佩兰。此方乃小柴胡汤、平胃散组合而成,用以和解表里,燥湿除满。

【瘴疟】

治法:辟秽、解毒、化浊。

方药:偏于热毒重者,以辟秽解毒为主,用清瘴汤。方中黄芩、黄连、知母以清热解毒;柴胡、常山、青蒿以解表截疟;半夏、陈皮、竹茹、枳实、茯苓以化痰和中;滑石、生甘草、朱砂以清热宁神。如热盛伤津,舌质深绛,加生地、元参、石斛以养阴生津;如大便干结,舌苔垢黑,加生大黄、元明粉以泄热通腑;如呕吐剧烈,急用玉枢丹以辟秽降逆;如壮热神昏谵语者,急用紫雪丹以泄热解毒,清心开窍。偏于寒湿重者,以辟秽化浊为主。用加味不换金正气散加减。本方用藿香、佩兰、陈皮、菖蒲、荷叶等芳香药以辟秽化浊;厚朴、苍术、半夏、草果、槟榔、甘草化湿和中。如痰湿蒙闭心窍,神志昏迷,加服苏合香丸以开窍辟秽。

【劳疟】

治法:补益正气。

方药:如中气亏虚者,用补中益气汤。气血两虚者,用何人饮或五福饮。方名五福,因用人参、当归、炙甘草、白术、熟地以补益五脏气血。阴血亏虚者,用小营煎。阴虚潮热者,用祛劳汤。

【痢疟】

治法:和解达邪,清化湿热。

方药:如夹热痢下赤白,舌苔黄腻者,用柴芩煎。方中柴胡以和解达邪;黄芩、栀子、泽泻、木通、枳壳以清化湿热。如腹泻清稀,舌苔白腻者,用加味不换金正气散加柴胡、常山。疟疾兼痢最易耗伤气血,甚至出现危象,必须严密观察,随症应变。

【疟母】

治法:调补气血,破瘀通络。

方药:宜用鳖甲煎丸。方中人参、阿胶、白芍等调补气血;柴胡、桂枝等和解达邪;厚朴、大黄等行气散结;鳖甲、䗪虫、蜣螂等破瘀通络;乃攻补兼施,峻药缓攻之法。并可用益气养营之剂煎汤,送服此丸。或朝汤暮丸,可汤丸间服,庶奏虚实兼顾,扶正祛邪之功。

另外,关于发汗问题,疟疾与感受外邪有关。因此发汗为常用治疗方法之一。如柴胡、桂枝、羌活、防风常在处方中选择应用。但是发汗法的运用,必须掌握时机,区别情况而决定其取舍、加减、配伍。《景岳全书》说:“凡古人治疟之法,若其久而汗多,腠理开泄,阳不能固者,必补敛之。无汗者则腠理致密,邪不能解必发散之。故曰:有汗者要无汗,扶正为主;无汗者要有汗,散邪为主。”从临床实际来看,疟疾初发,常用和解发汗法,使邪气从汗而解。张介宾又说:“此但当以脉之紧与不紧,及头身之痛与不痛,寒热之甚与不甚为辨耳”,确属经验之谈。反之,如汗出甚多,阳不能固,则不能发汗太过。宜固宜散,则当斟酌虚实而定之。

关于救脱问题,疟疾凶险发作,出现危象,应当根据不同情况,进行辨证论治。如内闭外脱,高热烦躁,神昏,肢厥,脉细数,血压下降,宜清营解毒,用清营汤、至宝丹等。如大汗亡阳,四肢厥冷,神志不清,脉沉细欲绝,体温下降,血压不升,宜回阳固脱,用参附龙牡汤。如气阴两伤,低热,手足心灼热,乏力,自汗或盗汗,脉细无力,宜益气养阴,用生脉散加牡蛎、白芍、知母等。

3.其他治法:截疟单方:鸦胆子去壳取仁(切勿将仁敲破),用胶囊或桂圆肉、馒头皮包裹。每次饭后吞服10~15粒,每日服3次,连服七天。本品既能截疟,又能治痢。但对胃肠道有刺激作用,应予注意。

复方:常山10克,草果10克,知母10克,贝母10克,水煎,在发作一小时前服。愈后再服一剂。治疟疾。

炙龟版12克,炙鳖甲10克,柴胡3克,女贞子10克,生白芍6克,佩兰叶5克,知母5克,川黄柏5克,常山6克,甜茶5克,玉竹5克,水煎服。按:本方系治疟方内加滋阴、补血、扶正等作用的药物,使久疟伤元的患者,易于痊愈和恢复健康。

外用方:山大蒜,番薯叶,共捣烂,敷桡骨动脉。治疟疾。

白胡椒一粒,捣碎,以针刺陶道穴,稍见血,用膏药贴之。治疟疾。

桃叶10克,于疟未发前捣烂,敷寸口,约一炷香之久,男左女右。治恶性疟疾。

刺疟第三十六

【要点解析】

一、详细讨论以针刺方法治疗各种疟疾,并对疟疾症状做了具体描述。其中虽着重用针,但也提示对于正气虚弱的病人,有时不宜用针,宜用药物治疗。

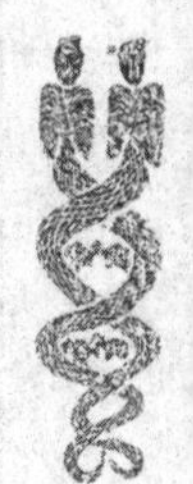

二、论述了疟有六经疟、五脏疟、胃疟等十二种。并说明根据经络脏腑的体系而加以鉴别,临床上掌握了这些发病规律,便于做出确当的治疗。

三、指出用针刺治疗疟疾,须根据疟疾发作的不同情况而采取不同的治疗措施,特别要注意在疟疾发作之前,或发作时最先感觉症状的部位进行针刺。

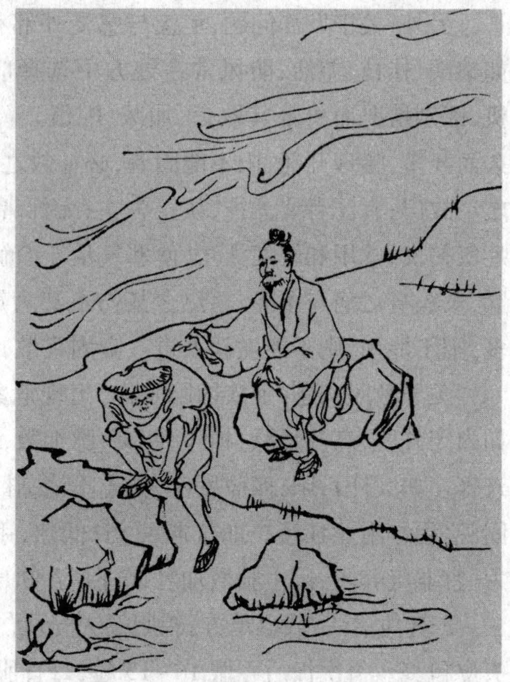

足太阳经的疟疾,使人腰痛头重,寒冷从脊背而起,先寒后热,热势很盛,热止汗出,不易痊愈,刺委中穴出血可治。

【内经原典】

足太阳之疟,令人腰痛头重,寒从背起,先寒后热,熇熇暍暍然[①],热止汗出,难已,刺郄中出血。足少阳之疟,令人身体解㑊,寒不甚,热不甚,恶见人,见人心惕惕然,热多汗出甚,刺足少阳。足阳明之疟,令人先寒,洒淅洒淅,寒甚久乃热,热去汗出,喜见日月光火气乃快然,刺足阳明跗上。足太阴之疟,令人不乐,好太息,不嗜食,多寒热,汗出,病至则善呕,呕已乃衰,即取之。足少阴之疟,令人呕吐甚,多寒热,热多寒少,欲闭户牖而处,其病难已。足厥阴之疟,令人腰痛少腹满,小便不利如癃状,非癃也,数便意[②],恐惧,气不足,腹中悒悒[③],刺足厥阴。肺疟者,令人心寒,寒甚热,热间善惊,如有所见者,刺手太阴阳明。心疟者,令人烦心甚,欲得清水,反寒多,不甚热,刺手少阴。

肝疟者,令人色苍苍然,太息,其状若死者,刺足厥阴见血。脾疟者,令人寒,腹中痛,热则肠中鸣,鸣已汗出,刺足太阴。肾疟者,令人洒洒然,腰脊痛宛转[④],大便难,目眴眴然[⑤],手足寒,刺足太阳少阴。胃疟者,令人且病也,善饥而不能食,食而支满腹大,刺足阳明太阴横脉出血。疟发身方热,刺跗上动脉,开其空,出其血,立寒。疟方欲寒,刺手阳明太阴、足阳明太阴。疟脉满大,急刺背俞,用中针傍伍胠俞各一,适肥瘦出其血也。疟脉小实,急灸胫少阴,刺指井。疟脉满大,急刺背俞五胠俞背俞各一,适行至于血也。疟脉缓大虚,便宜用药,不宜用针。

凡治疟先发,如食顷乃可以治,过之则失时也。诸疟而脉不见,刺十指间出血,血去必已,先视身之赤如小豆者尽取之。十二疟者,其发各不同时,察其病形,以知其何脉之病也。先其发时如食顷而刺之，一刺则衰，二刺则知，三刺则已，不已刺舌下两脉出血，不已刺郄中盛经出血，又刺项已下侠脊者必已。舌下两脉者，廉泉也。刺疟者，必先问其病之所先发者，先刺之。先头痛及重者，先刺头上及两额两眉间出血。先项背痛者，先刺之。先腰脊痛者，先刺郄中出血。先手臂痛者，先刺手少阴阳明十指间。先足胫酸痛者，先刺足阳明十指间出血。风疟，疟发则汗出恶风，刺三阳经背俞之血者。骺酸痛甚，按之不可，名曰肘髓病，以镵针针绝骨出血，立已。身体小痛，刺至阴。诸阴之井无出血，间日一刺。疟不渴，间日而作，刺足太阳。渴而间日作，刺足少阳。温疟汗不出，为五十九刺。

【难点注释】

①暍暍：热势很高的样子。

②数便意：新校正云："按《甲乙经》'数便意，三字作'数噫'二字。"

③悒悒：不畅快的样子。

④宛转：腰体难于转动。

⑤目眴眴然：眼目昏花的样子。

【白话精译】

足太阳经的疟疾，使人腰痛头重，寒冷从脊背而起，先寒后热，热势很盛，热止汗出，这种疟疾，不易痊愈，治疗方法，刺委中穴出血。足少阳经的疟疾，使人身倦无力，恶寒发热都不甚厉害，怕见人，看见人就感到恐惧，发热的时间比较长，汗出亦很多，治疗方法，刺足少阳经。足阳明经的疟疾，使人先觉怕冷，逐渐恶寒加剧，很久才发热，退热时便汗出，这种病人，喜欢亮光，喜欢向火取暖，见到亮光以及火气，就感到爽快，治疗方法，刺足阳明经足背上的冲阳穴。足太阴经的疟疾，使人闷闷不乐，时常要叹息，不想吃东西，多发寒热，汗出亦多，病发作时容易呕吐，吐后病势减轻，治疗方法，取足太阴经的孔穴。足少阴经的疟疾，使人发生剧烈呕吐，多发寒热，热多寒少，常常喜欢紧闭门窗而居，这种病不易痊愈。足厥阴经的疟疾，使人腰痛，少腹胀满，小便不利，似乎癃病，而实非癃病，只是小便频数不爽，病人心中恐惧，气分不足，腹中郁滞不畅，治疗方法，刺足厥阴经。

肺疟，使人心里感到发冷，冷极则发热，热时容易发惊，好像见到了可怕的事物，治疗方法，刺手太阴、手阳明两经。心疟，使人心中烦热得很厉害，想喝冷水，但身上反觉寒多而不太热，治疗方法，刺手少阴经。肝疟，使人面色苍青，时欲太息，厉害的时候，形状如死，治疗方法，刺足厥阴经出血。脾疟，使人发冷，腹中痛，待到发热时，则脾气行而肠中鸣响，肠鸣后阳气外达而汗出，治疗方法，刺足太阴经。肾疟，使人洒淅寒冷，腰脊疼痛，难以转侧，大便困难，目视眩动不明，手足冷；治疗方法，刺足太阳、足少阴两经。胃疟，发病时使人易觉饥饿，但又不能进食，进食就感到脘腹胀满膨大，治疗方法，取足阳明、足太阴两经横行的络脉，刺出其血。

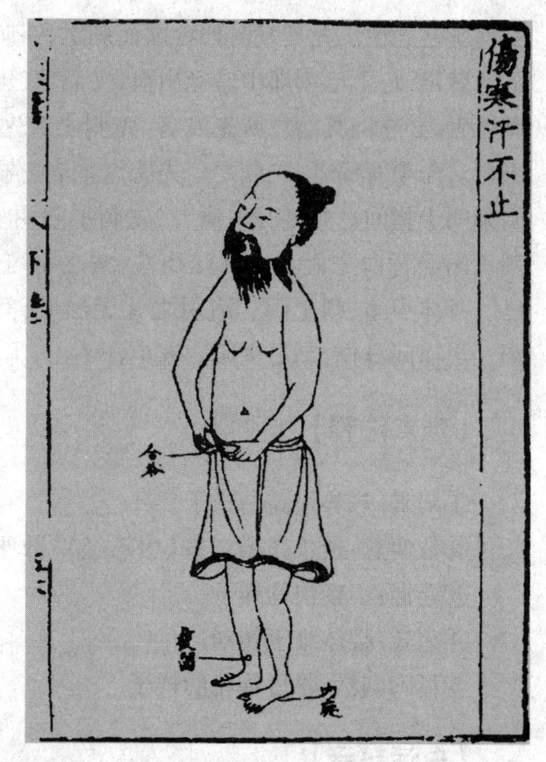

明万历刊本《杨敬斋针灸全书》针灸方图中的伤寒汗不止取穴图

治疗疟疾，在刚要发热的时候，刺足背上的动脉，开其孔穴，刺出其血，可立即热退身凉；如疟疾刚要发冷的时候，可刺手阳明、太阴和足阳明、太阴的俞穴。如疟痰病人的脉搏满大而急，刺背部的俞穴，用中等针按五胠俞各取一穴，并根据病人形体的胖瘦，确定针刺出血的多少。如疟疾病人的脉搏小实而急的，灸足胫部的少阴经穴，并刺足趾端的井穴。如疟疾病人的脉搏满大而急，刺背部俞穴，取五胠俞、背俞各一穴，并根据病人体质，刺之出血。如疟疾病人的脉搏缓大而虚的，就应该用药治疗，不宜用针刺。大凡治疗疟疾，应在病没有发作之前约一顿饭的时候，予以治疗，过了这个时间，就会失去时机。凡疟疾病人脉沉伏不见的，急刺十指间出血，血出病必愈；若先见皮肤上发出像赤小豆色的红点，应都用针刺去。

凡刺疟疾，必先问明病人发作时最先感觉症状的部位，给以先刺。如先发头痛头重的，就先刺头上及两额、两眉间出血。先发颈项脊背痛的，就先刺颈项和背部。先发腰脊痛的，就先刺委中出血。先发手臂痛的，就先刺手少阴、手阳明的十指间的孔穴。温疟而汗不出的，用“五十九刺”的方法。

【专家评鉴】

一、六经、五脏、胃腑疟

(一)六经疟的辨治

1.辨证要点：足太阳之疟，腰痛头重，寒从背起，先寒后热。足少阳之疟，寒热不甚，见人心惕惕然。足阳明之疟，寒热，热退汗出，喜见火光。足太阴之疟，善太息，不嗜食。足少阴之疟，呕吐甚，欲闭户牖而处。足厥阴之疟，腰痛少腹满，小便不利，恐惧，腹中悒悒。

2.病因病机：足太阳之疟，疟邪侵及足太阳，头项腰背为太阳经循行之处，故腰痛头重；疟邪不解，郁而化热，故先寒后热，熇熇暍暍然；热止而汗出不收，乃邪盛而正衰，故难已。足少阳之疟，少阳主生发之气，疟邪侵及少阳，阳气不足，故令人解㑊，恶见人，见人惕惕然；疟邪郁于少阳半表半里，故寒不甚，热亦不甚。足阳明之疟，疟邪侵入阳明，阳明经阳气虚衰，阳虚则寒，故令人先寒洒淅洒淅；寒极复热，故寒甚久乃热；热去而卫外不固，故热退汗出；阳衰阴盛，故喜见日月光火乃快然也。足太阴之疟，疟邪侵及太阴经，邪气乘脾，脾失运化故而不思食；脾胃升降失常故善呕；子病累母，故不乐而好太息。足少阴之疟，疟邪侵及少阴经，少阴之脉贯肝膈入肺中，循喉咙，故呕甚；少阴肾为阴脏，阴气不足，故热多寒少；阴病者喜静，故欲闭户牖而处；邪居少阴，病较深重，故病难已。足厥阴之疟，疟邪侵肝经，肝气不舒，则腰痛，少腹满，小便不利如癃状；肝气不足则意恐惧；木不疏土则腹中悒悒。

3.刺治法：足太阳之疟，刺合穴委中。足少阳之疟，刺荥穴侠溪。足阳明之疟，刺原穴冲阳。足太阴之疟，刺经穴商丘。足少阴之疟，刺腧穴太溪。足厥阴之疟，刺腧穴太冲。

（二）五脏、胃腑疟的辨治

1.辨证要点：五脏、胃脏疟，除有疟疾的特有主症外兼有木脏腑见证。肺疟者，心寒，寒甚热。心疟者，令人烦心甚。肝疟者，令人色苍苍然，太息。脾疟者，腹中痛。肾疟者，令人洒洒然，腰脊痛。胃疟者，善饥而不能食，食而支满腹大。

表 36-1　六经疟辨治表

分类	辨证要点	刺法
足太阳疟	腰痛头重，寒热（寒从背起，先寒后热）	刺合穴委中
足少阳疟	寒热不甚，见人心惕惕然	刺荥穴侠溪
足阳明疟	寒热，热去汗出，喜见光火	刺原穴冲阳
足太阴疟	好太息，不思食	刺经穴商丘
足少阴疟	呕吐甚，欲闭户牖而处	刺腧穴太溪
足厥阴疟	腰痛少腹满，小便不利，恐惧，腹中悒悒	刺腧穴太冲

2.病因病机：肺疟，寒邪侵肺，乘其所不胜则心寒；寒极则热，心受邪伤而气不足，故善惊，如有所见。心疟，疟邪侵心而心热，心热则令人烦心甚；热甚故欲得清水；热极则寒，故反寒多，不甚热。肝疟，肝受疟邪所侵，苍青为肝色，故令人色苍苍然；肝气不舒则太息；肝气逆乱则厥，厥则其状若死。脾疟，脾受疟邪所伤，脾脉入

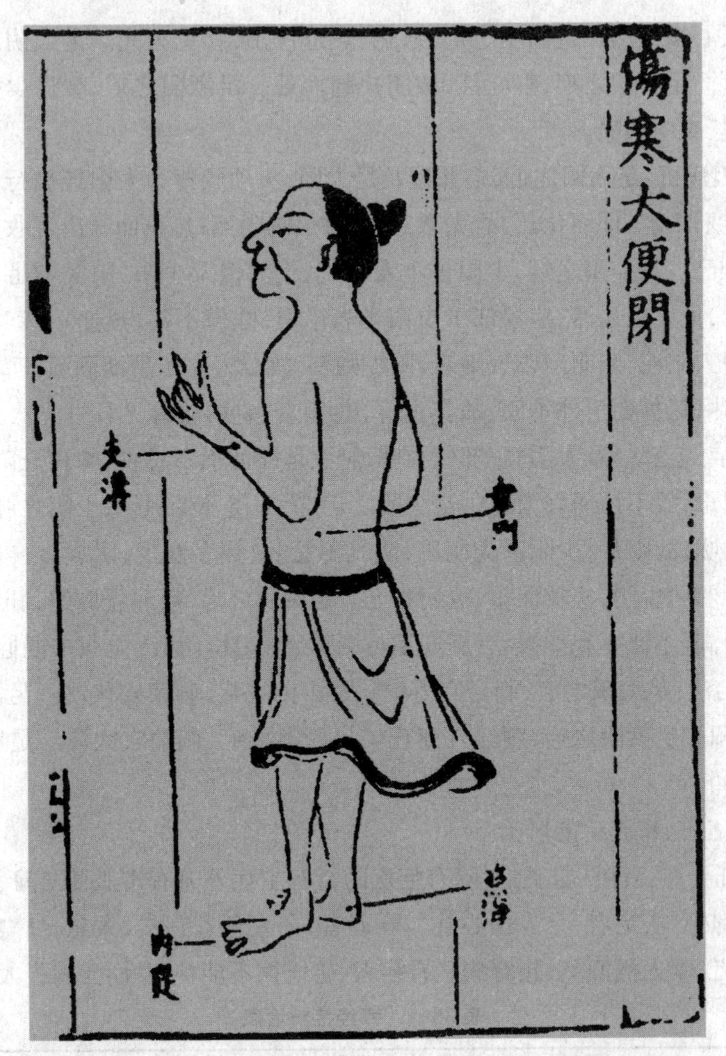

明万历刊本《杨敬斋针灸全书》针灸方图中的伤寒大便闭取穴图

腹，故先寒，寒则腹中痛；寒极则热，热则脾气行故腹中鸣；阳热外散则汗出。肾疟，疟邪侵肾，肾主水，故令人洒洒然；腰为肾府，肾为邪伤，故腰脊痛宛转；肾司二便，肾气不足故大便难；肾水亏而不上养目则眴眴然。胃疟，疟邪伤胃，胃病及脾，胃热脾虚，故善饥而不能食，食而支满腹大。

3.刺治法：肺疟，刺手太阴经列缺穴和手阳明经合谷穴。心疟，刺手少阴经神门穴。肝疟，刺足厥阴经中封穴出血。脾疟，刺足太阴经商丘穴。肾疟，刺足太阳经委中穴和足少阴经太溪穴。胃疟，刺足阳明经厉兑、解溪、三里三穴和足太阴经横脉（足内踝前斜过大脉）出血。

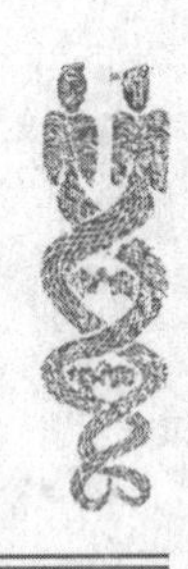

表 36-2　脏腑疟辨治表

分类	辨证要点	刺法
肺疟	心寒，寒甚热（寒甚即发热）	刺列缺、合谷
心疟	令人烦心甚	刺神门
肝疟	令人色苍苍然，太息	刺中封穴出血
脾疟	令人寒、腹中痛	刺商丘
肾疟	令人洒洒然，腰脊痛	刺委中、太溪
胃疟	善饥而不能食。食而支满腹大	刺厉兑、解溪、足三里、横脉出血

二、疟疾的施治

（一）刺疟原则

"凡治疟先发如食倾乃可以治，过之则失时也。"疟未发之前，正气（卫气）与疟邪未并，刺之攻邪而安正，故可治。所以《素问·疟论》曰："疟之未发也，阴未并阳，阳未并阴，因而调之，真气得安，邪气乃亡。"若疟病已发，则正邪相并，刺之则伤正气。因此，掌握治疗的适当时机，是治疗疟疾的重要原则。

（二）疟疾始发、盛、衰的刺治

1.疟之始发刺法：疟始发刚发热，刺足背动脉处冲阳穴出血。疟疾刚要发凉，刺手足阳明、太阴经之井穴和腧穴，以调整阴阳，攻补兼施。

2.疟邪亢盛刺法：疟脉满大而急疾，为阳邪亢盛，刺背俞（五脏俞穴）及五胠腧（魄户、神堂、魂门、意舍、志室），据患者胖瘦酌出血多少，以泻阳邪。疟脉小实而急疾，为阴寒盛实，灸足少阴（复溜穴），刺足太阳井穴（至阴穴），以温阳泻寒邪。另外，诸疟脉伏不外现，为阳盛阻遏于中不得外达，刺十指间井穴出血乃愈，若同时身上有出血点者也要刺点出血，以泻邪热。

3.疟病正虚治法：疟脉缓大而虚，为正虚气血不足，只宜用药物调补，不宜用针刺。

（三）疟病刺后未愈的刺法

"先其发时如食顷而刺之，一刺则衰，二刺则知，三刺则已，不已，刺舌下两脉出血，不已，刺郄中盛经出血，又刺项已下侠脊者必已。"

（四）据疟发先见症状刺治法

先见头痛头重者，先刺头上（上星、百会穴）、两额（悬颅穴）、两眉（攒竹穴）使之出血。先见项背痛者，先刺风池、风府、大杼、神道等穴。先见腰脊痛者，先刺委中穴出血。先见手臂痛者，先刺手少阴、阳明在十指间的井穴（少冲、商阳）。先见足胫痠痛者，先刺足阳明在十指间的井穴（历兑）出血。

（五）分证配穴刺法

风疟，汗出恶风，刺太阳之大杼出血。胻痠痛者，按之不可，名曰胕髓病，刺足

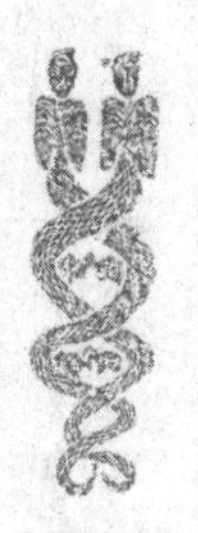

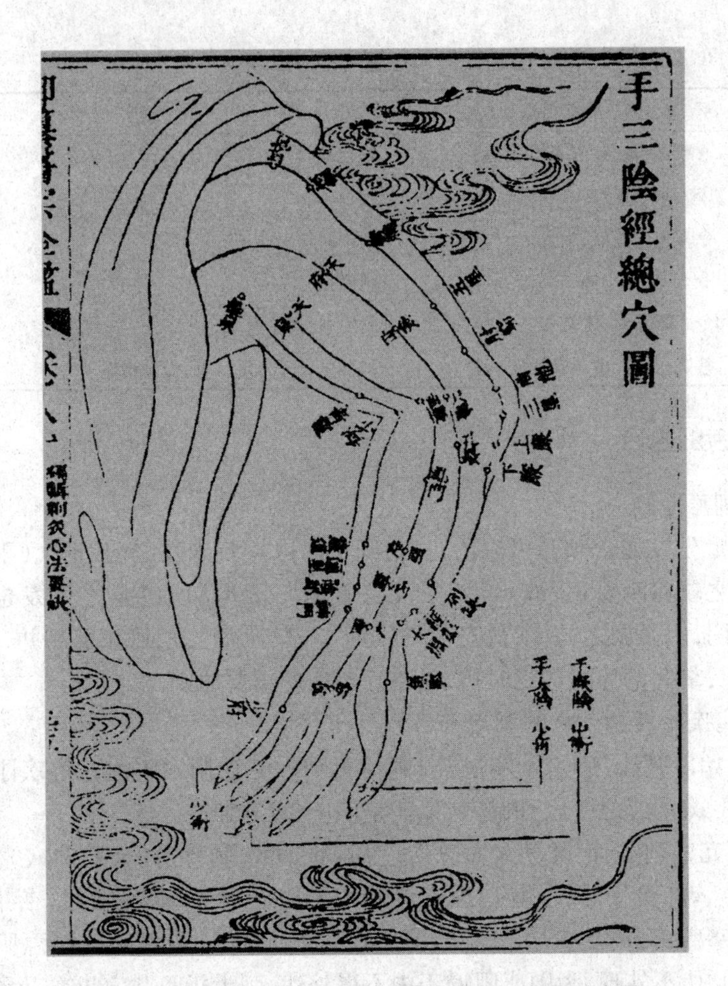

清代吴良善等人所撰《医宗会鉴》中的手三阴经总穴图

少阳绝骨穴出血。身体小痛，刺足太阳至阴穴。疟不渴，间日而作，刺足太阳膀胱经穴。渴而间日作，刺足少阳胆经穴。温疟汗不出，用“五十九刺”（见《水热穴论》五十九穴）。刺阴经诸井穴，不可出血，并应间日刺一次。

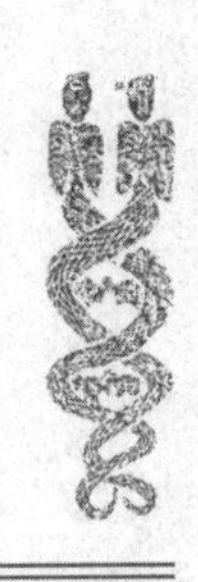

【临床应用】

一、指导意义

本篇对疟疾的认识和刺治的理论原则，对后世进一步认识疟疾与临床实践提供了理论依据，尤其是提出：“凡治疟，先发如食顷乃可以治，过之则失时也。”近代临床研究证明针刺治疗疟疾也有较高的疗效。依证按经取穴刺治，对后世治疟选用方药有较大的影响。以先出现症状而选穴刺治，后世和近代临床实践报道很少，但这一理论可引起重视，作为今后探讨发掘的一个方面。

《内经》对疟疾的认识是相当精细的,以现在的水平来衡量是达到了一定的高度。从病因、病机到辨证刺治,全面地进行分析。但《内经》中所论述的疟疾不能和现代医学之疟疾等同。《内经》所述之疟疾的一部分(正疟)是现代的疟疾,还包括了一些发病寒热的外感疾病。

二、针刺治疟的现代研究

有用针刺疗法治疗41例间日疟患者,37例停发,疟原虫消失。针刺时机:发作二三小时前。针刺疗程:连续3次为一疗程。穴位:大椎、陶道、两侧合谷。有人也用针刺治疗间日疟10l例,痊愈者75例(血检疟原虫为阴性),占74.26%;近期控制者16例(发作停止,血检疟原虫阳性),占15.84%;无效者10例(仍发作,血检疟原虫阳性),占9.9%。总有效率为90.1%。在痊愈病例中经过8个月随访,除1例复发外,其余均未复发。本组病例的针刺及取穴方法:大椎、陶道、间使、后溪,逐日针刺不捻针计64例;发作时针刺捻针计37例(每分钟反复提插捻转行针一次计11例,另26例以持续20分钟反复提插捻转手法),各组均留针半小时,针刺均在发作前2~5小时进行针刺。杨氏用针刺“疟疾穴”治疗疟疾76例,也取得满意效果。疟疾穴的部位:第8、9胸椎的正中线上。针刺方法:在疟疾发作前1~2小时进行针刺才有效,如在发作中针刺,只能减轻疟状,针刺时患者取坐位,用普通针灸针,针刺深度为0.5~0.8厘米即可,行强刺激后,留针2~3分钟。效果:76例患者中,间日疟62例,三日疟14例,经1~2次针刺治愈者计74例,无效2例;对治愈者经长期随访观察未见复发。

气厥论第三十七

【要点解析】

本篇是讨论寒热之气在脏腑之间相移传化而发生的各种病变。它一方面说明寒热之气厥逆,可以为患多端;另一方面也说明了脏腑之间有密切的联系。脏腑有病,可以相互影响,互相传变。

【内经原典】

黄帝问曰:五藏六府,寒热相移者何?岐伯曰:肾移寒于肝,痈肿[①]少气。脾移寒于肝,痈肿筋挛。肝移寒于心,狂隔中[②]。心移寒于肺,肺消,肺消者饮一溲二,死不治。肺移寒于肾,为涌水,涌水者,按腹不坚,水气客于大肠,疾行则鸣濯濯[③]如囊裹浆,水之病也。

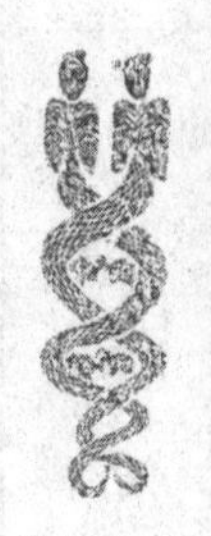

脾移热于肝，则为惊衄。肝移热于心，则死。心移热于肺，传为鬲消[4]。肺移热于肾，传为柔痓。肾移热于脾，传为虚，肠澼，死不可治。胞[5]移热于膀胱，则癃溺血。膀胱移热于小肠，鬲肠不便，上为口麋。小肠移热于大肠，为伏瘕，为沉。大肠移热于胃，善食而瘦，又谓之食亦。胃移热于胆，亦曰食亦。胆移热于脑，则辛頞[6]鼻渊，鼻渊者，浊涕下不止也，传为衄衊[7]瞑目，故得之气厥也。

【难点注释】

①痈肿：此作痈病肿痛解。
②隔中：隔塞不通的病症。
③濯濯：水气流动的声音。此处指肠鸣水声。
④鬲消：鬲，同隔。热邪熏蒸胸隔，津气消灼，而见气短、消渴的病症。
⑤胞：指男性之精室，女性之女子胞。
⑥辛頞：頞，鼻梁。辛頞，即病人感觉鼻梁中辛辣不适。
⑦衄衊：衄，鼻出血；衊，污血。衄衊，即鼻中出血。

【白话精译】

黄帝问道：五脏六腑的寒热互相转移的情况是怎样的？岐伯说：肾移寒于脾，则病痈肿和少气、脾移寒于肝，则痈肿和痉挛。肝移寒于心，则病发狂和胸中隔塞。心移寒于肺，则为肺消；肺消病的症状是饮水一分，小便要排二分，属无法治疗的死症。肺移寒于肾，则为涌水；涌水病的症状是腹部按之不甚坚硬，但因水气留居于大肠，故快走时肠中濯濯鸣响，如皮囊装水样，这是水气之病。脾移热于肝，则病惊骇和鼻衄。肝移热于心，则引起死亡。心移热于肺，日久则为鬲消。肺移热于肾，日久则为柔痉。肾移热于脾，日久渐成虚损；若再患肠澼，便易成为无法治疗的死症。胞移热于膀胱，则病小便不利和尿血。膀胱移热于小肠，使肠道隔塞，大便不通，热气上行，以至口舌糜烂。小肠移热于大肠，则热结不散，成为伏瘕，或为痔疮。大肠移热于胃，则使人饮食增加而体瘦无力，病称为食亦。胃移热于胆，也叫作食亦。胆移热于脑，则鼻梁内感觉辛辣而成为鼻渊，鼻渊症状，是常鼻流浊涕不止，日久可致鼻中流血，两目不明。以上各种病症，皆由于寒热之气厥逆，在脏腑中互相移传而引起的。

【专家评鉴】

一、五脏六腑，寒热相移

本文以“五脏六腑，寒热相移者何？”的设问为开端，直接点明所论的中心议题。并以此为纲，统领全篇，起到了提纲挈领的作用。至于因何而导致寒热相移，在全文末尾以“得之气厥”做了明确的回答，既照应了篇首的设问，同时也扼要回答了五脏之间发生寒热相移的基本病机，也就是机体自身气机逆乱所致。所以，清高士宗在作题解时说：“五脏六腑，主十二经脉，一气运行，环转不息，脏腑不和则气厥，气厥则寒热相移。寒热相移，此皆得之气厥。故帝问寒热相移，伯举而论之，终言得之气厥也。”因此可以讲，此句是全文的提纲，气机逆乱是寒热相移的基本病机。

二、五脏的寒相移

在提纲之后，紧接着论述了五脏之间寒相移的类型及所导致的病症。

（一）五脏寒相移的规律

从原文精神来看，五脏寒相移的规律是肾先受寒，因为肾为寒水之脏，然后由肾开始向其它脏转移。寒邪先伤肾，由肾传之于脾，由脾再传之于肝，由肝传心，由心传肺，由肺复传之肾，周而复始。至于五脏之寒为何从肾开始，清高士宗说：“五脏之气，以肾为本”，此说可为理由之一。另外，《素问·至真要大论》曰：“诸寒收引，皆属于肾”。指出寒与肾的关系密切，即寒邪最容易损害肾脏，可为理由之二。根据后世命门学说，肾寄元阴元阳、是一身阳气之本，如果肾阳不足、命门火衰，一是可以产生内寒；二是容易招致外寒侵袭。所以，从这三条理由可以说明五脏之寒从肾开始，是有道理的。

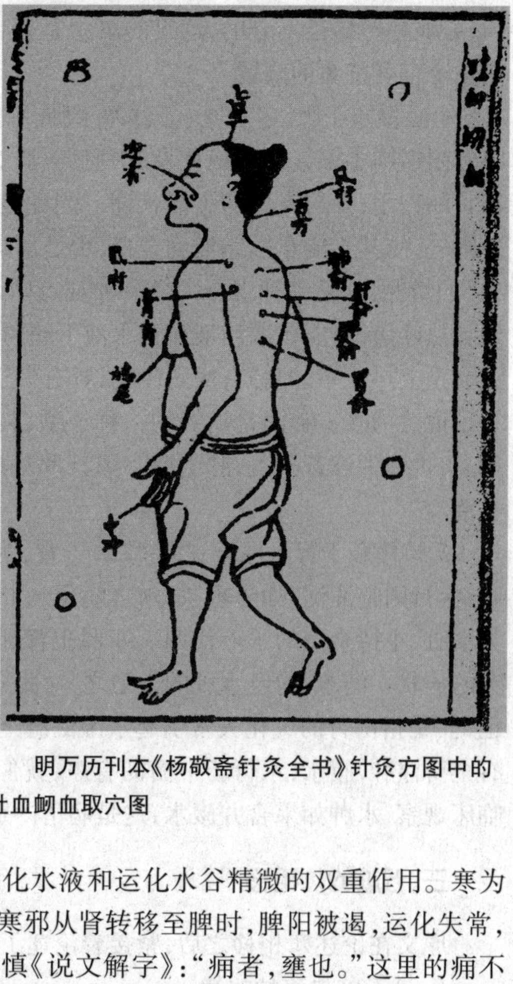

明万历刊本《杨敬斋针灸全书》针灸方图中的吐血衄血取穴图

（二）五脏寒移导致的病症

当寒邪转移至某个脏器，就会使这个脏的功能失调，发生相应的病症。按原文顺序分以下五类。

1.肾移寒于脾。原文“肾移寒于脾，痈肿，少气。”因为脾主运化，具有运化水液和运化水谷精微的双重作用。寒为阴邪，最易遏伤阳气、阻碍气机，所以当寒邪从肾转移至脾时，脾阳被遏，运化失常，致使水液停蓄体内，水湿壅而成肿。许慎《说文解字》：“痈者，壅也。”这里的痈不是疮毒之痈，而是壅遏之痈。脾运失常之后，不能把胃肠道消化吸收的水谷精微之气转输于肺，致宗气乏源，不能行使“行呼吸贯心脉”的功能，故产生“少气”。

2.脾移寒于肝。原文：“脾移寒于肝，痈肿，筋挛”。因为肝藏血主筋，寒邪伤肝，使肝血凝滞、气血壅遏。《灵枢·痈疽》说：“寒气化为热，热盛则腐肉，肉腐则为脓”。说明寒凝血滞壅而化热，是导滞痈肿的病机。寒邪客于肝经血脉凝滞，血不养筋，加之寒性收引，损伤筋脉，产生筋脉拘急挛缩病症。临床上寒凝肝脉出现的筋脉挛缩强急，少腹挛急、阴囊收缩、小腿肚转筋等表现，可以用暖肝煎或天台乌药散治疗。

3.肝移寒于心。心为阳脏，在五行属火，主血脉，主神明。当寒邪转移到心，郁而化火，上扰神明，就可出现狂躁不宁，骂詈不避亲疏等表现。膈中是阻隔中焦的意思，中焦脾胃被寒邪凝滞阻塞，气血不通，胃失和降，就会发生胃脘当心而痛——心口痛的表现。这里虽然没有点明寒凝心脉、心血不畅的主症，但由于在内经时代，心痛和胃痛是不分的，这里的膈中是否也包括现代胸痹和真心痛的内容，仍然是一个存疑待考的问题。

4.心移寒于肺。“原文：心移寒于肺，肺消，肺消者，饮一溲二，死不治。”指出了寒邪阻遏肺中阳气所致病症及其预后。肺为水之上源，有布散津液到达全身组织器官的作用，参与人体的水液代谢。当此之时，寒邪从心转移到肺，就会阻遏肺中的阳气，使其不能布散津液到全身，于是从肺直趋膀胱排出体外，故出现了“饮一溲二”的情况，这是一种观点。另一种观点则认为寒邪犯肺，郁而化火，火灼肺津，导致肺热叶焦，不能布散津液而致水液下趋膀胱，出现饮一溲二的情况。还有的医家认为系上热下寒，即肺有燥热津伤，肾有失于气化，故导致上述情况，但目前仍以第一种说法为准。肺消是消渴的一种证型，其表现主要有口渴多饮，口燥咽干，尿频量多，舌边尖红苔薄黄，脉洪数。因其邪势过盛，伤津耗液甚速，恶化很快，故曰死不治。

5.肺移寒于肾。原文：“肺移寒于肾，为涌水，涌水者，按腹不坚，水气客于大肠，疾行则鸣濯濯，如囊裹浆，水之病也”，指出了寒邪阻肾引起的病症及表现。肾为水脏，主持全身的水液代谢。寒邪犯肾、阻遏阳气，气化不行故出现水湿泛滥成灾的病状。涌水：内经水肿的类型之一，张介宾谓：“涌水者，水自下而上，如泉之涌也”。是指由肾的气化失常引起水湿泛滥全身的病症。根据本文经旨，涌水的表现有全身浮肿，腹水，水行肠中沥沥有声，就像用皮囊包裹水浆一样的感觉。从现代临床观察，水肿如果合并腹水，这是病情严重的标志。

三、五脏的热相移

原文在论述寒相移之后，紧接着论述了五脏热相移的情况。

（一）五脏热移的规律

从原文精神看，五脏热移的规律是从脾开始，脾感热，然后依次传肝、传心、传肺、传肾，最后由肾再传回脾，循环往复。除起始脏与寒移不同外，传移顺序和寒移相同。

（二）五脏热移的病症

当热邪转移到某脏时，就会引起这个脏器的功能障碍，发生相应病症。

1.脾移热于肝。原文："脾移热于肝，则为惊衄。"是指出了肝热病的主要表现。肝为将军之官，内藏魂，"肝气虚则恐，实则怒。"当热邪犯肝之后，肝的精气损伤，出现惊恐等肝虚之象。肝又藏血，有调节血液运行的作用，热犯肝经，邪热扰动，迫血妄行，使血不能内藏于肝，就会出现出血，在上则见吐衄，在下则见便血崩漏。

2.肝移热于心。肝移热于心的病情最为严重。张介宾注云："心本属火，而肝以风热移之，木火相燔，犯及君主，故当死也。"临床上也可以发现，外感温热病如果热邪内陷心包，出现意识障碍则病情多属危重。《素问·灵兰秘典论》云："主明则下安"，"主不明则十二官危"。肝移热于心，热邪蒙蔽神明，则见神昏谵语等病情，故云当死。

3.心移热于肺。原文："心移热于肺，则为鬲消"。鬲消就是消渴病，肺为水之上源，布化津液达全身，肺经有热时，消灼肺津，出现烦渴引饮等上消症候。张介宾云："肺属金，其化本燥，心复以热移之，则燥愈甚，而传为膈消。膈消者，膈上焦烦，饮水多而消也。按上文言肺消者因于寒，此言膈消者因于热，可见消有阴阳二证，不可不辨。"这段话对于理解原文有很大帮助。从现在临床来看，上消固有肺热津伤者，亦不乏寒郁化热，湿郁化热和痰郁化热等情况，足见前人见解之深。

4.肺移热于肾。原文："肺移热于肾，传为柔痓"。柔，柔和之意，与刚相对。痓，与痉形似而误，指筋脉拘急之意。柔痓，是痉病的一种，指项背强急、汗出恶风、发热为特征的病症。治疗用桂枝加葛根汤。张仲景《金匮要略》有专篇讨论。此处肺热转移于肾，耗伤肾中真阴，精血亏乏，不能滋养荣润筋脉（因乙癸同源之故），所以发生于筋脉拘急抽搐等病，与《金匮要略》之柔痉又有不同，可以互参。

5.肾移热于脾。原文："肾移热于脾，传为虚，肠澼，死不可治。"是指脾热的病状及预后。脾主运化，为气血生化之源，脾之主运化，有赖于肾阳之温煦，如果肾中邪热移脾，运化失常，气血化源不足，故出现虚症的表现，如倦怠乏力，食少便溏等。脾之邪热由胃下传肠道，与脾运失常产生的内湿结滞，形成湿热下注，就会发生肠澼病，表现如泻下赤白脓血，腹痛后重等。相当于现在的痢疾、结肠癌等疾病。由于脾胃化源不足，加之肠澼泻下无度，使人体精气血很快耗竭，病情危重，故云死不可治。

四、六腑的热相移

（一）六腑热移的规律

根据原文旨意，六腑热移的顺序是从胞起，然后依次传至膀胱、小肠、大肠、胃、胆，最后传至脑和诸窍。此和五脏热移的不同处，在于不循环往复。

（二）六腑热移的病症

1.胞移热于膀胱：胞即女子胞，胞与膀胱同位于小腹，位置相邻，胞宫有热，极易传之于邻近的膀胱。膀胱主藏津液，排泄小便。若被邪热所伤，膀胱气化不利，轻者会产生小便点滴短少的癃证，重者导致小便闭结不通的闭症。这就是《素问·宣明五气》所说的"膀胱不利为癃"的病机。如果热邪灼伤膀胱血络。就会出现小便带血的情况。由于这里的癃闭和尿血都是因热所致，治疗时均可用导赤散、小蓟饮子。

2.膀胱移热于小肠：《素问·灵兰秘典论》云："小肠者，受盛之官，化物出焉"。如果热邪传入小肠，使其受盛化物作用障碍、泌别清浊失职，加之热邪伤津耗液，肠道津液亏乏，就会出现隔塞不通，大便秘结等表现，小肠与心互为表里，心开窍于舌，所以小肠有热而上熏，则出现口舌糜烂等症状。这种情况临床上也可以采用导赤散来治疗。

3.小肠移热于大肠：大肠的功能是传导糟粕并定期排出体外。如果邪热传于大肠，气血为之凝滞，气滞血瘀结于腹中就会形成虙瘕。所谓虙瘕，即指腹腔中隐伏藏匿的包块。沉，指痔疮，邪热留滞肠间、热迫肛门、壅而成痔就会导致痔疮出血。从现代临床来看，虙瘕类似积聚癥瘕；沉，类似内外痔和肛裂。

4.大肠移热于胃：胃主受纳腐熟，其气以下行为顺。如果邪热犯胃，邪火杀谷，就会出现消谷善饥、饮食倍增。但由于食物不能转化为精微滋养全身，加之邪热耗伤阴精，反而出现善饥而消瘦的情况，这种能食而瘦，倦怠乏力的疾病就叫"食亦"。食亦病类似于现在的糖尿病或甲状腺机能亢进症。皆由胃中积热所致。

5.胃移热于胆：胆为决断之官，胆与肝互为表里，肝的疏泄功能其中有些就是通过胆来实现的，比如疏泄消化，就是通过胆汁排入肠中，分解消化食物。当胃热转移于胆时，肝胆疏泄不利，亦能产生能食而瘦的食亦病。

6.胆移热于脑：张介宾言："胆经之脉。起于目锐眦，上抵头角，下耳后，曲折布于脑后，故胆移热于脑，则为辛頞鼻渊之病。"所以胆之邪热沿其经脉上熏于脑，就会产生鼻渊（又名脑漏），临床表现出鼻流黄浊稠涕、头痛、鼻塞等情况。如果热邪灼伤血络、迫血妄行，还会出现鼻衄；邪热循经犯目，就会出现目不明，视力障碍的情况。这些互相转移所致的病症都是由于气机逆乱所致，故文末言"故得之气厥也"。

【临床应用】

一、关于脏腑寒热的兼挟与转化

脏腑之间的寒症或热症，在一定条件下波及到其它脏腑，这种转化本篇称之

“相移”。通过五脏寒相移、五脏热相移和六腑热相移的论述，强调了脏腑之间的生理关系和病理影响，突出了整体观念，为后世辨证施治奠定了理论基础。其中所述很多病症，如涌水、癃闭、鼻渊、消渴等均为现在临床的常见疾病。值得注意的是：本篇讨论的寒热相移并没有遵循五行生克乘侮的规律进行，只是五脏之间的寒移和热移次序相同，而最初传舍的脏器各异，即寒邪从肾开始，热邪从脾开始。这种情况提示在《内经》时代，古人对疾病发生发展规律的认识仍然是以实践为准绳的，而不是刻板拘泥于某一种模式。后世医家在发展过程中，掺杂了不少机械唯物论的东西，致使理论与临床脱离，指导价值也随之削弱。

脏腑之间的病症，不单是可以相移，还可以兼挟与转化。从兼挟的情况来看，如肝胃郁热，肝胆湿热，木火刑金，水气凌肺，水饮凌心，君相火旺，土壅木郁等，都是由此及彼，彼此都病的情况。虚症方面的兼挟就更多见，如心脾两虚、心肾不交、心肝血虚、脾肾阳虚、脾肺气虚、肝肾阴虚、气血两虚、阴阳两虚等。其它的兼挟还有脾胃不和、肝脾不和、肝胃不和、心肝火旺、肝脾血瘀等。这些兼挟说明了中医临症的复杂性与多样性。在转化方面，不仅是脏腑之间可以转化，病邪的性质也可以发生转化。脏腑之间的转化也不必拘泥于某一特定的规律，因为疾病的发生发展是受多种因素影响的，很难有一成不变的转化规律。比如脾胃病，湿浊中阻、困遏脾阳、运化不健、升降失常，如果此人素体阳虚，湿邪就容易寒化，转为寒湿证或痰饮病。如果此人素体阳盛，湿邪就容易热化，转为中焦湿热或肝胆湿热。病人的体质、治疗的影响、生活饮食调理都从不同侧面影响着转化顺序。如果再加上现代对病原学的认识，西医西药的影响，转化趋势就更复杂了。但是，作为医生，就是要窥测这种转化的规律并进而利用它为防治疾病服务。从这个意义上讲，古人论述的这种相移规律无疑是一种有益的探索。

二、关于肺消与膈消

本文所述寒邪由心移肺会引起肺消，热邪从心移肺会引起膈消。这二种是不是一回事？古今多有争议。张介宾就讲：“心火不足、不能温养肺金，肺气不温，则不能行化津液，故虽饮一而溲则倍之。夫肺者，水之母也，水去多而肺气从而索矣，故曰肺消。”这种说法提示肺气不温、水津不布、气化不行是引致肺消的主要原因。而膈消则由心移热于肺，热邪在消渴中的地位尤显重要。张子和讲：“盖五脏，心为君火正化，肾为相火对化。三焦为相火正化，胆为相火对化。得其乎，则烹炼饮食，糟粕去焉。不得其乎，则燔灼脏腑，津液竭焉。故入水无物不长，入火无物不消，夫火甚于上，为膈膜之消……上甚不已，则消及肺。”

可见，肺消和膈消虽然同属于上消，但二者不是一回事，相对而言膈消轻而肺消重，这和古人认为胃消轻而脾消重的理论是一致的。但就消渴病整体而言，上消轻、中消重、下消最重。现在中医界对上消的观点，认为系肺受燥热所为，肺燥津伤，津液不能敷布而直趋下行，随小便排出体外，故小便频数量多；肺不能布津则口渴多饮。将其上消症治归纳于下：

上消表现：烦渴多饮、口干舌燥，尿频量多，舌边尖红，苔薄黄，脉洪数。

治法：清热润肺、生津止渴。

方药：以消渴方为主方，酌加葛根、麦冬以生津止渴，气阴两伤明显者，还可用玉泉丸或二冬汤加减。

病案：张患，男，49岁。1971年发现糖尿病，尿糖(卌)，血糖232毫克%。症见多食多尿，口干口渴，脉数，苔薄白。辨症属消渴。治法：滋阴清热，益气生津。方药：生石膏18克，熟地45克，当归15克，菟丝子30克，党参30克，元参12克，枸杞子12克，天、麦冬各9克，川连6克，乌梅12克，泽泻12克，花粉12克，红人参9克。

每日1剂水煎服，共服30余剂，上述症状消失，血糖下降为156毫克%。连用药4个月，自觉症状消失，复查尿糖(±)，血糖下降为136毫克%。为巩固疗效，制成片剂继服《赵锡武医疗经验》。

三、关于涌水

《内经》把水肿分为风水、石水、涌水。本文所述"涌水者，按腹不坚，水气客于大肠，疾行则鸣濯濯，如囊裹浆，水之病也"，可以说描述了涌水病的基本特征。从涌水的形成机理上分析，始因为肺移寒于肾，由于肺为水之上源，肾为主水之脏，肺通过其宣降功能将清者布散全身，将浊者降入膀胱，如果这种通调水道的功能失常，就会使水液内停。肾通过其气化作用和司开合的功能调节水液代谢。今被移寒所伤，阳气受损，气化不行，致使水邪泛滥而客于大肠，这种现象的产生与肺与大肠相表里也有一定关系。水邪潴留于大肠，则腹大胀满，按之不坚是说明没有瘀血积聚。快步行走的时候自感腹中水液振荡有声，就像用皮囊盛水浆一样的感觉。由于水的潴留起源于肾中阳气的不足，根源在下焦，由下向上，如泉之涌故名涌水。

根据经文旨意，本证为肾阳被寒邪所伤，气化障碍，致使饮入之水代谢不良，不能化成津液，反而聚成水饮，积蓄在肠中，产生振荡有声的感觉。中医历来认为痰、饮、水、湿同源而异流，在此既有水的潴留，也有饮的停蓄。但其阳虚阴盛，本虚标实的共性没有改变。故在治疗时可以先用控涎丹，禹功散逐其水饮，再用温肾散寒的金匮肾气丸、真武汤之类固本。

四、关于食㑊

本文首次提出食㑊病，其病机为胃、胆有热，邪火杀谷，壮火食气，故出现能食而瘦的病状。高士宗认为"土气不濡，灌溉不力，善食而瘦。"张介宾认为："虽食亦病而瘦，所以谓之食亦。"根据原文旨意，这里的能食，说明胃的受纳腐熟功能没有问题，甚至在燥热的作用下还略有亢进。但食入之后，将其转化为精微并转输全身营养四肢百骸、五脏六腑的作用没有发挥出来，这就提示脾的功能有了问题。《内经》虽提的是胆、胃燥热，但这里恐怕提胃略脾，提胆略肝，这是《内经》行文中经常使用的修辞手法。依据这种思路推论，食㑊病的病变部位应该主要在于肝脾二脏。脾为气血生化之源主肌肉四肢，肝主疏泄藏血主筋。这二脏的功能障碍之后，必然影响到精气的转输、气血的生化、肌肉筋脉骨失其精气血的濡养，必然要导致四肢消瘦，倦怠乏力了。

食㑊病类似现在的某些寄生虫病（钩虫病、绦虫病等）和轻度甲状腺功能亢进症。目前治疗前者仍以健脾为主，兼补气血；后者以疏肝为主，兼清肝火。这种情况是否和本文对食㑊的记载有无联系，仍需进一步探讨。

五、关于鼻渊

本文记述鼻渊是胆热上传于脑所致，其表现鼻流浊涕量多，这也是后世认识鼻渊的理论基础。在历代文献中，还有诸多别名。如《外科正宗》称为“脑漏”，其缘由概源于《内经》。《素问·解精微论》云：“泣涕者脑也，脑者阴也……故脑渗为漏。”张介宾在解释这段经文时说：“涕出于脑，脑者精之类，为髓之海，故属乎阴……鼻窍上通于脑也。”还有称其为“脑渊”、“脑砂”者，其义概相类似。现代中医将鼻渊一般分为四型施治。

（一）风寒伏郁

初起鼻流清涕，继则鼻涕转为稠浊，或白或黄，伴头痛头胀，苔白脉浮紧治宜疏风散寒、宣肺通窍。代表方剂为苍耳子散。

（二）风热上乘

鼻流浊涕或黄脓涕，腥臭气秽，粘稠不易擤出，鼻塞，嗅觉不灵，头痛脑胀，舌红苔黄脉浮数。治宜疏风清热，解毒通窍。代表方剂为银翘辛荑汤（《中医内科临床治疗学》）。

（三）胆经郁热

鼻流黄浊臭涕，粘滞不畅，两侧头痛而胀，伴见往来寒热，口苦咽干，胸胁苦满，舌苔薄黄，脉弦数。治宜清胆泄热，行气通窍。代表方剂为取渊汤（《辨证录》）。

（四）脾胃湿热

鼻流黄浊稠涕，如脓如髓，淋沥不断，嗳气食少，口臭身热，身重体倦，舌苔黄腻，脉滑有力。治宜清化湿热，化浊通窍。代表方剂为温胆汤。

六、关于“厥”的含义问题

《内经》论厥，有三种情况：一是以暴死为厥，即突然昏倒不省人事。如《素问·大奇论》载：“暴厥者，不知与人言。”《素问·逆调论》载：“血之与气，并走于上，则为大厥,厥则暴死。"《素问·生气通天论》载:"大怒则形气绝,而血菀于上,使人薄厥。"《素问·生气通天论》还载:"阳气者,烦劳则张,精绝,辟积于夏,使人煎厥。"这些条文阐述了厥症的几种类型,全是以突然昏厥,不省人事为特征。二是以四肢末梢逆冷为厥。《素问·厥论》指出:"寒厥之为寒也,必从五指而上于膝。"《灵枢·邪气脏腑病形》云:"心脉微涩为维厥。""维"指四维,即四肢。意为心阳不振,推动无力,气血不达四末产生四肢不温。《素问·厥论》云:"阳气衰于下为寒厥。"这些条文论述的"厥"均指四肢末梢的发冷。这也是后来张仲景论述外感致厥的理论基础。三是以气机逆乱为厥。如谈到六经逆乱的"巨阳之厥,阳明之厥,少阳之厥,少阴之厥,厥阴之厥,太阴之厥"。《灵枢·杂病》载:"厥气走喉而不能言。"《素问·阴阳应象大论》云:"厥气上行,满脉去形。"此外,《内经》还把一些危重病症以"厥"字冠名,如厥头痛,厥心痛、厥逆、厥脱、尸厥等。

后世论厥,门类颇杂。《伤寒论》主要继承和发展了《内经》的第二种观点,张仲景认为:"凡厥者,阴阳之气不相顺接便为厥。厥者,手足逆冷是也。"伤寒六经论述的"厥"多以此为基点。提出了寒厥、热厥的病机及治法。巢元方认为精神衰弱是发病的基础,外中邪毒之气为诱发因素。这显然是针对厥症而言。可见不论《内经》论厥还是后世诸家论厥,其内容大致可分两类,其一是指病机,其二是指病症。现在研究厥症的实践也证明,就病机而言,把气机逆乱和阳气不达必须分开。就病症而言,把厥症和厥脱必须分开,这样才有利于对"厥"认识的进一步深化,运用时才不至于发生错乱。有关这一问题的讨论,请详见《素问·厥论》。